医疗卫生系统公开招聘考试辅导用书

护理学专业知识

天明教育医疗卫生系统考试研究组　编

郑州大学出版社

图书在版编目（CIP）数据

护理学专业知识 / 天明教育医疗卫生系统考试研究
组编 . -- 郑州：郑州大学出版社，2024.5（2024.12 重印）
医疗卫生系统公开招聘考试辅导用书
ISBN 978-7-5773-0342-0

Ⅰ . ①护…　Ⅱ . ①天…　Ⅲ . ①护理学—资格考试—自
学参考资料　Ⅳ . ① R47

中国国家版本馆 CIP 数据核字（2024）第 089599 号

护理学专业知识
HULIXUE ZHUANYE ZHISHI

策划编辑　李同奎		封面设计　天明教育	
责任编辑　李同奎		版式设计　天明教育	
责任校对　张　楠		责任监制　朱亚君	

出版发行　郑州大学出版社	地　　址　郑州市大学路 40 号（450052）	
出版人　卢纪富	网　　址　http://www.zzup.cn	
经　　销　全国新华书店	发行电话　0371-66966070	
印　　刷　河南承创印务有限公司		
开　　本　787 mm×1 092 mm　1/16		
印　　张　22	字　　数　681 千字	
版　　次　2024 年 5 月第 1 版	印　　次　2024 年 12 月第 2 次印刷	

书　　号　ISBN 978-7-5773-0342-0	定　　价　100.00 元

如有印装质量问题，请与本社联系调换。

前言 *FOREWORD*

医疗卫生招聘就是卫生人才的招聘考试，医疗卫生招聘分为统招（事业单位 E 类统考）和各地区自主招聘，医疗卫生事业单位考试的时间各地不一，其中：事业单位 E 类统考分为上半年和下半年两次考试，考试内容、考试时间相对集中，考试规模大；各地区自主招聘考试则每月都有招聘公告，招聘时间、考试内容都不一致，由县级或市级等各个单位统一招聘、统一考试、统一录用。

医疗卫生招聘考试一般采用笔面试结合的录用方式，也有地区只有笔试环节或者直接参加面试。各单位招聘根据岗位制定笔试考试内容，主要考察医学类的基础知识和相关岗位的专业知识。

为了方便考生复习，更具体的了解考试的内容，夯实基础，根据考试的命题规律，我们组织编写了这套丛书。本套丛书专门针对医疗卫生招聘中的各地区自主招聘考试设计，对事业单位 E 类统考和军队文职等考试并不适用。

本套丛书具有以下特点。

一、知识全面，重点突出

本套丛书依据医疗卫生事业单位招聘考试的考情进行编写，内容翔实，有利于考生全面掌握考试重点，把握考试规律，有条不紊地学习考试内容。

二、考点明确，语言简洁

本套丛书有"知识框架""知识解读"模块，以考生掌握考试考查内容为主要目的设计考点，帮助考生在备考过程中提高学习效率，避免在非重点知识上浪费时间。

三、讲练结合，巩固知识

本套丛书内容按照部分、章、节设置，每部分都编写《跟踪训练》，其中试题都是根据考试重点精心挑选，方便考生对每部分的知识点进行针对性的训练，使考生能够快速掌握考试的重点所在，高效备考。

由于编写时间和编者水平有限，本套丛书中难免会存在疏漏和不足之处，望广大考生批评、指正。最后，预祝所有考生考试成功。

本书编写组

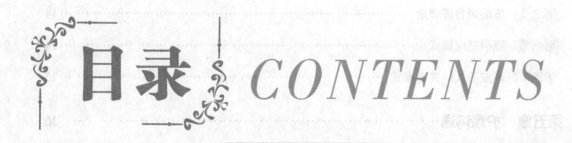

第一部分　基础护理学

第二部分　内科护理学

第四部分　妇产科护理学

第五部分 儿科护理学

第一部分　基础护理学

第一章　绪　论

◇ 知识框架

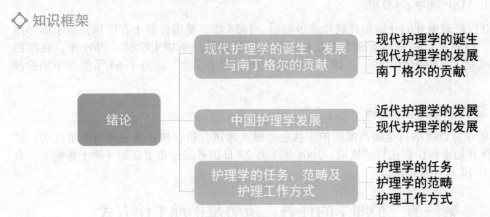

◇ 知识解读

第一节　现代护理学的诞生、发展与南丁格尔的贡献

一、现代护理学的诞生

护理学是医学领域中的一门综合性应用科学，它的产生和发展与社会发展和医学科学进步密切相关。它主要经历了自我护理（远古时代）、家庭护理（古代）、宗教护理（中世纪）、医院护理（中世纪末）、近代护理、现代护理这些漫长的历史演变过程。

二、现代护理学的发展

（1）以疾病为中心：护理工作主要是协助医生诊断和治疗疾病，执行医嘱和护理常规，但忽略了人的整体性。

（2）以患者为中心：护理的工作方法与内容是按照护理程序对患者实施整体护理。但护理的研究内容仍局限于患者，工作场所限于医院内。

（3）以人的健康为中心：护理的工作范围由患者 1 扩展到了对所有人、生命周期的所有阶段的护理，护理工作场所不再局限于医院，扩展到社区和家庭。护理工作方法与内容是按照护理程序实施以人的健康为中心的整体护理。

三、南丁格尔的贡献

弗洛伦斯·南丁格尔（1820—1910）首创了科学的护理专业，在 1854 ~ 1856 年克里米亚战争中，使伤员的死亡率由 42% 下降到 2.2%。1860 年南丁格尔在英国创办了世界上第一所正式的护士学校——南丁格尔护士训练学校，其最著名的著作是《护理札记》和《医院札记》。其中《医院札记》阐述了自己对改革医院管理及建筑方面的构思、意见及建议。《护理札记》阐明了自己的护理思想及对护理的建议。英国政府于 1907 年授予南丁格尔最高国民荣誉勋章。南丁格尔于 1910 年逝世。1912 年，国际护士理事会确定将南丁格尔的诞辰日 5 月 12 日作为国际护士节。同年，红十字国际委员会设立了南丁格尔奖章，并于 1912 年在伦敦首次颁发南丁格尔奖。

第二节　中国护理学发展

一、近代护理学的发展

中国近代护理事业的开展是在鸦片战争前后。1835 年，英国传教士在广州开设了第一所西医医院。1888 年，美籍约翰逊女士在福州开办了我国第一所护士学校。1909 年，在江西庐山牯岭成立了"中华护士会"，1936 年改为"中华护士学会"，自 1964 年改为中华护理学会。

二、现代护理学的发展

1995 年 6 月首次举行全国范围的护士执业考试，考试合格获执业证书方可申请注册，护理管理工作开始走向法制化管理轨道。2008 年 1 月 23 日国务院公布了新的《护士条例》，自 2008 年 5 月 12 日开始实施。

第三节　护理学的任务、范畴及护理工作方式

一、护理学的任务

护士需要帮助人群解决以下四个与健康相关的问题：促进健康、预防疾病、恢复健康、减轻痛苦。

（1）促进健康：就是帮助个体、家庭和社区发展维持和增强自身健康和安适的资源，包括教育人们对自己的健康负责、健康生活方式的形成、解释改善营养和加强锻炼的意义、鼓励戒烟戒酒、预防物质成瘾、预防意外伤害等。

（2）预防疾病：包括开展妇幼保健的健康教育，增强免疫力、预防各种传染病，提供疾病自我检测技术、评估机构、临床和社区保健设施等。预防疾病的目标是通过预防疾病达到最佳的健康状态。

（3）恢复健康：包括为患者提供直接护理、进行护理评估、和其他卫生保健专业人员共同研究患者的问题、教育患者如何进行康复活动、帮助疾病康复期患者达到最佳功能水平等。

（4）减轻痛苦：包括帮助患者尽可能舒适的带病生活，提供支持以帮助人们应对功能减退、丧失，直至安宁的死去。

二、护理学的范畴

（1）理论范畴：在现有的护理学专业知识基础上，研究发展自己的理论框架、概念模式，吸收其他学科的理论。

（2）实践范畴：主要包括临床护理、社区保健、护理管理、护理科研和护理教育五个方面。

三、护理工作方式

护理的工作方式及定义见表 1-1-1。

表 1-1-1　护理的工作方式及定义

工作方式	定义
个案护理	由专人负责实施个体化护理，一名护理人员负责一位患者全部护理的护理工作方式
功能制护理	以工作为导向，按工作内容分配护理工作
小组制护理	由几名护士组成一个护理小组，共同完成对患者的护理
责任制护理	由责任护士和辅助护士按护理程序对患者进行全面、系统和连续的整体护理
综合护理	它融合了责任制护理及小组制护理的优点，是一种通过最有效地利用人力资源，最恰当地选择并综合应用上述几种工作方式，高效率、高质量的护理服务

第二章　护理学基本概念

◇ 知识框架

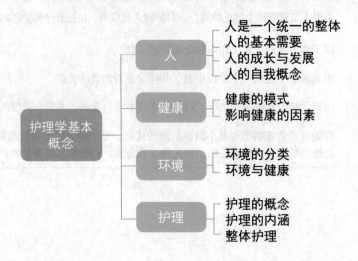

◇ 知识解读

第一节　人

一、人是一个统一的整体

整体，是指按一定方式、目的有秩序排列的各个个体（要素）的有机集合体。人是生理、心理、社会、精神、文化的统一整体，它们之间相互作用，互为影响。

（一）人是一个开放系统

根据一般系统论原则，人作为自然系统中的一个次系统，是一个开放系统。其基本目标是保持机体内环境的稳定和平衡，以便适应外环境的变化。

（二）护理中人的范围

护理的服务对象既包括个人、家庭、社区和社会四个层面，也包括从婴幼儿到老年人的整个全人类。

二、人的基本需要

（一）内容

人的基本需要内容包括：生理方面的需要；社会方面的需要；情感方面的需要；认知方面的需要；精神方面的需要。

（二）特性

（1）人类的基本需要大致相同，无论是古代人还是现代人，西方人还是东方人，其基本需要都是大致相同的。

（2）每种需要的重要性可因人而异，受个人的期望、社会文化、基本的健康状况及个人身心发展程度等影响。

（3）各种需要相互联系、相互作用。一般来说，生理性需要的满足可促进知识性或社会性需要的满足，而精神性需要的满足又可促进生理功能的良好状态。

三、人的成长与发展

成长指个体在生理方面的量的增长。常用的人体可测量的生长指标有身高、体重等。

发展是生命过程中一种有顺序的、可预测的功能和技巧的演变过程。发展是一个人在质方面的改变，很难用量化的方法来衡量，它包括情感、认知、心智、道德、能力等多方面的变化，是一个人学习的结果和成熟的象征。

（一）内容

成长与发展的内容包括：生理方面、认知方面、社会方面、情感方面、精神方面和道德方面。

（二）基本原则

（1）成长与发展是按照持续的、有顺序的、有规律的和可预测的方式进行的。

（2）每个人都要经过相同的各个发展阶段。

（3）每个人的发展都有其独特的个性，是按自己独特的方式和速度通过各发展阶段的。这是由个人特有的遗传基因及与环境的互动所决定的。

（4）每个发展阶段各具有一定的特征，并都有一定的发展任务。

（5）每个人基本的态度、气质、生活方式和行为等都会受到婴幼儿期发展的影响。

（6）发展是通过逐步的成熟和不断的学习获得的。因此，遗传和环境是个人发展的重要因素，儿童必须到达一定的成熟度才会学习。

（三）影响成长与发展的因素

（1）遗传因素：遗传是影响人类成长与发展的重要因素之一。

（2）环境因素：环境是另一个影响人类发展的重要因素。它包括：①家庭：家庭是人自出生后接触最多、关系最密切的一个环境。②学校：学校是提供正规教育及社会化的场所，人一生的前段时期大都是在学校度过的，而这段时间又是个体迅速成长的时期。

（3）宗教、文化、社会、学习及生活经验等因素也影响个体的成长与发展。

四、人的自我概念

自我概念是指一个人对自己的看法，即个人对自己的认同感。自我概念不是与生俱来的，它是随着个体与环境的不断互动，综合环境中其他人对自己的看法与自身的自我觉察和自我认识而形成的。一般而言，自我概念是基于对自身的工作能力、解决问题的能力、认知功能、自身形象和外在吸引力、是否受人喜欢与尊重、经济状况等方面的感知和评价而产生的。

知识拓展●●●●

> 北美护理诊断协会（NANDA）认为，自我概念由四部分组成，即：身体心象、角色表现、自我特征和自尊。

第二节 健 康

一、健康的模式

（1）健康－疾病连续体模式：每个人每时每刻的健康状况都处于这一线性体两端之间的某一位点上，并处于动态变化中。

（2）健康信念模式：该模式的发展为探讨健康信念对人们行为的影响提供了理论的框架。强调信念是人们采取有利于健康的行为基础。

（3）健康促进模式：该模式解释了除预防特定疾病的健康行为以外的其他健康行为，是对健康信念模式的补充，也是护理人员以护理学和行为学的观点，去认识健康行为影响因素的理论框架和促使人们采取健康行为及探索人们复杂的生理、心理和社会过程的指南。

（4）整体健康模式：该模式主要是为了营造一个促进最佳健康的情境。

（5）其他新的健康模式：健康－疾病模式、个体－社区模式、健康恢复/失调模式。

知识拓展 ●●●●

1989年，联合国世界卫生组织（WHO）对健康作了新的定义，即"健康不仅是没有疾病，而且包括躯体健康、心理健康、社会适应良好和道德健康。"

二、影响健康的因素

（1）环境因素：环境是人类赖以生存和发展的社会和物质条件的总和。它对人类健康影响极大，除一些遗传性疾病外，所有疾病或多或少与环境相关。

（2）机体的生物学因素：包括遗传因素和心理因素等，遗传因素是影响人类健康的一大因素。

（3）生活方式：个体的生活方式可对健康产生积极或消极影响。产生积极影响的生活方式称为健康生活方式；产生消极影响的生活方式称为健康危险因素。

（4）社会因素：包括社会政治经济因素、卫生保健系统、职业情况、社会治安和交通事故、文化教育背景等因素。

第三节 环 境

环境是人类进行生产和生活的活动场所，是人类生存和发展的基础。机体与环境之间不断进行着能量和物质的交换。

一、环境的分类

（一）内环境

内环境是指人体细胞所处的环境，包括生理环境和心理环境。

（1）生理环境：包括循环系统、呼吸系统、消化系统、神经系统、泌尿系统、内分泌系统等，各系统之间通过神经、体液的调节维持生理平衡，保持机体的健康状态。

（2）心理环境：是指人脑中对人的一切活动发生影响的环境事实，即对人的心理事件发生实际影响的环境。

（二）外环境

外环境是指人的机体所处的环境，包括自然环境和社会环境。

（1）自然环境：指人类周围的各种自然因素的总和，包括生物环境和物理环境。生物环境包括各种有生命的物体，如植物、动物、微生物等；物理环境包含自然界中的各种元素以及人类所建立于地球表面的结构。稳定的物理环境可提供一个安全舒适的生活空间。

（2）社会环境：是指有关个人的社会与心理需要的状况。包括了人类在生产、生活和社会活动中相互形成的生产关系、阶级关系、社会关系的总和。

二、环境与健康

（1）自然环境因素对健康的影响：自然气候、地形地质、环境污染等都对健康有一定影响。

（2）社会环境因素对健康的影响：对健康有影响的社会环境因素包括社会经济、社会阶层、社会关系、文化因素、生活方式和卫生服务体系等。

第四节　护　理

一、护理的概念

1980年，美国护士学会（ANA）将护理定义为："护理是诊断和处理人类对现存的或潜在的健康问题的反应。"

二、护理的内涵

（一）照顾

照顾是护理永恒的主题。纵观护理发展史，无论在什么年代，无论是以什么样的方式提供护理，照顾（患者或服务对象）永远是护理的核心。

（二）人道

护士是人道主义忠实的执行者。在护理工作中提倡人道，首先要求护理人员视每一位服务对象为具有人性特征的个体、具有各种需求的人，从而尊重个体，注重人性。提倡人道，也要求护理人员对待服务对象一视同仁，不分高低贵贱，无论贫富与种族，积极救死扶伤，为人们的健康服务。

（三）帮助性关系

帮助性关系是护士用来与服务对象互动以促进健康的手段。护士与患者的关系首先是一种帮助与被帮助、服务者与顾客（或消费者）之间的关系，这就要求护理人员以自己特有的专业知识、技能与技巧提供帮助与服务，满足其特定的需求，与服务对象建立起良好的帮助性关系。护士在帮助患者的同时也从不同的患者那里深化了自己所学的知识，积累了工作经验，自身也受益匪浅。

三、整体护理

整体护理的概念是：以人为中心，以护理程序为基础，以现代护理观为指导，实施身心整体护理。

整体护理包括以下几个部分内容。

（1）护理工作不再是单纯地针对患者的生活和疾病的护理，而是延伸到照顾和满足所有群体的生活、心理、社会方面的需要。

（2）护理服务的对象从患者扩展至健康人群。

（3）护理服务贯穿于人生命的整个过程。

（4）护理不仅仅服务于个体，同时面向家庭、社区，更加重视自然和社会环境对人类健康的影响。

第三章 护理学相关理论

◇ 知识框架

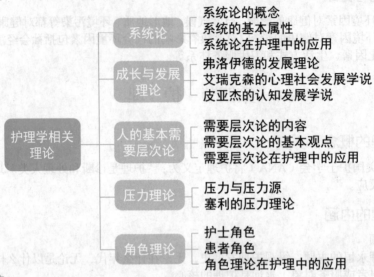

护理学相关理论
- 系统论
  - 系统论的概念
  - 系统的基本属性
  - 系统论在护理中的应用
- 成长与发展理论
  - 弗洛伊德的发展理论
  - 艾瑞克森的心理社会发展学说
  - 皮亚杰的认知发展学说
- 人的基本需要层次论
  - 需要层次论的内容
  - 需要层次论的基本观点
  - 需要层次论在护理中的应用
- 压力理论
  - 压力与压力源
  - 塞利的压力理论
- 角色理论
  - 护士角色
  - 患者角色
  - 角色理论在护理中的应用

◇ 知识解读

第一节 系统论

一、系统论的概念

（1）系统指由若干相互联系、相互作用的要素所组成的具有一定结构和功能的整体。

（2）系统论是研究自然、社会、人类思维领域及其他各种系统、系统原理、系统联系和发展规律的学科。

二、系统的基本属性

护理系统论的内容见表 1-3-1。

表 1-3-1　护理学系统论的相关定义

主要内容	定义
整体性	主要表现为系统整体功能大于系统各要素功能的总和
相关性	是指系统各要素之间是相互联系、相互制约的，其中任何一个要素发生了功能或作用的变化，都要引起其他各要素乃至整体系统功能或作用的相应变化
动态性	是指系统随时间的变化而变化，系统的运动、发展与变化过程是动态性的具体反映

续表 1-3-1

主要内容	定义
目的性	任何系统都有自身特定的目的。系统通过与环境相互作用及各要素间的相互协调，不断调整自己的内部结构以适应环境的需要
层次性	任何系统都是有层次的。系统的层次性存在着支配与服从的关系。高层次支配着低层次，起着主导作用。低层次从属于高层次，它往往是系统的基础结构
预决性	是指系统运动最终趋向于有序性和稳态。预决性程度标志着系统组织水平的高低

三、系统论在护理中的应用

（1）促进整体护理思想的形成：根据一般系统论的观点，当机体的某一器官或组织发生病变，表现出疾病征象时，不仅需要提供疾病护理，而且还应提供包含生理、心理、社会等要素的整体性照顾。

（2）作为护理理论或模式发展的框架：许多护理理论家应用一般系统论的观点，作为发展护理理论或模式的基本框架。

第二节　成长与发展理论

一、弗洛伊德的发展理论

（1）弗洛伊德的意识层次理论：弗洛伊德认为意识是有层次的，分为意识、前意识和潜意识。

（2）弗洛伊德的人格结构理论：本我是人格最原始的部分。自我是大脑中作用于本我与外部世界的一种特殊结构，其功能是在本我的冲动和超我的控制发生对抗时进行平衡。超我代表社会的标准和人类生活的高级方向，属于道德范畴。

（3）弗洛伊德的性心理发展理论：弗洛伊德将性心理发展分为 5 个阶段，见表 1-3-2。

表 1-3-2　弗洛伊德心理学心理发展 5 个阶段及特点

阶段	年龄	特点
口欲期	出生～1 岁	此期原欲集中在口部
肛门期	1～3 岁	此期原欲集中在肛门区
性蕾期	3～6 岁	此期原欲集中在生殖器
潜伏期	6～12 岁	此期孩子把性欲的冲动埋在潜意识中，而将精力集中在智力和身体活动上
生殖期	12 岁以后	此期原欲又重新回到生殖器，个体将注意力转移到与自己年龄接近的异性上

二、艾瑞克森的心理社会发展学说

艾瑞克森认为人格的各部分分别是在发展的各阶段形成的，个体应通过所有这些阶段发展成一个完整的整体。艾瑞克森将人格发展分为 8 个阶段，见表 1-3-3，每一时期各有一主要的心理社会危机要面对。

表 1-3-3　艾瑞克森心理学心理发展 8 个阶段及主要危机

阶段	年龄	主要危机
婴儿期	出生 ~ 1 岁半	信任对不信任
幼儿期	1 岁半 ~ 3 岁	自主对羞怯或怀疑
学龄初期	3 ~ 5 岁	主动对内疚
学龄期	6 ~ 12 岁	勤奋对自卑
青春期	12 ~ 18 岁	自我认同对角色混乱
青年期	18 ~ 25 岁	亲密对孤独
成年期	25 ~ 65 岁	繁衍对停滞
老年期	65 岁以上	自我完善对失望

危机处理是否恰当，将导致正性或负性的社会心理发展结果，解决得越好就越接近正性，也就越能发展成健康的人格。

三、皮亚杰的认知发展学说

皮亚杰认为儿童思维的发展并不是由教师或父母传授给儿童的，而是通过儿童主动与环境相互作用，主动寻求刺激、主动发现的过程。认知发展过程分为 4 个阶段，见表 1-3-4。

表 1-3-4　皮亚杰认识发展学说阶段及特点

阶段	年龄	特点
感觉运动阶段	0 ~ 2 岁	思维的特点是婴幼儿通过其身体的动作与感觉来认识周围的世界
前运算阶段	2 ~ 7 岁	此期儿童的思维发展到了使用符号的水平，但思维尚缺乏系统性和逻辑性。以自我为中心，观察事物时只能集中于问题的一个方面，不能持久和分类
具体运算阶段	7 ~ 11 岁	此期儿童摆脱了以自我为中心，能同时考虑问题的两个方面或更多方面，想法较具体，开始具有逻辑思维能力
形式运算阶段	11 岁以后	此期青年人思维迅速发展，进入抽象和假设的领域

第三节　人的基本需要层次论

一、需要层次论的内容

马斯洛将人的需要分为七个层次按其重要性和发生的先后顺序，由低到高依次为生理需要、安全需要、爱与归属需要、尊重需要、求知需要、审美需要和自我实现需要。

（1）生理需要：是人类最基本、最强烈、最具有优势的需要。

（2）安全需要：是在生理需要得到相对满足后显露出来，包括对组织、秩序、安全感和可预见性等的需要。

（3）爱与归属需要：一般在生理和安全需要得到基本满足后出现。

（4）尊重需要：在前三种需要得到基本满足后出现，包括自尊与他尊两个方面。

（5）求知需要：源于人的好奇心，学习和发现未知的东西会给人带来满足和幸福。

（6）审美需要：马斯洛认为，正如人需要饮食一样，人也需要美，因为美有助于人变得更健康。

（7）自我实现需要：是在其他需要获得基本满足后才出现，是最高层次的需要。

二、需要层次论的基本观点

（1）需要是人类普遍存在的。

（2）一般情况下，生理需要是最重要的，只有它得到满足之后，人才得以生存，然后才考虑其他的需要。

（3）有些需要需立即和持续予以满足（如空气），而有些需要可以暂缓（如食物、睡眠），但它们最终是需要得到满足的。

（4）通常是在一个层次的需要被满足之后，更高一层次的需要才出现，并逐渐明显。

（5）各层次需要间可相互影响。

（6）随着需要层次的向上移动，各种需要的意义是因人而异的。

（7）层次越高的需要，满足的方式越有差异。

三、需要层次论在护理中的应用

需要层次论在以下几方面可帮助护士。

（1）识别服务对象未满足的需要，这些未满足的需要就是需要护士提供帮助和解决的护理问题。

（2）能更好地领悟和理解患者的言行。

（3）预测患者尚未表达的需要，或对可能出现的问题采取预防性措施。

（4）需要层次论可作为护士评估患者资料的理论框架。

（5）按照基本需要的层次，识别护理问题的轻、重、缓、急，以便在制订护理计划时妥善地排列先后次序。

第四节　压力理论

一、压力与压力源

（一）压力

压力又称应激、紧张。

（1）压力是环境中的刺激所引起的人体的一种非特异性反应。这是"压力学之父"塞利的观点。他所提出的非特异性反应是指一种无选择地影响全身各系统或大部分系统的反应。

（2）压力是人与环境交互作用出现的一种结果。这是压力学理论家拉扎勒斯的观点。认为压力是来自环境或内部的压力源的需求超过个人、社会等的适应资源时所产生的结果。

（二）压力源

凡是能够对身体施加影响而促发机体产生压力的因素均称为压力源。

生活中常见的压力源有以下几类：生理性压力源、心理性压力源、社会性压力源、物理性压力源、化学性压力源、文化性压力源。

二、塞利的压力理论

压力是人体应对环境刺激而产生的非特异性反应。由于人体都有一种努力保持体内平衡状态的倾向，当有任何破坏平衡状态的情况发生时，他总会设法调整机体去适应改变，以避免平衡状态的破坏。因此，人体面对压力源产生的非特异性反应就是身体对作用于他的压力源所进行的调整。

知识拓展 ●●●●

压力理论在护理中的应用

（1）明确压力与疾病的关系。

（2）帮助护士识别患者压力，进而帮助患者缓解和解除压力。

（3）帮助护士认识自身压力，并减轻护理患者工作中的压力。

第五节　角色理论

一、护士角色

护士角色是指护士应具有的与职业相适应的社会行为模式。

一般护理人员所扮演的多重角色包括：护理者、计划者、管理者、教育者、协调者、咨询者、维护者、研究者和改革者等。

二、患者角色

（1）患者角色：就是社会对一个人患病时的权利、义务和行为所做的规范。美国著名的社会学家帕森斯将患者角色概括为4个方面。

1）患者可酌情免除正常的社会角色所应承担的责任，患者可以免除或部分免除其日常的角色行为和所承担的社会责任。

2）患者对其陷入疾病状态是没有责任的，他们有权利获得帮助。

3）患者有治好病的义务，有恢复健康的责任。

4）患者有配合医疗和护理的义务。

（2）患者角色的适应不良

1）角色行为缺如，指患者没有进入患者角色，不承认自己是患者，不能很好地配合医疗和护理。

2）角色行为冲突，指患者在适应患者角色过程中，与其患病前的各种角色发生心理冲突而引起行为的不协调。

3）角色行为强化，指患者安于患者角色，对自我能力表示怀疑，产生退缩和依赖心理。

4）角色行为消退，指患者适应患者角色后，由于某种原因，又重新承担起本应免除的社会角色的责任而放弃患者角色。

三、角色理论在护理中的应用

（一）患者角色适应不良的护理

（1）常规指导：在患者初次入院时护士应进行自我介绍，向患者介绍病区环境、医院管理制度，介绍有关的医务人员和同室病友，消除患者的陌生感和恐惧感，增强充当患者角色的信心。

（2）随时指导：护士应正确掌握有关信息，及时进行指导，引导患者树立正确的角色意识，履行角色权利和义务。

（3）情感性指导：护士应经常与患者沟通，了解患者的情感和情绪的变化，并及时给予帮助，使其达到心理平衡状态。

（二）护士角色的冲突与协调

（1）通过角色学习，提高角色扮演能力，使护士能较好地实现各种不同角色的期望。

（2）协调护士角色与其他角色的关系，取得家人、朋友等角色伙伴的理解、支持和帮助。

（3）协调角色伙伴的期望，使他们的期望符合护士的实际情况。

第四章 护理理论

◇ 知识框架

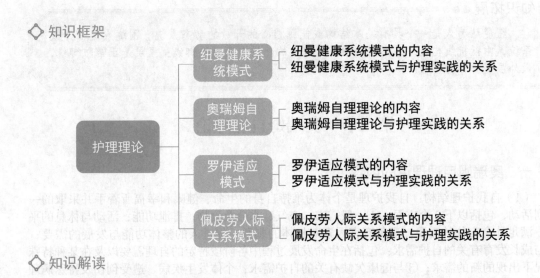

◇ 知识解读

第一节 纽曼健康系统模式

一、纽曼健康系统模式的内容

纽曼健康系统模式重点叙述了三部分内容：与环境互动的人、压力源、面对压力源人体做出的反应以及预防。压力源是引发个体紧张和导致个体不稳定的所有刺激。

纽曼认为护士应根据护理对象对压力源的反应采取不同水平的预防措施。

（1）一级预防：强化弹性防御线和保护正常防御线是一级预防的重点。可通过对服务对象系统的评估，识别周围环境中的压力源或危险因素，并采取措施来减少或消除这些危险因素，同时为预防压力反应的发生，还应强化服务对象系统的防御功能。目的是预防压力反应的发生。

（2）二级预防：早期发现、早期诊断、早期治疗是二级预防的重点。可针对压力反应采取针对性的处理措施，强化抵抗线，保护基本结构，以促进服务对象系统稳定性的恢复。目的是减轻或消除压力反应症状。

（3）三级预防：继积极的治疗之后或个体达到相当程度的稳定性时，为能彻底康复、减少后遗症而采取的干预。目的是帮助个体重建，减少后遗症，促进服务对象系统获得并尽量维持高的稳定性和健康状态，以防止复发。

二、纽曼健康系统模式与护理实践的关系

纽曼发展了以护理诊断、护理目标和护理结果为步骤的独特的护理工作步骤。

（1）护理诊断：首先护士需要对个体的基本结构、各防线的特征以及个体内、个体外、人际间存在和潜在的压力源进行评估。然后再收集并分析个体在生理、心理、社会文化、精神与发展各个方面对压力源的反应及其相互作用资料。最后就其中偏离强健的方面做出诊断并排出优先顺序。

（2）护理目标：护士以保存能量，恢复、维持和促进个体稳定性与患者及家属共同制订

护理目标及为达到这些目标所采取的干预措施并设计预期护理结果。

（3）护理结果：是护士对干预效果进行评价并验证干预有效性的过程。评价内容包括个体内、个体外及人际间压力源是否发生了变化，压力源本质及优先顺序是否改变，机体防御功能是否有所增强，压力反应症状是否得以缓解等。

知识拓展 ●●●●

纽曼认为人是一个具有基本结构或能源核心的开放的动态系统。围绕人这一开放系统，由抵抗线构成一系列同心圆。抵抗线的外层有两层防御线：里层是正常防御线，最外层是弹性防御线。

第二节 奥瑞姆自理理论

一、奥瑞姆自理理论的内容

（1）自我护理结构：自我护理是个体为维持自身的生命、健康和幸福所着手并采取的一系列活动，包括以下3个方面。①一般需求：空气、水分及食物；排泄功能；活动与休息的平衡；满足社会交往的需要；避免有害因素对机体的刺激；促进人的整体功能与发展的需要；②与成长发育有关的自护需求：包括在生命发展过程中各阶段特定的自理需要以及在某种特殊情况下出现的新的需求；③与健康欠缺有关的自护需求：个体发生疾病、遭受创伤及特殊病理变化，或在诊断治疗过程中产生的需要。

（2）自理缺陷结构：这是奥瑞姆理论的核心部分，阐述了个体什么时候需要护理。奥瑞姆认为，如果个体的自理能力不能满足其治疗性自理需要，就会出现自理缺陷，这时就需要护士的帮助，才能满足其自理需要。

（3）护理系统结构：为了说明患者的自理需要如何被满足，奥瑞姆阐述了护理系统理论，并且指出护士应根据患者的自理需要和自理能力的不同而分别采取三种不同的护理系统：完全补偿护理系统、部分补偿护理系统和辅助－教育系统。

二、奥瑞姆自理理论与护理实践的关系

（1）评估患者的自理能力和自理需要：护士可通过收集资料确定患者存在哪些方面的自理缺陷，以及是什么原因引起的自理缺陷，来评估患者的自理能力和自理需要，从而决定患者是否需要护理帮助。

（2）设计恰当的护理系统：根据患者的自理需要和护理能力，在完全补偿系统、部分补偿系统和支持－教育系统中选择一个恰当的护理系统，并结合患者治疗性自理需求的内容，制订详细的护理计划以达到恢复和促进健康、增进自理能力的目的。

（3）实施护理措施：根据护理计划提供恰当的护理措施，协调和帮助患者恢复和提高自理能力。

第三节 罗伊适应模式

一、罗伊适应模式的内容

（1）人：罗伊认为人作为护理的接受者，可以是个体，也可以是家庭、群体、社区或者社会人群。

（2）护理目标：罗伊认为护理的目标是增强人与环境之间的相互作用，促进人生理功能、

自我概念、角色功能和相互依赖4个方面的适应性反应。

（3）护理活动：为了达到增进个体适应性反应的目标，护士可通过采取措施控制各种刺激，使刺激全部作用于个体的适应范围之内。同时也可通过扩展人的适应范围，增强个体对刺激的耐受能力，来促进适应性反应的发生。

（4）健康：罗伊认为健康是个体"成为一个完整和全面的人的状态和过程"。

（5）环境：罗伊认为环境是"围绕并影响个人或群体发展与行为的所有情况、事件及因素"。环境中包含主要刺激、相关刺激和固有刺激。

二、罗伊适应模式与护理实践的关系

罗伊根据适应模式发展，将护理的工作方法分为六个步骤，包括一级评估、二级评估、护理诊断、制订目标、干预和评价。

（1）一级评估：是指收集与生理功能、自我概念、角色功能和相互依赖4个方面有关的输出性行为，又称行为估计。通过一级评估，护士可确定患者的行为反应是适应性反应还是无效反应。

（2）二级评估：是对影响患者行为的三种刺激因素的评估，通过二级评估，帮助护士明确引发患者无效反应的原因。

（3）护理诊断：是对患者适应状态的陈述或诊断。护士通过一级和二级评估，可明确患者的无效反应及其原因，进而可推断出护理问题或护理诊断。

（4）制订目标：是对患者经护理干预后应达到的行为结果的陈述。

（5）干预：是护理措施的制订和落实。

（6）评价：在评价过程中，护士应将干预后患者的行为改变与目标行为相比较，确定护理目标是否达到，衡量其中差距，找出未达到的原因，然后根据评价结果修订或调整计划。

第四节　佩皮劳人际关系模式

一、佩皮劳人际关系模式的内容

（1）定位阶段：护理对象寻求帮助，而护士则帮助护理对象了解自己的问题以及对帮助的需求程度。

（2）确认阶段：护理对象选取自己与护士之间的关系状态。护士的任务是使护理对象确信护士理解其状况的人际意义。

（3）利用阶段：护理对象从护士通过护患关系为其提供的帮助中获得充分价值。护理对象在自我利益和需求的基础上选择可利用的服务，护理的力量从护士转向护理对象。

（4）解决阶段：旧的需求和目标被解决，新的需求和目标被认可。

二、佩皮劳人际关系模式与护理实践的关系

佩皮劳人际关系模式为护理实践开辟了新的方向，佩皮劳带来了一种新思维、新方法，一种以理论为基础的、并指导护理实践的、有利于患者的治疗性工作的模式。

佩皮劳将重点放在护患关系上，要求在建立护患关系的整个过程中，贯穿和谐的、互相理解的、互相尊重的氛围，才可更广泛地理解患者的问题和提出切实可行的方法，从而双方才可得到满足和成长的体验。

佩皮劳的核心思想是人际间关系，其基本理论是互动，这是理解护患关系的独特见解。

第五章　护患沟通

◇ 知识框架

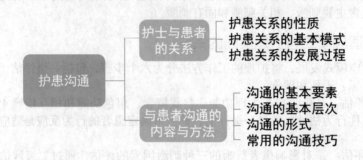

◇ 知识解读

第一节　护士与患者的关系

一、护患关系的性质

（1）护理工作中的人际关系：包括护患关系、医护关系和护护关系等，其中护患关系是护理人员面临的最重要的关系。

（2）性质：护患关系是一种治疗性的人际关系（亦称专业性人际关系）；护患关系是专业性的互动关系。

二、护患关系的基本模式

（一）主动－被动型模式

主动－被动型模式是一种传统的护患关系模式。在护理活动过程中，护理人员处于主动、主导的地位，而患者则处于完全被动、接受的从属地位。这需要护理人员发挥积极能动的作用。

此模式只适用于昏迷、休克、精神障碍、智力障碍的患者和婴幼儿等，此类患者缺乏正常的思维与自理能力，所以护士要具有高度的责任心、耐心及职业道德。

（二）指导－合作型模式

在护理活动过程中，护患双方都具有主动性，由护理人员决定护理方案、护理措施，而患者则尊重护理人员的决定，并主动配合，提供自己与疾病有关的信息，对方案提出意见与建议。

此模式只适用于急危重症、重病初愈、手术及恢复期的患者等，此类患者虽神志清楚，但病情很重，加之对疾病知识的了解少，需要依靠护士的指导，以便更好地配合治疗与护理。

（三）共同参与型模式

共同参与型模式，是指在护理活动过程中，护患双方具有大致同等的主动性和权利，共同参与护理措施的决策和实施。患者不是被动接受护理，而是积极主动配合，参与护理；护士尊重患者权利，与患者协商共同制订护理计划。

此模式主要适用于慢性病患者，此类患者不仅清醒，而且对疾病的治疗和护理知识也比较了解。

三、护患关系的发展过程

（1）观察熟悉期：这一时期从患者与护士开始接触时就开始了。此期的主要任务是护患之间建立信任关系，并确定患者的需要。

（2）合作信任期：此期护患之间在信任的基础上开始合作，主要任务是护理人员通过实施护理措施来帮助患者解决健康问题，满足患者的需要，达到护理目标。

（3）终止评价期：在达到护理目标后，护患关系就进入结束阶段。此期的主要任务是圆满地结束护患关系。

第二节　与患者沟通的内容与方法

一、沟通的基本要素

（一）沟通的背景或情景

沟通的背景或情景，是指沟通发生的场所或环境，既包括物理场所，也包括沟通的时间和沟通参与者的个人特征。不同的沟通背景或情景会影响对沟通信息的理解。

（二）信息发出者

信息发出者，指发出信息的主体，既可以是个人，也可以是群体、组织。信息发出者的社会文化背景、知识和沟通技巧等都可以对信息的表达和理解造成影响。

（三）信息

信息是沟通得以进行的最基本的要素，指能够传递并被接收者所接受的观点、思想、情感等。包括语言和非语言的行为。

（四）信息传递途径

信息传递途径，指信息传递的手段或媒介，包括视觉、听觉、触觉等。护士在进行沟通时，应根据实际情况综合运用多种传递途径，以帮助患者更好地理解信息。

（五）信息接受者

信息接受者是接受信息的主体。信息接受者的社会文化背景、知识和沟通技巧等均可影响信息的理解和表达。

（六）反馈

反馈，指沟通双方彼此的回应。

二、沟通的基本层次

（一）一般性沟通

一般性沟通是沟通双方参与的程度最表浅，彼此分享真实感觉最少的沟通。双方往往只是表达一些表面式的社交性话题。在护患关系建立的初期，可使用一般性沟通帮助建立信任关系，并有助于鼓励患者表达出有意义的信息。

（二）陈述事实的沟通

陈述事实的沟通是一种不掺杂个人意见、判断，不涉及人与人之间关系的一种客观性沟通。这一层次的沟通对护士了解患者的情况非常重要，护士不应阻止患者以此种方式进行沟通，以促使其表达更多的信息。

（三）分享个人的观点和判断

这一层次的沟通比陈述事实的沟通高一层次。患者对护士表达自己的想法，表示护患之间已建立起信任感。

（四）分享情感的沟通

分享情感的沟通只有在双方相互信任的基础上才会发生。沟通时个体愿意和对方分享他的感觉、观点、态度等。

（五）共鸣性沟通

共鸣性沟通是沟通的最高层次，指沟通双方对语言和非语言性行为的理解一致，达到分享彼此感觉的最高境界。

三、沟通的形式

（一）语言性沟通

语言性交流分为书面语交流和口头语交流等不同的形式。书面语言常见的形式有信件、文件、报刊、书本等。口头语言包括演讲、谈话等形式，工作中与患者进行的交流也是口头语言沟通的一种方式。

（二）非语言性沟通

非语言性沟通的形式有体语、空间效应、反应时间、类语言、环境因素等。其中体语包括躯体的外观、步态、面部表情、目光接触、眼睛运动、手势和触摸等。而空间效应中又可根据人类交往过程中距离分为 4 种：①亲密距离为 0 ~ 0.46 m，适用于彼此关系亲密或亲属之间，当护士在进行查体、治疗、安慰时，与患者之间的距离属于亲密距离；②个人距离为 0.46 ~ 1.2 m，适用于老同学、老同事及关系融洽的师生、邻里之间，护士与患者进行交谈时主要使用个人距离；③社交距离为 1.2 ~ 3.6 m，适用于参加正式社交活动或会议，彼此不十分熟悉的人之间，如护士与同事一起工作时或护士通知患者做检查、吃饭等；④公众距离＞3.6 m，适用于教师上课、参加演讲、作报告，护士给患者做健康教育等。

知识拓展 ●●●●

影响有效沟通的因素

（1）受信息发出者和信息接受者各个因素的影响：包括生理因素、情绪因素、智力因素、社会因素。
（2）受环境因素的影响：物理环境和社会环境都对沟通具有一定的影响。
（3）受不当沟通方式的影响：突然改变话题、急于陈述自己的观点、虚假的或不适当的保证、迅速提出结论或解答、不适当地引用一些事实等。

四、常用的沟通技巧

有效的沟通是指接受者所收到的信息与发出者所表达的一致。促进有效沟通的因素包括以下几个方面。

（1）护士具备良好的职业素质。

（2）有利于沟通的环境。

（3）促进有效沟通的技巧。①全神贯注：沟通最重要的就是要注视对方；②参与：适当地参与可促进谈话的进程；③倾听：倾听并不是把别人所说的话听而已，还应注意说话的声调、语言的选择和频率、面部表情、身体姿势及移动等。一个好的倾听者应做到愿意花时间去倾听、学习如何在交流过程中集中精力、不随便打断别人所说的话、不要因对方的说话形态等分心、不要过早做出判断、仔细听出"话外话"、注意非语言性沟通；④核对：在交流中应不断地核对自己的感觉是否真实，这是一种获得或给予反馈的方法；⑤反应：应在交流过程中答复或示范对方所说的内容；⑥沉默：语言的技巧可以促进沟通，但语言不是唯一可以帮助人们沟通的方法；⑦提问：提出问题可以引导谈话的进行。

第六章　护理程序

◇ 知识框架

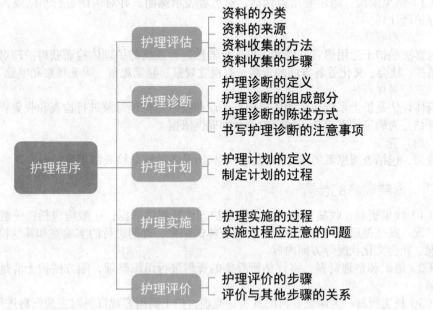

◇ 知识解读

第一节　护理评估

一、资料的分类

根据资料的来源可分为主观资料和客观资料。

（1）主观资料：患者的主观感觉，通过交谈获得，如患者的主诉。

（2）客观资料：通过观察、体检、仪器检查获得的资料，如血压、黄疸、体温等。

二、资料的来源

（1）患者是资料的主要来源。

（2）与患者有关的人员。当护理对象是婴幼儿、病情危重或神志不清的人时，其家属和关系密切的人成为资料的主要来源。

（3）其他卫生保健人员。

（4）患者目前或既往的记录或病历。

（5）医疗、护理的有关文献记录。

三、资料收集的方法

（一）交谈

交谈的方式有正式交谈和非正式交谈两种，交谈的发展分为 3 个阶段。

（1）开始阶段：与患者建立友善关系，告之交谈的目的及所需的时间。

（2）进行阶段：根据交谈提纲收集资料。

（3）结束阶段：暗示要结束谈话，对患者表示感谢，并对谈话进行小结或告之下一阶段的治疗护理计划。

（二）观察法

观察法是护士运用感官或借助简单诊疗器械进行系统的护理体检而获得护理对象生理、心理、精神、社会、文化等各方面的资料。有视觉观察、触觉观察、听觉观察和嗅觉观察等方法。

（三）身体评估

身体评估是护士系统地运用体格检查手段和技术对护理对象进行检查和收集资料的方法。身体评估是为确定护理诊断和制定护理计划提供依据。

（四）查阅

查阅，包括查阅患者的医疗病历、护理病历及各种辅助检查结果等。

四、资料收集的步骤

（1）收集资料：收集资料是为了确定护理诊断提供依据，一般应包括：一般资料、现在健康状况、既往健康状况、家族史、护理查体的结果、近期进行的实验室和其他检查结果、心理状况、社会文化状况等方面内容。

（2）组织和整理资料：将评估所收集的资料进行组织整理，能方便护士清楚、迅速地发现问题。

（3）核实资料：为保证资料的真实、准确，护士需用客观资料对主观资料进行核实。

（4）分析资料：护士找出异常的、有临床意义的资料，找出相关因素及危险因素，为确定护理诊断做准备。

（5）记录资料：记录的资料必须反映事实，客观资料的描述应使用专业术语；资料记录应能全面、准确地反映护理对象的情况，反映不同专科疾病的特点。

第二节　护理诊断

一、护理诊断的定义

护理诊断是关于个人、家庭或社区现存的或潜在的健康问题以及生命过程的反应的一种临床判断，是护士为达到预期结果选择护理措施的依据，这些结果（预期目标）应由护士负责制定。

二、护理诊断的组成部分

（1）名称：是对护理对象健康状态或疾病反应的概括性描述。根据名称可将护理诊断分为现存的护理诊断、潜在的（危险的）护理诊断、健康的护理诊断。

（2）定义：是对护理诊断名称的一种清晰、精确的描述和解释。

（3）诊断依据：是做出该护理诊断时的判断标准，即相关的症状、体征和有关病史，也可以是危险因素。护士在做出某个护理诊断时，要参照诊断依据。

诊断依据有三种：①必要依据，即做出某一护理诊断时必须具备的依据；②主要依据，即做出某一诊断时通常需要存在的依据；③次要依据，即对做出某一诊断有支持作用，但不一定每次做出该诊断时都存在的依据。

（4）相关因素：是指影响个体健康状况的直接因素、促发因素或危险因素。包括病理生理、治疗、情境、成熟等方面的因素。

三、护理诊断的陈述方式

（1）三部分陈述：多用于现存的护理诊断。即 PES 公式，具有 P、E、S 三个部分。P——问题（problem），即护理诊断的名称。E——病因（etiology），即相关因素，多用"与……有关"来陈述。S——症状或体征（symptoms or signs），也包括实验室检查、器械检查结果。

（2）二部分陈述：多用于潜在的护理诊断，也可作为现存的护理诊断的简化形式。即 PE 公式，只有护理诊断名称和相关因素，而没有临床表现。

（3）一部分陈述：只有 P，多用于健康的护理诊断。

四、书写护理诊断的注意事项

（1）护理诊断的陈述应简明、准确、规范。

（2）一个护理诊断只针对一个护理问题。

（3）护理诊断陈述的护理问题必须是护理措施能够解决的。

（4）避免与护理目标、措施、医疗诊断相混淆。

（5）以收集的资料作为护理诊断的依据。

（6）不应有易引起法律纠纷的描述。

知识拓展 ●●●●

护理诊断与医疗诊断的区别

（1）临床研究的对象不同：护理诊断是对个人、家庭或社区现存的或潜在的健康问题以及生命过程的反应的判断；医疗诊断是对个体病理生理改变的判断。

（2）描述的内容不同：护理诊断是个体对健康问题的反应，随患者的反应变化而变化；医疗诊断在病程中一般保持不变。

（3）决策者不同：护理诊断的决策者是护士，医疗诊断的决策者是医生。

（4）职责范围不同：护理诊断属于护理职责范围，医疗诊断属于医疗职责范围。

第三节　护理计划

一、护理计划的定义

护理计划是护理工作中的具体决策过程，是护士与护理对象合作，以护理诊断为依据，制订护理目标和护理措施，以预防、缓解和解决护理诊断中确定的健康问题的过程。

二、制定计划的过程

（一）排列护理诊断的优先顺序

（1）排序原则：①先解决直接危及生命的问题；②先解决低层次需要，再解决高层次需要；③在不违反原则的前提下，先解决患者认为最重要的问题；④先解决现存的问题，但不忽视潜在的、有危险的问题。

（2）排列顺序：①首优问题：直接威胁生命、需立即解决的问题；②中优问题：虽然不直接威胁生命，但能造成身体或精神上损害的问题；③次优问题：在发展和生活变化中所产生的问题，可稍后解决。

（二）制定预期目标

（1）分类：①近期目标，一般指7天以内达到的目标；②远期目标，指需要较长时间才能实现的目标。

（2）陈述：护理目标的陈述包括主语、谓语、行为标准、条件状语和评价时间。主语是护理对象时可以省略。

（3）陈述目标的注意事项：目标必须切实可行，属于护理范畴；目标必须是患者的行为，主语是患者或患者身体的一部分；目标必须具体、可测量；目标应具有明确针对性，一个护理问题可有多个目标；目标应与医疗工作相协调。

（三）设定护理计划（护理措施）

（1）内容：包括协助患者完成生活护理、治疗性的措施、危险问题的预防、病情及心理活动的观察、健康教育与咨询、提供的心理支持、制定出院计划等。

（2）类型：护理措施分为三种类型。①独立性护理措施：是指在护士职责范围内，护士可独立判断、决定的措施；②依赖性护理措施：是指需要医嘱才能执行的措施；③合作性措施：是指需要医护合作完成的措施。

（3）注意事项：应与医疗工作相协调；应有科学的理论依据；要切实可行，既要考虑患者的实际情况和经济实力，也要考虑到护理人员的构成情况、医院设施、设备等，体现个性化；护理措施应明确、具体、全面；应保证患者的安全；护理措施应针对预期目标；鼓励护理对象参与。

（四）护理计划成文

护理计划成文，是将护理诊断、预期目标、护理措施等按一定格式书写成文。它反映了患者病情的变化，也是护士与护士、护士与其他医务人员之间交流患者信息的工具。

第四节　护理实施

一、护理实施的过程

（1）实施前准备阶段：应思考好做什么（what，措施内容）、谁去做（who，实施人）、怎么做（how，技术和技巧）、何时做（when，措施时间）及在何地做（where，实施措施的场所）这五个方面的问题，即"5个w"问题。

（2）实施阶段：护士运用各种知识、技术和技巧去实施护理措施。实施方法有：护士完成、与其他医务人员合作完成以及指导患者及家属共同参与完成。

（3）实施后记录：常采取PIO的方式记录护理活动。"P"（problem）代表护理问题，"I"（intervention）代表护理措施，"O"（outcome）代表护理结果。

二、实施过程应注意的问题

（1）对有疑问的医嘱应先澄清后执行。

（2）护理措施须保证安全，预防并发症的发生。

（3）在实施过程中，应鼓励患者积极主动地参与护理活动，给患者以支持和引导。

（4）要把评估和评价贯穿于实施过程中，根据病情变化灵活实施计划。

知识拓展 ●●●●

SOAPE 格式记录方式

S（subjective data）：主观资料，即患者的感觉、主诉，如头痛、乏力等。

O（objective data）：客观资料，即护士观察、检查的结果，如生命体征、化验报告等。

A（assessment）：估计，指护士对上述资料的分析、解释及对问题的判断。

P（plan）：计划，指护士为解决患者的问题所采取的措施。

E（evaluation）：评价，即采取护理措施后的效果。

第五节 护理评价

一、护理评价的步骤

（1）收集患者目前健康状态的资料。

（2）与护理目标比较，评价目标是否实现。根据目标实现的程度，可分为目标完全实现、目标部分实现和目标未实现。

（3）根据评价结果，调整和修订护理计划。针对目标全部实现的护理诊断，停止相应护理措施，终止计划；针对目标部分实现和目标未实现的护理诊断，修订相关护理计划；针对不存在或判断错误的诊断，删除相关计划。

二、评价与其他步骤的关系

评价相当于护理程序系统中的反馈，通过评价，让护理程序成为一个连续的过程。评价虽然是护理程序的最后一步，但评价实际贯穿于护理程序的全过程。在评价中，应注意评估是评价的基础，评估准确、全面，才能进行有效的评价。此外，只有护理目标制定得合理、科学、准确，才能得出正确的评价。

第七章　医院环境与出入院护理

◇ 知识框架

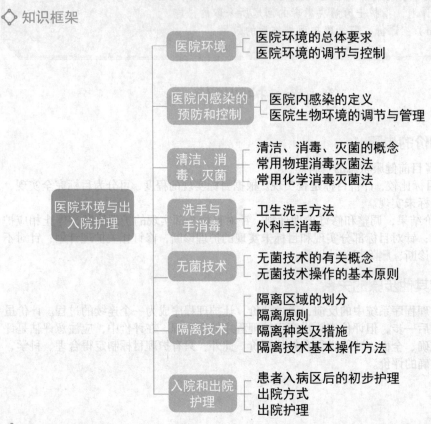

◇ 知识解读

第一节　医院环境

一、医院环境的总体要求

一个合格的医院环境，是指医院的社会环境、物理环境与生物环境都应在调节与控制下，使之符合医院环境的特性。

（一）安全舒适的心理社会环境

医院中的安全舒适的心理社会环境应是工作人员具备良好的医德医风，人际关系和睦，重视心理护理，使患者在医院内感受温暖和得到安慰，满足受尊重、爱与归属感等心理需要。

（二）质量合格的物理环境

医院的物理环境，包括空间、设备、温度、湿度、空气、光线、音量、清洁卫生等，应达到标准。医院的安全设施，包括用电安全、火警安全系统、化学性和辐射线的防护设施等，应齐备完好。

知识拓展 ●●●●

医院的物理环境

1. 温度

普通病室的温度保持在 18 ～ 22℃为宜。新生儿、老年病室、产房、手术室以 22 ～ 24℃为宜。

2. 湿度

适宜的病室湿度为 50% ～ 60%。

3. 通风

通风换气既可调节室内温湿度，又可使空气新鲜而增加患者的舒适感。通风效果受通风面积（门窗大小）、室内外温差、通风时间及室外气流速度的影响，一般通风 30 min 即可达到置换室内空气的目的。

4. 噪声

根据 WHO 规定的噪声标准，白天病区较理想的噪声强度应维持在 35 ～ 40 dB 以下。长时间暴露在 90 dB 以上的高音量环境中，能导致耳鸣、血压升高、血管收缩、肌肉紧张，以致于出现焦躁、易怒、头痛、失眠等症状。噪声强度超过 120 dB 时，可造成听力损害，严重者可致永久性失聪。

5. 采光

病室采光有自然光源及人工光源。自然的光照给患者在视觉上带来舒适、欢快和明朗的感觉，对康复有利。

6. 装饰

病室应整洁美观、陈设简单。

7. 空间

病室内病床间的距离不应少于 1 m。

（三）控制感染的生物环境

为了减少医院感染的发生，保护患者和所有工作人员免受传染，医院必须建立监控体系，健全有关制度，采取预防措施，并严格管理督促落实，以确保生物环境的安全性。

二、医院环境的调节与控制

（一）医院的社会环境

（1）护患关系：护患关系是一种服务者与服务对象之间特殊的人际关系。要建立良好的护患关系，护理人员应注意自己的语言、行为举止、工作态度和情绪等。

（2）患者与其他人的关系：除护患关系外，患者还应与病区内其他医务人员及同室的病友之间建立和睦的人际关系。

（3）医院规则：医院必须以健全的规章制度来保证医疗、护理工作的正常进行。

（二）医院的物理环境

医院物理环境因素影响着患者的身心舒适和治疗效果。因此，护理人员应努力为患者创造一个安静、整洁、温湿度适宜、通风和光线良好、美观而安全的疗养环境。

（三）医院的生物环境

医院是各种患者集中的场所，也是各种病原体集中的场所。各种病原体、医院中的人群和植物等构成医院的生物环境。患者因疾病的影响及接受各种检查和治疗，其免疫功能有不同程度的下降，病原体容易通过各种环境媒介侵入机体而引起感染。因此，制定有关医院生物环境的管理制度和采取有效的预防控制措施，减少医院感染的发生，确保医院生物环境的安全，是医院环境的调节和控制的重要组成部分。

第二节　医院内感染的预防和控制

一、医院内感染的定义

医院内感染又称医院内获得性感染，指患者、探视者、医院工作人员等在医院活动期间遭受病原体侵袭而引起的任何诊断明确的感染或疾病。医院内感染可分为内源性感染和外源性感染。感染链由传染源、传播途径和易感宿主三个环节组成，当三者同时存在，并有相互联系的机会，就会形成感染。

二、医院生物环境的调节与管理

医院生物环境的调节与管理的主要目的是预防和控制医院内感染的发生。如果感染链中三个环节同时存在，就容易引发医院内感染，预防和控制医院内感染的发生需要利用各种医疗护理措施来阻断感染链的形成。因此，医护人员应严格遵守和落实以下各项有关制度。

（1）建立三级监控体系：在医院感染管理委员会领导下，建立由专职医生、护士为主体的医院感染监测网，负责评估医院感染发生的危险性，及时发现，及时处理。

（2）健全各项制度，认真贯彻落实。

1）管理制度：如清洁卫生制度、消毒隔离制度、供应室物品消毒制度，以及患者入院、住院及出院三个阶段的随时、终末和预防性消毒制度，以及感染管理报告制度等的健全与落实。

2）监测制度：即定期监测医院内空气及各种物体表面的细菌总数、种类及其动态变化，包括对灭菌效果、消毒剂使用效果、一次性医疗器材及门急诊常用器械的监测；对感染高发科室如手术室、供应室、分娩室、换药室、重症监护室（ICU）、血透室等消毒卫生标准的监测。

3）消毒质控标准：应符合国家卫生行政部门所规定的《医院消毒技术规范》，如医护人员手的消毒、空气消毒、物体表面消毒、各种管道装置的消毒、医院污水污物的处理与消毒等，都应符合有关标准。

（3）医院建筑合理，设施有利于消毒隔离：病区中应设置足够数量的洗手设备，便于医护人员和患者及时洗手等。

（4）阻断感染链：为了控制感染的发生，根据感染链的构成，可相应地采取控制感染源、切断传播途径以及消除易感因素等三方面措施阻断感染链。

（5）加强预防医院感染的教育：加强医院感染监控知识和技术的宣传与教育，增强医生、护士、患者和家属等全体人员预防和控制医院感染的自觉性，在各个环节做好医院生物环境的调节与管理。

第三节　清洁、消毒、灭菌

一、清洁、消毒、灭菌的概念

（一）清洁

清洁是指用清水及去污剂清除物体表面的污垢及部分微生物的过程。常用的清洁方法有水洗、机械去污及去污剂去污。

（二）消毒

消毒是指消除或杀灭外环境中的病原微生物及其他有害微生物，使其数量减少到无害程度的过程。

（三）灭菌

灭菌是指清除或杀灭物品中的一切微生物，包括致病和非致病微生物繁殖体和芽孢的过程。经过灭菌的物品称为无菌物品。

二、常用物理消毒灭菌法

（一）物理消毒灭菌法

1.热力消毒灭菌法

热力消毒灭菌法主要利用热力使微生物的蛋白质凝固变性、酶失活、细胞膜和细胞壁发生改变而导致其死亡，达到消毒灭菌的目的。热力消毒灭菌法分为干热法和湿热法两类。（见表1-7-1和表1-7-2）

（1）干热法。

表 1-7-1　干热法消毒灭菌的类型及适用范围

类型	适用范围
燃烧法	①不需保存的物品，如病理标本、尸体、废弃衣物、纸张等的处理，可在焚烧炉内焚烧或直接点燃 ②微生物实验室接种环、试管口的灭菌，直接在火焰上烧灼 ③急用某些金属器械（锐利刀剪禁用此法以免锋刃变钝）、搪瓷类物品，灭菌前需清洁并干燥
干烤法	适用于耐热、不耐湿、蒸汽或气体不能穿透的物品的灭菌，如玻璃器皿、金属、油剂、粉剂等

（2）湿热法。

表 1-7-2　湿热法消毒灭菌的类型、适用范围及方法和注意事项

类型	适用范围	方法	注意事项
煮沸消毒法	适用于耐湿、耐热物品的消毒，如玻璃、搪瓷、橡胶、金属等	将物品刷洗干净后，全部浸没在水中加热，消毒时间从水沸后开始计时	①若消毒中途加入物品，则应等再次水沸后重新计时。一般海拔每增高300 m，消毒时间应增加2 min。②水中加入碳酸氢钠，将其配成1% ~ 2%的浓度，沸点可达105℃，可增强杀菌作用，去污防锈。③放置物品时，需将其完全浸没水中至少3 cm；放入总物品不超过容量的3/4。④玻璃类器皿常于冷水时放入；橡胶制品可用纱布包裹好，于水沸后放入。⑤器械的轴节或容器的盖子要打开，大小相同的碗、盆等容器不能重叠放置
压力蒸汽灭菌法	热力消毒灭菌法中效果最好的方法，临床应用广泛。适用于耐热、耐湿类诊疗器械、器具和物品的灭菌，不可用于油类、粉剂的灭菌	洗净晾干后的物品，确认包装合格后按要求放入柜室。下排气式压力蒸汽灭菌器的参数一般温度为121℃，压力为102.8 ~ 122.9 kPa，器械的灭菌时间为20 min，敷料的灭菌时间为30 min	①预排气压力蒸汽灭菌法的灭菌物品体积不可超过30 cm×30 cm×50 cm，下排气式压力蒸汽灭菌法的灭菌物品体积不可超过30 cm×30 cm×25 cm；物品捆扎不宜过紧，各灭菌包间留有空隙。②纺织类物品应放在上层，金属器械类物品放在下层。③监测灭菌效果，常用的有化学监测法、生物监测法、物理监测法等

2. 辐射消毒法

辐射消毒法主要利用紫外线或臭氧的杀菌作用使菌体的蛋白发生光解、变性，最终导致细菌死亡。

（1）日光曝晒法：常用于床垫、毛毯、衣服、书籍等物品的消毒。将物品直接放于日光下，曝晒 6 h 可达到消毒效果，要定时翻动，使物品各面均能受到日光照射。

（2）紫外线消毒法：消毒使用的 C 波紫外线波长为 250 ~ 270 nm，其中杀菌作用最强的为 253.7 nm。

注意事项：①紫外线消毒法主要用于空气、物品表面、液体的消毒。②用于空气消毒时，照射时间 ≥ 30 min；用于物品消毒时，可使用紫外线灯照射，有效距离为 25 ~ 60 cm，消毒时间为 20 ~ 30 min。③消毒时，室内适宜温度为 20 ~ 40℃，湿度为 40% ~ 60%。消毒时间应从灯亮 5 ~ 7 min 后开始计时。④清洁灯管，每周用 70% ~ 80% 乙醇纱布擦拭 1 次。⑤紫外线灯管使用时间超过 1000 h 应予以更换，定期测定灯管的照射强度；因紫外线对人有刺激作用，照射时人应离开房间，照射结束后开窗通风。

（3）臭氧消毒法：臭氧为一种强氧化性气体（在常温下），为广谱杀菌剂，可杀灭病毒、细菌繁殖体、芽孢、真菌等，还可破坏肉毒杆菌毒素。臭氧消毒法主要用于空气、水和物品表面的消毒，但臭氧对人有毒，空气消毒后开窗通风至少 30 min 以上人员方可进入。

3. 微波消毒法

（1）微波可杀灭包括芽孢在内的所有微生物。

（2）微波消毒法常用于餐具的消毒。

（3）微波对人体有一定伤害，要避免小剂量长期接触或大剂量照射；不能使用金属容器盛放物品。

4. 电离辐射灭菌法

电离辐射灭菌法适用于不耐热的物品，如一次性医用塑料制品、食品、药品和生物制品等在常温下的灭菌，故又称冷灭菌。

电离辐射灭菌法有三方面注意事项：①应用机械传送物品，以防放射线对人体造成伤害；②为增强 γ 射线的杀菌作用，灭菌应在有氧环境下进行；③湿度越高，杀菌效果越好。

5. 机械除菌法

机械除菌法指用机械的方法，如冲洗、刷、擦、扫、抹、铲除或过滤等以除掉物品表面、水中、空气中及人畜体表的有害微生物，减少微生物数量和引起感染的机会。常用层流通风和过滤除菌法。

三、常用化学消毒灭菌法

使用化学药物抵制微生物的生长、繁殖或杀灭微生物的方法称为化学消毒灭菌法。用于杀灭繁殖体型微生物的化学药品称消毒剂。用于杀灭包括芽孢在内的一切微生物的化学药品称灭菌剂。

（一）方法

（1）浸泡法：是将被消毒的物品浸没于消毒液内以达到消毒灭菌的方法。浸泡时间由被浸泡的物品及消毒剂性质、浓度等因素决定。

（2）熏蒸法：是利用消毒灭菌药品所产生的气体进行消毒的方法，临床常用甲醛气体或环氧乙烷气体进行熏蒸消毒。

（3）喷雾法：是用喷雾器将化学消毒灭菌剂均匀地喷洒于空间或物体表面以达到消毒灭菌的方法，该法常用于地面、墙壁、周围环境等的消毒，须注意的是喷洒消毒灭菌剂时必须使物体表面完全湿透才能起到消毒作用。

（4）擦拭法：是用化学消毒灭菌剂擦拭被污染物体表面或进行皮肤消毒灭菌的方法。宜选用易溶于水或其他溶剂、渗透性强、无显著刺激性的消毒灭菌剂。

（二）化学消毒剂的分类

化学消毒剂的常见相关知识见表1-7-3。

表1-7-3　化学消毒剂的种类、效力与代表制剂

消毒剂种类	消毒效力与代表制剂
灭菌剂	可杀灭一切微生物（包括细菌芽孢），并能达到灭菌要求。如戊二醛、环氧乙烷等
高效消毒剂	可杀灭一切病毒、真菌及其孢子、细菌繁殖体（包括分枝杆菌），对细菌芽孢也有一定杀灭作用。如过氧化氢、过氧乙酸等
中效消毒剂	可杀灭真菌、病毒、细菌繁殖体等。如醇类、碘类等
低效消毒剂	可杀灭亲脂病毒和细菌繁殖体。如酚类、季铵盐类、胍类等

（三）常用的化学消毒剂

常用化学消毒剂知识见表1-7-4。

表1-7-4　常用化学消毒剂的名称、效力、原理、适用范围和注意事项

消毒剂名称	消毒效力	原理	适用范围	注意事项
戊二醛	灭菌	可与微生物的蛋白质及酶的氨基结合，引起一系列反应导致微生物灭活	适用于不耐热的诊疗器械、物品的消毒与灭菌，消毒浸泡时间为60 min，灭菌浸泡时间为10 h	①在室温下密闭、避光保存在阴凉、干燥、通风处；②对皮肤、黏膜有刺激性，对人体有毒性，在配制和使用中应注意做好个人防护；③使用前可加入防锈剂，如亚硝酸钠
过氧乙酸	灭菌、高效	能产生新生态氧，主要通过氧化作用和酸性作用等使细菌死亡	适用于耐腐蚀的物品、室内空气、环境等的消毒。常用方法有浸泡法、擦拭法、喷洒法、冲洗法	①对织物有很强的漂白作用，对金属有很强的腐蚀作用；②现配现用，配制时做好个人防护；③在避光、阴凉处存放，防高温，远离还原剂和金属粉末
环氧乙烷	灭菌	可与菌体蛋白结合，使酶代谢受阻而杀灭微生物	适用于不耐热、不耐湿的诊疗器械、器具及物品的灭菌，如电子或光学仪器、纸质、化纤、塑料等制品	①环氧乙烷低温时为液态，超过10.8℃为气态，存储温度应<40℃，以防爆炸；②禁用于食品、液体、粉剂及油脂类等物品的灭菌；③每次灭菌均应进行效果监测和评价
甲醛	灭菌	能使菌体蛋白变性，酶活性消失	不耐热、不耐湿的诊疗器械、器具和物品的灭菌，如电子仪器、光学仪器、管腔器械、金属器械、玻璃器皿、合成材料物品	①灭菌箱需密闭，使用专用灭菌溶液，不可采用自然挥发或熏蒸法；②操作者按规定持证上岗，对醛过敏者禁用；③对人体有一定毒性和刺激性，运行时周围环境中甲醛浓度<0.5 mg/m³；④灭菌物品摊开放置，消毒后应去除残留甲醛气体，需设置专用排气系统

续表 1-7-4

消毒剂名称	消毒效力	原理	适用范围	注意事项
含氯消毒剂：常用的有漂白粉、漂白粉精、液氯、次氯酸钠、二氯异氰尿酸钠	中、高效	在水溶液中释放有效氯，产生次氯酸，有强烈的刺激性气味，通过氧化、氯化作用破坏细菌酶的活性使菌体蛋白凝固变性	①适用于餐具、茶具、水、环境及疫源地等的消毒；②按有效氯10000 mg/L的干粉加入排泄物中，略加搅拌后，作用>2 h；用干粉按有效氯50 mg/L用量加入医院污水中搅拌均匀，作用2 h后排放	①保存在密闭容器内，应现配现用；②对物品有腐蚀和漂白作用，不宜用于金属制品、有色织物及油漆家具的消毒。
乙醇	中效	对肝炎病毒及芽孢无效	①70%～80%溶液多用于皮肤消毒；②95%溶液用于燃烧灭菌，75%溶液用于浸泡消毒，时间5～10 min以上	①消毒用的浓度切勿超过80%；②不适用于手术器械灭菌
碘酊	中效	对细菌、真菌和病毒有杀灭作用	碘酊为含2%碘的乙醇溶液，用于创伤、手术及注射部位的皮肤消毒，作用1～3 min后用70%～80%乙醇脱碘	对伤口及黏膜有刺激性，使用时应注意碘酊浓度及创面情况
碘伏	中效	对细菌、病毒等有杀灭作用	①0.5%～2%有效碘溶液用于手术、注射部位皮肤消毒，需涂擦2遍；②0.05%～0.1%有效碘溶液用于体温计的消毒；③0.05%有效碘溶液用于黏膜、创面的消毒	①应现配现用；②避光、密闭保存；③不宜用做相应金属制品的消毒
氯己定：又名洗必泰	中效、低效	不能杀灭芽孢、分枝杆菌和病毒	①4%氯己定溶液用于手的消毒，需浸泡3～5 min；用于手术及注射部位的皮肤消毒，2～3遍，时间需2 min；②0.05%～0.1%氯己定溶液用于冲洗阴道膀胱及伤口黏膜创面	切勿与肥皂、洗衣粉等阴离子表面活性剂混用

（四）化学消毒灭菌剂的使用原则

（1）合理使用，能不用时则不用，必须用时尽量少用。

（2）依据物品性能与病原微生物的特性选择合适的消毒剂。

（3）严格掌握消毒剂的有效浓度、使用方法及消毒时间。

（4）定期更换消毒剂，易挥发的要加盖，定期检测并调整浓度。

（5）待消毒的物品必须先洗净擦干。

（6）消毒剂中禁放纱布、棉花等物品。

（7）消毒后的物品在使用前，应用无菌生理盐水冲净附着在表面上的消毒剂。

（8）使用消毒剂时，工作人员要做好防护。

第四节　洗手与手消毒

一、卫生洗手方法

（一）洗手的指征

（1）直接接触每个患者前后。

（2）同一患者，从其身体的污染部位移动到清洁部位时。

（3）接触患者黏膜、破损皮肤或伤口前后。

（4）接触患者的血液、体液、分泌物、排泄物及伤口敷料等之后。

（5）接触患者周围环境和物品之后。

（6）穿脱隔离衣前后，脱手套之后。

（7）进行无菌操作时，在接触清洁、无菌物品之前。

（8）处理药物或为患者配餐之前。

（二）洗手的操作要点

（1）取下手部饰物、手表，卷袖过肘。

（2）湿润双手，取洗手液或肥皂涂抹双手。

（3）揉搓双手各面，必要时包括手腕及手腕以上 10 cm，持续时间大于 15 s。

（4）用流水冲净双手。

（5）用纸巾或毛巾擦干双手，干手巾一用一消毒。

二、外科手消毒

（1）遵循原则：①先洗手，后消毒。②不同患者手术之间、手套破损或手被污染时，应重新进行外科手消毒。

（2）充分准备：洗手之前应先摘除手部饰物（包括假指甲）和手表，修剪指甲时要求长度不超过指尖，保持指甲周围组织的清洁。

（3）双手位置合适：在整个手消毒过程中始终保持双手位于胸前并高于肘部。

（4）操作顺序恰当：涂抹消毒剂并揉搓、流水冲洗、无菌巾擦干等都应从手部开始，然后再向前臂、上臂下 1/3 进行。

（5）终末处理规范：用后的清洁指甲用具、揉搓用品如海绵、手刷等，应放到指定的容器中；揉搓用品应每人使用后消毒或者一次性使用；清洁指甲用品应每日清洁与消毒；术后摘除外科手套后，应用肥皂（皂液）清洁双手。

第五节　无菌技术

无菌技术是指在医疗、护理操作中，防止一切微生物侵入人体和防止无菌物品、无菌区域被污染的操作技术。

一、无菌技术的有关概念

（1）无菌区：指经过灭菌处理且未被污染的区域。

（2）非无菌区：指未经灭菌处理，或虽经灭菌处理但又被污染的区域。

（3）无菌物品：指经过物理或化学方法灭菌后保持无菌状态的物品。

（4）非无菌物品：指未经灭菌处理，或虽经灭菌处理后又被污染的物品。

二、无菌技术操作的基本原则

（1）保持无菌操作环境的清洁，在进行无菌技术操作前 30 min，应停止清扫工作并减少走动，以防尘埃飞扬导致污染。

（2）工作人员进行无菌操作前应着装整齐，戴口罩、帽子，并剪短指甲、洗手。必要时穿无菌衣，戴无菌手套。

（3）无菌物品与非无菌物品应分开放置，无菌物品必须存放在无菌容器内，一经取出，虽未经使用，亦不可再放回无菌容器内。

（4）无菌包外应标明包内无菌物品的名称及灭菌日期。无菌包应放在清洁、干燥、固定的地方，其保存期一般为 7 ~ 14 天，过期或包布受潮，均应重新灭菌。

（5）取用无菌物品须使用无菌持物钳或无菌持物镊，未经消毒的用物、手、臂不可触及无菌物品，不可跨越无菌区。无菌操作时，操作者的身体应与无菌区域保持一定距离，手、前臂应保持在腰部水平以上。

（6）一切无菌操作均应使用无菌物品，禁用未经灭菌或疑有污染的物品。

（7）一份无菌物品仅供一位患者使用一次。

第六节　隔离技术

隔离是采用各种方法、技术，防止病原体从患者及携带者传播给他人的措施。通过隔离可以切断感染链，将传染源、高度易感人群安置在指定地点，暂时避免和周围人群接触，防止病原微生物在患者、工作人员及媒介物中扩散。

一、隔离区域的划分

（1）清洁区指进行传染病诊治的病区中不易受到患者血液、体液和病原微生物等物质污染及传染病患者不应进入的区域。包括医务人员的值班室、卫生间、男女更衣室、浴室以及储物间、配餐间等。

（2）潜在污染区也称半污染区，指进行传染病诊治的病区中位于清洁区与污染区之间、有可能被患者血液、体液和病原微生物等物质污染的区域。包括医务人员的办公室、治疗室、护士站、患者用后的物品及医疗器械等的处理室、内走廊等。

（3）污染区指进行传染病诊治的病区中传染病患者和疑似传染病患者接受诊疗的区域，包括被其血液、体液、分泌物、排泄物污染物品暂存和处理的场所，如病室、处置室、污物间以及患者入院、出院处理室等。

（4）两通道指进行传染病诊治的病区中的医务人员通道和患者通道。医务人员通道、出入口设在清洁区一端，患者通道、出入口设在污染区一端。

（5）缓冲间指进行传染病诊治的病区中清洁区与潜在污染区之间、潜在污染区与污染区之间设立的两侧均有门的小室，为医务人员的准备间。

二、隔离原则

（1）隔离标志应明确，卫生设施齐全。

（2）严格执行服务流程，加强三区的管理。

（3）隔离病室环境定期消毒，物品处置应规范。

（4）实施隔离教育，加强隔离患者的心理护理。

（5）掌握解除隔离的标准，实施终末消毒处理。

三、隔离种类及措施

目前，隔离预防主要是在标准预防的基础上，实施两大类隔离：一是基于传染源特点切断疾病传播途径的隔离，二是基于保护易感人群的隔离。隔离种类按传播途径不同划分，以切断传播途径为制定措施的依据，见表1-7-5。

表1-7-5　相关病种的隔离方式

隔离方式	病种
严密隔离	霍乱、鼠疫
呼吸道隔离	肺结核、流脑、麻疹、百日咳
肠道隔离	伤寒、细菌性痢疾、甲型肝炎
接触隔离	破伤风、气性坏疽
血液—体液隔离	乙型肝炎、艾滋病、梅毒
昆虫隔离	乙型脑炎、流行性出血热疟疾、斑疹伤寒
保护性隔离	早产儿、严重烧伤、白血病、脏器移植、免疫缺陷

四、隔离技术基本操作方法

（一）口罩、帽子的使用

（1）口罩应遮盖口、鼻、下巴，帽子应遮住全部头发。

（2）在佩戴医用防护口罩进入工作区域前，应进行密合性检查。

（3）戴上口罩后，不能悬在胸前，不能用污染的手触碰口罩。

（4）口罩受潮或被患者的血液、体液污染后应及时更换。

（5）纱布口罩应每日更换、清洁和消毒，若被污染应及时更换。

（6）离开污染区前将一次性口罩、帽子放入医疗垃圾袋内，以便集中处理；脱口罩前、后均应洗手。

（二）穿、脱隔离衣的注意事项

（1）穿前检查隔离衣有无潮湿、破损，隔离衣长度以能遮盖全部工作服为标准。

（2）隔离衣应每日更换，如有潮湿或污染，应立即更换。

（3）穿、脱隔离衣过程中，始终保持衣领清洁。

（4）穿好隔离衣后，双臂保持在腰部以上，视线范围内。

（5）穿好隔离衣后不得进入清洁区，不可接触清洁物品。

（6）用过的隔离衣如挂在半污染区，清洁面向外；如挂在污染区，污染面向外。

（三）避污纸的应用

取用避污纸时，从页面抓取，不能掀开撕取，注意保持避污纸的清洁，以防交叉感染。

第七节　入院和出院护理

一、患者入病区后的初步护理

（一）一般要求

（1）陌生的环境会使患者畏惧，所以护理人员应了解患者的心理状况，制订相应的护理计划。

（2）新入院患者迫切需要了解自己的病情及治疗方案，故要耐心回答患者及家属所提出的问题，以建立患者对护理人员的信心与良好印象。

（3）护理人员在执行新治疗或护理措施时，应告知患者可能发生的各种反应，并给予详细的解释，以解除其不必要的顾虑。

（4）尊重患者。与患者交谈应称呼患者的姓名。执行治疗或检查时，必须先称呼全名。

（5）患者的行为方式受其文化教育、风俗习惯、社会地位等因素影响。

（二）一般患者的入院护理

1. 准备床单位

病房护士根据住院处的通知及患者的病情，安排床位，将备用床改为暂空床，并备好脸盆、热水瓶等生活用品。

2. 迎接新患者

患者进入病区后，负责接待的护士首先向患者作自我介绍，说明自己将为患者提供的服务及职责，并为患者介绍同室病友，使患者有宾至如归的感觉，以增强患者的安全感和对护士的信任。

3. 执行入院护理常规

（1）向患者及家属介绍病区环境、设备、规章制度、床单位及设备的使用方法、主管的医护人员等情况。

（2）测患者体温、脉搏、呼吸、血压及体重，必要时测身高。

（3）填写有关表格，用蓝钢笔填写体温单、医嘱记录单的眉栏项目及页码。在体温单40 ~ 42℃之间的相应时间栏内纵行填写入院时间，记录首次体温、脉搏、呼吸、血压及体重值。

（4）填写诊断卡及床头卡，并分别插入患者一览表于床头或床尾夹内。

（5）交给患者留取大小便标本的容器，并说明留取的目的、方法、时间及注意事项。

（6）通知主管医生，诊视患者。

（7）根据医嘱，通知营养室准备膳食，并执行各项治疗措施。

（8）按护理程序收集患者的有关健康资料，拟定护理计划。一般应在24 h内完成护理病历的书写。

（三）急诊、危重患者的入院护理

病区护理人员接到患者入院通知后立即做如下准备。

（1）选好床位，尽量安置在靠近护理站的病室。若病区床位已满，应及时与医生联系，设法调整床位。根据病情将备用床改为暂空床或麻醉床。

（2）通知有关医生，备好急救药品及器材，如氧气、吸引器、输液用具、急救车等。

（3）患者入病区后，和护送人员交接患者的病情、治疗情况及有关物品等。

（4）对意识不清的患者或婴幼儿，需暂留家属或护送者，以便询问病史。

二、出院方式

（1）准予出院：指患者经过治疗、护理，疾病已痊愈或基本好转，医生认为患者可以回家休养或继续门诊治疗。

（2）自动出院：指患者的疾病尚需住院治疗，但因经济、家庭等因素，患者或家属向医生提出出院要求。

（3）转院：指根据患者的病情需转往其他医院继续诊治。

（4）死亡：指患者因病情或伤情过重抢救无效而死亡，需由医生开具"死亡"医嘱，并办理出院手续。

三、出院护理

（一）出院前一日护理

（1）分析患者出院后的生理、心理、社会需要，根据病情向患者或家属进行有关的健康教育，指导其出院的自我调养和康复方面应注意的事项。

（2）征求患者对医院工作的意见，以便不断提高医疗护理工作的质量。

（3）在医生开具"出院"医嘱，签好出院证，写完病历记录，分管护士完成出院指导等有关护理记录后：①通知患者或家属做好出院准备；②处理有关文件：在体温单、医嘱记录单的相应记录栏内记录出院日期和时间。在工作日记黑板上预出院栏内写上预出院者的床号。通知营养室停止出院者膳食。测体重记录于体温单有关栏内。整理病历，并与出院证一并送至出院处结算。

（二）出院当日护理

（1）归还患者寄存的物品，收回患者住院期间所借的物品，并消毒处理。

（2）患者或家属办理出院手续后，护士根据病情用轮椅、平车或步行护送患者至病区门外或医院门口。

（3）停止一切医嘱。用红笔划去各类执行单（服药单、注射单等）上相应床号、姓名、治疗内容等，注明日期并签名。

（4）从患者一览表上取下诊断小卡，取出床尾牌内的床头卡及其他标志。

（5）将工作日记黑板上的预出院患者床号改写在出院一栏内。

（6）填写出院患者登记本。

（7）处理出院患者床单位。出院患者的床单位必须进行消毒、清洁，以备新患者使用，防止发生医院感染。①撤去病床上的污被服，丢入污衣袋，送洗衣房清洗；②用消毒液擦拭床旁桌椅，痰杯、脸盆用消毒液浸泡；③床垫、床褥、棉胎、枕芯等可用臭氧床褥消毒机消毒或日光曝晒 6 h 后，按要求折叠；④病室开门窗通风；⑤铺备用床，准备迎接新患者；⑥传染性病床单位及病室，均按传染病终末消毒法处理。

第八章 舒 适

◇ 知识框架

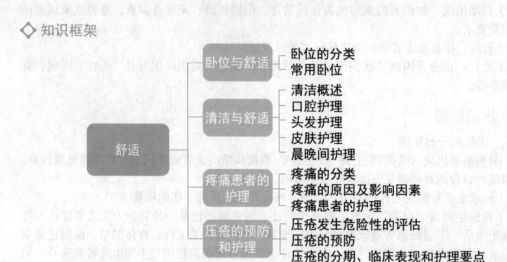

◇ 知识解读

第一节 卧位与舒适

卧位即患者卧床的姿势。临床上常根据患者的病情与治疗的需要为之调整相应的卧位。正确的卧位对增进患者舒适、预防并发症均能起到良好的作用。护士在临床护理工作中应熟悉各卧位的安置方法与安全要求，协助患者卧于舒适、安全且正确的位置。舒适卧位是指身体的各部位与其四周环境处在轻松或合适的位置。

一、卧位的分类

按卧位的自主性可分为主动卧位、被动卧位和被迫卧位三种。主动卧位是指患者在床上自己采取的最舒适的卧位。被动卧位是指患者自己无力变换卧位时，由其他人帮助安置的卧位。常见于极度衰弱或意识丧失的患者。被迫卧位是指患者的意识清晰，也有变换卧位的能力，但由于疾病的影响或治疗的需要，被迫采取的卧位。如哮喘急性发作的患者由于呼吸极度困难而被迫采取端坐位。

按卧位时身体的姿势可分为仰卧位、俯卧位、侧卧位、坐位等。常用卧位主要依据此分类法。

二、常用卧位

（一）仰卧位

1. 去枕仰卧位

（1）适用范围：①昏迷或全身麻醉未清醒的患者。需防止呕吐物误入气管而引起窒息或肺部并发症。②椎管内麻醉或脊髓腔穿刺后的患者，需预防因脑压减低而引起的头痛。

（2）姿势：去枕仰卧，头偏向一侧，两臂放于身体两侧，两腿自然放平，将枕头横置于床头。

2. 中凹卧位（休克卧位）

（1）适用范围：休克患者。抬高胸部，有利于保持气道通畅，改善呼吸及缺氧症状；抬高下肢，有利于静脉血回流，增加心输出量。

（2）姿势：用垫枕抬高患者的头胸部 10°~ 20°，抬高下肢 20°~ 30°。

3.屈膝仰卧位

（1）适用范围：胸腹部检查或行导尿术时，放松腹肌，便于检查或暴露操作面。

（2）姿势：患者平卧，头下放枕，两臂放于身体两侧，两膝屈起，稍向外分开。

（二）侧卧位

（1）适用范围：①灌肠，肛门检查，配合胃镜、肠镜检查等。②预防压力性损伤：侧卧位与平卧位交替，便于护理局部受压部位，可避免局部组织长期受压。③臀部肌内注射时，下腿弯曲，上腿伸直，可使注射部位肌肉放松。④单侧肺部病变者，可视病情采取患侧卧位或健侧卧位。

（2）姿势：患者侧卧，臀部稍后移，两臂屈肘，一手放于胸前，一手放于枕旁，下腿稍伸直，上腿弯曲（臀部肌内注射时，应下腿弯曲，上腿伸直，使被注射部位肌肉放松）。必要时在两膝之间、后背和胸腹前放置软枕，扩大支撑面、稳定卧位，使患者舒适。

（三）半坐卧位

（1）适用范围：①胸腔疾病、胸部创伤或心脏病患者。此卧位借助重力使膈肌下降，胸腔容积增大，部分血液滞留在下肢和盆腔脏器内，回心血量减少，减轻肺部淤血和心脏负担，有利于气体交换，改善呼吸困难，亦有利于脓液、血液及渗出液的引流。②腹腔、盆腔手术后或有炎症的患者。半坐卧位一方面可减轻腹部切口缝合处的张力、疼痛，有利切口愈合；另一方面，可使腹腔渗出物流入盆腔，减少炎症扩散和毒素吸收，促使感染局限化和减轻中毒反应。③某些面部及颈部手术后，采取半卧位可减少局部出血。④恢复期体质虚弱的患者采取半坐卧位，有利于向站立过渡。

（2）姿势：患者仰卧，床头支架或靠背架抬高 30°~ 50°，摇高床尾支架或用大单裹住枕芯放于两膝下，将大单两端固定在床沿处，使下肢屈曲，以防患者下滑。放平时，先放平膝下支架，后放平床头支架。

（四）端坐位

（1）适用范围：左心衰竭、心包积液、支气管哮喘发作的患者。由于极度呼吸困难，患者被迫日夜端坐。

（2）姿势：扶患者坐起，抬高床头支架，患者身体稍向前，床上放一跨床小桌，桌上放一软枕，让患者伏桌休息。必要时加床栏，保证患者安全。

（五）头低足高位

（1）适用范围：①肺部分泌物引流，使痰易于咳出。②十二指肠引流术，有利于胆汁引流。③跟骨牵引或胫骨结节牵引时，利用人体重力作为反牵引力，防止下滑。

（2）姿势：患者仰卧，头偏向一侧，枕头横立于床头以防碰伤头部。床尾用支托物垫高 15°~ 30°。此卧位易使患者感到不适，不可长时间使用，颅内高压患者禁用。

（六）头高足低位

（1）适用范围：①颈椎骨折作颅骨牵引。②预防脑水肿、降低颅内压。③开颅手术后。

（2）姿势：患者仰卧，床头抬高 15°~ 30°，使患者身体呈头高足低斜坡位或根据病情而定，床尾横立一枕，以防足部触及床尾栏杆。

（七）俯卧位

（1）适用范围：①腰、背部检查或配合胰、胆管造影检查时。②脊椎手术后或腰、背、臀部有伤口，不能仰卧或侧卧的患者。③缓解胃肠胀气所致的腹痛。

（2）姿势：患者俯卧，两臂屈肘放于头部两侧，两腿伸直，胸下、髋部及踝部各放一软枕，头偏向一侧。

（八）膝胸卧位

（1）适用范围：①肛门、直肠、乙状结肠镜检查或治疗。②矫正子宫后倾或胎位不正。③促进产后子宫复原。

（2）姿势：患者跪卧，两小腿平放床上，稍分开，大腿和床面垂直，胸贴床面，腹部悬空，臀部抬起，头转向一侧，两臂屈肘放于头的两侧。

（九）截石位

（1）适用范围：会阴、肛门部位的检查、治疗或手术。如膀胱镜、妇科检查或产妇分娩。

（2）姿势：患者仰卧于检查台上，两腿分开，放在支腿架上，臀部齐床边，两手放在胸前或身体两侧。用此卧位时，应注意保暖和遮盖。

第二节　清洁与舒适

一、清洁概述

（一）身体清洁的意义

（1）满足患者对清洁的身心需要。

（2）维持皮肤健康、减少感染机会。

（3）促进舒适、睡眠及肌肉放松。

（4）有利于维持关节、肌肉的功能。

（5）维护患者的自尊及自我形象。

（6）有利于建立良好的护患关系和进行健康教育。

（二）实施原则

（1）对一般患者应鼓励其早晚刷牙、梳理头发、经常沐浴或擦洗清洁身体。

（2）由于疾病而卧床者，可让其在床上刷牙、漱口，协助患者完成头发梳理和身体的清洁。

（3）对重症患者可为其进行口腔护理、头发护理及皮肤护理。

（4）在护理过程中，注意进一步了解和评估患者的口腔、皮肤、头发的状况，并给予相应的健康指导。

二、口腔护理

口腔由颊、硬腭、软腭及舌等组成，口腔覆盖着由鳞状上皮组织构成的黏膜，并有牙齿及唾液腺等组织。口腔具有辅助说话、咀嚼食物、分泌唾液及水解淀粉等重要功能。当人体抵抗力降低，饮水、进食量少，咀嚼及舌的动作减少，唾液分泌不足，自洁作用受影响时，病原体可乘机在湿润、温暖的口腔中迅速繁殖，造成口腔炎症、溃疡、腮腺炎等疾患；甚至通过血液、淋巴导致其他脏器感染，给全身带来危害；还可引起口臭，影响人与人之间愉快的交往，影响食欲和消化功能。因此，对患者而言，保持口腔清洁十分重要，尤其对昏迷、高热、禁食、血液病、口腔咽喉部疾患的患者，更应做好口腔护理。

知识拓展 ●●●●

口腔护理的目的

（1）保持口腔清洁、湿润，去除口臭，使患者舒适，预防口腔感染等并发症。

（2）促进食欲，保持口腔正常功能。

（3）观察口腔黏膜、舌苔、牙龈等处的变化及特殊的口腔气味，了解病情的动态变化。

（一）一般口腔护理

1. 指导刷牙

一般在晨起或晚上临睡前进行，正确的方法是上下颤动刷牙法。另一种简便的方法是上下竖刷法，沿牙齿纵向刷，牙齿的内、外、咬合面都应刷到。

2. 牙线剔牙法

牙线多用丝线、尼龙线等。取线 40 cm，两端绕于两手中指，指间留 14 ~ 17 cm 牙线，两手拇指、示指配合动作控制牙线。用拉锯式轻轻将牙线越过相邻牙接触点，压入牙缝，然后用力弹出，每个牙缝反复数次即可。

3. 义齿的护理

义齿也会积聚食物碎屑，必须定时清洗。

（1）操作前洗净双手，帮助患者取下上腭部分，再取下面的义齿放在冷水杯中。

（2）用牙刷刷洗义齿的各面，用冷水冲洗干净，让患者漱口后戴上义齿。

（3）暂时不用的义齿，可泡于冷水杯中加盖，每日更换一次清水。不可将义齿泡在热水或乙醇内，以免义齿变色、变形和老化。

（二）特殊口腔护理

适用于危重、禁食、高热、昏迷、胃插管、大手术后、口腔疾患及血液病等口腔清洁自理能力存在缺陷的患者。一般每日 2 或 3 次。如病情需要，应酌情增加次数。

三、头发护理

头发护理是维持患者舒适的重要护理操作之一。人们要经常梳理、清洁头发，保持头发的健康，防止细菌感染或寄生虫滋生。

（一）评估

（1）头发与头皮状况：观察头发的分布、疏密、长度、颜色、韧性与脆性、清洁状况，注意观察头发有无光泽、发质是否粗糙及尾端有无分叉；观察头皮有无头皮屑、抓痕、擦伤及皮疹等情况，并询问患者头皮有无瘙痒。健康的头发应清洁、有光泽、浓密适度、分布均匀；头皮应清洁、无头皮屑、无损伤。头发的生长和脱落与机体营养状况、内分泌状况、遗传因素、压力及某些药物的使用等因素有关。

（2）头发护理知识及自理能力：评估患者及家属对头发清洁护理相关知识的了解程度，患者的自理能力等。

（3）患者的病情及治疗情况：评估是否存在因患病或治疗妨碍患者头发清洁的因素。

（二）目的

（1）维护头发整齐清洁，增进美观，促进舒适及维护自尊。

（2）去除头皮屑及污物，减少头发异味，减少感染的机会。

（3）刺激局部的血液循环，促进头发的代谢和健康。

四、皮肤护理

皮肤可分为表皮、真皮、皮下组织三层，具有保护机体、调节体温、吸收、分泌、排泄及感觉等功能。进行皮肤护理，保持皮肤清洁，是促进患者舒适与健康的一项重要措施。

（一）评估

1. 皮肤的评估

皮肤的评估内容包括皮肤的颜色、温度、湿度、弹性及有无皮疹、出血点、紫癜、水肿和瘢痕等皮肤异常情况，以及皮肤的感觉和清洁度等。

2. 患者的评估

评估患者的意识状况，是否瘫痪或软弱无力，有无关节活动受限，需要完全协助还是部分协助，清洁习惯及对清洁品的选择，患者对保持皮肤清洁、健康相关知识的了解程度及要求等。

（二）目的

（1）清洁皮肤，预防皮肤感染。

（2）促进皮肤的血液循环，增强排泄功能，预防压疮等并发症。

（3）活动肢体，防止肌肉挛缩和关节僵硬等并发症。

（4）满足患者对舒适和清洁的需要。

（5）观察和了解患者的一般情况。

五、晨晚间护理

1. 晨间护理

（1）协助患者排便、漱口（口腔护理）、洗脸、洗手、梳发、翻身，检查患者皮肤受压情况，进行背部按摩等。

（2）观察病情，按需进行心理护理和卫生宣教。

（3）整理床单位，需要时更换衣、被、大单等，酌情开窗通风。

2. 晚间护理

（1）协助患者梳发、漱口（口腔护理）、洗脸、洗手。

（2）协助患者翻身，检查皮肤受压情况，用热水擦背，进行预防压疮的护理。

（3）为患者洗脚，女患者清洗会阴。寝前协助患者排便。按"卧床患者扫床术"整理床单位，根据气温增减盖被。

（4）酌情关闭门窗，保持病室安静，关大灯、开地灯，使光线柔和，协助患者处于舒适卧位，使其易于入睡。

（5）经常巡视病房，了解患者睡眠情况，并酌情处理。

第三节　疼痛患者的护理

疼痛是最常见的临床症状之一，它不仅是一种复杂的主观感觉，而且伴有一系列生理变化及心理行为的反应。护士应掌握有关观察与评估疼痛、解除疼痛的知识和技能。

一、疼痛的分类

（一）按疼痛的病程分类

（1）急性痛：突然发生，疼痛持续时间短，通常持续数分钟、数小时或数日，一般可用镇痛方法控制。

（2）慢性痛：疼痛持续时间在 3 个月以上，具有持续性、反复性、顽固性的特点，临床上难以控制。

（二）按疼痛的性质分类

疼痛可分为钝痛（如酸痛、胀痛等）、锐痛（如切割痛、绞痛、撕裂样痛、刺痛等）、其他疼痛（如压榨样痛、牵拉样痛等）。

（三）按疼痛的部位分类

疼痛可分为头痛、胸痛、腹痛、腰背痛、骨痛、肌肉痛、关节痛等。

（四）按疼痛的起始部位和传导途径分类

疼痛可分为皮肤痛、躯体痛、牵涉痛、内脏痛、神经痛及假性痛。

知识拓展 ●●●●

WHO 将疼痛分为四级：

0 级：无痛。

1 级（轻度疼痛）：有疼痛但不严重，尚可忍受，睡眠不受影响。

2 级（中度疼痛）：疼痛明显，不能忍受，睡眠受干扰，要求用镇痛剂。

3 级（重度疼痛）：疼痛剧烈，不能忍受，睡眠严重受干扰，需要用镇痛剂。

二、疼痛的原因及影响因素

（一）疼痛的原因

（1）温度刺激：对人体感觉来说温度过高或过低都会引起疼痛。例如接触过热的东西会造成皮肤烫伤，而冬天过冷时，会造成冻伤，引发剧烈疼痛。

（2）化学刺激：如强酸、强碱等可直接刺激神经末梢引起疼痛或损伤组织而释放致痛物质，而后再次作用于游离神经末梢，引起疼痛。

（3）物理损伤：如刀割伤、针刺伤、肌肉受到挤压等可直接刺激游离神经末梢，引起疼痛。

（4）病理改变：疾病造成的体内某些管腔堵塞，组织缺血、缺氧，空腔脏器过度扩张，平滑肌痉挛或过度收缩，局部炎性浸润等均可引起疼痛。

（5）心理因素：心理状态不佳，如情绪紧张或低落、愤怒、悲痛、恐惧等都能引起局部血管收缩或扩张而导致疼痛。如神经性疼痛常因心理因素引起。此外，疲劳、睡眠不足、用脑过度等可导致功能性头痛。

（二）影响疼痛的因素

疼痛是直觉、生理、感觉、情绪和其他反应的相互作用，与一连串的体验有关。影响疼痛的因素有很多，主要有以下几种。

（1）年龄：个体对疼痛的敏感程度随年龄不同而不同。婴儿对疼痛不敏感；随着年龄的增长，对疼痛的敏感性也随之增长，老年人对疼痛的敏感性又随之下降。在对老年患者和婴幼儿进行护理时应注意其特殊性。

（2）性别：通常男性和女性对疼痛的反应无明显差异。但在某些地方，受性别文化的影响，医护人员在男女用药的选择上有差别。在疼痛管理中应意识到自身可能存有的偏见，尽量避免。

（3）文化背景：患者所生活的社会环境和多元文化的背景对患者在疼痛的忍受和意义认识上有很大的影响。有些人能默默忍受剧烈疼痛，尤其是在隐私部位；而有些人对疼痛却特别敏感。

（4）个人经历：个体对任何单一刺激产生的疼痛都会受到以往类似疼痛体验的影响。

（5）注意力：个体对疼痛的注意力分散，疼痛的感觉就会减轻，因此应用松弛疗法、音乐疗法等可以帮助患者减轻疼痛。

（6）情绪及精神反应：疼痛常与焦虑、不安、恐惧等情绪联系。积极的情绪可减轻疼痛；消极的情绪可加重疼痛。

（7）疼痛的意义：患者对疼痛意义的理解可影响其对疼痛的体验和适应程度。

（8）个体差异：疼痛的程度和表达方式经常因个人性格的不同而不同。自控力以及自尊心较强的患者对疼痛的耐受力较强，善于表达感情的患者对疼痛的耐受力较弱。

（9）疲劳：可提高对疼痛的感知，降低对疼痛的耐受力。

（10）应对方式：可影响患者处理疼痛的能力。

（11）患者的支持系统：有家属或亲人陪伴时可减少患者的孤独和恐惧感，从而减轻疼痛。

（12）治疗及护理因素：许多治疗及护理操作因素可影响患者的疼痛，甚至加剧患者的疼痛。

三、疼痛患者的护理

护理疼痛患者时，首先应信任患者并确定疼痛存在，从患者的疼痛表现及影响因素等多方面，评估疼痛的程度，做出相应的护理计划，采取措施减轻患者的疼痛。疼痛的护理措施如下。

（一）寻找原因，对症处理

应减少或消除引起疼痛的原因，解除疼痛的刺激源。对于外伤引起的疼痛应先给予止血、包扎等处理，再行止痛措施。对于因胸腹部手术后引起的伤口疼痛，在术前应对患者进行健康教育，指导患者有效咳嗽、深呼吸，协助患者按压伤口等来缓解患者的疼痛。

（二）给予止痛措施

（1）药物止痛：是最常用的止痛方法之一。镇痛药物的种类很多，在诊断未明确前不应随意使用镇痛药，以免掩盖真实的体征和症状，延误疾病的治疗。对于慢性疼痛的患者，应掌握疼痛发作的规律，最好在疼痛发作前给药，这比疼痛发生后投药量小、给药效果好。同时还应将护理活动安排在药物起效的时间段内使患者容易接受。

（2）针灸止痛：根据疼痛的部位，采用不同的穴位行针法或灸法，使人体经脉疏通、气血调和来达到止痛目的。

（3）物理止痛：应用冷热疗法可较好地减轻局部的疼痛。

（三）采取认知行为疗法

（1）松弛术：是身心解除紧张或应激的一种状态。成功的松弛术可带来许多生理和行为的改变。

（2）引导想象：是利用对某一令人愉快的情景或经历的想象的正向效果来逐渐降低患者对疼痛的意识。

（3）分散注意力：通过向患者提供愉快的刺激，可以使患者的注意力转向其他事物，从而减轻对疼痛的意识，甚至增加对疼痛的耐受性。

（4）音乐疗法：音乐是一种有效的分散注意力的方法。通常应根据患者喜好进行选择，如古典音乐或流行音乐。患者至少要听 15 min 才有治疗作用。

（5）生物反馈：生物反馈是一种行为治疗方法。操作时，告诉患者有关生理反应的信息（如血压或紧张）和对这些反应进行自主控制的训练方法以产生深部松弛的效应。此方法对肌肉紧张和偏头痛尤其有效。

（四）促进舒适

通过护理活动促进舒适是减轻和解除疼痛的重要措施。

（五）健康教育

根据患者的具体情况，选择相应的健康教育内容。一般应包括：疼痛的机制、疼痛的原因、如何面对疼痛、减轻或解除疼痛的自理技巧等。

知识拓展 ●●●●

对于癌症疼痛的药物治疗，目前临床普遍推行世界卫生组织所推荐的三阶梯止痛法。其原则为：按药效由弱至强使用药物；使用口服药；按时、联合服药；用药剂量个体化。大多数患者接受这种疗法后能达到满意止痛。其方法为：①第一阶段：主要针对轻度疼痛的患者。选用非阿片类药物、解热镇痛药、抗炎类药，如阿司匹林、布洛芬、对乙酰氨基酚等。②第二阶段：主要应用于中度疼痛的患者。若用非阿片类药物止痛无效，可用弱阿片类药物，如可待因、氨酚待因和曲马朵。③第三阶段：主要用于重度和剧烈癌痛的患者。选用强阿片类药，如吗啡、哌替啶和二氢埃托啡。

第四节　压疮的预防和护理

一、压疮发生危险性的评估

1.高危人群

易发生压疮的高危人群包括：①老年人；②瘦弱者、营养不良、贫血、糖尿病患者；③肥胖者；④意识不清和服用镇静剂者；⑤瘫痪者；⑥水肿患者；⑦发热患者；⑧疼痛患者；⑨大小便失禁者；⑩因医疗护理措施限制活动者，如行石膏固定、手术、牵引的患者。

2.易发部位

多在受压和缺乏脂肪组织保护、无肌肉包裹或肌层较薄的骨骼隆突处，以及皮肤皱褶处，与卧位有着密切的关系。

（1）仰卧位：好发于枕骨粗隆、肩胛部、肘部、脊椎体隆突处、骶尾部及足跟部。

（2）侧卧位：好发于耳郭、肩峰、肋骨、肘部、髋部、膝关节内外侧及内外踝处。

（3）俯卧位：好发于面颊部、耳郭、肩部、女性乳房、男性生殖器、髂嵴、膝部及足尖处。

（4）坐位：好发于坐骨结节处。

二、压疮的预防

预防压疮的关键在于消除其发生的危险因素，因此，要求护士在工作中做到六勤：勤观察、勤翻身、勤按摩、勤擦洗、勤更换、勤整理。

1. 保护皮肤，避免局部长期受压

（1）定期翻身：鼓励和协助躯体移动障碍的患者至少每 2 h 翻身一次，并视患者病情及局部受压情况及时调整。

（2）保护骨隆突处和支持身体空隙处：使用一些特殊的床或床垫，如气垫褥、水褥、羊皮褥等可使支撑体重的面积加大而减少局部受压，达到预防压疮的作用。

（3）避免摩擦力和剪切力：在给患者翻身或搬运患者时，应将患者的身体抬离床面，避免拖、拉、推动作，防止损伤皮肤。

（4）对使用石膏、夹板、牵引的患者，衬垫应平整、松软适度。

2. 保持皮肤清洁，避免局部刺激

（1）避免用肥皂、含乙醇的用品清洁皮肤，以免引起皮肤干燥或使皮肤残留碱性残余物。

（2）保持床单、被服清洁、干燥、平整、无皱褶、无碎屑，定期更换。

3. 促进皮肤血液循环

（1）温水浴：不仅能清洁皮肤，还能刺激皮肤血液循环，但水温不能过高，以免损伤皮肤。

（2）按摩：可以促进血液循环以预防压疮，但不适当的按摩可能造成深部组织的损伤。

4. 改善机体营养状况

对易发生压疮的患者应在病情允许的情况下，给予高蛋白质和富含维生素以及锌的饮食，以改善患者的营养状态。

5. 健康教育

患者及其家属的有效参与，是预防压疮的重要措施之一。

三、压疮的分期、临床表现和护理要点

压疮的分期、临床表现及护理要点详见表 1-8-1。

表 1-8-1　压疮分期、临床表现及护理要点

分期	临床表现	护理要点
Ⅰ期	淤血红润期，此期为压疮初期。皮肤完整，表现为红、肿、热、痛或麻木，出现压之不褪色红斑。此期皮肤完整性未被破坏，仅出现暂时性血液循环障碍，为可逆性改变	Ⅰ期淤血红润期压疮的护理重点是去除致病原因，保护局部皮肤，促进局部血液循环，防止压疮继续发展
Ⅱ期	炎性浸润期，皮肤的表皮层、真皮层或二者发生损伤或坏死。受压部位呈紫红色，皮下产生硬结。皮肤因水肿而变薄，常有水疱形成，且极易破溃。水疱破溃后表皮脱落显露潮湿、红润的创面，患者有疼痛感	Ⅱ期炎性浸润期的护理重点是保护皮肤，加强创面水疱内渗液的保护和处理，预防感染
Ⅲ期	浅度溃疡期，全层皮肤破坏，可深及皮下组织和深层组织。表皮水疱逐渐扩大、破溃，真皮层创面有黄色渗出液，感染后表面有脓液覆盖，致使浅层组织坏死，形成溃疡，疼痛感加重	Ⅲ期和Ⅳ期溃疡期的护理重点是清洁伤口，清除坏死组织，妥善处理伤口渗出液，促进肉芽组织生长，预防和控制感染
Ⅳ期	坏死溃疡期，为压疮严重期。坏死组织侵入真皮下层和肌肉层，感染向周边及深部扩展，可深达骨面。坏死组织发黑，脓性分泌物增多，有臭味。严重者细菌入血可引起脓毒败血症，造成全身感染，甚至危及生命	

第九章　生命体征的评估及护理

◇ 知识框架

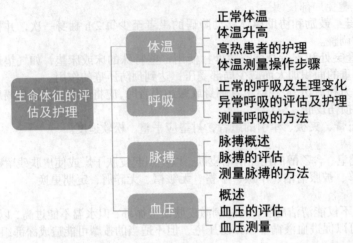

◇ 知识解读

第一节　体　温

一、正常体温

正常体温是一个温度范围，而不是一个具体的体温点。临床上，由于人体深部温度不易测量，常以口腔、腋窝、直肠等处测量的温度来代表体温。这三个部位测得的温度略有不同（表1-9-1），口腔温度居中，直肠温度较高，腋下温度较低。三个部位的温差一般不超过1℃，其中以直肠温度最接近于人体深部温度。

表1-9-1　成人体温平均值及正常范围

部位	平均温度	正常范围
口温	37.0℃	36.3 ~ 37.2℃
肛温	37.5℃	36.5 ~ 37.7℃
腋温	36.5℃	36.0 ~ 37.0℃

二、体温升高

（一）发热的程度

以口腔温度为准，发热程度可划分为：低热37.3 ~ 38.0℃；中等热：38.1 ~ 39.0℃；高热：39.1 ~ 41.0℃；超高热：41.0℃以上。

（二）常见热型

（1）稽留热：体温持续在39 ~ 40℃，达数天或数周，24 h波动范围不超过1℃。常见于伤寒、大叶性肺炎高热期等。

（2）弛张热：体温常在39℃以上，24 h内温差达2℃以上，体温最低时仍高于正常水平。常见于败血症、风湿热、化脓性感染等。

（3）间歇热：体温骤然升高至39℃以上，持续数小时，然后下降至正常，经过一个间歇期，体温又升高，高热期和无热期交替出现。常见于疟疾等。

（4）回归热：体温升至正常范围以上数天后再降至正常1～2天后再升高，如此交替出现。常见于回归热、霍奇金病等。

（5）不规则热：发热无一定规律，且持续时间不定。常见于结核病、风湿热、癌性发热等。

三、高热患者的护理

1. 观察病情

高热患者应每4 h测量1次体温；体温降至正常水平3日后，改为每天测量1次。在测量体温的同时要观察患者的面色、脉搏、呼吸及出汗等体征，如有异常，应立即与医生联系。

2. 促进散热、降低体温

发热持续期，应给予物理降温，如头部及大动脉处用冰袋冷敷，或用乙醇擦浴等。必要时可给予药物降温，但须注意防止退热时大量出汗发生虚脱。采取降温措施30 min后应测体温1次，做好记录与交班。

3. 维持水、电解质平衡

高热时因呼吸加快，皮肤蒸发水分增多，使体内水分大量丧失。应鼓励患者多饮水，一天应摄入2500～3000 mL水，以促进代谢产物排出，帮助散热。尤其是药物降温后会导致大量出汗，更应及时补充水分和电解质。

4. 补充营养

高热时，迷走神经兴奋性降低，使胃肠蠕动减弱，消化液分泌减少，影响消化和吸收；同时，分解代谢加强，能量消耗增多，易导致机体消瘦、衰弱和营养不良。因此，应给予营养丰富、易消化的流质或半流质饮食，宜少量多餐，并注意食物美味可口。

5. 增进舒适、预防并发症

高热患者由于消耗多，进食少，体质较虚弱，故应卧床休息。由于唾液分泌减少，口腔黏膜干燥，加之机体抵抗力下降，易引起口腔炎和黏膜溃疡，应做好口腔护理，预防口腔内感染。患者退热大量出汗时，应及时揩干汗液，更换衣服及床单，保持皮肤清洁，防止着凉感冒。

6. 加强心理护理

经常询问患者，关心了解患者的感受，耐心解释体温的变化，给予患者心理上的安慰和支持，缓解其焦虑、紧张的情绪。

四、体温测量操作步骤

（1）根据测量部位的不同，请患者在测量体温前30 min避免下列相应的活动：进食、喝水、热敷、洗澡、灌肠及剧烈活动。

（2）洗手，根据需测体温的患者人数准备体温计，检查有无破损，是否甩至35℃以下，放在治疗盘内。

（3）打开灯或拉开窗帘。

（4）端治疗盘进病房，核对床号、姓名，将体温计发送到患者手中，向患者说明测量的部位和测量方法。必要时，协助患者测量。

（5）测体温。

（6）取出体温计，用消毒液纱布擦拭（肛表用卫生纸擦拭）。

（7）旋转体温计，检视读数后，将体温计汞柱甩至35℃以下（也可采用离心机操作），放置在弯盘内。

（8）记录体温值。

（9）协助患者穿好衣、裤，并协助其保持舒适的姿势。

（10）将体温计全部收回核数后，进行消毒，口表和肛表应分别消毒；将体温计浸泡于消毒液中，5 min 后取出，再放入另一消毒液容器中，浸泡 30 min 后取出，再浸泡于冷开水中，略等片刻，取出，用消毒纱布擦净，整齐排放在有盖方盘内备用。

（11）洗手，将所测得的体温值绘制于体温单上。

知识拓展 ●●●●

测体温的注意事项

（1）测口温

①将体温计贮汞槽端斜置于患者舌下处；

②嘱患者唇含住体温计，用鼻呼吸，必要时用手托住体温计；

③测量 3 min。

（2）测肛温

①为成年患者围好屏风；

②协助患者侧卧、俯卧或屈膝仰卧，暴露肛门区；婴儿可取仰卧位，以一手抓住其两脚踝部并提起，露出肛门；

③用棉签蘸润滑剂润滑肛表贮汞槽端；

④用手分开臀部，将肛表旋转并缓慢地插入肛门内 3 ~ 4 cm；婴儿只需将贮汞插入肛门即可，并用手扶持固定肛表；

⑤测量 3 min；

⑥取出肛表后，用卫生纸擦拭肛门处遗留的润滑剂及污物。

（3）测腋温

①协助患者取舒适卧位并暴露腋下；

②如果患者腋下有汗液，则以干毛巾轻轻擦干；

③将体温计置于患者腋下，紧贴皮肤，嘱患者曲臂过胸，夹紧体温计。不能合作者，应协助夹紧上臂；

④测量 10 min。

第二节 呼 吸

一、正常的呼吸及生理变化

（一）正常呼吸

正常成人在安静状态下呼吸频率为 16 ~ 20 次 / min，节律规则，频率与深浅度均匀平稳，呼吸无声且不费力。呼吸与脉搏的比例为 1 ：4。

（二）生理变化

（1）年龄：年龄越小，呼吸频率越快。如新生儿呼吸约为 44 次 /min。

（2）性别：同年龄的女性呼吸比男性稍快。

（3）活动：剧烈运动可使呼吸加深加快；休息和睡眠时呼吸减慢。

（4）情绪：强烈的情绪变化，如紧张、恐惧、愤怒、悲伤、害怕等可刺激呼吸中枢，引起呼吸加快或屏气。

（5）血压：血压大幅度变动时，可以反射性地影响呼吸，血压升高，呼吸减慢减弱；血压降低，呼吸加快加强。

（6）其他：如环境温度升高，可使呼吸加深加快。

二、异常呼吸的评估及护理

（一）异常呼吸的评估

1. 呼吸困难

呼吸困难是指患者感到空气不足，呼吸费力，并有呼吸频率、节律和深浅度的异常及呼吸肌加强收缩的表现。引起呼吸困难的最常见的原因是气道阻塞、肺扩张受限、肺实变或肺不张以及心力衰竭等。

（1）吸气性呼吸困难：当上呼吸道部分梗阻时，气流进入肺部不畅导致肺内负压极度升高，患者吸气费力，吸气时间显著长于呼气，辅助呼吸肌收缩增强，出现三凹征（胸骨上窝、锁骨上窝、肋间隙或腹上角凹陷）。见于喉头水肿、喉头异物。

（2）呼气性呼吸困难：特点是呼气费力，当下呼吸道部分梗阻时，气流呼出不畅，呼气时间显著长于吸气，多见于哮喘、肺气肿等患者。

（3）混合性呼吸困难：吸气和呼气均感费力，呼吸表浅，频率增加。多见于肺部感染、大量胸腔积液积气和气胸的患者。

2. 频率异常

（1）呼吸过速：成人呼吸超过 24 次 / min，称为呼吸过速。常见于发热、贫血、甲亢、疼痛及心功能不全等患者。

（2）呼吸过缓：成人呼吸少于 12 次 / min，称为呼吸过缓，见于颅内压增高、巴比妥类药物中毒等患者。

3. 节律异常

（1）潮式呼吸：是一种由浅慢逐渐变为深快，然后再由深快转为浅慢，随之出现一段时间的呼吸暂停（5 ~ 20 s），又开始如上变化的周期性呼吸。如此周而复始，呼吸运动呈潮水般涨落样，故称潮式呼吸，又称陈 - 施呼吸，潮式呼吸周期长为 30 s 至 2 min。多见于中枢神经系统疾病，如颅内压增高、脑炎、脑膜炎及巴比妥类药物中毒的患者。

（2）间断呼吸：间断呼吸又称毕奥呼吸。表现为有规律地呼吸几次后，突然停止呼吸，间隔一个短时期后又开始呼吸，如此反复交替。

4. 深度异常

（1）浅快呼吸：见于呼吸肌麻痹、严重腹胀、腹水和肥胖及肺部疾病，如肺炎、胸膜炎、胸腔积液、气胸、肋骨骨折等患者。若呼吸表浅不规则，有时呈叹息样，多见于濒死患者。

（2）深度呼吸：又称库斯莫呼吸，常见于尿毒症、糖尿病等引起的代谢性酸中毒患者。表现为呼吸深大而规则，可伴有鼾音。

5. 声音异常

（1）鼾声呼吸：由于气管或支气管内有较多的分泌物蓄积，使呼气时发出粗糙的鼾音，见于昏迷或神经系统疾病患者。

（2）蝉鸣样呼吸：即吸气时有一种高音调的音响，多因细支气管、小支气管堵塞，使空气进入发生困难所致。见于喉头水肿、喉头异物、支气管哮喘等患者。

6. 形态异常

（1）胸式呼吸减弱，腹式呼吸增强：正常女性以胸式呼吸为主。由于肺、胸膜或胸壁的疾病，如肺炎、胸膜炎、肋骨骨折、肋间神经痛等产生剧烈的疼痛，均可使胸式呼吸减弱，腹式呼吸增强。

（2）腹式呼吸减弱，胸式呼吸增强：正常男性及儿童以腹式呼吸为主。如由于腹膜炎、大量腹水、肝脾极度肿大、腹腔内巨大肿瘤等，使膈肌下降受限，造成腹式呼吸减弱，胸式呼吸增强。

（二）异常呼吸的护理

（1）保持环境整洁、安静、舒适，室内空气流通、清新，温度、湿度适宜，有利于患者放松和休息。

（2）观察呼吸的频率、深度、节律、声音、形态有无异常；有无咳嗽、咳痰、咯血、发绀、呼吸困难及胸痛表现。观察药物的治疗效果和不良反应。

（3）选择营养丰富、易于咀嚼和吞咽的食物，注意水分的供给，避免过饱及产气食物，以免膈肌上升影响呼吸。

（4）必要时给予氧气吸入。

（5）维持良好的护患关系，稳定患者情绪，保持良好心态。

（6）戒烟限酒，减少对呼吸道黏膜的刺激；培养良好的生活方式；教会患者呼吸训练的方法，如腹式呼吸、缩唇呼吸等。

三、测量呼吸的方法

1. 测量方法

（1）观察患者胸部或腹部起伏次数，一起一伏为一次，一般患者观察 30 s，将测得数值乘以 2，呼吸异常患者或婴儿观察 1 min。

（2）危重或呼吸微弱患者，如不易观察，可用少许棉花置于患者鼻孔前，观察棉花被吹动的次数，计数 1 min。

2. 注意事项

（1）测量呼吸应在安静状态下，如患者情绪激动或有剧烈运动，应休息 20 ～ 30 min 再测量。

（2）因为呼吸可受意识控制，所以测量呼吸时应注意不要让患者察觉，以免患者紧张，影响测量结果。

第三节　脉　搏

一、脉搏概述

脉管壁随着心脏的舒缩而出现周期性的起伏搏动即形成动脉脉搏，临床简称为脉搏。脉搏的一般特性如下。

（一）脉率

脉率即每分钟脉搏搏动的次数。正常成人在安静状态下脉率为 60 ～ 100 次 / min，它可随多种生理性因素而发生一定范围的波动。一般新生儿、幼儿的脉率较快，到成人逐渐减慢，老年时稍微增快；同年龄的女性脉率较男性稍快；身材细高者常比矮胖者脉率慢；进食、运动和情绪激动时可使脉率暂时增快，休息和睡眠时则较慢。在正常情况下，脉率和心率是一致的，脉率是心率的指示，当脉率微弱得难以测定时，应测心率。

（二）脉律

脉律即脉搏的节律性，是心搏节律的反映。正常的脉搏搏动均匀规则，间歇时间相等。但正常儿童、青少年和部分成年人可出现脉律随呼吸改变，即吸气时增快，呼气时减慢，称窦性心律不齐，一般无临床意义。

（三）脉搏的强弱

脉搏的强弱指血流冲击血管壁强度的大小，可通过触诊感受到。正常情况下每搏强弱相同。脉搏的强弱与心搏输出量、脉压、周围血管阻力有关。

二、脉搏的评估

（一）脉率异常

1. 速脉

成人在安静状态下脉率超过 100 次 / min，称速脉，常见于发热、甲状腺功能亢进、心力衰竭、血容量不足等，一般体温每升高 1℃，成人脉率约增加 10 次 /min，儿童则增加 15 次 /min。

2. 缓脉

成人在安静状态下脉率低于 60 次 / min，称缓脉。常见于颅内压增高、房室传导阻滞、甲状腺功能减退、阻塞性黄疸等。生理性的缓脉多见于运动员。

（二）节律异常

1. 间歇脉

在一系列正常均匀的脉搏中出现一次提前而较弱的脉搏，其后有一较正常延长的间歇（即代偿性间歇），称间歇脉，亦称过早搏动。如每隔一个或两个正常搏动后出现一次过早搏动，前者称二联脉（律），后者称三联脉（律）。间歇脉可见于各种器质性心脏病或洋地黄中毒等患者。正常人在过度疲劳、精神兴奋、体位改变等情况时也偶尔出现间歇脉。

2. 绌脉

在同一单位时间内脉率少于心率称绌脉，亦可称短绌脉。绌脉是由于心肌收缩力强弱不等。常见于心房纤维颤动的患者，当病情好转时，绌脉消失。对持续发作者必须严密观察其心率、脉率和病情，并随时根据医嘱采取相应措施。

（三）脉搏强弱的异常

1. 洪脉

当心输出量增加，周围动脉阻力较小，脉搏充盈度和脉压较大时，脉搏强大有力，称洪脉。见于高热、甲亢、主动脉瓣关闭不全等患者。

2. 丝脉（细脉）

当心输出量减少，周围动脉阻力较大，动脉充盈度降低时，脉搏细弱无力，扪之如细丝，称丝脉，亦可称细脉。见于大出血、主动脉瓣狭窄和休克的患者，是一种危险脉象。

3. 水冲脉

脉搏骤起骤落，急促而有力。主要由于收缩压偏高，舒张压偏低使脉压增大所致。常见于主动脉瓣关闭不全、甲状腺功能亢进、严重贫血等。

4. 交替脉

交替脉指节律正常而强弱交替出现的脉搏。交替脉是左心室衰竭的重要体征。常见于高血压性心脏病、急性心肌梗死、主动脉瓣关闭不全等患者。

5. 奇脉

当平静吸气时，脉搏明显减弱甚至消失的现象称奇脉。其产生机制是由于左心室排血量减少所致。可见于心包积液、缩窄性心包炎、心脏压塞的患者。

（四）动脉管壁异常

正常动脉用手指压迫时，其远端动脉管不能触及，若仍能触到者，提示动脉硬化。早期硬化可触及动脉壁弹性消失，呈条索状；严重时动脉壁不仅硬，且有迂曲和呈结节状，诊脉有如按在琴弦上。

三、测量脉搏的方法

1. 测量部位

常用的是手腕部桡动脉测量脉搏。

2. 测量方法

触诊法，以桡动脉为例。

（1）诊脉前，患者应情绪稳定，测量前 20 ~ 30 min 无过度活动，无紧张、恐惧等。

（2）患者取坐位或卧位，手臂舒适，手腕伸展。

（3）护士将示指、中指、无名指并拢，指端轻按于桡动脉处，按压的力量大小以能清楚触到搏动为宜。

（4）正常脉搏计数半 min，并将所测得数值乘以 2，即为脉率。如脉搏异常或危重患者等应测 1 min。若脉搏细弱而触不清时，应用听诊器听心率 1 min 代替触诊。

（5）脉搏短绌的测量：由两位护士同时测量，一人听心率，另一人测脉搏，由听心率者发出"起""停"口令，两人同时开始，测 1 min。记录方法：心率 / 脉率。

3. 注意事项

（1）诊脉前，患者有剧烈活动或情绪激动时，应休息 20 ~ 30 min 之后再测。

（2）不可用拇指诊脉，以防拇指小动脉搏动与患者脉搏相混淆。

（3）异常脉搏应测量 1 min，脉搏细弱难以触诊应测心尖搏动 1 min。

第四节　血　压

一、概述

（1）收缩压：当心室收缩时，主动脉压急剧升高，至收缩中期达到最高值，此时的动脉血压称收缩压。

（2）舒张压：当心室舒张时，主动脉压下降，至心舒末期达动脉血压的最低值，此时的动脉血压称舒张压。

（3）脉压：收缩压和舒张压之差称脉搏压，简称脉压。

血压以"mmHg"（毫米汞柱）或"kPa"（千帕）为计量单位。两者换算公式为：1 kPa=7.5 mmHg；1 mmHg=0.133 kPa。

二、血压的评估

（一）正常血压的范围

正常成人在安静状态下的血压范围为：收缩压 90 ~ 139 mmHg，舒张压 60 ~ 89 mmHg，脉压 30 ~ 40 mmHg。

（二）血压的生理性变化

（1）年龄和性别：青春期前男女之间血压差异较小，女性在更年期前血压略低于男性，更年期后差别较小。

（2）昼夜和睡眠：清晨血压最低，白天逐渐升高。过度劳累或睡眠不佳时，血压稍增高。

（3）情绪：紧张、恐惧、兴奋、焦虑、发怒等情形下，收缩压可升高，舒张压一般无变化。

（4）体形：通常高大、肥胖者血压较高。

（5）体位：一般卧位时收缩压比立位时低 8 ~ 13 mmHg，这主要与重力引起的代偿机制有关。但是对于长期卧床、贫血或者在使用某些降压药物的患者，若是从卧位改变成立位时，可能会出现直立性低血压，表现为收缩压明显地下降 20 mmHg 以上，且伴头晕、昏厥等。

（6）温度：遇冷时血管收缩，血压可上升，遇热则血管扩张，血压下降。

（7）疼痛：疼痛可使血压上升，但若剧烈疼痛使机体大量出汗，则导致血压下降。

（8）身体部位：正常情况下，一般右臂比左臂血压（主要是收缩压）高 10 ~ 20 mmHg；下肢血压比上肢血压高 20 ~ 40 mmHg，而左右下肢的血压基本相等。

此外，剧烈运动、吸烟可使血压升高；饮酒、摄盐过多、药物对血压也有影响。

（三）异常血压

1. 高血压

未服用抗高血压药的情况下，成人收缩压≥140 mmHg 和（或）舒张压≥90 mmHg，称为高血压。

2. 低血压

收缩压低于 90 mmHg，舒张压低于 60 mmHg，称低血压，持续的低血压状态多见于严重病症，如休克、心肌梗死、急性心脏血栓等，患者会出现明显的血容量不足的表现，如脉搏细速、心悸、头晕等。

3. 脉压异常

（1）脉压减小：常要见于缩窄性心包炎、末梢循环衰竭、心包积液等。

（2）脉压增大：常要见于主动脉瓣关闭不全、动脉导管未闭、甲亢等。

三、血压测量

1. 操作步骤

（1）洗手，检查血压计，选择合适患者的袖带，备齐用物。

（2）携用物至患者处，核对、询问患者活动情况，必要时休息片刻后再测。

（3）向患者及家属解释测量血压的目的和过程。

（4）选择血压测量部位，测血压。

2. 肱动脉血压测量步骤

（1）协助患者取舒适的坐位或仰卧位，卷衣袖充分露出一侧上臂。

（2）让患者被测肢体的肘臂伸直并稍外展，掌心向上；坐位时，被测手臂位置平第四肋；卧位时，被测手臂位置平腋中线，以使被测肢体（肱动脉）与心脏处于同一水平。

（3）放平血压计于被测上臂旁，开启汞槽开关，驱尽袖带内的空气，将袖带平整地缠于上臂中部，松紧以能插入一指为宜，袖带下缘距肘窝 2 ~ 3 cm，将末端平整地塞入里圈内。

（4）戴好听诊器，先触及肱动脉搏动，再将听诊器胸件置于肱动脉搏动处，用一手稍加固定，另一只手关闭气门，充气至肱动脉搏动音消失，再升高 20 ~ 30 mmHg。

（5）以每秒 4 mmHg 左右的速度放气，使汞柱缓慢下降，同时双眼平视汞柱所指刻度并注意肱动脉搏动音的变化。

（6）在听诊器听到第一声搏动音时，汞柱所指刻度为收缩压读数；当搏动音突然变弱或消失时，汞柱所指刻度为舒张压读数。

第十章　患者的营养和饮食护理

◇ 知识框架

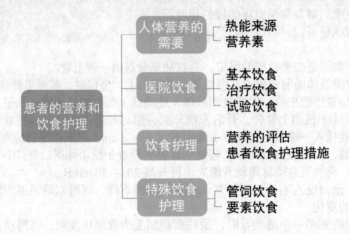

◇ 知识解读

第一节　人体营养的需要

一、热能来源

能量来源于食物中的蛋白质、脂肪、糖类，它们在体内经过酶的催化作用和进行生物氧化将热能释放出来。因此蛋白质、脂肪、糖类被称为产热营养素。

二、营养素

1. 蛋白质

（1）生理功能：构成和修补人体细胞组织；构成酶和激素；维持血浆胶体渗透压；构成抗体；供给热能。

（2）蛋白质的食物来源：肉、水产品、蛋、奶及奶制品等来源于动物，它含有所有必需氨基酸，故称为完全蛋白质食物。豆类、种子植物及干果类多来源于植物，它只含有部分必需氨基酸，称为不完全蛋白质食物。其中黄豆的蛋白质营养价值较高，因此，将动物蛋白质与大豆蛋白质称为优质蛋白质。

2. 脂肪

脂肪富含热能，供给能量，储存能量，参与构成机体组织，维持体温，保护脏器，促进脂溶性维生素的吸收。主要来源于食用油、肉类、黄油及奶油等。

3. 糖类

具有供给热能，构成机体组织，保肝解毒的作用。主要来源于谷类、薯类、根茎类、豆类、食糖、水果等。

4. 矿物质及微量元素

矿物质是一组无机元素，也称无机盐，约占成人体重的4%。人体矿物质一般分为两类，包括常量元素和微量元素。

（1）常量元素：指在人体内含量占人体总重量 0.01% 以上的元素，包括碳、磷、钠、镁等。

（2）微量元素：凡占人体总重量 0.01% 以下的元素称为微量元素，迄今为止已被确认与人体健康和生命活动有关的必需微量元素有 18 种，即铁、铜、锌、钴、锰、铬、硒、碘、氟、钼、钒、锡、硅、锶、硼、铷、砷、镍。每种微量元素都有其特殊的生理功能，尽管它们在人体内含量极小，但它们对维持人体新陈代谢却是十分必要的。一旦缺少这些微量元素，人体就会出现疾病，甚至危及生命。

5. 维生素

（1）脂溶性维生素：维生素 A，维生素 D，维生素 E，维生素 K。

（2）水溶性维生素：维生素 B_1，维生素 B_2，维生素 B_6，维生素 B_{12}，维生素 C 及叶酸。

第二节　医院饮食

一、基本饮食

基本饮食包括普通饮食、软质饮食、半流质饮食和流质饮食 4 种，见表 1-10-1。

表 1-10-1　基本饮食分类、适用范围及饮食原则和用法

分类	适用范围	饮食原则	用法
普通饮食	消化功能正常；无饮食限制；体温正常；病情较轻或恢复期的患者	营养平衡；美观可口；易消化，无刺激的一般食物；与健康人饮食相似	每日总能量应达 2200 ~ 2600 kcal；蛋白质 1 ~ 1.2 g/kg，达 70 ~ 90 g；脂肪 0.8 ~ 1.0 g/kg，达 60 ~ 70 g；碳水化合物 275 ~ 350 g 左右；水分 2500 ~ 3000 mL 左右。每日 3 餐，各餐按比例分配
软质饮食	消化吸收功能差；咀嚼不便者；低热；消化道术后恢复期的患者	营养平衡；易消化、易咀嚼；食物碎、烂、软；少油炸、少油腻、少粗纤维及强烈刺激性调料	每日总能量为 2200 ~ 2400 kcal，蛋白质 60 ~ 80 g。每日 3 ~ 4 餐
半流质饮食	口腔及消化道疾病；中等发热；体弱；手术后患者	食物呈半流质；无刺激性；易咀嚼、吞咽和消化；纤维少，营养丰富；少食多餐；胃肠功能紊乱者禁用含纤维素或易引起胀气的食物；痢疾患者禁用牛奶、豆浆及过甜食物	每日总能量为 1500 ~ 2000 kcal，蛋白质 5060 g，脂肪 40 ~ 50 g，碳水化合物 250 g，必要时补充维生素和矿物质。每日 5 ~ 6 餐
流质饮食	口腔疾患、各种大手术后；急性消化道疾患；高热；病情危重患者	食物呈液状，易吞咽、易消化，无刺激性；所含热量与营养素不足，只能短期使用；通常辅以肠外营养以补充能量和营养素	每日总能量为 800 kcal 左右，蛋白质 40 ~ 50 g。每日 6 ~ 7 餐，每 2 ~ 3 h 一次，每次 200 ~ 300 mL

二、治疗饮食

1. 高热能饮食

适用于甲状腺功能亢进、高热、大面积烧伤等患者及产妇。主要是在基本饮食的基础上加餐 2 次高热能食品。每日总热量为 3000 kcal。

2. 高蛋白饮食

适用于长期消耗性疾病（如结核病）、严重贫血、烧伤、肾病综合征、大手术后及营养

不良的患者。主要是增加蛋白质的量，摄入的总量为 1.5 ～ 2 g/（kg·d），但总量不超过 120 g/d，总热量为 2500 ～ 3000 kcal。

3. 低蛋白饮食

适用于急性肾炎、尿毒症、肝性脑病等患者。成人饮食中每日蛋白质含量不超过 0.8 g/kg。肾功能不全者应摄入优质动物性蛋白，忌用豆制品；若肾功能严重衰竭，甚至需摄入无蛋白饮食，并静脉补充氨基酸；肝性脑病者应以植物性蛋白为主。

4. 低盐饮食

适用于急慢性肾炎、心脏病、肝硬化伴腹水、重度高血压、水肿较轻的患者。成人进食盐量不超过 2 g。禁食腌制食品，如咸菜、咸肉、皮蛋等。

5. 无盐低钠饮食

无盐饮食适应证基本同低盐饮食且水肿较重者，除食物中自然含钠外，烹调时不放食盐。低钠饮食除无盐外，还须控制食物中的含钠量，每日摄入的钠量应低于 0.5 g，禁用腌制食物。禁含钠多的食物和药物，如油条、挂面、汽水和碳酸氢钠等。

6. 低脂肪饮食

适用于肝、胆、胰疾患，高脂血症；动脉硬化；冠心病，肥胖症等患者。脂肪含量少于 50 g/d，肝、胆、胰病患者少于 40 g/d。避免动物脂肪的摄入。

7. 低胆固醇饮食

适用于高胆固醇血症、高脂血症、动脉硬化、高血压、冠心病等患者。成人胆固醇摄入量低于 300 mg/d，禁用或少用动物内脏、鱼子、蛋黄、肥肉和动物油等。

8. 低渣饮食

适用于伤寒、痢疾、肛门疾患、腹泻、肠炎、食管－胃底静脉曲张、咽喉部及消化道手术患者。要求食物纤维含量少、少油、不用刺激性调味品及坚硬食物。

9. 高膳食纤维饮食

适用于便秘、肥胖症、高脂血症、糖尿病等患者。食物宜食芹菜、卷心菜、粗粮、豆类等含纤维素多的食物。

三、试验饮食

1. 胆囊 B 超检查饮食

适用于需要用 B 超进行胆囊检查的患者。检查前 3 日最好禁食牛奶、豆制品、糖类等易于发酵产气食物，检查前 1 日晚应进食无脂肪、低蛋白、高碳水化合物的清淡饮食。检查当日早晨禁食。

2. 尿浓缩功能试验饮食

适用于检查肾小管的浓缩功能。试验期 1 日，控制全天饮食中的水分，总量在 500 ～ 600 mL。可进食含水分少的食物，如米饭、馒头、面包、炒鸡蛋、土豆、豆腐干等，烹调时尽量不加水或少加水；避免食用过甜、过咸或含水量高的食物，蛋白质供给量为 1 g/（kg·d）

3. 肌酐试验饮食

适用于协助检查、测定肾小球的滤过功能。试验期为 3 日，禁食富含蛋白质食物，如肉类、禽类、鱼类，禁饮茶和咖啡；全日主食在 300 g 以内，每日蛋白质供给量 < 0.8 g/kg，以排除外源性肌酐的影响。蔬菜、水果、植物油不限，热量不足可以辅以藕粉和含糖点心等。于第三日留取患者尿液作肌酐试验。

4. 甲状腺 [131]I 试验饮食

适用于甲状腺功能检查者。试验期间禁用含碘食物及药物，如海带、海蜇、紫菜、含碘盐，禁用碘做局部消毒。试验期为 2 周，2 周后做 [131]I 功能测定。

5. 葡萄糖耐量试验饮食

适用于糖尿病的诊断。试验前食用碳水化合物量 ≥ 300 g 的饮食共 3 日。同时停用一切能升降血糖的药物。试验前晚餐后禁食（禁食 10 ~ 12 h）直至翌晨试验。试验日晨采血后将葡萄糖 75 g 溶于 300 mL 水中顿服。糖餐后 0.5 h、1 h、2 h 和 3 h 分别采血测定血糖。

第三节 饮食护理

一、营养的评估

（1）根据身高、体重、皮褶厚度，进行营养状况评估。

（2）通过毛发、皮肤、指甲、骨骼和肌肉等方面评估护理对象的基本营养状况。

二、患者饮食护理措施

（1）患者进食前的护理：①环境的准备，去除一切不良气味及不良视觉影响。②患者的准备，给予饮食营养卫生的健康教育。协助患者采取舒适的进餐姿势。取得患者同意，提供患者所熟悉并喜欢的食物。③护理人员准备，根据饮食单上不同的饮食种类，协助配餐员分发饮食。

（2）患者进食时的护理：督促和协助巡视病房。鼓励患者自行进食。

（3）患者进食后的护理：患者进餐后，注意了解进食内容、进食量。评估患者进食量，根据需要做好出入量的记录。

第四节 特殊饮食护理

一、管饲饮食

（一）鼻饲法操作要点

（1）插管长度。成人插入长度为 45 ~ 55 cm，体表测量法为前额发际至胸骨剑突处或由鼻尖经耳垂到胸骨剑突处的距离。

（2）经鼻腔插管插入 10 ~ 15 cm（咽喉部）时，嘱患者做吞咽动作。

（3）插管过程出现恶心、呕吐症状时，可暂停插入，嘱患者深呼吸或吞咽动作；若出现呛咳、呼吸困难、发绀等现象时，表明误入气管，应该立即拔出，休息后重新插管。当插管不畅时，要检查胃管是否盘绕在口咽部，此时可将胃管拔出。

（4）昏迷患者在插管前取去枕平卧位，将患者的头后仰。当胃管插入约 15 cm 时，将患者的头部托起，使下颌靠近胸骨柄，以增大咽喉部通道的弧度，便于胃管顺利通过会厌部。

（5）插管时动作应轻稳，尤其是胃管通过食管的 3 个狭窄处（食管入口处、平气管分叉处、穿过膈肌的食管裂孔处）的时候，以免损伤食管黏膜。

（6）确认胃管位置的方法：①抽液法：注射器连接胃管末端抽吸胃液时，有胃液被抽出，是最常用最准确的一种方法；②听诊法：听诊器置胃部（剑突下），向胃管内注入空气 10 mL，能够听到气过水声；③呼气法：呼气时将胃管末端置于盛水的治疗碗内，无气泡逸出。

（7）灌注食物要点：必须先确认胃管在胃内后方可注食；注前后需注入少量温开水，避免胃管腔内有残余鼻饲液，否则容易出现鼻饲液变质、胃管堵塞或引起胃肠炎；每次量不超过 200 mL，间隔时间不少于 2 h；食物温度为 38 ~ 40℃，不可过冷或过热；通过鼻饲管给药时，应将药片先研碎、溶解后再注入。

（8）协助清洁口腔、鼻腔，整理床单位，嘱患者保持原卧位 20 ~ 30 min。长期鼻饲患者，每日进行 2 次口腔护理。记录插管时间、患者反应、鼻饲液种类及量等。

（二）拔胃管要点

（1）长期鼻饲定期更换胃管，乳胶胃管每周更换 1 次，硅胶胃管每月更换 1 次。

（2）更换胃管时应在当天晚上最后 1 次灌注食物后拔管，翌日晨从另一侧鼻孔插管。

（3）拔管前需夹紧胃管末端，避免拔管时液体反流入呼吸道。

（4）在患者呼气时拔管，拔管至咽喉处时，宜快速拔出，以免胃管内残留液体流入气管。

（5）协助清洁口腔、鼻腔，擦去胶布痕迹，整理床单位及用物，洗手并记录。

知识拓展 ●●●●

管饲饮食的适应证与禁忌证

（1）适应证：不能经口进食者：如口腔疾患、口腔手术后、昏迷、不能张口的患者；早产儿及病情危重的患者；拒绝进食的患者，以保证其营养需求。

（2）禁忌证：上消化道出血，食管 - 胃底静脉曲张，鼻腔、食管手术后以及食管癌和食管梗阻的患者。

二、要素饮食

（一）要素饮食的特点

要素饮食是由无渣小分子物质组成的，不含纤维素，不需经过消化过程，可直接被肠道吸收，且营养全面，营养价值高。适用于严重烧伤、胃肠道瘘、大手术后胃肠功能紊乱、营养不良、短肠综合征、晚期癌症等患者。

（二）实施

其途径有口服、鼻饲、经胃或空肠造口滴入等。护士配制要素饮食应严格无菌操作，所用器具、导管均需灭菌后使用，配制液需要保存在冰箱内冷藏，24 h 内用完，放置时间过长容易变质。一般的供给方法有以下两种。

（1）口服法：开始剂量每次 50 mL，逐渐增加至每次 100 mL，依据病情每天 6 ~ 10 次，可添加柑橘汁、菜汤等。

（2）鼻饲、胃造口或空肠造口法：温度宜为 41 ~ 42℃，可分为分次注入、间歇滴注和连续滴注 3 种方式。

（三）定期评价

（1）定期检查血糖和尿糖。

（2）定期检查出凝血时间、凝血酶原及粪便隐血。

（3）定期检查氮排出量，定期测量体重。

（4）定期检查肝功能及电解质。

第十一章 排泄护理

◇ 知识框架

排泄护理
├── 排便的护理
│   ├── 排便的评估
│   ├── 排便异常患者的护理
│   └── 与排便有关的护理技术
└── 排尿的护理
    ├── 排尿的评估
    ├── 排尿异常患者的护理
    └── 与排尿有关的护理技术

◇ 知识解读

第一节 排便的护理

一、排便的评估

（一）影响排便的因素

（1）年龄：3 岁以下的婴幼儿由于神经、肌肉系统发育不全，常不能控制排便。老年人随着年龄增加，腹壁肌肉张力下降，胃肠蠕动减慢，盆底肌和肛门括约肌松弛，导致肠道排泄控制力减弱而出现排便功能异常。

（2）饮食：每日均衡的饮食和足量的水分是维持正常排便的重要因素。

（3）活动：活动能维持肌肉的张力，刺激蠕动，有助于维持正常的排便活动。长期卧床、缺乏活动的人，可因腹部或盆底肌肉张力减退而导致排便困难。

（4）心理因素：精神抑郁可导致身体活动减少，自主神经系统冲动减弱，肠蠕动减少，从而引起便秘。情绪焦虑、恐惧和愤怒，可导致迷走神经兴奋，肠蠕动增加，消化吸收不良而致腹泻。

（5）个人习惯：生活中，许多人都有自己习惯的排便姿势、固定的排便时间、使用某种固定的便具、排便时从事某种活动如阅读等。当这些习惯由于环境的改变而无法维持时，正常排便就受到影响。

（6）社会文化因素：社会文化因素影响个体的排便观念。大多数的社会文化都接受排便是个人隐私的观念。

（7）疾病因素：消化系统本身的疾病如胰腺癌、肠癌、结肠炎等，以及其他系统的疾病，如脊髓损伤、脑卒中等都会影响正常排便。

（8）药物：有些药物可直接影响肠活动，如缓泻剂和导泻剂可软化粪便，刺激肠蠕动，促使排便。

（9）治疗和检查：腹部、肛门部手术，会因肠肌的暂时麻痹或伤口疼痛而造成排便困难。胃肠道的诊断性检查常需灌肠或服用钡剂，也可影响正常排便。

（二）排便活动的评估

正常情况下，人的排便活动受意识控制，自然，无痛苦，无障碍。一般成人每天排便 1 ~ 3 次，量约 100 ~ 300 g，腹部无胀气。但许多因素会影响肠的活动，进而导致排便、排气活动异常，常见情况如表 1-11-1。

1. 便秘

（1）原因：①排便习惯不良，常抑制便意；②低纤维、高脂肪饮食；③饮水量不足；④长期卧床或缺乏规律性锻炼；⑤滥用缓泻剂、栓剂、灌肠导致正常排泄反射消失；⑥某些药物的不合理使用；⑦某些器质性和功能性疾病；⑧各类直肠、肛门手术；⑨情绪消沉。

（2）症状和体征：腹胀、腹痛、食欲缺乏、消化不良、疲乏无力、头晕、烦躁、焦虑、失眠等。另外，便秘者粪便干结、量少，触诊腹部较硬实且紧张，有时可触及包块，肛诊可触及粪块。

2. 腹泻

（1）原因：①肠道感染或疾患；②饮食不当或食物过敏；③泻剂使用过量；④消化系统发育不成熟；⑤某些内分泌疾病如甲亢等；⑥情绪紧张、焦虑。

（2）症状和体征：腹痛、肠痉挛、疲乏、恶心、呕吐、肠鸣音活跃、亢进，有急于排便的需要和难以控制的感觉，粪便不成形或呈水样便。

持续严重的腹泻，可造成体内大量水分和消化液丧失，导致水、电解质和酸碱平衡紊乱。严重腹泻还可使机体无法吸收营养物质，导致营养不良。

3. 排便失禁

（1）原因：生理方面多见于神经、肌肉系统的病变或损伤，如瘫痪、消化道疾患；心理方面多见于情绪失调、精神障碍等。

（2）症状和体征：患者不自主地排出粪便。

4. 粪便嵌塞

（1）原因：便秘未能及时解除，粪便滞留在直肠内，水分被持续吸收，粪便变得坚硬，而从乙状结肠排下来的粪便又不断加入，最终粪块变得又大又硬不能排出。

（2）症状和体征：典型体征是少量粪水从肛门渗出，尽管患者反复有排便活动，但却不能排出粪便。常伴有食欲差、腹部胀痛、直肠肛门疼痛等症状，十分痛苦。直肠指检可触及粪块。

5. 肠胀气

正常情况下，胃肠道内的气体约有 150 mL，胃内的气体可通过口腔嗝出，肠道内的气体部分在小肠被吸收，其余通过肛门排出。

（1）原因：食入过多的产气性食物，吞入大量空气，肠蠕动减少，肠道梗阻及肠道手术等。

（2）症状和体征：腹部胀满、膨隆、痉挛性疼痛、嗝逆。叩诊呈鼓音。当肠胀气压迫膈肌和胸腔时，可导致呼吸困难。

6. 排便改道

最常见的肠造口有回肠造口和结肠造口，造口的位置决定了粪便的性质。对排便改道的患者要重点评估造口处粪便流出的频率、粪便的特性、造口处有无红肿和炎症、使用器具的类型和控制造口功能的方式等（表 1-11-1）。

表 1-11-1　排便活动相关情况

特性	正常情况	异常情况	原因
次数	因人而异 成人：1～3次/天 婴幼儿：3～5次/天	成人：>3次/天 或<3次/周	肠道活动性增强或减弱，如消化不良、急性肠炎等
量	排便量的多少与膳食种类、数量、摄入液体量、大便次数及消化器官的功能有关，成人每天排便量为100～300 g	/	/
形状	成形，类似直肠的直径	粪便常呈扁条形或带状	肠道部分梗阻或直肠狭窄，快速肠蠕动
硬度	软便	粪便坚硬、呈栗子样稀便或水样便	便秘、腹泻、急性肠炎、消化吸收不良

续表 1-11-1

特性	正常情况	异常情况	原因
颜色	婴儿：粪便呈黄色或金黄色 成人：粪便呈黄褐色或棕黄色	白陶土色	
		黑色	胆道梗阻
		柏油样便	摄入动物血或铁制剂
		暗红色血便	上消化道出血
		粪便表面粘有鲜红色血液	下消化道出血
			痔疮出血或肛裂
		果酱样便	肠套叠、阿米巴痢疾
		白色"米泔水"样便	霍乱
		暗绿色	食用大量绿叶蔬菜
内容物	食物残渣、死菌、脂肪、胆色素、细胞膜、肠黏膜和水	粪便中混入或粪便表面附有血液、脓液或肉眼可见的黏液	消化道有感染或出血、肠癌等肠道寄生虫疾病
气味	粪便气味因膳食种类而异	恶臭	严重腹泻
		酸臭味	消化吸收不良
		腐臭味	下消化道出血或恶性肿瘤
		腥臭味	上消化道出血

二、排便异常患者的护理

（一）便秘患者的护理

（1）帮助患者及家属认识到维持正常排便习惯及获得有关排便知识的重要性。

（2）帮助患者重建正常的排便习惯。理想的排便时间是饭后（早餐后最佳），每天固定在此时间排便，不随意使用缓泻剂及灌肠等方法。

（3）合理安排饮食，多食含纤维素类的食物，如蔬菜、水果、豆类和谷类制品。

（4）鼓励患者适当运动，根据身体状况拟定规律的运动计划并协助患者进行运动，如散步、太极拳等。

（5）当患者有便意时，护士应为患者提供私密的环境和充足的时间。患者排便时，应避免干扰。虚弱患者用力解便时，其心血管系统可能无法维持脑部适当的血液供应，有发生晕厥的危险。

（6）选择适当的排便体位，蹲姿可有助于腹肌收缩，增加腹内压，促进排便，大多数人使用厕所便器时，身体向前倾斜。对需绝对卧床或某些术前患者，应有计划地训练其在床上使用便器。

（7）患者在排便时，可进行环形按摩，沿结肠解剖位置由右向左环行按摩，可促使降结肠的内容物向下移动，并可增加腹内压，促进排便。

（8）遵医嘱可用针刺疗法、服用中药、口服缓泻剂、灌肠等方法。

（二）腹泻患者的护理

（1）去除病因：如为肠道感染引起，遵医嘱给予抗生素治疗。

（2）情感支持：腹泻是令人窘迫的问题，护士应意识到患者需要情感支持，及时应答患者的呼叫。及时更换被粪便污染的衣裤、床单和被套，以维持患者自尊，使之感到舒适。

（3）卧床休息，注意腹部保暖，以减少肠蠕动。

（4）饮食护理，鼓励患者饮水，酌情给予清淡的流质或半流质食物，以助于吸收，严重腹泻时可暂禁食。

（5）防治水和电解质的紊乱，必要时按医嘱给予止泻剂、口服补盐液或静脉输液。

（6）维持皮肤完整性。特别是肛周的皮肤，保持皮肤的清洁和干燥，每次便后用软纸轻擦肛门，温水清洗，必要时在肛周涂润肤霜、油膏和爽身粉，保护局部皮肤。

（7）密切观察病情，记录排便的性质、次数等，必要时留取标本送检。

（三）排便失禁患者的护理

（1）心理护理：排便失禁的患者心情紧张而窘迫，感到自卑和自尊丧失。护士应给予心理疏导和情感支持。

（2）保护皮肤：床上铺不透水尿垫，每次便后用温水洗净肛周和臀部皮肤，保持皮肤清洁干燥。注意观察骶尾部皮肤变化，定时按摩受压部位，预防压疮的发生。

（3）帮助患者重建正常排便控制能力：教会患者进行肛门括约肌及盆底肌肉收缩锻炼，每次 20 ~ 30 min，每日数次。

（4）保持床褥、衣服清洁，及时更换污湿的被单、衣裤，避免臭气、皮肤刺激和窘迫。开窗通风，保持室内空气清新。

（5）协助患者实施排便功能训练计划。

（四）粪便嵌塞患者的护理

（1）早期可使用栓剂、口服缓泻剂来润肠通便。

（2）必要时先行油类保留灌肠，2 ~ 3 h 后再做清洁灌肠。

（3）灌肠无效者可进行人工取便，由于人工取便易刺激迷走神经，心脏病、脊椎受损者应慎用，若患者出现心悸、头昏，应立刻停止操作。

（五）肠胀气患者的护理

（1）早期患者养成细嚼慢咽的良好饮食习惯。

（2）去除引起肠胀气的原因，如勿食产气食物和饮料，积极治疗肠道疾患。

（3）鼓励患者适当活动，卧床患者可做床上活动或变换体位。

（4）轻微胀气时，可行腹部热敷或腹部按摩、针刺疗法。严重胀气时，遵医嘱给予药物治疗或行肛管排气。

（六）排便改道患者的护理

1. 造口及皮肤护理

每次更换结肠袋时，应洗净排泄物，并指导患者用清水或中性肥皂清洗造口周围皮肤，保持造口处引流彻底，周围皮肤清洁和干燥。

2. 适时更换造口袋

回肠造口往往不能控制排便，会不时有液态粪便流出，造口袋必须经常排空、冲洗和更换。结肠造口粪便是成形的，通常每日排便 1 ~ 2 次，无需时常更换造口袋。一次性的造口袋一般可使用 7 天。但有流出物漏至周围皮肤时，需立即更换。

3. 心理护理

肠造口可造成患者严重的体像改变，粪便的渗出和难以控制的排便，以及难闻的气味都可使患者自尊下降。

4. 健康教育

（1）指导患者选择和使用合适型号的造口袋。

（2）教会患者肠造口的自我护理，指导患者以灌洗造口来建立肠道排便规律。

（3）给予饮食指导，帮助患者保持适当的饮食习惯和在规定的时间进食，从而控制排便的适当时间。

三、与排便有关的护理技术

（一）灌肠术

灌肠术是将一定量的溶液通过肛管，由肛门灌入结肠的技术，以帮助患者清洁肠道、排便、排气或由肠道供给药物，达到确定诊断和治疗的目的。灌肠可分为保留灌肠和不保留灌肠。不保留灌肠又分为大量不保留灌肠、清洁灌肠和小量不保留灌肠。

（二）口服高渗溶液清洁肠道

通过口服高渗性溶液，在肠道内造成高渗环境，使肠道内水分大量增加，从而软化粪便，刺激肠蠕动，加速排便，达到清洁肠道的目的。常用溶液为硫酸镁。适应证为直肠、结肠检查和手术前肠道准备。

知识拓展 ●●●●

口服高渗溶液清洁肠道的方法

患者术前 3 日进半流质饮食，每晚口服 50% 硫酸镁 10 ～ 30 mL。术前 1 日进流质饮食，术前 1 日下午 2 ～ 4 点口服 25% 硫酸镁 200 mL（50% 硫酸镁 100 mL+5% 葡萄糖盐水 100 mL），然后再口服温开水 1000 mL。一般服后 15 ～ 30 min，即可反复自行排便，2 ～ 3 h 内可排便 2 ～ 5 次。

（三）简易通便术

简易通便术是一种采用通便剂协助患者排便的简单易行、经济有效的技术。经过护士指导，患者及其家属也可自行完成。常用于老年、小儿、体弱患者。

常用的通便剂是由高渗液和润滑剂制成，具有吸收水分、软化粪便、润滑肠壁、刺激肠蠕动的作用。

（1）开塞露：用 50% 甘油或少量山梨醇制成，装于塑料胶壳内。

（2）甘油栓：由甘油和硬脂酸制成，为无色透明或半透明栓剂，呈圆锥形，密封塑料袋内冷藏。

（3）肥皂栓：将普通肥皂削成圆锥形（底部直径 1 cm，长 3 ～ 4 cm）。

（四）按摩通便术

（1）目的：通过按摩腹部，刺激肠蠕动，促进排便。

（2）方法：用右手示、中、环指稍用力按压腹部，自右下腹盲肠部开始，依结肠蠕动方向，经升结肠、横结肠、降结肠、乙状结肠作环形按摩，或在乙状结肠部由近心端向远心端作环形按摩，每日 2 次。可由护士操作或指导患者自己进行。

第二节　排尿的护理

一、排尿的评估

（一）影响排尿的因素

（1）心理因素：当处于焦虑或紧张的应激情境中，可能出现尿频、尿急，也可能出现尿潴留；另外，排尿也会受到暗示的影响，任何听、视或躯体感觉的刺激，均能引起排尿反射受抑制。

（2）习惯因素：个体的排尿习惯姿势，有助于排尿反射活动的完成。

（3）文化因素：社会文化的影响会形成人的一定行为规范。

（4）液体和饮食的摄入：液体的摄入量直接影响到尿量，摄入的多，尿量就多，尿量同时又影响了排尿的频率。咖啡、茶、酒类饮料，有利尿作用，使尿量增多，排尿次数也增多。含水量多的水果、蔬菜等可增加液体摄入量，使尿量增多。饮用含盐饮料或食物则会造成水钠潴留在体内，使尿量减少。

（5）气候因素：夏季炎热，身体出汗量大，血浆晶体渗透压升高，可引起抗利尿激素分泌增多，促进肾脏的重吸收功能，导致尿液浓缩和尿量减少；冬季寒冷，身体外周血管收缩，循环血量增加，反射性地抑制抗利尿激素的分泌，而使尿量增加。

（6）治疗及检查：外科手术、外伤均可导致失血、失液，若补液不足，机体处于缺水状态，尿量减少。

（7）疾病：神经系统的损伤和病变，使排尿反射的神经传导和排尿的意识控制障碍，出现尿失禁。

（8）其他因素：妇女在妊娠时，可因胎儿压迫膀胱致使排尿次数增多；男性前列腺肥大压迫尿道可出现排尿困难；老年人因膀胱肌张力减弱，出现尿频。

（二）排尿活动的评估

一般成人白天排尿 4 ~ 6 次，夜间 0 ~ 1 次，每次尿量 200 ~ 400 mL，24 h 尿量 1000 ~ 2000 mL。异常排尿活动常见以下几种。

1. 多尿

24 h 尿量经常超过 2500 mL 者为多尿。常见原因：①正常情况下大量饮水；②妊娠；③疾病，如糖尿病患者，血糖浓度超过肾糖阈，大量葡萄糖从肾脏排出，引起渗透压升高而致多尿；又如尿崩症患者，由于脑垂体后叶抗利尿激素分泌不足，使肾小管重吸收发生障碍，也表现为多尿。

2. 少尿和无尿

24 h 尿量少于 400 mL 者为少尿；24 h 尿量少于 100 mL 或 12 h 内无尿者为无尿或尿闭。少尿多见于心脏、肾脏、肝脏功能衰竭和休克患者；无尿多见于严重休克和急性肾功能衰竭患者。

3. 尿潴留

尿液大量存留在膀胱内而不能自主排出，称尿潴留。体检可见耻骨上膨隆，及囊样包块，叩诊呈实音，有压痛。引起尿潴留的原因见于以下几个。

（1）机械性梗阻：膀胱颈部或尿道有梗阻性病变，如前列腺肥大或肿瘤压迫尿道，造成排尿受阻。

（2）动力性梗阻：由于排尿功能障碍引起，而膀胱尿道无器质性梗阻病变，如外伤、疾病或使用麻醉剂所致骶髓初级排尿中枢活动发生障碍或受到抑制，不能形成排尿反射。

（3）其他：各种原因引起的不能用力排尿或不习惯卧床排尿，包括某些心理因素，如焦虑、窘迫使得排尿不能及时进行。由于尿液存留过多，膀胱过度充盈，致使膀胱收缩无力，造成尿潴留。

4. 尿失禁

排尿失去意识控制或不受意识控制称为尿失禁。尿失禁可分为以下几种类型。

（1）持续性尿失禁：即尿液持续地从膀胱或尿道瘘中流出，膀胱处于空虚状态。常见原因有外伤、手术或先天性疾病引起的膀胱颈和尿道括约肌的损伤。多见于妇科手术、产伤所造成的膀胱阴道瘘。

（2）充溢性尿失禁：由于各种原因使膀胱排尿出口梗阻或膀胱逼尿肌失去正常张力，引起尿潴留，膀胱过度充盈，造成尿液从尿道不断溢出。常见原因有两种。①神经系统病变：如脊髓损伤早期的脊髓休克阶段、脊髓肿瘤等导致的膀胱瘫痪等；②下尿路梗阻：如前列腺增生、膀胱颈梗阻及尿道狭窄等，查体常有膀胱充盈，神经系统有脊髓病变或周围神经炎的体征，排尿后膀胱残余尿量常增加。

（3）急迫性尿失禁：由于膀胱局部炎症、出口梗阻的刺激，使患者反复的低容量不自主排尿，常伴有尿频和尿急；或由于大脑皮质对脊髓排尿中枢的抑制减弱，引起膀胱逼尿肌不自主收缩或反射亢进，使膀胱收缩不受限制。主要原因包括：①膀胱局部炎症或激惹致膀胱功能失调，如下尿路感染、前列腺增生症及子宫脱垂等；②中枢神经系统疾病：如脑血管意外、脑瘤及帕金森病等。

（4）压力性尿失禁：压力性尿失禁即当咳嗽、打喷嚏或运动时腹肌收缩，腹压升高，不自主地有少量尿液排出。其原因是由于膀胱括约肌张力减低、骨盆底部肌肉及韧带松弛或肥胖，多见于中老年女性，对其身心健康及社会交往有较大影响。

5. 膀胱刺激症状

膀胱刺激症状的主要表现为尿频、尿急、尿痛。

（三）尿液的评估

1. 尿量

尿量是反应肾脏功能的重要指标。

2. 颜色

正常新鲜尿液呈淡黄色或深黄色，是由于尿胆原和尿色素所致。尿色可受某些食物或药物的影响，如进食大量胡萝卜或服用核黄素，尿液的颜色呈深黄色。在病理情况时，尿色可有以下变化。

（1）血尿：血尿颜色的深浅，与尿液中所含红细胞量多少有关，尿液中含红细胞量多时呈洗肉水色，见于急性肾小球肾炎、输尿管结石、泌尿系统肿瘤、结核及感染。

（2）血红蛋白尿：大量红细胞在血管内破坏，形成血红蛋白尿，呈红葡萄酒色或酱油色，见于血型不合的输血、恶性疟疾和阵发性睡眠性血红蛋白尿。

（3）胆红素尿：尿液呈深黄色或黄褐色，振荡尿液后泡沫亦呈黄色，见于阻塞性黄疸和肝细胞性黄疸。

（4）乳糜尿：因尿液中含有淋巴液，尿液呈乳白色，见于丝虫病。

3. 透明度

正常新鲜尿液透明，放置后可出现微量絮状沉淀物，是黏蛋白、核蛋白、盐类与上皮细胞凝结而成。新鲜尿液发生混浊可见于以下情况。

（1）尿盐析出：尿盐含量高时，尿液冷却后，可发生尿液混浊，但加热、加酸或加碱后，尿盐溶解，尿液澄清。

（2）脓尿：尿中含有大量脓细胞、细菌或炎性渗出物时，排出的新鲜尿液即呈白色絮状混浊，此种尿液在加热、加酸或加碱后，其混浊度不变。

4. 酸碱反应

正常人的尿液呈弱酸性，pH 值为 4.5 ~ 7.5，平均为 6。

5. 相对密度

成人正常情况下，尿相对密度波动在 1.015 ~ 1.025 之间，一般尿比重与尿量成反比。尿比重的高低主要取决于肾脏的浓缩功能。

6. 气味

正常尿液气味来自尿液中的挥发性酸。尿液久置后，因尿素分解产生氨，故有氨臭味。

二、排尿异常患者的护理

（一）尿潴留患者的护理

（1）安慰患者，消除其焦虑和紧张情绪。

（2）协助患者取适当体位，如扶患者坐起或抬高上身，尽可能使患者以习惯姿势排尿。

（3）利用条件反射诱导排尿，如听流水声或用温水冲洗会阴；亦可采用针刺中极、曲骨、三阴交穴或艾灸关元、中极穴等方法，刺激排尿。

（4）通过热敷和按摩放松肌肉，促进排尿。切记不可强力按压，以防膀胱破裂。

（5）必要时根据医嘱肌内注射卡巴可等。

（6）经上述处理均不能解除尿潴留时，可采用导尿术。

（二）尿失禁患者的护理

（1）心理护理：尊重患者人格，给予安慰和鼓励，使其树立信心，积极配合治疗和护理。

（2）摄入适量的液体：向患者解释多饮水能够促进排尿反射，并可预防泌尿道感染。

（3）持续进行膀胱功能训练：向患者和家属说明膀胱功能训练的目的，说明训练的方法和所需时间，以取得患者和家属的配合。安排排尿时间，定时使用便器，建立规则的排尿习惯，促进排尿功能的恢复。

（4）锻炼肌肉力量：指导患者进行骨盆底部肌肉的锻炼，以增强控制排尿的能力。

（5）皮肤护理：保持皮肤清洁干燥，经常清洗会阴部皮肤，勤换衣裤、床单、衬垫等。

（6）外部引流：必要时应用接尿装置接取尿液。

（7）留置导尿：对长期尿失禁的患者，可采用留置尿管，定时放尿，避免尿液浸渍皮肤发生压疮。

三、与排尿有关的护理技术

（一）导尿术

导尿术是在严格无菌操作下，用导管经尿道插入膀胱引出尿液的技术。

（1）为尿潴留患者引流出尿液，以减轻痛苦。

（2）协助临床诊断，如留取未受污染的尿标本进行细菌培养，测量膀胱容量、压力及残余尿，进行尿道或膀胱造影等。

（3）为膀胱肿瘤患者进行膀胱化疗。

（二）尿导管留置术

（1）向患者及其家属解释留置导尿管的方法，使其认识到预防泌尿道感染的重要性，并主动参与护理。

（2）鼓励患者每日摄入足够的液体，使尿量维持在 2000 mL 以上，达到自然冲洗尿路的目的，以减少尿路感染和结石的发生。

（3）保持引流通畅，避免导尿管受压、扭曲、堵塞。

（4）防止泌尿系统逆行感染：①保持尿道口清洁，女患者用消毒棉球擦拭外阴及尿道口，男患者用消毒棉球擦拭尿道口、龟头及包皮，1～2次/天；②更换集尿袋1次/天，定时排空集尿袋，并记录尿量；③更换导尿管1次/周，硅胶导尿管可酌情延长更换周期。

（5）患者离床活动时，应用胶布将导管远端固定在大腿上，集尿袋不得超过膀胱高度，防止尿液逆流。

（6）采用间歇性夹管方式，训练膀胱反射功能。夹闭导尿管，每4 h开放1次，使膀胱定时充盈和排空，促进膀胱功能的恢复。

（7）倾听患者主诉，并观察尿液，若发现尿液混浊、沉淀、有结晶，应进行膀胱冲洗，尿常规检查1次/周。

（三）膀胱冲洗术

1. 目的

（1）对留置导尿管的患者，保持其尿液引流通畅。

（2）清除膀胱内的血凝块、黏液、细菌等异物，预防感染。

（3）治疗某些膀胱疾病，如膀胱炎、膀胱肿瘤。

2. 常用冲洗溶液

①生理盐水；②0.02%呋喃西林液；③3%硼酸液；④0.05%氯己定（洗必泰）溶液；⑤0.1%新霉素溶液。

3. 注意事项

（1）严格执行无菌技术操作。

（2）避免用力回抽造成黏膜损伤。若引流的液体少于灌入的液体量，应考虑是否有血块或脓液阻塞，可增加冲洗次数或更换导尿管。

（3）冲洗时嘱患者深呼吸，尽量放松，以减少疼痛。若患者出现腹痛、腹胀、膀胱剧烈收缩等情形，应暂停冲洗。

（4）冲洗后如出血较多或血压下降，应立即报告医生给予处理，并注意准确记录冲洗液量及性状。

第十二章 药物疗法

◇ 知识框架

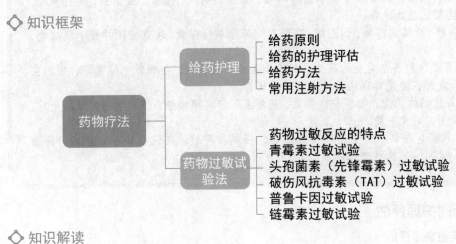

◇ 知识解读

第一节 给药护理

一、给药原则

1. 根据医嘱给药

护士应具有一定的药理知识，熟悉常用药物的作用、副作用、用法、毒性反应，了解患者的健康状况，对有疑问的医嘱，应及时向医生提出，不可盲目执行，也不得擅自更改医嘱。

2. 严格执行查对制度

认真做到"三查八对"，才能达到"五个准确"，即将准确的药物，按准确的剂量，用准确的途径，在准确的时间给予准确的患者。三查：操作前、操作中、操作后查。八对：对床号、姓名、药名、浓度、剂量、用法、时间、药品有效期。

3. 安全正确给药

合理掌握给药次数和时间：应以维持有效血药浓度和发挥最大药效为最佳选择，同时考虑药物的特性及人体的生理节奏。掌握正确的给药方法与技术：不同给药方法有其相应的操作规程，熟练掌握给药技术是护士胜任药疗工作的必备条件，如在抢救患者时，护士运用准确而熟练的静脉注射技术，使药物进入患者体内而迅速发挥疗效，对抢救的成功起着重要的作用。

4. 密切观察反应

药物的治疗作用和不良反应是药物两重性的表现，临床用药的效果正是药物作用两重性的综合体现。训练有素的护士应熟练运用有关的药理知识，观察并记录用药后的反应，持续评估药物的疗效，及时发现药物的不良反应，以便为临床护理及调整治疗计划提供重要依据。

知识拓展 ●●●●

药物的保管

（1）易挥发、潮解或风化的药物，须装瓶，盖紧。如乙醇、过氧乙酸、碘酊、糖衣片、酵母片等。

（2）易被热破坏的某些生物制品和药品，如蛋白制剂、疫苗、益生菌、干扰素等，应置于 2~10℃低温处保存。

（3）易燃、易爆的药物，如乙醇、环氧乙烷等应单独存放，注意密闭并置于阴凉处，远离明火。

（4）易氧化和遇光变质的药物，如维生素 C、氨茶碱、盐酸肾上腺素等，应装在棕色瓶中，或放在避光容器内，放于阴暗处保存。

（5）易过期的药物，如各种抗生素、胰岛素等应定期检查，按有效期时限的先后，有计划地使用，避免浪费。

（6）患者个人专用的贵重或特殊药物，应单独存放，并注明床号、姓名、药物开封日期、时间，并执行交班制度。

二、给药的护理评估

（一）给药前护理评估

给药前必须对患者进行评估，主要了解以下几方面内容。

1. 用药史

了解患者以往用过哪些药物（处方或非处方），是否有效和有无不良反应，是否了解所用药物的相关知识。

2. 过敏史

有无对药物和食物的过敏情况，并予以记录。

3. 基本生理状况

了解患者的年龄、体重、生命体征、意识状况、肝肾功能、胃肠功能，是否处于妊娠、哺乳期以及有无遗传性疾病等。

4. 心理社会因素

了解患者的文化程度、职业、经济状况，对用药的态度、有无药物依赖，患者和家属对用药计划的了解和认知程度等。

5. 所用药物的特性

护士应熟悉药物的特性，以便掌握合适的给药时机与方法，提高疗效，减轻药物的副作用。

（二）给药期间的护理评估

护士在给药过程中，应随时对患者进行评估，以决定是否需调整给药方案或给予必要的指导。

1. 给药方案是否落实

患者是否按时、按量服用药物，方法是否正确等，评估后及时给予必要的指导与帮助，以确保药物治疗达到预期效果。

2. 药物的疗效及毒副反应

护士应随时观察患者用药后原有症状是否缓解，有无过敏性症状、体征或肝肾功能损害的迹象。如有不良反应或症状未能改善，应及时和医生联系，调整给药方案并酌情处理。

3. 患者是否学会自我正确给药

患者出院后需继续用药，护士实施用药指导后，应了解患者及其家属是否掌握相关用药知识，以保证患者出院后药物治疗的连续性与效果。

三、给药方法

（一）口服给药法

口服给药是临床最常用的给药方法，具有方便、经济、安全的特点。药物口服后经胃肠道黏膜吸收进入血液循环，从而发挥局部或全身的治疗作用。不适用于急救、意识不清、呕吐频繁、禁食等的患者。

口服给药时，应根据药物特性进行用药指导。比如：健胃药、增进食欲的药物应饭前服；助消化药宜饭后服；止咳糖浆服后不宜立即饮水；磺胺类药物服后宜多饮水。

（二）雾化吸入法

雾化吸入法是一种以呼吸道和肺为靶器官，应用雾化吸入装置将药液分散成细小的雾滴，经鼻或口吸入呼吸道，达到预防和治疗疾病目的的直接给药方法。

1. 超声雾化吸入法

（1）目的：湿化呼吸道，改善通气功能，预防感染，解除支气管痉挛，治疗肺癌。

（2）常用药物及其作用：①控制呼吸道感染，如庆大霉素、卡那霉素。②解除支气管痉挛，如氨茶碱、沙丁胺醇。③稀化痰液，帮助祛痰，如 α-糜蛋白酶、乙酰半胱氨酸。④减轻呼吸道黏膜水肿，如地塞米松。

（3）方法：①水槽内加入冷蒸馏水；②雾化罐内放入药液，药液稀释至 30～50 mL；③开电源开关，调节雾量大小；④面罩覆盖于患者口鼻部或将口含嘴放入口中。嘱患者紧闭口唇深吸气；⑤使用中发现水槽内水温超过 50℃，须关闭机器调换冷蒸馏水；⑥治疗时间每次 15～20 min；⑦治疗完毕，先关雾化开关，再关电源开关，避免损坏电子管；⑧水槽和雾化罐中忌加温水或热水，只能加冷蒸馏水；需连续使用雾化器，中间应间隔 30 min。

2. 氧气雾化吸入法

（1）目的：消炎、镇咳、祛痰、解痉。

（2）方法：①遵医嘱按照比例将药液稀释，注入雾化器；②雾化器直接接流量表，不使用湿化瓶或湿化瓶内勿放水，以防药液被稀释。调节氧流量达 6～8 L/min；③嘱患者手持雾化器，将吸嘴放入口中紧闭嘴唇深吸气，用鼻呼气，如此反复，直至药液完为止；④吸毕，取出雾化器，关闭氧气开关。清理、消毒用物。雾化罐、螺纹管和口含嘴浸泡 1 h 消毒。

3. 手压式雾化器雾化吸入法

（1）目的：吸入药物以改善通气功能，解除支气管痉挛。主要用于支气管哮喘、喘息性支气管炎的对症治疗。

（2）常用药物：拟肾上腺素类药、氨茶碱或沙丁胺醇等支气管解痉药。

（3）方法：尽可能延长屏气（最好能坚持 10 s 左右），然后呼气，每次 1～2 喷，两次使用间隔时间不少于 3～4 h。

（三）注射术

注射术是将一定量的无菌药液或生物制品用无菌注射器注入体内，使其达到预防、诊断、治疗目的的技术。常用注射术有皮内注射、皮下注射、肌内注射及静脉注射。注射给药药物吸收快，血药浓度迅速升高，吸收的量也较准确，因而适用于需要药物迅速发挥作用、因各种原因不能经口服给药、某些药物易受消化液影响而失效或不能经胃肠道黏膜吸收的情况。注射原则如下。

1. 严格执行查对制度

（1）严格执行"三查八对"，确保药物准确无误注射给患者。

（2）仔细检查药物质量：发现药液有变质、沉淀、混浊，药物超过有效期，安瓿、密闭瓶有裂痕，密闭瓶盖有松动等现象，则不能应用。

（3）注意药物配伍禁忌：需要同时注射几种药物，应确认无配伍禁忌才可备药。

2. 严格遵守无菌操作原则

（1）环境：清洁，无尘埃飞扬，符合无菌操作的基本要求。

（2）操作者：注射前必须洗手，戴口罩，衣帽整洁。

（3）注射器：空筒内壁、乳头、活塞、针尖、针梗必须保持无菌。

（4）注射部位：按要求消毒，并保持无菌。目前临床常用以下两种方法：①用棉签蘸取0.5%碘伏，以注射点为中心，由内向外螺旋式消毒两遍，直径在5 cm以上；②用棉签蘸取碘酊，同法消毒，待碘酊干后，用75%乙醇以同法脱碘，范围大于碘酊消毒面积，待乙醇干后即可注射。皮肤消毒应完全待干后方可注射。

（5）注射药物：药物应现抽现用或现配现用，以免放置时间过长，药物被污染或药物效价降低。已抽取药液的注射器，必须用无菌物品遮盖，不可暴露在空气中。

3. 选择合适的注射器及针头

根据药液量、黏稠度和刺激性的强弱选择合适的注射器和针头，注射器应完整无裂缝，不漏气；针头应锐利，型号合适，无钩，无弯曲、不生锈；注射器和针头的衔接必须紧密；一次性注射器的包装应密封，在有效期内。

4. 选择合适的注射部位

注射部位应避开神经血管处，切勿在有炎症、硬结、瘢痕及患皮肤病处进针。对需长期进行注射的患者，应经常更换注射部位。静脉注射时选择血管应由远心端到近心端。

5. 排尽空气

注射前，应排尽注射器内空气，以免空气进入血管形成空气栓塞。排气时，也应防止药液的浪费。

6. 检查回血

进针后，注射前，应抽动活塞，检查有无回血。静脉注射必须见有回血后方可注入药液。皮下、肌内注射，抽吸无回血，才可注入药液，如有回血，须拔除针头重新进针注射。

7. 严格执行消毒隔离制度，预防交叉感染

注射时，要做到一人一副注射器，一人一根止血带，一人一个垫枕。所有用过的注射器和针头都要先浸泡消毒后，再进行处理。

四、常用注射方法

（一）皮内注射术

皮内注射术是将小量药液或生物制品注射于表皮与真皮之间的技术。

1. 目的

（1）进行药物过敏试验，以观察有无过敏反应。

（2）预防接种。

（3）局部麻醉的起始步骤。

2. 部位

（1）皮内试验：常选用前臂掌侧下段，因该处皮肤较薄，易于注射，且此处皮色较淡，易于辨认局部反应。

（2）预防接种：常选用上臂三角肌下缘部位注射。

（3）需实施局部麻醉处的局部皮肤。

（二）肌内注射术

肌内注射术是将一定量药液注入肌肉组织的技术。人体肌肉组织有丰富的毛细血管网，药液注入肌肉组织后，可通过毛细血管壁进入血液循环，作用于全身，起到治疗作用。

1. 目的

（1）用于不宜或不能静脉注射且要求比皮下注射更快发生药效时。

（2）预防接种疫苗，如百白破疫苗、白破疫苗、乙肝疫苗、脊髓灰质炎灭活疫苗、甲肝灭活疫苗、出血热疫苗等。

2.部位

一般选择肌肉较厚，远离大神经、大血管的部位。如臀大肌、臀中肌、臀小肌、股外侧肌及上臂三角肌，其中最常用的部位是臀大肌。

（1）臀大肌注射定位法：

1）十字法：从臀裂顶点向左或右侧划一水平线，然后从髂嵴最高点作一垂直线，将一侧臀部分为四个象限，选其外上象限并避开内角（内角定位：髂后上棘至大转子连线），即为注射区。

2）连线法：取髂前上棘和尾骨连线的外上三分之一处为注射部位。2 岁以下婴幼儿不宜选用臀大肌注射，因其臀大肌尚未发育好，注射有损伤坐骨神经的危险。

（2）臀中肌、臀小肌注射定位法：以示指尖和中指尖分别置于髂前上棘和髂嵴下缘处，在髂嵴、示指、中指之间构成一个三角形区域，其示指与中指构成的内角为注射区；髂前上棘外侧三横指处（以患者的手指宽度为准）。

（3）股外侧肌注射定位法大腿中段外侧：一般成人可取髋关节下 10 cm 至膝关节上 10 cm，宽约 7.5 cm 的范围。此处大血管、神经干很少通过，且注射范围较广，可供多次注射，尤适用于 2 岁以下幼儿。

（4）上臂三角肌注射定位法：上臂外侧，肩峰下 2 ~ 3 横指处。此区肌肉不如臀部丰厚，只能作小剂量注射。

（三）静脉注射

静脉注射与采血术为自静脉注入无菌药液或抽取血标本的技术。

1.目的

（1）注入药物，用于药物不宜口服、皮下注射、肌内注射或需迅速发挥药效时。

（2）药物因浓度高、刺激性大、量多而不宜采取其他注射方法。

（3）注入药物做某些诊断性检查。

2.部位

（1）四肢浅静脉：常用肘部浅静脉（贵要静脉、肘正中静脉、头静脉），以及腕部、手背、足背部浅静脉。

（2）小儿头皮静脉：目前患儿多采用头皮静脉穿刺法。常用的头皮静脉有：额静脉、颞浅静脉、耳后静脉、枕静脉等。头皮静脉与头皮动脉的鉴别见表 1-12-1。

表 1-12-1　头皮静脉与头皮动脉的鉴别

特征	头皮静脉	头皮动脉
颜色	微蓝	深红或与皮肤同色
搏动	无	有
管壁	薄、易压瘪	厚、不易压瘪
血流方向	多向心	多离心
血液颜色	暗红	鲜红
注药	阻力小	阻力大，局部血管树枝状突起，颜色苍白，患儿疼痛，尖叫

（3）股静脉：股静脉位于股三角区，在股神经和股动脉内侧。

3.特殊患者的静脉穿刺要点

（1）肥胖患者：肥胖者皮下脂肪较厚，静脉位置较深，不明显，但相对固定，注射时，在摸清血管走向后由静脉上方进针，进针角度稍加大（30° ~ 40°）。

（2）水肿患者：可沿静脉解剖位置，用手按揉局部，以暂时驱散皮下水分，使静脉充分显露后再行穿刺。

（3）脱水患者：血管充盈不良，穿刺困难。可作局部热敷、按摩，待血管充盈后再穿刺。

（4）老年患者：老年人皮下脂肪较少，静脉易滑动且脆性较大，针头难以刺入或易穿破血管对侧。注射时，可用手指分别固定穿刺段静脉上下两端，再沿静脉走向穿刺。

知识拓展 ●●●●

静脉注射失败的常见原因

（1）针头未刺入血管内：刺入过浅，或因静脉滑动，针头未刺入血管，表现为抽吸无回血，穿刺部位局部隆起，主诉疼痛。

（2）针头（尖）未完全进入血管内，针头斜面部分在血管内，部分尚在皮下。表现为可抽吸到回血，穿刺部位局部隆起，主诉疼痛。

（3）针头（尖）刺破对侧血管壁：针头斜面部分在血管内，部分在血管外，表现为抽吸有回血，穿刺部位无隆起，主诉疼痛。

（4）针头（尖）穿透对侧血管壁：针头刺入过深，穿透下面的血管壁，表现为抽吸无回血，穿刺部位无隆起，主诉疼痛。

第二节 药物过敏试验法

一、药物过敏反应的特点

药物过敏反应属于异常的免疫反应，药物过敏反应的基本原因是抗原抗体的相互作用。药物过敏反应具有以下特点。

（1）仅发生于用药人群中的少数：显然各种药物引起过敏反应的发生率有高有低，但一般发生于用药人群中的少数人，不具有普遍性。

（2）很小剂量即可发生过敏反应：一旦患者对药物过敏，即使用很小的剂量也足以引起过敏反应，因此可作为与药物中毒反应相鉴别的重要依据。

（3）与正常药理反应或毒性无关：药物过敏反应是在用法、用量都正常的情况下的不正常反应，其临床表现与正常药理反应或毒性反应无关。

（4）一般发生于再次用药：药物过敏反应的发生需有致敏阶段，即过敏源的获得来源于过敏发生前的多次药物接触，因此药物过敏反应通常不发生在首次用药，一般在再次用药后发病。

（5）过敏的发生与体质因素有关：药物过敏反应的发生与过敏体质有关，因此是对某些药物"质"的过敏，而不是"量"的中毒。

二、青霉素过敏试验

青霉素主要用于革兰氏阳性球菌、革兰氏阴性球菌和螺旋体感染的治疗，是目前常用的抗生素之一，具有疗效高，毒性低，但较易发生过敏反应的特点。

（一）皮内试验法

1. 皮内试验液的配制及试验方法

（1）皮内试验液的配制：通常以每毫升含青霉素 500 U 的皮肤试验液为标准，注入剂量为 0.1 mL，含青霉素 50 U。下面以青霉素钠 80 万 U 为例，介绍皮肤试液的配制方法。见表 1-12-2。

表 1-12-2 青霉素皮内试验配制方法

青霉素钠	加 0.9% 氯化钠注射液 /mL	每毫升药液青霉素钠含量 /U	要点与说明
80 万 U	4	20 万	用 5 mL 注射器
取上液 0.1 mL	0.9	2 万	以下用 1 mL 注射器
取上液 0.1 mL	0.9	2000	每次配制时均需将溶液摇匀
取上液 0.25 mL	0.75	500	配制完毕，妥善放置，立即使用

（2）试验方法：皮内注射青霉素试验液0.1 mL（含青霉素50 U）成一皮丘，20 min 后观察结果。

2. 皮内试验结果判断

（1）阴性：皮丘无改变，周围不红肿，无红晕，无自觉症状。

（2）阳性：局部皮丘隆起，出现红晕硬块，直径大于 1 cm，或周围出现伪足，有痒感。严重时可有头晕、心慌、恶心，甚至出现过敏性休克。阳性临床表现如下。

1）过敏性休克：多在用药后 5 ~ 20 min 内，甚至在用药后数秒内产生，既可发生于青霉素皮内过敏试验过程中，也可发生于初次肌内注射或静脉注射时（皮内过敏试验结果阴性），甚至也有极少数患者发生于连续用药的过程中。临床表现有：①呼吸道阻塞症状：由喉头水肿、支气管痉挛和肺水肿引起，表现为胸闷、气促、哮喘、呼吸困难等；②循环衰竭症状：由于周围血管扩张导致有效循环血量不足引起，表现为面色苍白、冷汗、发绀、脉细弱、血压下降等；③中枢神经系统症状：由脑组织缺氧引起，表现为头晕眼花、四肢麻木、意识丧失、抽搐、大小便失禁等。

2）血清病型反应：临床表现和血清病相似，有发热、关节肿痛、皮肤发痒、荨麻疹、全身淋巴结肿大、腹痛等。

3）各器官或组织的过敏反应：①皮肤过敏反应：主要有瘙痒、荨麻疹，严重者发生剥脱性皮炎；②呼吸道过敏反应：可引起哮喘或促发原有的哮喘发作；③消化系统过敏反应：可引起过敏性紫癜，以腹痛和便血为主要症状。

（二）过敏性休克的急救措施

一旦发生过敏性休克必须争分夺秒、迅速及时、就地急救。

（1）立即停药，患者就地平卧，进行抢救。

（2）立即皮下注射 0.1% 盐酸肾上腺素 0.5 mL，小儿按 0.01 mg/kg 体重计算（单次最大剂量 0.3 mL）。此药是抢救过敏性休克的首选药物，具有收缩血管、增加外周阻力、提升血压、兴奋心肌、增加心输出量及松弛支气管平滑肌的作用。如症状不缓解，可每隔 15 min 重复皮下或深部肌内注射该药 0.5 mL，直至脱离危险。如发生心搏骤停立即行胸外心脏按压术。

（3）维持呼吸：给予氧气吸入。呼吸受抑制时，按医嘱肌内注射尼可刹米或洛贝林等呼吸兴奋剂。喉头水肿导致窒息时，应尽快施行气管切开。

（4）抗过敏：根据医嘱，静脉注射地塞米松 5 ~ 10 mg 或将氢化可的松琥珀酸钠 200 ~ 400 mg加入 5% ~ 10% 葡萄糖溶液 500 mL 内静脉滴注，应用抗组胺类药物，如肌内注射盐酸异丙嗪 25 ~ 50 mg 或苯海拉明 40 mg。

（5）补充血容量：静脉滴注 10% 葡萄糖溶液或平衡液扩充血容量。如血压下降不回升，可按医嘱加入多巴胺或去甲肾上腺素静脉滴注。

（6）在救治过程中，严密监控心率、血压、呼吸及血氧饱和度。

（7）患者经救治脱离危险后，应留院观察至少 12 h。密切观察病情，记录患者生命体征、神志和尿量等病情变化；不断评价治疗与护理的效果，为进一步处置提供依据。

三、头孢菌素（先锋霉素）过敏试验

（1）皮内试验液的配制：取先锋霉素 0.5 g，加生理盐水 10 mL，稀释为每毫升 50 mg。取 0.1 mL，加生理盐水至 10 mL（0.5 mg/mL）取得。

（2）试验方法：取皮内试验液 0.05 ~ 0.1 mL（含 0.025 ~ 0.05 mg），皮内注射，20 min后观察结果。

四、破伤风抗毒素（TAT）过敏试验

1. 皮内试验液的配制及试验方法

（1）皮内试验液的配制：用 1 mL 注射器吸取 TAT 药液（1500 U/mL）0.1 mL，加生理盐

水稀释至 1 mL（1 mL 内含 TAT 150U），即可供皮试使用。

（2）试验方法：取破伤风抗毒素试验液 0.1 mL（内含 TAT 15U），做皮内注射，20 min 后观察结果。

2. 皮内试验结果判断

（1）阴性：局部皮丘无变化，全身无反应。

（2）阳性：局部皮丘红肿硬结，直径大于 1.5 cm，红晕范围直径超过 4 cm，有时出现伪足、痒感。全身反应同青霉素过敏全身反应。

当试验结果不能肯定时，应在另一手的前臂内侧用生理盐水做对照试验。对照试验为阴性者，可将余液 0.9 mL 做肌内注射。对照试验结果为阳性者，须用脱敏注射法，见表 1-12-3。

表 1-12-3　破伤风抗毒素脱敏注射法

次数	TAT（mL）	生理盐水（mL）	注射法
1	0.1	0.9	肌内注射
2	0.2	0.8	肌内注射
3	0.3	0.7	肌内注射
4	余量	稀释至 1 mL	肌内注射

每隔 20 min 注射 1 次，每次注射后均需密切观察。在脱敏过程中，如发现患者有全身反应，如气促、发绀、荨麻疹或过敏性休克应立即停止注射，并迅速对症处理。如反应轻微，待反应消退后，酌情将注射的次数增加，剂量减少，以达到顺利注入全量的目的。

五、普鲁卡因过敏试验

（1）皮内试验方法：取 0.25% 普鲁卡因液 0.1 mL（0.25 mg）做皮内注射，20 min 后观察试验结果。

（2）其余同青霉素。

六、链霉素过敏试验

1. 皮内试验液的配制

皮内试验液为 2500 U/mL 的链霉素等渗盐水，皮内试验的剂量为 0.1 mL（含 250 U），具体配制方法如下：

（1）链霉素 1 瓶为 1 g（100 万 U），用生理盐水 3.5 mL 溶解后为 4 mL，每 mL 含 0.25 g（25 万 U）。

（2）取 0.1 mL 加生理盐水至 1 mL，每毫升含 2.5 万 U。

（3）取 0.1 mL 加生理盐水至 1 mL，每毫升含 2500 U。

2. 试验方法

取链霉素试验液 0.1 mL（含 250 U）做皮内注射，观察 20 min 后判断结果。

3. 结果判断

参见前述青霉素结果判断。

4. 过敏反应的临床表现

同青霉素过敏反应，但较少见，轻者表现为发热、皮疹、荨麻疹；重者表现为过敏性休克。毒性反应有全身麻木、肌肉无力、抽搐、眩晕、耳鸣、耳聋等。

5. 过敏反应的急救措施

同青霉素。另外患者若有抽搐，可用 10% 葡萄糖酸钙静脉缓慢推注，小儿酌情减量；因钙离子可与链霉素结合，从而减轻链霉素的毒性症状。若患者有肌肉无力、呼吸困难，宜用新斯的明 0.5 ~ 1 mg 皮下注射，必要时可给予 0.25 mg 静脉注射。

第十三章　静脉输液和输血法

◇ 知识框架

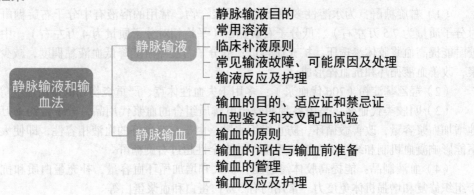

◇ 知识解读

第一节　静脉输液

一、静脉输液目的

静脉输液是利用大气压和液体静压形成的输液系统内压高于人体静脉压的原理，将大量无菌溶液或药液直接输入静脉的技术。目的有以下几方面。

（1）补充水和电解质、维持酸碱平衡。常用于各种原因的失水、酸碱平衡紊乱者，或因某些原因不能进食者，如腹泻、剧烈呕吐、大手术后。

（2）增加血容量，维持血压，改善微循环。常用于治疗严重烧伤、大出血、休克等。

（3）输入药液达到解毒、控制感染、利尿和治疗疾病的目的。常用于中毒、各种感染、脑及各种组织水肿，以及各种需经静脉输入药物的治疗。

（4）补充营养，供给热量，促进组织修复，增加体重，获得正氮平衡。常用于慢性消耗性疾病、胃肠道吸收障碍、不能经口进食如昏迷、口腔疾病等患者。

二、常用溶液

（一）晶体溶液

晶体溶液的分子量小，在血管内存留时间短，对维持细胞内外水分的相对平衡，纠正体内的水、电解质失调效果显著。

（1）葡萄糖溶液：用于补充热量和水分、减少组织分解，防止酮体产生，减少蛋白消耗及促进钾离子进入细胞内。常用 5% 葡萄糖溶液或 10% 葡萄糖溶液，常用作静脉给药的载体和稀释剂。

（2）等渗电解质溶液：常用的含钠溶液包括 0.9% 氯化钠溶液、复方氯化钠溶液（林格等渗溶液）、5% 葡萄糖氯化钠溶液。

（3）碱性溶液：用于纠正酸中毒，维持酸碱平衡。常用的溶液有 5% 碳酸氢钠溶液、1.4% 碳酸氢钠溶液、11.2% 乳酸钠溶液和 1.84% 乳酸钠溶液。

（4）高渗溶液：用于利尿脱水，可迅速提高血浆渗透压，回收组织水分进入血管内，消除水肿；可降低颅内压，改善中枢神经系统的功能。常用溶液有 20% 甘露醇、25% 山梨醇、25% ~ 50% 葡萄糖溶液等。

（二）胶体溶液

胶体溶液的分子量大，在血液内存留时间长，能有效维持血浆胶体渗透压，增加血容量，改善微循环，提高血压。

（1）右旋糖酐：为水溶性多糖类高分子聚合物，常用的溶液有中分子右旋糖酐（平均相对分子质量为 7.5 万左右）、低分子右旋糖酐（平均相对分子质量为 4 万左右）。中分子右旋糖酐能提高血浆胶体渗透压，扩充血容量；低分子右旋糖酐能降低血液黏稠度，减少红细胞凝聚，改善血液循环和抗血栓形成。

（2）羟乙基淀粉（706 代血浆）：多用于失血性休克、严重烧伤和低蛋白血症等。

（3）明胶类代血浆：是由各种明胶与电解质组合的血浆代用品，分子量约 1 万，能有效地增加血浆容量，改善微循环，防止组织水肿，由于它有良好的血液相容性，即使大量输注也不能影响凝血机制和纤维蛋白溶解系统，故安全性超过右旋糖酐。

（4）血液制品：能提高胶体渗透压，扩大和增加循环血容量，补充蛋白质和抗体，有助于组织修复和增强机体免疫力。常用的有 5% 白蛋白和血浆蛋白等。

三、临床补液原则

（1）"先晶后胶、先盐后糖"：补充血容量通常先采用晶体液（平衡溶液）。

（2）"先快后慢"：早期输液速度应快，以初步纠正体液失衡，待病情基本稳定后逐步减慢。

（3）"宁少勿多"：一般先初步纠正失液，然后 1 ~ 2 日内继续补液直至完全纠正。监测每小时尿量和尿比重，估计补液量是否足够。当每小时尿量为 30 ~ 40 mL，相对密度为 1.018 时，说明补液量恰当。

（4）"补钾四不宜"：静脉补钾时不宜过早，见尿补钾；不宜过浓，不超过 0.3%；不宜过快，成人每分钟 30 ~ 40 滴；不宜过多，成人每日总量不超过 5 g，小儿每日 0.1 ~ 0.3 g/kg。

> **知识拓展** ●●●●
>
> **输液滴注速度与时间的计算**
>
> 1. 已知每分钟滴数与液体总量，计算输液所需时间
>
> 输液时间（小时）＝液体总量（毫升）× 点滴系数 /[每分钟滴数 ×60（分钟）]
>
> 2. 已知液体总量与计划需用时间，计算每分钟滴数
>
> 每分钟滴数＝液体总量（毫升）× 点滴系数 /[输液时间（分钟）]

四、常见输液故障、可能原因及处理

（一）液体不滴

（1）针头滑出血管外：液体注入皮下组织，局部肿胀、疼痛，应另选血管重新穿刺。

（2）针头斜面紧贴血管壁：液体输入不畅，可调整针头位置或适当变换肢体位置，直到滴注通畅为止。

（3）压力过低：滴液缓慢，输液瓶位置过低所致，可适当抬高输液瓶位置。

（4）静脉痉挛：滴液不畅，但有回血抽出，可局部热敷缓解痉挛。

（5）针头阻塞：滴液不畅，又无回血抽出时，应考虑针头阻塞，此时切忌强行挤压导管或冲洗，应更换针头，另行穿刺。

（二）茂菲滴管内液面过高

滴管侧壁无调节孔者，可将输液瓶从输液架上取下，倾斜液体面，使输液导管插入瓶内的针头露出液面上，但需保持输液导管点滴通畅，必要时用手挤压输液导管上端，瓶内空气即进入输液导管内，茂菲滴管内液面缓缓下降，直至滴管露出液面，再挂于输液架上，继续进行输液。

（三）茂菲滴管内液面过低

滴管侧壁无调节孔者，可夹住滴管下端的输液导管，挤压茂菲滴管，待滴管液面升至适当水平时，松开下端输液导管即可。

（四）茂菲滴管内液面自行下降

输液过程中若茂菲滴管内液面自行下降，应检查上端输液管和茂菲滴管有无漏气或裂隙，必要时更换输液管。

五、输液反应及护理

（一）发热反应

1. 症状

多发生于输液后数分钟至 1 h。患者表现为发冷、寒战和高热。

2. 护理措施

（1）输液前认真检查药液质量，输液器包装及灭菌日期、有效期，严格无菌技术操作。

（2）反应轻者，立即减慢点滴速度，通知医生，同时注意观察体温变化。

（3）对高热患者给予物理降温，观察生命体征，必要时遵医嘱给予抗过敏药物或激素治疗。

（4）反应严重者，应立即停止输液，保留剩余溶液和输液器，送检验室进行微生物培养，查找反应原因。

（二）循环负荷过重反应

1. 症状

患者突然出现呼吸急促、胸闷、面色苍白、出冷汗，心前区有压迫感或疼痛、咳嗽、咳粉红色泡沫样痰，严重时粉红色泡沫样痰液可由口鼻涌出，听诊肺部布满湿啰音，心率快，心律不齐。

2. 护理措施

（1）输液过程中，密切观察患者情况，对老年人、儿童、心肺功能不良的患者，应控制滴注速度不宜过快，液量不可过多。

（2）出现上述症状，立即停止输液并通知医生，进行紧急处理。如病情允许协助患者取端坐位，双腿下垂，以减少下肢静脉回流，减轻心脏负荷。

（3）给予高流量氧气吸入（氧流量为 6 ~ 8 L/min），以提高肺泡内氧分压，增加氧的弥散，改善低氧血症；在湿化瓶内盛 20% ~ 30% 乙醇溶液，以减低肺泡内泡沫的表面张力，使泡沫破裂消散，从而改善肺部气体交换，减轻缺氧状态。

（4）必要时进行四肢轮扎，用止血带或血压计袖带适当加压四肢，以阻断静脉回流，但加压时要确保动脉血仍可通过。每 5 ~ 10 min 轮流放松一个肢体上的止血带，待病状缓解后，逐渐解除止血带。

（5）遵医嘱给予镇静剂、平喘、强心、利尿和扩血管药物，以舒张周围血管，加速液体排出，减少回心血量，减轻心脏负荷。

（6）安慰患者，解除患者的紧张情绪。

（三）静脉炎

1. 症状

沿静脉走向出现条索状红线，局部组织发红、肿胀、灼热、疼痛，有时伴有畏寒、发热等全身症状。

2. 护理措施

（1）严格执行无菌操作，对血管壁有刺激性的药物应充分稀释后再应用，并减慢滴速，防止药物漏出血管外，有计划地更换输液部位，以保护静脉。

（2）停止在此部位输液，抬高患肢并制动，局部用 95% 乙醇或 50% 硫酸镁溶液湿敷（早期冷敷，晚期热敷），每日 2 次，每次 20 min，也可用中药外敷（金黄散加醋调成糊状局部外敷）。

（3）超短波理疗，每日 1 次，每次 10 ~ 20 min。

（4）如合并感染，根据医嘱用抗生素治疗。

（四）空气栓塞

1. 症状

患者感到异常不适，胸骨后疼痛，出现呼吸困难和严重发绀，有濒死感。听诊心前区，可闻及响亮的、持续的"水泡声"，心电图呈现心肌缺血和急性肺源性心脏病的改变。

2. 护理措施

（1）输液前输液导管内空气要绝对排尽。

（2）输液中加强巡视，发现故障及时处理，及时更换输液瓶或添加药物；输液完毕及时拔针，加压输液时专人守护。

（3）拔除较粗、近胸腔的深静脉导管时，必须严密封闭穿刺点。

（4）发现上述症状，立即置患者于左侧头低足高卧位，此体位在吸气时可增加胸内压力，减少空气进入静脉，同时使肺动脉的位置处于右心室的下部，气泡则向上漂移到右心室，避开了肺动脉入口。由于心脏舒缩，空气被振荡成泡沫，分次小量进入肺动脉内，逐渐被吸收。

（5）给予高流量氧气吸入，提高患者的血氧浓度，纠正严重缺氧状态。

（6）有条件者可通过中心静脉导管抽出空气。

（7）严密观察患者病情变化，有异常及时对症处理。

（五）液体外渗

1. 症状

局部组织肿胀、苍白、疼痛，输液不畅，如药物有刺激性或毒性，可引起严重的组织坏死。

2. 护理措施

（1）牢固固定针头，避免移动；减少输液肢体的活动。

（2）经常检查输液管是否通畅，特别是在加药之前。

（3）发生液体外渗时，应立即停止输液，回抽药液，尽量减少药液在组织内残留。

（4）抬高患肢以减轻水肿，促进静脉回流和渗出液的吸收，减轻疼痛和水肿。

第二节 静脉输血

一、输血的目的、适应证和禁忌证

（一）目的

（1）补充血容量，增加有效循环血量，提高血压，增加心输出量。

（2）纠正贫血，增加红细胞、血红蛋白含量，提高红细胞携氧能力，改善组织器官的缺氧状况。

（3）补充抗体和补体，增加机体抵抗力，提高机体抗感染能力。

（4）补充凝血因子和血小板，改善凝血功能，有助于止血。

（5）补充血浆蛋白，维持胶体渗透压，减少组织渗出和水肿，保持有效循环血量。

（6）排除有害物质。

（二）适应证

（1）出血：各种原因引起的出血，成人一次出血量在 500 mL 以内不需输血，大量出血超过 1000 mL 者，应及时输血，补充血容量，预防和治疗休克。

（2）贫血、低蛋白血症：血液系统疾病引起的严重贫血及某些慢性消耗疾病的患者，或严重的烧伤引起的低蛋白血症等。

（3）严重感染：如细胞或体液免疫缺乏的患者、感染性休克患者等。

（4）各种出血性疾病导致的凝血异常，如血友病等。

（5）一氧化碳中毒、苯酚等化学物质中毒。

（6）溶血性输血反应、重症新生儿溶血病等。

（三）禁忌证

对急性肺水肿、肺栓塞、充血性心力衰竭、恶性高血压、真性红细胞增多症者应禁忌输血。肾功能不全的患者输血应慎重。

二、血型鉴定和交叉配血试验

交叉配血试验是检验受血者与献血者之间有无不相合抗体。将受血者血清和供血者红细胞混合（直接交叉配血试验），再将供血者血清和受血者红细胞混合（间接交叉配血试验），结果必须无凝集现象，方可进行输血。无论直接还是间接交叉配血试验，只要有一项发生凝集就表示血型不合，不能输血。

三、输血的原则

（1）无论输全血或输成分血，均应采用同型血。

（2）患者如果需要再次输血，必须重复做交叉配血试验，以排除机体已产生抗体。

（3）在紧急情况下，如无同型血，则可用 O 型血输给他人，AB 型者可接受其他血型血，但直接交叉配血试验应不凝集，而间接交叉配血试验可有凝集。

四、输血的评估与输血前准备

（一）输血的评估

护士应认识输血的重要性，通过对病史、生理和心理的评估，描述患者潜在的和现在的问题，从而明确护理诊断。

（1）病史：主要包括评估患者的年龄、疾病诊断、需要输血的场所和原因，所需血液制品的种类和数量，输血反应史以及输血所需的必备条件等。

（2）生理方面：输血前应测量患者基础生命体征，并做好记录。还应评估穿刺部位皮肤和血管状况，根据病情、输血量、患者年龄选用静脉，一般采用四肢浅静脉，急需输血时采用肘部静脉，周围循环衰竭时，采用颈外静脉和锁骨下静脉。

（二）输血前准备

（1）备血：根据医嘱抽取患者血标本 2 mL，与填写完整的输血申请单和配血单，一起送血库，作血型鉴定和交叉配血试验。

（2）取血：根据输血医嘱，凭提血单到血库取血，和血库工作人员共同认真作好"三查八对"。三查：血的有效期、血的质量、输血装置是否完好。血的质量检查，应注意确认：①血袋完整无损漏和裂缝；②库存血一般可分两层，上层为淡黄色的血浆，下层为暗红色的红细胞，两者边界清楚，无红细胞溶解；③血液无变色、浑浊，无血凝块、气泡和其他异常物质。然后，护士在配血单上签名后方可提血。八对：核对床号、姓名、病区、住院号、血袋号、血型、交叉配血试验结果、血的种类和血量。

（3）取血后：血液取出后，勿剧烈震荡，以免红细胞大量破坏造成溶血。如为库存血，可在室温下放置 15 ~ 20 min 后再输入。切勿加温，以免血浆蛋白凝固变性，引起反应。

（4）核对：输血前，需两人再次核对一遍，确定无误并检查血液无凝块后方可输血。

（5）知情同意：输血前，患者应该理解并同意接受输血，签署知情同意书。

五、输血的管理

（1）血液必须保存在指定的血库冰箱内，温度应保持在4℃。保存温度不当可能导致血细胞破坏或细菌感染。血液自血库取出应在30 min内输入，若输血延迟，必须将血液归还血库保存。

（2）严格遵守无菌操作原则和技术规程。

（3）严格执行查对制度。

（4）根据医嘱进行输血，应向患者解释输血的过程，要求患者及时报告不良反应。

（5）输注两个以上供血者的血液时，应间隔输入少量等渗盐水，避免产生免疫反应。

（6）输入血液中不可加入其他药品和高渗性或低渗性溶液，以防血液凝集或溶血。

（7）输血过程中密切观察输血部位有无异常，保持输血的通畅。

（8）输血过程中密切观察输血反应，尤其是输血开始后15 min内，护士应监测患者的生命体征和皮肤变化，密切观察有无先兆输血反应的症状和体征，并及时处理，若出现严重的输血反应，立即停止输血，输入生理盐水，余血和输血器送血库，分析原因，并通知医生。

六、输血反应及护理

（一）发热反应

发热反应是输血中最常见的反应，发生率为2%～10%，多见于输血开始后1～2 h内。

1. 症状

患者常有畏寒或突发寒战，高热（体温可达38～41℃），伴有皮肤潮红、头痛、恶心、呕吐和肌肉酸痛等。轻者持续1～2 h即可缓解，体温逐渐降至正常。

2. 护理措施

（1）预防：严格管理血库保养液和输血用具，有效预防致热原，严格执行无菌操作；选择一次性输血器。

（2）处理：反应轻者减慢输血速度，症状可自行缓解；反应严重者立即停止输血，密切观察生命体征，通知医生并给予对症处理，如高热时给予物理降温，必要时遵医嘱给予解热镇痛药物和抗过敏药物。将输血装置、剩余血连同贮血袋送检。

（二）过敏反应

1. 症状

过敏反应多发生于输血后期或即将结束时，反应轻重不一。

（1）轻度反应：出现皮肤瘙痒，局部或全身出现荨麻疹。

（2）中度反应：血管神经性水肿，多见于颜面部，表现为眼睑、口唇高度水肿，也可发生喉头水肿，表现为呼吸困难，两肺可闻及哮鸣音。

（3）重度反应：过敏性休克。

2. 护理措施

（1）预防：①正确管理血液和血制品；②选用无过敏史的供血者；③供血者在采血前4 h内不宜吃高蛋白和高脂肪的食物，宜清淡饮食或饮糖水，以免血中含有过敏物质；④对有过敏史者，输血前根据医嘱给予抗过敏药物。

（2）护理：按反应轻重给予处理：①轻者减慢输血速度，给予抗过敏药物，继续观察。严重者立即停止输血，保持静脉通路，输入生理盐水；②根据医嘱给予抗过敏药物和激素，如异丙嗪、氢化可的松或地塞米松等，皮下注射1∶1000肾上腺素0.5～1 mL；③监测生命体征；④呼吸困难者给予吸氧，严重喉头水肿者协助医生行气管切开，如出现休克，进行抗休克治疗，必要时进行心肺复苏。

（三）溶血反应

溶血反应是受血者或供血者的红细胞发生异常破坏而溶解，引起的一系列临床症状，是最严重的输血反应，可分为急性／速发型溶血反应和慢性／迟发型溶血反应。

1.急性／速发型溶血反应

（1）症状：共分3个阶段。

第一阶段：受血者血清中的凝集素与输入血中红细胞表面的凝集原发生凝集反应，使红细胞凝集成团，阻塞部分小血管。患者出现头部胀痛，面部潮红，恶心、呕吐，心前区压迫感，四肢麻木，腰背部剧烈疼痛等反应。

第二阶段：凝集的红细胞发生溶解，大量血红蛋白释放到血浆中，出现黄疸和血红蛋白尿（尿呈酱油色），同时伴有寒战、高热、呼吸困难、发绀和血压下降等。

第三阶段：一方面，大量血红蛋白从血浆进入肾小管，遇酸性物质后形成结晶，阻塞肾小管。另一方面，由于抗原、抗体的相互作用，又可引起肾小管内皮缺血、缺氧而坏死脱落，进一步加重了肾小管阻塞，导致急性肾衰竭，表现为少尿或无尿、管型尿和蛋白尿、高钾血症、酸中毒，严重者可致死亡。

（2）护理措施：

1）预防：①认真做好血型鉴定与交叉配血试验；②输血前认真查对，杜绝差错事故的发生；③严格遵守血液保存规则，不可使用变质血液。

2）处理：①立即停止输血，并通知医生。②给予氧气吸入，建立静脉通道，遵医嘱给予升压药或其他药物治疗。③将剩余血、患者血标本和尿标本送化验室进行检验。④双侧腰部封闭，并用热水袋热敷双侧肾区，解除肾小管痉挛，保护肾脏。⑤碱化尿液，静脉注射碳酸氢钠，增加血红蛋白在尿液中的溶解度，减少沉淀，避免阻塞肾小管。⑥严密观察生命体征和尿量，插入导尿管，检测每小时尿量，并做好记录。若发生肾衰竭，行腹膜透析或血液透析治疗。⑦若出现休克症状，应进行抗休克治疗。⑧心理护理，安慰患者，消除其紧张、恐惧心理。

2.慢性／迟发型溶血反应

一般为血管外溶血，多由Rh因子所致溶血。临床所见Rh系统血型反应中，绝大多数是由D抗原与其相应的抗体所致，释放出游离血红蛋白转化为胆红素，在肝脏迅速被分解，通过消化道排出体外。血管外溶血一般在输血后一周或更长时间出现，体征较轻，有轻度发热伴乏力、血胆红素升高。此类患者查明原因，确诊后，尽量避免再次输血。

（四）与大量输血有关的反应

1.循环负荷过重

（1）症状：患者表现为咳嗽、呼吸困难、头痛、颈静脉怒张、肺充血、听诊肺部湿啰音、心动过速。

（2）护理措施：为预防循环负荷过重，应根据患者临床状况调整输血的量和滴速。一旦发生，应进行以下处理：①通知医生，减慢输血速度或停止输血；②监测生命体征；③双下肢下垂；④根据医嘱给予吸氧、利尿剂和镇静剂等药物。

2.出血倾向

（1）症状：患者表现为伤口渗血、皮肤出血、牙龈出血、静脉穿刺点出血，严重者出现血尿。

（2）护理措施：①密切观察患者有无出血现象；②在输入3～5个单位库存血时，应间隔输入1个单位的新鲜血液；③根据凝血因子缺乏情况补充有关成分。

3.枸橼酸钠中毒反应

（1）症状：患者出现手足抽搐，血压下降，心率缓慢，心电图Q－T间期延长，心室纤维颤动，甚至发生心搏骤停。

（2）护理措施：在输入库存血1000 mL时，须静脉注射10%葡萄糖酸钙10 mL，预防发生低血钙。

4.其他

如空气栓塞，细菌污染反应，体温过低以及输血传染的疾病（病毒性肝炎、疟疾、艾滋病）等。严格把握采血、贮血和输血操作的各个环节，是预防上述反应的关键。

第十四章 冷热疗法

◇ **知识框架**

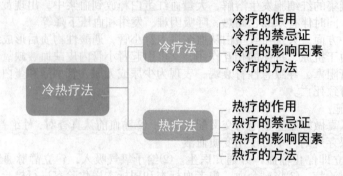

◇ **知识解读**

第一节 冷疗法

一、冷疗的作用

（1）控制炎症扩散和化脓：冷使皮肤血管收缩，局部血流减少、减慢，降低细胞新陈代谢和微生物的活力。适用于炎症早期的患者。

（2）减轻局部充血和出血：冷使毛细血管收缩，血流量减少，血流速减慢，血液黏度增加，有助于血液凝固而控制出血。

（3）减轻疼痛：抑制细胞活动，降低神经末梢的敏感性而减轻疼痛。

（4）降温：通过传导、蒸发等物理作用来降低体温。

二、冷疗的禁忌证

（1）局部血液循环障碍：休克、大面积受损、微循环明显障碍的患者不宜用冷。

（2）慢性炎症或深部有化脓性病灶：冷疗使毛细血管收缩，血流减少，影响伤口愈合及炎症吸收。

（3）对冷过敏：对冷过敏者使用冷疗可出现红斑、荨麻疹、关节疼痛、肌肉痉挛等过敏症状。

（4）组织损伤、破裂或有开放性伤口处：冷疗会降低血液循环，增加组织损伤的风险，影响伤口愈合，尤其是大范围组织损伤，应禁止用冷疗。

（5）慎用冷疗法的情况：昏迷、感觉异常、关节疼痛、心脏病、哺乳期产妇胀奶、婴幼儿、年老体弱者等应慎用冷疗法。

（6）禁忌用冷的部位：包括枕后、耳廓、阴囊（防止冻伤）、心前区（防止引起反射性心率减慢、心律失常）、腹部（防止腹泻）、足底（防止引起反射性冠状动脉收缩）。

三、冷疗的影响因素

（1）冷疗的方式：湿法比干法效果好。

（2）冷疗的部位：颈部、腋下、腹股沟等体表较大的血管流经处冷疗效果较好。

（3）冷疗面积：冷效应用和冷面积成正比。高热患者降温宜选用全身用冷或大动脉部位用冷，局部出血者应在局部置冰袋。

（4）冷疗时间：用冷时间一般为 10 ~ 30 min，时间过长可引起不良反应。

（5）温度差：冷疗的温度与体表皮肤的温度相差越大，机体对冷刺激的反应越强，反之越弱。

（6）个体差异：年老患者，对冷疗刺激反应比较迟钝；婴幼儿对冷疗反应较为强烈；女性患者对冷较男性敏感。

四、冷疗的方法

（1）局部用冷法及注意事项：包括冰袋或冰囊、冰槽与冰帽、冷湿敷法。在进行局部用冷时应注意观察用冷部位的血液循环状况，如出现皮肤苍白、青紫或麻木立即停止用冷。用冷时间最长不超过 30 min。如为降温，使用 30 min 后需测体温，并记录。

（2）全身用冷的方法及注意事项：包括乙醇擦浴和温水擦浴。乙醇擦浴使用的浓度为25% ~ 30%。温水擦浴使用32 ~ 34℃的温水。腋下、腹股沟、肘窝等大血管处应多停留以利散热。一般擦浴时间为 15 ~ 20 min。禁擦枕后、胸前、腹部和足底，以免引起不良反应。擦浴后 30 min 测量并记录体温，如体温降至39℃下，应取下头部冰袋。

第二节　热疗法

一、热疗的作用

（1）促进炎症的消散和局限：局部血管扩张，血流速度加快，利于组织中毒素排出；增加血流量，加快新陈代谢，增强白细胞的吞噬功能。在后期可因白细胞释放蛋白溶解酶，溶解坏死组织，从而使炎症局限。

（2）缓解疼痛：降低痛觉神经的兴奋性，改善血液循环，减轻炎性水肿，加速致痛物质的排出及渗出物的吸收，从而解除局部神经末梢的压力。还可以使肌肉、肌腱和韧带等组织松弛，缓解肌肉痉挛、关节强直引起的疼痛。

（3）减轻深部组织充血。

（4）使体温上升。

二、热疗的禁忌证

（1）急腹症未明确诊断前：以防用热后缓解疼痛，掩盖病情而贻误诊断和治疗。

（2）面部危险三角区感染时：因该处血管分布丰富，且与颅内海绵窦相通，用热后血流加快，细菌及毒素进入血循环，促进炎症扩散，造成颅内感染。

（3）各种脏器内出血：因用热使局部血管扩张，增加脏器的血流量和血管的通透性而加重出血。

（4）软组织挫伤、扭伤早期（48 h 内）：以防用热后血流加快而加重皮下出血、肿胀、疼痛。

（5）治疗部位有金属移植物者。

三、热疗的影响因素

（1）用热方式：湿热疗效比干热强。

（2）热疗部位。

（3）热疗面积。

（4）热疗时间：用热时间一般为 10 ~ 30 min，时间过长易引起不良反应。

（5）温度差。

（6）个体差异。

四、热疗的方法

1.干热法

（1）热水袋：温度 60 ~ 70℃。水灌至热水袋容积的 1/2 ~ 2/3 处，用热时间 30 min。对婴幼儿、老年人、昏迷、末梢循环不良、麻醉未清醒、感觉障碍的患者，热水袋的温度应调至50℃以内。在使用过程中，如发现皮肤潮红，应立即停止使用。

（2）红外线灯：一般灯距为 30 ~ 50 cm。每次照射时间为 20 ~ 30 min。照射面颈部、胸部的患者，应注意保护眼睛。照射过程中，如皮肤出现紫红色，应立即停止照射。

2.湿热法

（1）热湿敷：热湿敷时间为 15 ~ 20 min，每 3 ~ 5 min 更换敷垫一次。对伤口进行热疗时应按无菌技术操作处理伤口。

（2）温水坐浴：水温为 40 ~ 45℃，时间为 15 ~ 20 min。坐浴过程中随时观察患者面色、脉搏等，如患者主诉头晕、乏力等，应立即停止坐浴。女患者在月经期、妊娠末期、产后两周内及阴道出血、盆腔器官有急性炎症时，不宜坐浴。

第十五章 标本采集

◇ 知识框架

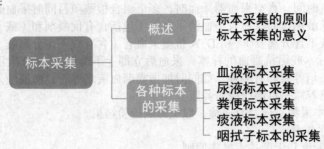

◇ 知识解读

第一节 概 述

一、标本采集的原则

标本采集的原则：遵照医嘱、充分准备、严格查对、正确采集、及时送检。

二、标本采集的意义

（1）协助明确疾病诊断。
（2）推测病程进展。
（3）制订治疗措施的依据。
（4）判断病情变化的依据。

第二节 各种标本的采集

一、血液标本采集

1.采集目的
（1）全血标本：主要用于对血细胞成分的检查。如血细胞计数和分类、形态学检查等。
（2）血浆标本：主要用于凝血因子测定和游离血红蛋白以及部分临床生化检查。如内分泌激素、血栓等检查。
（3）血清标本：主要用于大部分临床生化检查和免疫学检查。如测定肝功能、血清酶、脂类、电解质等。
（4）血培养标本：主要用于培养检测血液中的病原菌。
2.注意事项
（1）严格执行查对制度及无菌技术操作原则。
（2）采血时间：①空腹采血：血液生化检验一般要求早晨空腹安静时采血；②定时采血：为了解有昼夜节律性变动的指标，应定时采血，即在规定的时间段内采集标本。如口服葡萄糖耐量试验、药物血浓度监测、激素测定等应定时采血。血样采集应在不服药期间进行，如在早晨服药前。

（3）采血部位：①外周血：成人通常选取左手无名指指腹采血；婴儿可从大脚趾或脚跟取血；为烧伤患者采血，应选择皮肤完整处。②静脉血：成人通常取肘部静脉，肥胖者可用腕背静脉；婴儿常用颈部静脉、股静脉等，刚出生的婴儿可收集脐带血；为输液患者采血，应选用输液的对侧手静脉。若两只手都在输液，可采集下肢静脉血，或在滴注位置的上游采血。

（4）采血操作：止血带压迫静脉时间以不超过 40 s 为宜。采集血培养标本时应先注射厌氧瓶，尽量减少接触空气时间。真空采血器采血时，多个组合检测项目同时采血时应按下列顺序采血：血培养瓶→柠檬酸钠抗凝采血管→血清采血管（包括含有促凝剂和（或）分离胶）→肝素抗凝采血管（含有或不含分离胶）→EDTA 抗凝采血管（含有或不含分离胶）→葡萄糖酵解抑制采血管。凡全血标本或需抗凝血的标本，采血后立即上下颠倒 5 ~ 10 次混匀，不可用力震荡。做血培养时，血培养瓶如有多种，如同时加做霉菌血液培养时，血液注入顺序：厌氧血液培养瓶→需氧血液培养瓶→霉菌血液培养瓶。

（5）及时送检：标本采集后应及时送检，以免影响检验结果。

3. 动脉血采集的注意事项

（1）严格执行查对制度和无菌技术操作原则。

（2）新生儿宜选择桡动脉穿刺，因股动脉穿刺垂直进针时易伤及髋关节。

（3）防止气体逸散。采集血气分析样本，抽血时注射器内不能有空泡，抽出后立即密封针头，隔绝空气（因空气中的氧分压高于动脉血，二氧化碳分压低于动脉血）。作二氧化碳结合力测定时，盛血标本的容器亦应加塞盖紧，避免血液与空气接触过久，影响检验结果，所以采血后应立即送检。

（4）拔针后局部用无菌纱布或沙袋加压止血，以免出血或形成血肿，压迫止血至不出血为止。

（5）患者饮热水、洗澡、运动，需休息 30 min 后再行采血，避免影响检查结果。

（6）采血后应立即送检，并在 30 min 内完成检测。如果无法在采血后 30 min 内完成检测（需远程运输或外院检测），应在 0 ~ 4℃低温保存。标本在运送过程中，应避免使用气动传送装置，避免造成血标本剧烈震荡，影响 PaO_2 检测值的准确性。

（7）有出血倾向者慎用动脉穿刺法采集动脉血标本。

（8）合理有效使用条形码，杜绝差错事故的发生。

二、尿液标本采集

1. 采集目的

（1）尿常规标本：用于尿液常规检查，检查有无细胞和管型，特别是各种有形成分的检查和尿蛋白、尿糖等项目的测定。

（2）12 h 或 24 h 尿标本：12 h 尿标本常用于细胞、管型等有形成分计数，如 Addis 计数等。24 h 尿标本适用于体内代谢产物尿液成分定量检查分析，如蛋白、糖、肌酐等。

（3）尿培养标本：主要采集清洁尿标本 [如中段尿（midstream urine）、导管尿、膀胱穿刺尿等]，适用于病原微生物学培养、鉴定和药物敏感试验，协助临床诊断和治疗。

2. 尿常规标本采集

（1）核对患者并解释留取尿常规标本的目的与方法。女患者月经期不宜留取尿标本。做早孕诊断试验应留取晨尿标本。

（2）收集常规尿标本时，应收集晨尿 30 ~ 50 mL 于无菌容器中，测量尿比重需留 100 mL 尿。

（3）常规检查在标本采集后尽快送检，最好不超过 2 h，如不能及时送检和分析，必须采取保存措施，如冷藏或防腐等。

（4）尿常规标本留晨起第一次尿，因为新鲜晨尿较浓缩，条件恒定，便于对比，且未受饮食的影响，所以检验结果较准确。

3.尿培养标本采集

（1）按无菌导尿操作法清洁、消毒外阴部及尿道口。

（2）留取中段尿 5 ~ 10 mL。

4.12 h 或 24 h 尿标本采集

（1）留取 12 h 尿标本时，请患者于晚 7：00 排空膀胱后，开始留尿于容器中，至次晨 7：00 最后一次留尿于容器中。

（2）留取 24 h 尿标本时，请患者于早 7：00 排空膀胱后，开始留尿于容器中，至次晨 7：00 最后一次留尿于容器中。

5.注意事项

（1）尿液标本必须按要求留取。

（2）尿液标本应避免混入血、白带、精液、粪便等。此外，还应注意避免烟灰、便纸等异物混入。

（3）标本留取后，应及时送检，以免细菌繁殖、细胞溶解或被污染等。

（4）如尿标本在 2 h 内不能完成检测，宜置于 2 ~ 8℃条件下保存。对计时尿标本和在标本收集后 2 h 内无法进行尿液分析或要分析的尿液成分不稳定时，可根据检测项目加入相应的防腐剂。

（5）留取尿培养标本时，应严格执行无菌操作，防止标本污染影响检验结果。

6.常用防腐剂的作用及用法

尿液标本防腐剂作用和用法见表 1-15-1。

表 1-15-1　尿液标本防腐剂作用和用法

防腐剂	作用	用法
甲醛	防腐和固定尿中有机成分	每 100 mL 尿加入 400 g/L 的甲醛 0.5 mL
浓盐酸	保持尿液在酸性环境中，防止尿中激素被氧化	每升尿加入 10 mL 浓盐酸
甲苯	保持尿中化学成分不变	每 100 mL 尿液中加入 0.5 mL 甲苯
硼酸	抑制细菌生长	每升尿中加入约 10 g 硼酸
碳酸钠	化学防腐	24 h 尿中加入约 4 g 碳酸钠
麝香草酚	抑制细菌生长	每 100 mL 尿加入 0.1 g 麝香草酚

三、粪便标本采集

1.采集目的

（1）常规标本：用于检查粪便的性状、颜色、细胞等。

（2）培养标本：用于检查粪便中的致病菌。

（3）隐血标本：用于检查粪便内肉眼不能察见的微量血液。

（4）寄生虫及虫卵标本：用于检查粪便中的寄生虫成虫、幼虫及虫卵并计数。

2.收集粪便标本

（1）粪常规标本：用检便匙取中央部分或黏液脓血部分约 5 g。

（2）粪培养标本：用无菌棉签取黏液脓血部分或中央部分粪便 2 ~ 5 g 置于无菌培养容器内，盖紧瓶塞送检。

（3）隐血标本：按粪常规标本留取。嘱患者检查前三天禁食肉类、肝、血、含大量绿叶素的食物和含铁剂药物，避免出现假阳性。

（4）寄生虫及虫卵标本：①检查寄生虫及虫卵：嘱患者排便于便盆内，用棉签或检验匙取不同部位带血或黏液部分 5 ～ 10 g 送检。②检查蛲虫：用透明塑料薄膜或软黏透明纸拭子于 24：00 或清晨排便前，于肛门周围皱襞处拭取标本，并立即送检。或嘱患者睡觉前或清晨未起床前，将透明胶带贴于肛门周围处。取下并将已粘有虫卵的透明胶带面贴在载玻片上或将透明胶带对合，立即送检验室做显微镜检查。③检查阿米巴原虫：将便盆加温至接近人体的体温。排便后标本连同便盆立即送检。

四、痰液标本采集

1. 采集目的

（1）常规痰标本：检查痰液中的细菌、虫卵或癌细胞等。

（2）痰培养标本：检查痰液中的致病菌，为选择抗生素提供依据。

（3）24 h 痰标本：检查 24 h 的痰量，并观察痰液的性状，协助诊断或作浓集结核杆菌检查。

2. 采集注意事项

（1）收集痰液时间宜选择在清晨，因此时痰量较多，痰内细菌也较多，可提高阳性率。

（2）勿将漱口水，口腔、鼻咽分泌物（如唾液、鼻涕）等混入痰液中。

（3）如查癌细胞，应用 10% 甲醛溶液或 95% 乙醇溶液固定痰液后立即送检。

（4）做 24 h 痰量和分层检查时，应嘱患者将痰吐在无色广口大玻璃瓶内，加少许防腐剂（如苯酚）防腐。

（5）留取痰培养标本时，应用朵贝氏液及冷开水漱口数次，尽量排除口腔内大量杂菌。

五、咽拭子标本的采集

1. 采集目的

采集分泌物做细菌培养或病毒分离，以协助疾病的诊断（如化脓性扁桃体炎、急性咽喉炎等）。

2. 采集部位

通常在两侧腭弓、咽、扁桃体处采集分泌物。做真菌培养时，在口腔溃疡面上采集分泌物。

3. 采集注意事项

（1）做真菌培养时，须在口腔溃疡面上采集分泌物，避免接触正常组织。先用一个拭子揩去溃疡或创面浅表分泌物，第二个拭子采集溃疡边缘或底部分泌物。

（2）注意无菌长棉签不要触及其他部位，防止污染标本，影响检验结果。

（3）避免在进食后 2 h 内留取标本，以防呕吐。

第十六章 危重、临终患者护理及医疗文件管理

◇ 知识框架

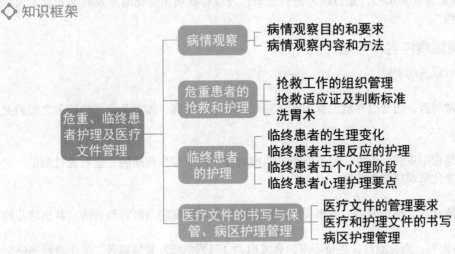

◇ 知识解读

第一节 病情观察

一、病情观察目的和要求

病情观察是护士在护理工作中积极启动感觉器官以及应用辅助工具，有目的、有计划地了解、观察患者的生理、病理变化和心理反应的知觉过程。

（一）病情观察的目的

1. 为诊断疾病和制订治疗护理方案提供依据

疾病对机体的损害达到一定程度后，机体便会产生一定的反应，并以一定形式表现出来，护理人员可以通过这些表现及其发展过程的观察和综合分析，为医生诊断疾病和确定治疗方案提供信息；同时，细致入微的病情观察还可及时、准确地发现和预见患者病情变化，为确定护理问题、制订护理方案提供依据。

2. 预测疾病的发展趋势和转归

疾病的轻重常与患者的病情表现有一定关系，因此病情观察有助于预测疾病的发展趋势和转归，如观察到患者在原有症状基础上又出现新的症状，常说明病情恶化。

3. 了解治疗效果和用药反应

在疾病诊治过程中，护士应通过细致入微的病情观察来及时了解治疗方案的效果，并对用药后常出现的各种反应进行主动、细致的观察，尤其是药物的毒性反应，更应仔细观察，及时发现。

4. 及时发现危重症或并发症

患者在接受疾病诊治的过程中有可能会出现病情突变或发生各种并发症，及时发现并处理，可以防止病情恶化。

（二）病情观察的要求

（1）热爱本职工作，有高度的责任心和同情心，自觉加强专业理论学习，具备广博的专

业理论知识基础，为及时、准确地观察、判断病情打好坚实基础。

（2）主动利用一切机会，做观察病情的有心人。护士应经常巡视病房并与患者多沟通，养成在实施护理措施的同时观察病情的习惯。

（3）培养高度职业敏感性，细致而准确地观察病情。

（4）观察病情要有针对性，既要抓住重点又要兼顾全面。

（5）认真记录观察结果，重点扼要进行交班，发现特殊病情变化时要及时通知有关人员并进行积极处理。

二、病情观察内容和方法

（一）一般状况的观察

1. 发育

发育的正常与否，通常以年龄、智力和体格成长状态（身高、体重及第二性征）之间的关系来判断。

2. 营养

营养状态是根据皮肤、毛发、皮下脂肪、肌肉的发育情况综合判断的，也可通过测量一定时间内体重的变化来观察营养状况。

3. 面容与表情

健康人表情自然、神态安怡，而患者由于病情困扰常可出现病态面容与表情。常见的几种典型面容如下。

（1）急性面容：面色潮红，兴奋不安，鼻翼扇动，口唇疱疹，表情痛苦。见于急性热病，如大叶性肺炎、疟疾等患者。

（2）慢性病容：面容憔悴，面色灰暗或苍白，目光暗淡。见于慢性消耗疾病，如恶性肿瘤、肝硬化等患者。

（3）贫血面容：面色苍白，唇舌色淡，表情疲惫乏力，见于各种贫血患者。

（4）甲亢面容：面容惊愕，眼裂增大，眼球凸出，目光闪烁，兴奋，烦躁，见于甲状腺功能亢进患者。

（5）二尖瓣面容：面色晦暗，双颊紫红，口唇轻度发绀，见于风湿性心脏病患者。

（6）满月面容：面圆如满月，皮肤发红，常伴痤疮和胡须，见于肾上腺皮质功能亢进及长期应用肾上腺皮质激素的患者。

（7）病危面容：面容枯槁，面色苍白或铅灰，表情淡漠，目光无神，眼眶凹陷，鼻骨峭耸，见于大出血、严重休克、脱水、急性腹膜炎等患者。

4. 体位

临床常见的体位有自主体位、被动体位、强迫体位。患者可能因不同的疾病而采取不同的体位，有时对于某些疾病的诊断有一定意义。

5. 姿势与步态

（1）姿势：患病时可以出现特殊的姿势，如腹痛患者常捧腹而行。

（2）步态：常见的异常步态包括蹒跚步态、醉酒步态、共济失调步态、慌张步态、剪刀步态、间歇性跛行和保护性跛行等。

6. 皮肤与黏膜

皮肤、黏膜常可反映某些全身疾病的情况。对皮肤与黏膜的观察，主要观察其颜色、温度、弹性及有无出血、水肿、皮疹等异常情况。如贫血患者的口唇、结膜、指甲颜色苍白，休克患者皮肤湿冷，严重脱水者皮肤弹性差，心源性水肿者出现下肢和全身水肿，肾性水肿者多于晨起出现眼睑和颜面部水肿。

（二）生命体征的观察

包括对体温、脉搏、呼吸和血压的观察。

（三）意识状态的观察

1.意识

凡影响大脑功能活动的疾病均会引起不同程度的意识改变，称意识障碍，主要表现为兴奋不安、思维紊乱、语言表达能力减退或失常、情感活动异常、无意识动作增加等。根据意识障碍的程度一般可分为以下几种情况。

（1）嗜睡：最轻的意识障碍，患者持续地处于睡眠状态，能被唤醒，醒后能正确回答问题和做出各种反应，刺激去除后很快又入睡。

（2）意识模糊：意识水平轻度下降，患者对周围环境漠不关心，答话简短迟钝，表情淡漠，对时间、地点、人物的定向力完全或部分发生障碍。

（3）昏睡：接近于不省人事的意识状态，患者处于熟睡状态，不易唤醒，醒后不能正确回答问题，刺激停止后即进入熟睡。

（4）昏迷：严重的意识障碍，按其程度可分为三种。

1）轻度昏迷：意识大部分丧失，无自主运动，对周围事物及声、光刺激无反应，对强烈刺激（如压迫眶上缘）可有痛苦表情及躲避反应。角膜反射、瞳孔对光反射、吞咽反射、眼球运动等可存在。

2）中度昏迷：对周围事物及各种刺激均无反应，对剧烈刺激可出现防御反射。角膜反射减弱，瞳孔对光反射迟钝，眼球无转动。

3）深度昏迷：意识完全丧失，对各种刺激全无反应，全身肌肉松弛，深浅反射均消失。

2.瞳孔

观察瞳孔要注意两侧瞳孔的形状、对称性、边缘、大小、对光反应等。

3.心理状态

心理状态的观察应包括患者思维能力、语言和非语言行为、异常情绪、情感反应等。

（四）常见症状的观察

1.疼痛

一旦出现疼痛要引起重视，并需仔细地观察和了解疼痛的部位、发生的急缓、疼痛的性质和程度、持续时间和伴随症状、疼痛与体位及按压的关系、既往有无类似发作、有无牵涉痛。

2.咳嗽

当呼吸道受到异物、炎症、分泌物、化学气体或过敏性因素等刺激时，即可反射性地引起咳嗽。

3.咳痰与咯血

观察痰液应注意痰量，痰液的性质、颜色、气味，咳痰的时间、伴随症状等。观察咯血应分清是痰中带血还是大口咯血，量有多少，颜色鲜红还是暗红，有无口腔、鼻腔、齿龈等处出血，大量咯血应注意与呕血相区别。

4.恶心与呕吐

（1）反射性：由于强烈刺激传入延髓的呕吐中枢或胃及肠管扩张而反射性地引起呕吐，常见于幽门梗阻、药物刺激、内耳前庭器官受刺激等。

（2）中枢性：疾病或药物直接作用于呕吐中枢而引起的，常见于颅内压增高、尿毒症、糖尿病酮症酸中毒、应用吗啡和洋地黄类药物等。

（3）条件反射性：当看到不洁食物、嗅到厌恶气味时引发的恶心、呕吐。

第二节　危重患者的抢救和护理

一、抢救工作的组织管理

（1）建立责任明确的系统组织架构：立即指定负责人，组成抢救小组。在医师未到来之前，护士应根据患者病情给予及时、恰当的处理，如止血、吸氧、建立静脉通路、心肺复苏等。

（2）即刻制订抢救方案。

（3）做好核对工作：各种急救药物使用前，必须双人核对。护士执行口头医嘱时，须向医师复述一遍，双方确认无误后方可执行。抢救中用空的药瓶和输液瓶等，不可丢弃，应集中放置，以便抢救后查对、统计。

（4）及时、准确做好各项记录。

（5）医护密切配合。

（6）抢救室内抢救器械和药品管理：严格执行"五定"制度，即定数量、定点安置、定专人管理、定期消毒灭菌、定期检查维修。

（7）日常维护抢救用物：使用后的抢救用物应及时补充，保持抢救用物清洁、整齐。

二、抢救适应证及判断标准

1.适应证

（1）呼吸骤停：很多原因可造成呼吸骤停，包括溺水、卒中、气道异物阻塞、吸入烟雾、会厌炎、药物过量、电击伤、窒息、创伤，以及各种原因引起的昏迷。

（2）心搏骤停：除了上述能引起呼吸骤停并引起心搏骤停的原因外，还包括急性心肌梗死、严重的心律失常如室颤、重型颅脑损伤、心脏或大血管破裂引起的大失血、药物或毒物中毒、严重的电解质紊乱如高血钾或低血钾等。

2.心搏骤停的判断标准

（1）突然面色如灰、意识丧失：轻摇或轻拍并大声呼喊，观察患者是否有反应，如确无反应，说明患者意识丧失。

（2）大动脉搏动消失：颈动脉位于气管与胸锁乳突肌之间，可用示指、中指指端先触及气管正中，男性可先触及喉结，然后滑向颈外侧气管与肌群之间的沟内，触摸有无搏动。触摸脉搏一般 5 ~ 10 s。

心搏骤停还可出现其他表现，如喘息样呼吸或呼吸停止、瞳孔散大、皮肤苍白或发绀、伤口不出血等，意识丧失和大动脉搏动消失两项即可作出心搏骤停的判断，并立即实施基础生命支持（BLS）技术。

3.BLS 的程序

实施心肺复苏中的 ABC（airway，开放气道；breath，人工呼吸；circulation，循环支持）和 D（defibrillation，除颤）。BLS 的判断阶段极其关键，患者只有经过准确的判断后，才能接受更进一步的心肺复苏术（CPR），且时间要求非常短暂、迅速。如果现场有 2 名急救者，一名立即实施 CPR，另一名快速求救。

知识拓展 ●●●●

基础生命支持技术（basic life support，BLS）是抢救心搏骤停等急危重症患者的基本措施。在常温情况下，心搏停搏 3 s 时患者就感到头晕；10 s 即出现昏厥；30 ~ 40 s 后瞳孔散大；60 s 后呼吸停止、大小便失禁；4 ~ 6 min 后大脑发生不可逆的损伤。因此，对心搏停搏、呼吸骤停患者的抢救应当在 4 min 内进行基础生命支持，开始得时间越早，成活率越高。

三、洗胃术

洗胃术是将洗胃导管由口腔或鼻腔插入胃内，利用重力、虹吸或负压吸引作用的原理，将大量溶液灌入胃腔反复冲洗的技术。

应根据毒物性质选用拮抗性溶液洗胃，毒物性质不明时，可选用温开水或等渗盐水洗胃。

1. 目的

（1）解毒：清除胃内毒物或刺激物，减少毒物吸收，还可利用不同灌洗液进行中和解毒，用于急性食物或药物中毒。服毒后 4～6 h 内洗胃最有效。

（2）减轻胃黏膜水肿：幽门梗阻患者饭后常有滞留现象，引起上腹胀满、不适、恶心、呕吐等症状，通过洗胃减轻潴留物对胃黏膜的刺激，减轻胃黏膜水肿、炎症。

2. 禁忌证

（1）吞服强酸、强碱等腐蚀性毒物者禁忌洗胃。

（2）上消化道溃疡、癌症患者不宜洗胃。

（3）胃插管术禁忌证，如：食物阻塞、食管狭窄、食管胃底静脉曲张等。

（4）血小板减少症、胸主动脉瘤、心肌梗死等患者慎用洗胃。

3. 口服催吐法

适用于清醒而能合作的患者。催吐是现场抢救由消化道进入的毒物引起急性中毒时最及时且方便易行的方法。对意识清醒的口服毒物者应立即进行催吐，对口服固体毒物或胃内有食物时催吐效果常胜于洗胃。

4. 胃管洗胃术

是将胃管由鼻腔或口腔插入胃内，用大量溶液进行冲洗的方法，根据使用动力不同，胃管洗胃术通常又可分为三种：漏斗胃管洗胃术、电动吸引器洗胃术和自动洗胃机洗胃术。

第三节 临终患者的护理

一、临终患者的生理变化

（1）肌肉张力丧失：表现为大小便失禁，吞咽困难，无法维持良好舒适的功能体位，肢体软弱无力，不能进行自主躯体活动，呈希氏面容，即面肌消瘦、面部呈铅灰色、下颌下垂、嘴微张、眼眶凹陷、双眼半睁、目光呆滞。

（2）循环功能减退：表现为皮肤苍白、湿冷，大量出汗，体表发凉，四肢发绀、斑点，脉搏弱而快，不规则或测不出，血压降低或测不出，心律出现紊乱。

（3）胃肠道蠕动减弱：表现为恶心、呕吐、食欲减退、腹胀、便秘或腹泻、口干、脱水、体重减轻。

（4）呼吸功能减退：表现为呼吸频率不规则，呼吸深度由深变浅，出现鼻翼呼吸、经口呼吸、潮式呼吸，由于分泌物无法或无力咳出，出现痰鸣音或鼾声呼吸。

（5）知觉改变：表现为视觉逐渐减退，由视觉模糊发展到只有光感，最后视力消失。眼睑干燥，分泌物增多。听觉常是人体最后消失的一个感觉。

（6）意识改变：若病变未侵犯中枢神经系统，患者可始终保持神志清醒；若病变在脑部，则很快出现嗜睡、意识模糊、昏睡或昏迷等，有的患者表现为谵妄及定向障碍。

（7）疼痛：大部分的临终患者主诉全身不适或疼痛，表现为烦躁不安，血压及心率改变，呼吸变快或变慢，瞳孔散大，大声呻吟，出现疼痛面容，即五官扭曲、眉头紧锁、眼睛睁大或紧闭、双眼无神、咬牙等。

二、临终患者生理反应的护理

（一）疼痛控制

1. 疼痛观察

疼痛产生的原因多种多样，大多是患者体内器质性病变所致，也有些与化疗、放疗反应及情绪变化有关。

2. 药物控制

对疼痛以及呕吐、呼吸困难、便秘、胀气等其他躯体症状的控制，应做到：①及时和有效，如解除疼痛就要给予足量的、有效的止痛药，而不是限制应用；②将能采取控制症状的最佳措施反复告知患者，并通过实际行动，使患者了解自己正处在医学的控制和监护之下，避免忐忑不安；③防患于未然，当患者一旦开始遭受痛苦，就积极主动运用各种方法控制或减轻痛苦，而不是被动排解；④尽可能满足和了却患者最后的心愿，不限制家属和亲朋的探视，以温情和友爱镇定情绪，减轻濒死者痛苦。

3. 非药物控制

（1）松弛术：通过体位的调整或按摩使机体充分松弛，降低肌肉紧张度，减缓疲劳和焦虑，有助于睡眠和使镇痛药更好地发挥作用。

（2）音乐疗法：音乐疗法具有镇静，缓解疼痛，减轻孤独、伤感，增强生活信心等作用。

（3）催眠意象疗法：可提高松弛效果，减轻药物副作用。

（4）针灸疗法：根据疼痛的部位，采用不同的穴位针灸，减轻疼痛。

（5）神经外科手术疗法：可通过阻断神经系统传递作用，使疼痛局限并延缓疼痛发作时间；或通过植入给药泵、神经切除术和神经刺激术等外科手段止痛，对中枢性疼痛及传入神经阻滞性疼痛较有效。

（二）各系统症状护理

1. 循环系统护理

（1）密切观察患者生命体征、末梢循环及尿量的变化，并及时做好记录。

（2）注意保持患者体温，加强保暖，必要时应用热水袋或加温毯。

（3）做好抢救药品和器材的准备。

2. 呼吸系统护理

（1）保持病室内空气新鲜，及时通风换气。

（2）病情允许时可适当半卧位或抬高头与肩，以改善呼吸困难。

（3）保持呼吸道通畅：痰液堵塞、呼吸困难是临终患者的常见症状，应床旁备好吸引器，及时吸出痰液和口腔分泌液。意识不清醒的患者应采取仰卧位，头偏向一侧或侧卧位，防止呼吸道分泌物误吸入气管引起窒息或肺部并发症。

3. 消化系统护理

（1）加强口腔护理：协助患者做好口腔清洁，口唇干裂者可涂液状石蜡，也可用湿棉签湿润口唇，有口腔溃疡或真菌感染者酌情局部用药。

（2）营养支持：临终患者缺乏食欲，为保证其营养，应充分了解患者饮食习惯。尽量满足患者的饮食要求。

4. 泌尿系统护理

尿潴留者可留置导尿管，便秘者可给予灌肠或其他通便措施，大小便失禁者妥善使用保护器具，做好会阴部皮肤清洁护理，以减轻患者躯体及精神上的痛苦。

5. 皮肤护理

临终患者肌肉无张力，加之体质衰竭和长期卧床，或因躯体疼痛而长期采取某一种卧位，极易导致压疮发生，护士应帮助患者维持舒适的姿势，勤翻身，经常按摩受压和骨突处。及时更换潮湿的被褥并给予患者温热水擦浴。

6. 感官的护理

（1）提供舒适、安静、整洁的病室环境，光线照明要适当，避免临终患者因视觉模糊而产生的恐惧心理。

（2）及时用湿纱布拭去患者眼部的分泌物，如患者眼睑不能闭合，可涂金霉素、红霉素眼膏或用凡士林纱布覆盖双眼，以保护角膜，防止角膜因干燥而发生溃疡或炎症。

三、临终患者五个心理阶段

（一）否认期

这个阶段为期短暂，可能持续数小时或几天。但也有少数患者会直至死亡临近仍处于否认期。罗斯博士认为，否认是患者应对突然降临的不幸的一种正常心理防御机制。

（二）愤怒期

此期的患者常常表现出易激惹，事事处处不合心意，发生心理变态反应，甚至将怒气转移到医护人员和家属身上。

（三）协议期

此期患者变得很和善，愿意努力配合治疗。

（四）忧郁期

随着病情的日趋恶化，患者清楚地意识到失去所爱的一切与生命本身已不可避免，任何努力都无济于事，因而表现出明显的忧郁和深深的悲哀，可能有哭泣等哀伤反应。

（五）接受期

经历了强烈的心理痛苦和挣扎后，此时的临终患者对病情不再有侥幸心理，已做好接受死亡降临的准备，情绪显得平和、安静，已看不出恐惧、焦虑和悲哀，精神和肉体均极度疲劳、衰弱，常处于嗜睡状态，情感减退，对外界反应淡漠。

四、临终患者心理护理要点

（一）表情亲切

温柔自然的表情常能起到使患者镇静的作用，紧张慌乱的神态会使患者加剧惶然不安感。

（二）眼神安详

眼可传神，护理人员镇定自若或忧郁、惊恐都是以眼神为导体，给予患者不同刺激。

（三）语言恳切

对不同疾患、不同心理状态、不同年龄和职业等层次的患者要使用不同语言，但语调应亲切柔和，语言恳切真挚，语速稳健和缓。

（四）动作轻柔

对临终患者实施护理措施时，动作要特别轻巧、敏捷、稳当、柔和、有序；操作准确，尽量降低人工呼吸机等各种抢救设备噪声，增加舒适度。

第四节　医疗文件的书写与保管、病区护理管理

一、医疗文件的管理要求

（1）各种医疗与护理文件按规定放置，记录和使用后必须放回原处。

（2）必须保持医疗与护理文件的清洁、整齐、完整，防止污染、破损、拆散、丢失。

（3）患者及家属不得随意翻阅医疗与护理文件，不得擅自将医疗护理文件带出病区；因医疗活动或复印、复制等需要带离病区时，应当由病区指定专门人员负责携带和保管。

（4）医疗与护理文件应妥善保存。各种记录保存期限为：①体温单、医嘱单、护理记录单、特别护理记录单作为病历的一部分随病历放置，患者出院后送病案室长期保存。②门（急）诊病历档案的保存时间自患者最后一次就诊之日起不少于15年。

（5）患者本人或其代理人、死亡患者近亲属或其代理人、保险机构有权复印或复制患者的门（急）诊病历、住院志、体温单、医嘱单、化验单（检验报告）、医学影像检查资料、特殊检查（治疗）同意书、手术同意书、手术及麻醉记录单、病理报告、护理记录、出院记录以及国务院卫生行政部门规定的其他病历资料。

（6）发生医疗事故纠纷时，应于医患双方同时在场的情况下封存或启封死亡病例讨论记录、疑难病例讨论记录、上级医生查房记录、会诊记录、病程记录、各种检查报告单、医嘱单等，封存的病历资料可以是复印件，封存的病历由医疗机构负责医疗服务质量监控的部门或者专（兼）职人员保管。

二、医疗和护理文件的书写

（一）体温单

1. 眉栏

（1）用蓝（黑）笔填写患者姓名、年龄、科别、床号、入院日期、住院号、病历号等项目。

（2）填写"日期"栏时，每页第1日应填写年、月、日，中间以短线连接，如"2023 - 03 - 15"，其余6天只填日，如在6天中遇有新的月份或年度开始时，则填写月、日或年、月、日。

（3）"住院日数"从入院日起连续写至出院日。用阿拉伯数字"1、2、3……"表示。

（4）"手术（分娩）后天数"的记录用红笔填写，以手术（分娩）次日为第1日，用阿拉伯数字"1、2、3……"连续写至14日止。若在14天内行第二次手术，则停写第一次手术天数作为分母，在第二次手术日数作为分子进行填写。

2. 40 ~ 42℃横线之间

（1）根据患者的具体情况，用红笔在40 ~ 42℃横线之间相应日期和时间栏内纵行填写入院、转入、手术、分娩、出院、死亡的时间。

（2）纵行写："入院——九时三十分"。如果时间与体温单上的整点时间不相等时，填写在靠近侧的时间栏内，如"十一时入院"，则填写在"10"栏内，下午"十三时"手术，则填写在"14"栏内。

3. 体温、脉搏、呼吸

（1）体温曲线的绘制：体温从35℃至42℃，每1大格为1℃，每小格为0.2℃，在37℃处以红横线明显标出，以便辨识。体温一律以实际测量所得数值标记，不得将腋温加上0.5℃或将肛温减去0.5℃折算记录。

1）所测体温用蓝色笔绘制在体温单上，标记符号：口温为蓝"●"，腋温为蓝"×"，肛温为蓝"○"。相邻两次体温用蓝线相连。

2）高热患者做物理降温后半h需重测体温，测得体温以红色"○"表示，划在物理降温前体温的同一纵格内，并用红虚线与降温前体温相连，下次测得体温仍与降温前体温相连。

3）需密切观察体温的患者，如医嘱为"每1h测体温一次"，其中是体温单上规定时间测得的体温照常填写，其他时间测得的体温则记录在护理记录单上。

4）体温低于35℃时，为体温不升，应在35℃线以下相应时间纵格内红笔写"不升"，不再与相邻温度相连。

5）若患者拒绝测量体温，在40 ~ 42℃之间填写"拒测"。

（2）脉率（心率）曲线的绘制：脉率从20次/min至180次/min，每一大格为20次/min，每一小格为4次/min，在80次/min处与37℃重叠以红横线明显标出。

1）标记方法：脉率以红色"●"、心率以红色"○"表示，相邻脉率或心率用红线相连。

2）脉搏短绌时，在脉率和心率两曲线之间用红笔划直线填满。

3）体温与脉搏重叠时，则先绘制体温，再绘制脉搏，具体方法：①口腔温度在蓝点外划一红圈表示脉搏；②腋下温度在蓝叉外划一红圈；③直肠温度的蓝圈内划一红点。

4）如患者因故未测或需多少次测量，处理方法同体温。

（3）将实际测量的次数以阿拉伯数字表示，免写计量单位，用红笔填写相应的呼吸栏内，相邻的两次呼吸上下错开记录，每页首记呼吸从上开始写。使用呼吸机的患者，呼吸以®表示，在体温单相应时间内顶格用黑笔画®。

4. 底栏填写

（1）入量：记录前一日24 h摄入总量。

（2）大便次数：每24 h记录一次，记前一日大便次数，如未排便，则记录为"0"；大便失禁记录为"※"；灌肠符号为"E"，"1/E"表示灌肠后大便1次。

（3）尿量：记录前一日 24 h 总量。

（4）血压：以分式记录在相应时间栏内，下肢血压须注明"下"，如每日测量次数大于 2 次，可填写在护理记录单上。

（5）体重：以千克数计算填入。患者入院时，护士应当测量体重并记录在相应时间栏内。在住院期间，每周测量一次并记录。

（6）其他：作为机动，根据患者病情需要填写，如记录痰量、引流液量、腹围等，液体以毫升记录、长度以厘米记录。

（7）页码：用蓝（黑）笔逐页填写。

（二）医嘱单

1. 医嘱的内容

医嘱的内容包括日期、时间、床号、姓名、护理常规、护理级别、饮食、体位、药物（注明剂量、用法、时间等）、各种检查、治疗、术前准备以及医生和护士的签名。

2. 医嘱的种类

（1）长期医嘱：指自医生开写医嘱起，至医嘱停止，有效时间在 24 h 以上的医嘱。

（2）临时医嘱：有效时间在 24 h 以内，应在短时间内执行，有的需立即执行（st.），通常只执行一次，如"0.1% 盐酸肾上腺素 1 mL H st."；有的需在限定时间内执行，如会诊、手术、检查、X 射线摄片及各项特殊检查等。另外，出院、转科、死亡等也列入临时医嘱。

（3）备用医嘱根据病情需要分为长期备用医嘱和临时备用医嘱两种。

1）长期备用医嘱：指有效时间在 24 h 以上，必要时用，两次执行之间有时间间隔，由医生注明停止日期后方失效。

2）临时备用医嘱：指自医生开写医嘱起 12 h 内有效，必要时用，过期未执行则失效，如"索米痛 0.5 g p.o.s.o.s"。需一日内连续用药数次者，可按临时医嘱处理，如"奎尼丁 0.2 g q.2h.×5"。

3. 医嘱的处理

（1）长期医嘱的处理：医生开写长期医嘱于长期医嘱单上，注明日期和时间，并签上全名。护士将长期医嘱单上的医嘱分别转录至各种执行卡上（如服药单、注射单、治疗单、输液单、饮食单等），转录时须注明执行的具体时间并签全名。定期执行的长期医嘱应在执行卡上注明具体的执行时间。如"硝苯地平 10 mg tid"，在服药单上则应注明"硝苯地平 10 mg 8 am、12 n、4 pm"。护士执行长期医嘱后应在长期医嘱执行单上注明执行的时间，并签全名。

（2）临时医嘱的处理：医生开写临时医嘱于临时医嘱单上，注明日期和时间，并签上全名。需立即执行的医嘱，护士执行后，必须注明执行时间并签上全名。有限定执行时间的临时医嘱，护士应及时转录至临时治疗本或交班记录本上。会诊、手术、检查等各种申请单应及时送到相应科室。

（3）备用医嘱的处理

1）长期备用医嘱的处理：由医生开写在长期医嘱单上，必须注明执行时间，如"哌替啶 50 mg im q6h pm"。护士每次执行后，在临时医嘱单内记录执行时间并签全名，以供下一班参考。

2）临时备用医嘱的处理：由医生开写在临时医嘱单上，12 h 内有效。如"地西泮 5 mg po sos"，过时未执行，则由护士用红笔在该项医嘱栏内写"未用"二字。

4. 注意事项

（1）医嘱必须经医生签名后方为有效。在一般情况下不执行口头医嘱，在抢救或手术过程中医生下口头医嘱时，执行护士应先复诵一遍，双方确认无误后方可执行，事后应及时据实补写医嘱。

（2）处理医嘱时，应先急后缓，即先执行临时医嘱，再执行长期医嘱。

（3）对有疑问的医嘱，必须核对清楚后方可执行。

（4）医嘱需每班、每日核对，核对后签全名。

（5）凡需下一班执行的临时医嘱要交班，并在护士交班记录上注明。

（6）凡开具在医嘱单上而又不需执行的医嘱，由医生在医生工作站系统中直接做删除或停止。

（三）出入液量记录单

1.记录内容

（1）摄入量：包括每日的饮水量、食物含水量、输入的液体量以及针剂药液量等。

（2）排出量：主要为尿量，必要时须单独记录；其次包括大便量、呕吐量、咯血量、痰量、胃肠减压抽出液量、胸腹腔抽出液量、各种引流液量及伤口渗出量等，除大便记录次数外，液体以毫升为单位记录。

2.记录方法

（1）填写眉栏各项，包括患者姓名、科别、床号、住院病历号、诊断及页码。

（2）记录同一时间的摄入量和排出量，在同一横格上开始记录；对于不同时间的摄入量和排出量，应各自另起一行记录。

（3）12 h 或 24 h 就患者的出入量做一次小结或总结。12 h 做小结，将 12 h 小结的液体出入量记录在划好的格子上；24 h 做总结，将 24 h 总结的液体出入量记录在划好的格子上，需要时应分类总结，并将结果分别填写在体温单相应的栏目上。

（4）不需继续记录出入液量后，记录单无需保存。

（四）病室报告

1.病室报告的内容

（1）出院、转出、死亡患者情况：说明离开时间，转出患者注明转往何院、何科，死亡患者注明抢救过程及死亡时间。

（2）新入院或转入的患者情况：应报告入科时间、患者主诉、主要症状、体征、既往史、过敏史、存在的护理问题、给予的治疗和护理措施及效果等。

（3）危重患者和有异常情况、特殊检查治疗的患者情况：应报告患者的生命体征、神志、病情动态、特殊的抢救治疗、护理措施及其效果、生活护理情况，如口腔护理、压疮预防护理及饮食护理等。

（4）手术后患者情况：应报告术中情况，如施行何种麻醉、何种手术、手术操作程序、术中生命体征、清醒时间；回病室后情况，包括生命体征、一般情况、切口敷料有无渗血、是否已排尿和排气、各种引流管是否通畅及引流液情况（应准确描述颜色、量、性质等）、输液、输血及镇痛药的应用等有关情况。

（5）产后情况：应报告胎次、产程、分娩时间、分娩方式、会阴切口和恶露情况、何时自行排尿、新生儿性别及评分等。

（6）预手术、预检查和待行特殊治疗的患者情况：应报告须注意的事项、术前用药和准备情况等。

2.病室报告的格式和要求

（1）眉栏填写。如病室、日期、时间、患者总数、入院、出院、转出、转入、手术、分娩、病危、死亡人数。

（2）根据下列顺序书写报告：先写离开病室的患者（出院、转出、死亡），再写进入病室的患者（入院、转入），最后写本班重点患者。

（3）应在经常巡视和了解病情的基础上书写。

（4）书写内容应全面、客观、简明扼要、重点突出、无遗漏。

（5）字迹清楚、不随意涂改，日间用蓝钢笔书写，夜间用红钢笔书写。

（6）填写时，先写床号、姓名、诊断，再简要记录病情、治疗和护理等情况。

（7）对新入院、转入、手术、分娩患者，在诊断的下方分别用红笔注明"新""转入""手术""分娩"，危重患者作红色标记"※"或用红笔注明"危"。每个患者情况记录之间应留有适当空格。

（8）应在交班前 1 h 书写，写完后，注明页数并签署全名。

知识拓展 ●●●●

病历排列顺序

住院期间病历排列顺序如下：

（1）体温单（按时间先后倒排）。（2）医嘱单（按时间先后倒排）。（3）入院记录。（4）病史及体格检查。（5）病程记录（手术、分娩记录单等）。（6）会诊记录。（7）各种检验和检查报告。（8）护理记录单。（9）长期医嘱执行单。（10）住院病历首页。（11）门诊和 / 或急诊病历。

3. 出院（转院、死亡）后病历排列顺序

（1）住院病历首页；（2）出院或死亡记录；（3）入院记录；（4）病史及体格检查；（5）病程记录；（6）各种检验及检查报告单；（7）护理记录单；（8）医嘱单（按时间先后顺排）；（9）长期医嘱执行单；（10）体温单（按时间先后顺排）。

三、病区护理管理

（1）准确评估患者的健康状况，正确进行护理诊断，及时制定和准确执行护理计划，并评价护理效果，适时补充和修改护理计划。

（2）巡视病室，观察病情，了解患者的病情变化和治疗效果。

（3）正确执行医嘱，协助医师完成各种技术操作，包括诊断技术、治疗技术和护理技术等，杜绝各种差错事故的发生。

（4）为患者提供日常生活护理，满足患者舒适、清洁和安全需要。

（5）根据患者及其家属的心理需求和变化，及时提供有针对性的心理护理。

（6）做好病室消毒隔离工作，预防院内交叉感染。

（7）进行健康教育，指导患者自护和进行功能训练。

（8）按要求书写和保管各种护理文件。

（9）做好入院、出院、转院和死亡患者的护理。

（10）做好病房环境管理，避免和消除影响患者康复的各种环境危险因素。

●●●●**跟踪训练**

一、单项选择题

1. 红十字国际委员会首次颁发南丁格尔奖的时间是（　　）。

A.1854 年　　　　　B.1860 年　　　　　C.1907 年　　　　　D.1912 年

2. 护理理论四个基本概念的核心是（　　）。

A. 护理　　　　B. 健康　　　　C. 环境　　　　D. 人

3. 定期消毒体温计后，应检查体温计的准确性，将体温计甩到 35℃ 以下，同时放入已测好的 40℃ 以下的温水内，3 min 后取出检查，若误差相差（　　）℃ 以上不能使用。

A.1　　　　　B.0.1　　　　　C.0.2　　　　　D.0.3

4. 护患沟通的两种形式是（　　）。

A. 书面沟通和口头沟通　　　　　B. 语言性沟通和书面沟通

C. 口头沟通和非语言性沟通　　D. 语言性沟通和非语言性沟通

5. 属于主观方面的资料是（　　）。

A. 血压 122/80 mmHg　　　　　B. 头昏脑涨

C. 骶尾部皮肤破损 1 cm×2 cm　　D. 膝关节红肿、压痛

6. 煮沸消毒时为提高沸点，可加入（　　）。

A. 氯化铵　　　　B. 亚硝酸钠　　　　C. 碳酸钠　　　　D. 碳酸氢钠

7. 噪声达到（　　）以上时可造成高频率听力损失，甚至永久性失聪。

A.40 dB　　　　　　B.90 dB　　　　　　C.120 dB　　　　　　D.100 dB

8. 下列对医嘱内容判断错误的是（　　）。

A. 链霉素，0.5 g，q12h，im 为长期医嘱

B. 地西泮，5 mg，q6h，im，prn 为长期备用医嘱

C. 安眠酮，0.2 g，qn 为临时医嘱

D. 速尿，5 mg，im，st 为临时医嘱

9. 体温在 39℃以上，但波动幅度大，24 h 内体温差达 2℃以上，最低温度仍在正常水平以上的热型，称为（　　）。

A. 弛张热　　　　　　　　　　B. 稽留热

C. 间歇热　　　　　　　　　　D. 不规则热

10. 男，40 岁，近日头痛、恶心，有时呕吐，无发热，血压 20/12.6 kPa（150/97 mmHg）。脉搏 46 次 / 分，此脉搏被称为（　　）。

A. 细脉　　　　　　B. 洪脉　　　　　　C. 水冲脉　　　　　　D. 缓脉

11. 急诊室的小李正在值班，突然接到服毒自杀的患者，昏迷不醒，家属不能准确地说出药物名称，护士正确的做法是（　　）。

A. 请家属查清中毒药物名称后再洗胃

B. 抽出胃内容物进行检查、用温水洗胃

C. 禁止洗胃，清醒后用催吐法

D. 鼻饲牛奶或蛋清水，保护胃黏膜

12. 解除尿潴留的措施中哪一项是错误的（　　）。

A. 嘱患者坐起排尿　　　　　　B. 让患者听流水声

C. 口服利尿剂　　　　　　　　D. 轻轻按摩下腹部

13. 李女士因行剖宫产术需进行术前准备。护士准备给患者插入导尿管，但患者不同意，此时护士应（　　）。

A. 嘱患者自行排尿　　　　　　B. 请示护士长改用其他办法

C. 请家属协助劝说　　　　　　D. 耐心解释，讲清导尿的重要性，并用屏风遮挡

14. 以下有关输液的叙述不正确的是（　　）。

A. 需长期输液者，一般从远端静脉开始

B. 需大量输液时，一般选用较大静脉

C. 连续 24 h 输液时，应每 12 h 更换输液管

D. 输入多巴胺应调节为较慢的速度

15. 下列疾病中不会引起尿潴留的是（　　）。

A. 前列腺增生　　　　　　　　B. 尿道狭窄

C. 急性肾功能衰竭　　　　　　D. 尿道结石

16. 王某，患十二指肠溃疡。突然呕血，面色苍白，脉搏 120 次 /min，血压 60/45 mmHg。医嘱输血 400 mL。给患者输血的目的是补充（　　）。

A. 凝血因子　　　　B. 血红蛋白　　　　C. 血小板　　　　D. 抗体

E. 血容量

17. 患者，男，30 岁，因足底被铁锈钉扎伤急诊入院，医嘱：破伤风抗毒素注射。患者在脱敏注射过程中出现了面容苍白、发绀，头晕，心率加快。下列处理措施正确的是（　　）。

A. 减慢注射速度　　　　　　　B. 将全量分 4 次注射，剂量递减

C. 让患者休息片刻再注射　　　D. 立即停止注射并迅速抢救

二、多项选择题

1. 患者，女，23 岁，支气管哮喘急性发作，医嘱：沙丁胺醇雾化吸入，立即执行。护士

在使用手压式雾化吸入器（内含沙丁胺醇药物）时，正确的操作步骤有（　　）。

　　A.使用前检查雾化吸入器性能，核对并向患者或家属解释

　　B.雾化器倒置，接口端放入患者双唇间，紧闭双唇，平静呼吸

　　C.吸气开始时按压气雾瓶顶部，使之喷药，嘱患者深吸气、屏气、呼气

　　D.雾化器使用后放在阴凉处保存

2.关于血培养标本的采集，正确的是（　　）。

　　A.使用抗生素前采集　　　　　　B.必须空腹采集

　　C.培养瓶中不可加入消毒剂　　　D.严格无菌操作

3.护士记录患者资料符合要求的是（　　）。

　　A.收集资料后需要及时记录　　　B.描述资料的词语应详尽

　　C.内容正确反映患者的问题　　　D.客观资料应尽量用患者的语言

三、简答题

1.简述半坐卧位的姿势及适用范围。

2.试述马斯洛的人类基本需要理论的主要内容。

参考答案及解析

一、单项选择题

1.D　【解析】1912年，国际护士理事会将南丁格尔的诞辰日5月12日定为国际护士节。同年红十字国际委员会设立了南丁格尔基金，并于1912年在伦敦首次颁发南丁格尔奖。

2.D　【解析】护理理论的基本概念包括人、健康、环境和护理。其中人是四个概念的核心，也是护理实践的核心。

3.C　【解析】体温计的检查在使用新体温计前或定期消毒体温计后，应对体温计进行检查，保证其准确性。方法：将全部体温计的水银柱甩至35℃以下：于同时间放入已测好的40℃以下的水中，3 min后取出检查：若误差在0.2℃以上、玻璃管有裂痕、水银柱自行下降，则不能使用。合格体温计使用纱布擦干，放入清洁容器内备用。

4.D　【解析】沟通的形式包括两种，即语言性沟通和非语言性沟通。

5.B　【解析】主观资料即护理对象对其所经历、感觉、思考、担心内容的诉说。客观资料是指他人通过观察、体格检查或借助医疗仪器和实验室检查获得的资料。所以B项属于主观资料。

6.D　【解析】煮沸消毒法将水煮沸至100℃，在水中加入碳酸氢钠至1%～2%浓度时，沸点可达105℃，能增强杀菌作用，还可去污防锈。

7.C　【解析】当噪声强度高达120 dB以上时，可造成高频率听力损失，甚至永久性失聪。

8.C　【解析】安眠酮，0.2 g，每晚一次是长期医嘱，不是临时医嘱。临时医嘱有效时间在24 h以内，一般只执行一次。

9.A　【解析】弛张热：体温在39℃以上，但波动幅度大，24 h内体温差达2℃以上，最低时仍高于正常水平。稽留热：体温持续于39～40℃以上，达数日或数周，24 h波动范围不超过1℃。间歇热：高热期与无热期交替出现，体温波动幅度可达数度，无热期（间歇期）可持续1日至数日，反复发作。不规则热：发热无一定规律。

10.D　【解析】脉搏每分钟少于60次称缓脉，见于颅内压增高、房室传导阻滞等患者。该患者头痛、恶心伴血压增高，符合颅内高压的临床表现。

11.B　【解析】急性中毒者服用性质不明的毒物时，应选择温开水或者生理盐水洗胃，同时，洗胃首次抽出的胃内容物应留取标本由洗胃护士送检，待检验明确毒物性质后，再采用对应的解毒性溶液进行洗胃。

12.C　【解析】促进排尿的方法：卧床患者可嘱其坐起排尿；让患者听流水声，以刺激排尿中枢；轻轻按摩下腹部，以松弛膀胱肌肉；用温水冲洗会阴，刺激会阴部肌肉。而口服利尿剂适用于水钠潴留的患者。

13.D　【解析】留置导尿术适应证为：①尿潴留或膀胱减压；②观察每小时尿量变化；

③盆腔器官手术前准备。护士应讲明留置导尿的重要性和必要性，以取得患者的理解和配合。

14. C 【解析】为了保护和合理使用静脉，需长期输液患者应由远端末梢小静脉开始选择使用，A项正确。一般注射量大、输液时间短者可选用大静脉，B项正确。需24 h连续输液者，应每天更换输液器，C项错误。D项正确，输入多巴胺时速度宜慢。

15. C 【解析】膀胱颈梗阻：如前列腺增生，会引起尿潴留。尿道梗阻，如炎症或损伤后的尿道狭窄，尿道结石、结核、肿瘤等，可引起尿潴留。急性肾功能衰竭会有少尿、无尿的表现，不会引起尿潴留。

16. E 【解析】静脉输血的目的：①补充血容量，增加有效循环血量，提高血压，增加心输出量。②纠正贫血，增加红细胞、血红蛋白含量，提高红细胞携氧能力，改善组织器官的缺氧状况。③补充抗体和补体，增加机体抵抗力，提高机体抗感染能力。④补充凝血因子和血小板，改善凝血功能，有助于止血。⑤补充血浆蛋白，维持胶体渗透压，减少组织渗出和水肿，保持有效循环血量。⑥排除有害物质。

17. D 【解析】破伤风抗毒素，应每隔20 min注射1次，每次注射后均需密切观察。在脱敏过程中，如发现患者有全身反应，如气促、发绀、荨麻疹或过敏性休克时，应立即停止注射，并迅速对症处理。如反应轻微，待反应消退后，酌情将注射的次数增加，剂量减少，以达到顺利注入全量的目的。

二、多项选择题

1. ABCD 【解析】步骤为：

（1）遵医嘱准备手压式雾化吸入器，使用前检查雾化器是否完好。

（2）核对患者的床号姓名。

（3）取下雾化器保护盖，充分摇匀药液。

（4）开始雾化：①取舒适卧位；②将雾化器倒置，接口端放入双唇间，平静呼气；③吸气开始时按压气雾瓶顶部喷药，嘱患者深吸气、屏气、呼气，反复1～2次。

（5）结束雾化。

（6）操作后：清洁口腔，雾化器使用后需放在阴凉处30℃以下保存，其塑料外壳应定期用温水清洁。

2. ACD 【解析】A项正确，标本应在使用抗生素前采集。B项错误，采血时间不同的血液测定项目对血液标本的采集时间有不同的要求，可以空腹采血或定时采血。C项正确，培养瓶中不可加入添加剂。D项正确，采血过程需要严格执行无菌操作规定。

3. AC 【解析】A项正确，医疗与护理记录必须及时，不得拖延或提前，更不能漏记、错记，以保证记录的时效性，维持最新资料。B项错误，描述资料记录内容要重点突出，简洁、流畅。C项正确，记录的内容必须在时间、内容及可靠程度上真实无误，尤其对患者的主诉和行为应进行详细、真实、客观地描述。D项错误，应使用医学术语和公认的缩写，避免笼统、含糊不清或过多修辞。

三、简答题

1. 半坐卧位的姿势：

（1）自动床、半自动床、手摇床：摇起床头支架，使上半身抬高与床的水平呈30°～50°角，再摇起膝下支架；放平时，先摇平膝下支架，再摇平床头支架。

（2）无摇床：可在床头垫褥下放一靠背架，将患者上半身抬高，下肢屈膝，用中单包裹膝枕，垫在膝下，将两端带子固定于床两侧；放平时应先放平膝下，再放平头。

半坐卧位的适用范围：心肺疾患引起的呼吸困难患者；腹腔、盆腔手术后或有炎症患者；腹部手术后；某些面部及颈部手术后患者；疾病恢复期体质虚弱患者。

2. 马斯洛认为，人的基本需要有不同层次，按其重要性和发生的先后顺序，由低到高分为五个层次：（1）生理的需要；（2）安全的需要；（3）爱与归属的需要；（4）自尊的需要；（5）自我实现的需要。

马斯洛认为，人的基本需要虽然有高低层次之分，但各层次间彼此关联：首先必须满足较低层次的需要，再考虑高层次的需要；各种需要得到满足的时间不一定相同，一般是低层次需要得到满足后才会出现高层次需要；也可发生各层次需要重叠出现或层次顺序发生改变；越高层的需要满足的方式和程序差异越大。基本需要的满足与健康密切相关。

第二部分 内科护理学

第一章 呼吸系统疾病患者的护理

◇ 知识框架

```
                              ┌─ 咳嗽与咳痰
              呼吸系统疾病常见 ├─ 肺源性呼吸困难
              症状与体征的护理 └─ 咯血

              呼吸道感染性疾  ┌─ 急性上呼吸道感染患者的护理
              病患者的护理   └─ 肺炎患者的护理

              支气管扩张症患  ┌─ 临床表现及辅助检查
              者的护理     └─ 护理措施

呼吸系统疾病   慢性阻塞性肺疾  ┌─ 临床表现及辅助检查
患者的护理    病患者的护理   └─ 护理诊断及护理措施

              支气管哮喘    ┌─ 临床表现及实验室检查
              患者的护理    └─ 护理措施

                           ┌─ 原发性支气管肺癌的分类
              原发性支气管肺 ├─ 临床表现及辅助检查
              癌患者的护理   └─ 护理措施

                           ┌─ 急性呼吸衰竭
              呼吸衰竭患    ├─ 慢性呼吸衰竭
              者的护理     └─ 呼吸衰竭患者的护理
```

◇ 知识解读

第一节 呼吸系统疾病常见症状与体征的护理

一、咳嗽与咳痰

咳嗽是一种保护性反射，包括干性咳嗽和湿性咳嗽。常见的病因有呼吸道疾病、理化因素、胸膜疾患、心血管疾病等。

（一）护理评估

（1）病史：询问有无呼吸道感染、刺激性气体或粉尘吸入、服用血管紧张素转化酶抑制剂等引起咳嗽和（或）咳痰的原因。

（2）身体评估：重点评估以下内容：①生命体征及意识状态：尤其是体温、呼吸节律和频率、血氧饱和度等。②营养状态：有无食欲减退、消瘦及营养不良。③体位与活动：有无强迫体位，如端坐呼吸等。④皮肤、黏膜：有无脱水、多汗及发绀。⑤肺部听诊：有无肺泡呼吸音改变、异常呼吸音及干啰音、湿啰音等。

（二）相应的护理诊断及护理措施

相应的护理诊断：清理呼吸道无效与呼吸道分泌物过多、痰液黏稠不易咳出，或患者疲乏、胸痛、意识障碍导致咳嗽无效、不能或不敢咳嗽等有关。

护理措施如下：

（1）环境：维持室温 18 ~ 20℃，湿度 50% ~ 60%，充分发挥呼吸道的自然防御功能。

（2）饮食护理：应给予高蛋白、高维生素饮食，每天饮水 1500 mL（视病情而定）以上。

（3）病情观察：观察痰液的色、质、量及患者的呼吸情况等。

（4）促进有效排痰：包括有效咳嗽、气道湿化、胸部叩击、体位引流和机械吸痰等措施。

1）有效咳嗽：适用于神志清楚、一般状况良好、能够配合的患者。

2）气道湿化：适用于痰液黏稠和排痰困难者。类型包括湿化疗法和雾化疗法。治疗过程中要注意防止窒息，避免降低吸入氧浓度，避免湿化过度，防止感染。

3）胸部叩击：适用于久病体弱、长期卧床、排痰无力者，禁止用于气胸、肋骨骨折、咯血等患者。

4）体外引流：适用于肺脓肿、支气管扩张等有大量痰液排出不畅者。

5）机械吸痰：适用于无力咳出黏稠痰液、意识不清或排痰困难者。

（5）用药护理：遵医嘱使用抗生素、止咳及祛痰药物。

二、肺源性呼吸困难

呼吸困难是指患者主观感觉空气不足、呼吸不畅，客观表现为呼吸用力，呼吸频率、深度及节律异常。

（一）气体交换受损

（1）环境与休息：提供安静舒适、空气洁净的环境，温度和湿度要适宜。

（2）病情观察：观察并判断呼吸困难的类型，动态评估患者呼吸频率、节律及呼吸困难的严重程度，必要时监测血氧饱和度的变化

（3）心理护理：医护人员应陪伴在患者身边，安慰患者，使其保持情绪稳定。

（4）保持呼吸道通畅：经常排痰，及时清理呼吸道，是保证给氧能够成功的关键。

（5）用药护理：遵医嘱使用支气管舒张药、糖皮质激素、抗生素等药物治疗，观察药物疗效和不良反应。

（6）氧疗和机械通气的护理：根据呼吸困难类型、严重程度的不同，采取合理的氧疗或机械通气治疗，以缓解呼吸困难症状。

（二）活动无耐力

（1）注意休息和活动。

（2）采用舒适体位，如前倾坐位或半卧位。

（3）指导患者进行深呼吸、腹式呼吸等呼吸训练。

三、咯血

咯血是指喉及其以下呼吸道或肺组织的出血经口咳出。常见原因有肺结核、支气管扩张、肺癌、肺炎等。根据咯血量，临床上将咯血分为痰中带血；少量咯血（< 100 mL/d）；中等

量咯血（100～500 mL/d）；大量咯血（＞500 mL/d，或1次＞100 mL）四类。护士对咯血量较大、容易发生窒息者应保持高度警惕。临床上具有以下情形的咯血患者容易发生窒息：①极度衰弱无力咳嗽；②急性大咯血；③情绪高度紧张，因极度紧张可导致声门紧闭或支气管平滑肌收缩；④应用镇静或镇咳药物使咳嗽反射受到抑制。

第二节　呼吸道感染性疾病患者的护理

一、急性上呼吸道感染患者的护理

急性上呼吸道感染是鼻腔、咽或喉部急性炎症的总称。常见病原体为病毒，其中包括流感病毒、副流感病毒、呼吸道合胞病毒等，仅有少数由细菌引起。

（一）临床表现

1.普通感冒

起病较急，以鼻咽部卡他症状为主，与病毒诱发的炎症介质导致的上呼吸道传入神经高敏状态有关。初期可见咽干、咳嗽、清水样鼻涕，2～3天后鼻涕变黏稠。一般经5～7天痊愈，伴并发症者可致病程迁延。

2.急性病毒性咽炎和喉炎

（1）急性病毒性咽炎：表现为咽痒和灼热感，咽痛不明显等。查体咽部可充血、水肿，颌下淋巴结肿大，有触痛。

（2）急性病毒性喉炎：表现为声音嘶哑、讲话困难、常伴发热、咽痛或咳嗽，咳嗽时咽喉疼痛加重。查体可见喉部充血、水肿，局部淋巴结轻度肿大和触痛，有时可闻及喉部的喘息声。

3.急性疱疹性咽峡炎

多由柯萨奇病毒A引起，表现为明显咽痛、发热，病程约为一周。查体可见咽部充血，软腭、腭垂、咽及扁桃体表面有灰白色疱疹或浅表溃疡，周围伴红晕。多发于夏季，多见于儿童。

4.急性咽结膜炎

表现为发热、咽痛、畏光、流泪，咽及结膜明显充血。病程4～6天，多发于夏季，游泳传播，儿童多见。

5.急性咽-扁桃体炎

起病急，咽痛明显，伴发热、畏寒，体温可达39℃以上。查体可发现咽部明显充血，扁桃体肿大、充血，表面有黄色脓性分泌物。颌下淋巴结肿大、压痛。

（二）护理措施

（1）环境和休息：保持室内适宜的温度、湿度和空气流通。

（2）饮食护理：选择清淡、富含维生素、易消化的食物，并保证足够热量。发热者应适当增加饮水量。

（3）口腔护理：进食后漱口或按时给予口腔护理，防止口腔感染。

（4）防止交叉感染：患者咳嗽或打喷嚏时避免对着他人。

（5）用药护理：遵医嘱用药且注意观察药物的疗效及不良反应。

二、肺炎患者的护理

肺炎指终末气道、肺泡和肺间质的炎症，可由多种病因引起，如感染、理化因素、免疫损伤等。

（一）病因与分类

1.按解剖分类

（1）大叶性肺炎：致病菌以肺炎链球菌最为常见。

（2）小叶性肺炎：致病菌有肺炎链球菌、葡萄球菌、病毒、肺炎支原体等。

（3）间质性肺炎：可由细菌、支原体、衣原体、病毒或肺孢子菌等引起。

2. 按病因分类

（1）细菌性肺炎：是最常见的肺炎，病原菌多为肺炎链球菌。

（2）非典型病原体所致肺炎：常由支原体、军团菌和衣原体等引起。

（3）病毒性肺炎：由冠状病毒、腺病毒、呼吸道合胞病毒、流感病毒等引起。

（4）真菌性肺炎：由白念珠菌、曲霉、放线菌等引起。

（5）其他病原体所致肺炎：由立克次体、弓形虫、原虫（如卡氏肺囊虫）、寄生虫（如肺包虫、肺吸虫）等引起。

（6）理化因素所致肺炎：放射性损伤可引起放射性肺炎；胃酸吸入可引起化学性肺炎，吸入刺激性气体、液体等化学物质亦可引起化学性肺炎。

3. 按患病环境分类

（1）社区获得性肺炎：也称医院外获得性肺炎，是指在医院外罹患的感染性肺实质炎症，包括有明确潜伏期的病原体感染而在入院后平均潜伏期内发病的肺炎。传播途径为吸入飞沫、空气或血源传播。

（2）医院获得性肺炎：简称医院内肺炎，指患者在入院时既不存在肺炎，也不处于潜伏期，而是在住院 48 h 后发生的感染，也包括出院后 48 h 内发生的肺炎。其中以呼吸机相关肺炎最为多见，治疗和预防较困难。

（二）肺炎链球菌肺炎

肺炎链球菌肺炎是由肺炎链球菌引起的肺炎，以冬季与初春高发。患者多为无基础疾病的青壮年及老年人，男性多见。起病急骤，以高热、寒战、咳嗽、血痰和胸痛为特征。

1. 临床表现

（1）症状：发病前常有淋雨、受凉、醉酒、疲劳、病毒感染和生活在拥挤环境等诱因，多有数日上呼吸道感染的前驱症状。临床以急性起病、寒战、高热、全身肌肉酸痛为特征。患者体温可在数小时内达 39 ~ 40℃，呈稽留热，高峰在下午或傍晚。痰少，可带血丝，24 ~ 48 h 后可呈铁锈色痰，与肺泡内浆液渗出和红细胞、白细胞渗出有关。

（2）体征：急性病容，早期肺部无明显异常体征，随病情加重可出现患侧呼吸运动减弱，叩诊音稍浊，听诊可有呼吸音减弱及胸膜摩擦音；肺实变期有典型实变体征；消散期可闻及湿啰音。

（3）并发症：感染严重时可发生感染性休克，多见于老年人。此外，还可并发胸膜炎、脓胸、肺脓肿、脑膜炎和关节炎等。

2. 辅助检查

（1）血常规检查：白细胞计数升高，多在（10 ~ 30）×10^9/L，中性粒细胞比例多 >80%，伴核左移，细胞内可见中毒颗粒。免疫功能低下者可仅有中性粒细胞增多。

（2）X 射线胸片：X 射线表现呈多样性，可呈斑片状和大片状实变阴影，好发于右肺上叶、双肺下叶，在病变区可见多发性蜂窝状小脓肿。消散期，因炎性浸润逐渐吸收，可有片状区域吸收较快而呈假空洞征。

（三）护理措施

（1）缓解不适，促进身心休息。①鼓励多饮水，每日饮水量在 1500 ~ 2000 mL。②高热者于头部、腋下、腹股沟等处置冰袋，或乙醇擦浴降温。③胸痛时嘱患者患侧卧位。

（2）感染性休克的抢救与护理。①患者应中凹卧位，头部抬高20°，下肢抬高30°，保温、给氧。②迅速建立两条静脉通道，保证液体及药物输入。③严密观察病情，注意体温、脉搏、呼吸、血压及神志的变化，记录 24 h 出入量。④补充血容量：以中心静脉压作为调整补液速度的指标，中心静脉压 < 5 cmH_2O 可适当加快输液速度；中心静脉压达到或超过 10 cmH_2O 时，输液速度则不宜过快，以免诱发急性心衰。下列证据提示血容量已补足：口唇红润、肢端温暖、收缩压 > 90 mmHg、尿量 > 30 mL/h 上。在血容量已基本补足的情况下，尿量仍 < 20 mL/h，尿相对

密度 < 1.018，应及时报告医生，警惕急性肾损伤的发生。

第三节　支气管扩张症患者的护理

支气管扩张症指急慢性呼吸道感染和支气管阻塞后，反复发生支气管化脓性炎症，致使支气管壁结构破坏，管壁增厚，引起支气管异常和持久性扩张的一类异质性疾病的总称。

一、临床表现及辅助检查

（1）症状：①持续或反复咳嗽、咳（脓）痰是常见症状。痰液呈黄绿色，为黏液性、黏液脓性或脓性，收集后分层，即上层为泡沫、中间为浑浊黏液、下层为脓性成分、最下层为坏死组织，无明显诱因者常隐匿发病，无或有轻微症状；②呼吸困难和喘息；③ 50% ~ 70% 的患者可发生咯血，由于小动脉被侵蚀或增生血管被破坏可引起大咯血。

（2）体征：气道内有较多分泌物时，体检可闻及湿啰音和干啰音，病变严重尤其伴有慢性缺氧、肺源性心脏病和右心衰竭的患者可出现杵状指和右心衰竭体征。

（3）辅助检查：①影像学检查 X 射线检查：囊状支气管扩张的气道表现为显著的囊腔，腔内可存在气液平面，纵切面可显示"双轨征"，横切面显示"环形阴影"，并可见气道壁增厚。② CT 检查：高分辨 CT 可在横断面上清楚地显示扩张的支气管，由于无创、易重复和易接受的特点，已成为支气管扩张的主要诊断方法。

二、护理措施

（1）一般护理：包括基础护理，卧床休息，提供高热量、高蛋白、富含维生素的饮食等。

（2）体位引流的护理：适用于呼吸道分泌物过量者。因体位引流而加重发绀或呼吸窘迫现象者、有颅内压上升征兆的患者、生命征象不稳定者禁用。首先确定病变部位（影像学、听诊）并选择合适的体位，可以和其他治疗方法合并使用，如深咳嗽、拍背吸痰等，引流过程中观察患者的反应、引流情况，引流后记录患者分泌物积聚的肺叶、呼吸音变化及呼吸型态和分泌物性状。

（3）潜在并发症的护理，如大咯血、窒息等：包括尽量设专人护理，保持呼吸道通畅，窒息的抢救和用药方面的护理等。

（4）支气管扩张症患者应戒烟，并避免其他刺激物，避免使用镇静剂或镇咳剂。

第四节　慢性阻塞性肺疾病患者的护理

慢性阻塞性肺疾病（COPD）是一种具有气流受限为特征的肺部疾病，气流受限不完全可逆，呈进行性发展。COPD 与慢性支气管炎及肺气肿密切相关。支气管哮喘也具有气流受限，其具有可逆性，不属于 COPD。

一、临床表现及辅助检查

1. 症状

（1）慢性咳嗽：晨起明显，睡眠时有阵咳或排痰。

（2）咳痰：为白色黏液或浆液性泡沫性痰，偶可带血丝，清晨排痰较多。

（3）气短或呼吸困难：是标志性症状，最初在较剧烈活动时出现，后逐渐加重，以致在日常活动甚至休息时也感到气短。

（4）喘息和胸闷：急性加重期支气管分泌物增多，胸闷和气促加剧；部分患者特别是重度患者或急性加重时可出现喘息。

（5）其他：体重下降，食欲减退。

2. 体征

随疾病进展出现桶状胸，触觉语颤减弱或消失，叩诊呈过清音；慢性支气管炎病例可闻及干啰音或少量湿啰音，有喘息症状者可在小范围内出现轻度哮鸣音。

3. 辅助检查

（1）肺功能检查：是判断持续气流受限的主要客观指标。

（2）影像学检查：查 COPD 早期胸片可无异常变化，以后可出现肺纹理增粗、紊乱和肺气肿等改变。胸部 CT 检查可见 COPD 小气道病变的表现、肺气肿的表现及并发症的表现，高分辨力 CT 对辨别小叶中央型或全小叶型肺气肿及确定肺大疱的大小和数量，有较高的敏感性和特异性。

（3）动脉血气分析：对判断 COPD 晚期患者发生低氧血症、高碳酸血症、酸碱平衡失调及呼吸衰竭有重要价值

二、护理诊断及护理措施

1. 气体交换受损

（1）休息与活动：采取舒适体位，适当活动，环境保持合适的温度、湿度。

（2）病情观察：观察症状、监测体征。

（3）用药护理：注意药物应用的疗效及不良反应。

（4）氧疗护理：一般采用鼻导管持续低流量吸氧，氧流量 1 ~ 2 L/min，应避免吸入氧浓度过高而引起二氧化碳潴留。对 COPD 伴有慢性呼吸衰竭的患者，提倡长期家庭氧疗。

（5）呼吸功能锻炼和康复治疗：①缩唇呼吸：方法为闭嘴经鼻吸气，缩唇缓慢呼气，同时收缩腹部；②膈式或腹式呼吸：方法为用鼻缓慢吸气，膈肌最大限度下降，腹肌松弛。呼气时用口呼出，腹肌收缩，膈肌松弛。吸气与呼气时间比为 1∶2 或 1∶3；呼吸功能锻炼每天训练 3 ~ 4 次，每次重复 8 ~ 10 次，一般每次 10 min 左右。

2. 清理呼吸道无效

（1）病情观察：密切观察咳嗽、咳痰的情况，包括痰液的颜色、量及性状，以及咳痰是否顺畅。

（2）观察用药的疗效与不良反应。

（3）保持呼吸道通畅：通过湿化气道、有效咳嗽、物理方法等措施畅通呼吸道。

3. 焦虑

（1）应帮助患者消除焦虑的原因。

（2）帮助患者树立信心。

（3）教给患者缓解焦虑的方法。

第五节　支气管哮喘患者的护理

支气管哮喘是由多种细胞（如嗜酸性粒细胞、肥大细胞、T 淋巴细胞、中性粒细胞、气道上皮细胞等）和细胞组分参与的气道慢性炎症性疾病。这种慢性炎症导致气道高反应性和广泛多变的可逆性气流受限，并引起反复发作性的喘息、气急、胸闷或咳嗽等症状，常在夜间和（或）凌晨发作和加重，多数患者可自行缓解或治疗后缓解。

一、临床表现及实验室检查

（1）症状：先兆表现包括干咳、呼吸紧迫感、连打喷嚏、流泪等；典型表现为发作性呼气性呼吸困难或发作性胸闷和咳嗽，伴有哮鸣音（广泛性），夜间及凌晨发作和加重。

（2）体征：发作时胸部呈过度充气征象，双肺可闻及广泛的哮鸣音，呼气音延长。严重时寂静胸（肺部没有哮鸣音）。非发作期可无阳性体征。

（3）辅助检查：①痰液检查，涂片可见嗜酸性粒细胞，为特征性细胞。②呼吸功能检查，通气功能检测，判断气流受限的最重要指标为 $FEV_1/FVC < 70\%$ 或 FEV_1 低于正常预计值的 80%。

二、护理措施

（1）健康宣教：①脱离过敏原；②提供清淡、易消化、足够热量的饮食，避免硬、冷、油煎食物，不宜食用鱼、虾、蟹等；③提供安静、舒适、清洁的环境。

（2）病情观察：观察呼吸困难的症状、血气分析值等监护值及药物应用效果，加强对急性期患者的监护。

（3）用药护理：① β_2 受体激动剂：按医嘱用药，不宜长期、规律、单一、大量使用，宜与吸入激素等抗炎药配伍使用，注意心悸、骨骼肌震颤等不良反应的发生；②糖皮质激素：全身用药不良反应：肥胖、糖尿病、高血压、骨质疏松、消化性溃疡等，口服用药宜在饭后服用；③茶碱类：静脉注射用药，浓度不宜过高，速度不宜过快，注射时间宜在 10 min 以上。

（4）心理护理：鼓励患者战胜恐惧的心理，增强战胜疾病的信心。

第六节 原发性支气管肺癌患者的护理

原发性支气管肺癌，简称肺癌。肿瘤细胞源于支气管黏膜或腺体，常有区域性淋巴结和血行转移，早期常有刺激性咳嗽、痰中带血等呼吸道症状，病情进展速度与细胞的生物特性有关。

一、原发性支气管肺癌的分类

1. 按解剖学部位分类

（1）中央型肺癌：以鳞状上皮细胞癌和小细胞肺癌较多见。

（2）周围型肺癌：以腺癌较为多见。

2. 按组织病理学分类

（1）非小细胞肺癌：最为常见，约占 85%。主要包括鳞状上皮细胞癌、腺癌和大细胞癌。

（2）小细胞肺癌：主要包括燕麦细胞型、中间细胞型、复合燕麦细胞型，是肺癌中恶性程度最高的一种。一般起源于较大支气管，大多为中央型肺癌，典型表现为肺门肿块和肿大的纵隔淋巴结引起的咳嗽和呼吸困难。

二、临床表现及辅助检查

1. 临床表现

（1）由原发肿瘤引起的症状和体征：咳嗽、咯血、喘鸣、胸闷、气短等，还包括其他非特异性表现，如发热、体重下降。

（2）肿瘤局部扩展引起的症状和体征：胸痛、呼吸困难、吞咽困难、声音嘶哑、上腔静脉阻塞综合征、Horner 综合征等。

（3）肺外转移引起的症状和体征：如转移至中枢神经系统可发生头痛、呕吐、眩晕等表现。

（4）癌作用于其他系统引起的肺外表现：包括内分泌、神经肌肉、结缔组织、血液系统和血管的异常改变，又称伴癌综合征。

2. 辅助检查

（1）胸部 X 射线检查：通过正侧位 X 射线胸片可发现肺部阴影，配合 CT 可明确病灶，是发现肺癌最重要的方法之一。

（2）CT：可发现普通 X 射线检查不能发现的病变，还可显示早期肿大的肺门和纵隔淋巴结，从而识别肿瘤有无侵犯邻近器官。

（3）磁共振成像（MRI）：相比于 CT，可以明确肿瘤和大血管之间的关系，但在发现小病灶（＜5 mm）方面则没有 CT 敏感。

（4）纤维支气管镜检查：有助于确诊肿瘤和明确手术指征、方式。

（5）正电子发射体层显像（PET）：对肺癌及淋巴结转移可做出定性诊断。

（6）痰脱落细胞学检查：敏感性小于 70%，但特异性高。取气道深部的痰液，及时送检，送检 3 次以上符合标准的痰标本可提高检查阳性率。

三、护理措施

（1）一般护理：注意休息，采取舒适的体位，鼓励营养失调的患者进食高蛋白、高热量、高维生素、易消化的饮食。

（2）病情观察：观察患者生命体征及病情变化。

（3）疼痛护理：首先评估疼痛；避免加重疼痛的原因，如上呼吸道感染等。三阶梯药物止痛法：①非阿片类止痛药如非甾体类抗炎药、水杨酸类和非水杨酸类药物，如对乙酰氨基酚（扑热息痛）等；②弱阿片类止痛药，如可待因；③强阿片类止痛药，如吗啡类、芬太尼等。

（4）用药护理：化疗药物用药过程中要注意监测化疗药物的不良反应，如血管炎、过敏反应、骨髓抑制反应等。

（5）心理护理：鼓励患者尽快脱离过激的心理反应，保持良好的心理状态，增强战胜疾病的信心。

第七节　呼吸衰竭患者的护理

呼吸衰竭是指各种原因引起的肺通气和（或）换气功能严重障碍，以致在静息状态下亦不能维持足够的气体交换，导致缺氧伴（或不伴）二氧化碳潴留，从而引起一系列生理功能和代谢紊乱的临床综合征。若在海平面正常大气压、静息状态、呼吸空气条件下，动脉血氧分压（PaO_2）低于 60 mmHg，伴或不伴二氧化碳分压（$PaCO_2$）高于 50 mmHg，无心内解剖分流和原发于心排血量降低因素，即可诊断为呼吸衰竭。

一、急性呼吸衰竭

急性呼吸衰竭是指因某些突发的致病因素，如严重疾患、创伤、休克、急性气道阻塞等，引起肺通气或换气功能迅速出现严重障碍，在短时间内导致的呼吸衰竭。病因包括肺通气或换气功能障碍、急性呼吸道阻塞性病变等。

1. 临床表现

（1）呼吸困难：是最早、最突出的表现。

（2）发绀、低氧血症。

（3）精神神经症状：如精神错乱、狂躁、昏迷等。

（4）循环系统表现：如周围循环衰竭、血压下降等。

（5）一过性肝肾损害的表现。

2. 处理要点

（1）保持呼吸道通畅。

（2）给氧。

（3）增加通气量、减少 CO_2 潴留。可通过采用呼吸兴奋剂（尼可刹米、回苏灵、洛贝林等）、机械通气等措施。

（4）病因治疗。

（5）一般支持疗法。

二、慢性呼吸衰竭

慢性呼吸衰竭是指原有慢性疾病，包括呼吸和神经、肌肉系统疾病等，导致呼吸功能损害逐渐加重，经过较长时间才发展为呼吸衰竭。病因包括支气管肺疾病：COPD，严重肺结核，胸廓和神经、肌肉病变等。

1. 分型

Ⅰ型呼吸衰竭：仅有缺氧，无 CO_2 潴留，血气分析特点为 $PaO_2 < 60\ mmHg$，$PaCO_2$ 降低或正常，见于换气功能障碍。

Ⅱ型呼吸衰竭：既有缺氧，又有 CO_2 潴留，血气分析特点为 $PaO_2 < 60\ mmHg$，$PaCO_2 > 50\ mmHg$，系肺泡通气不足所致。

2. 临床表现

首先，呼吸困难（呼气性呼吸困难多见）是最常见的表现。其次，发绀、精神神经症状、心率增快、血压升高、严重时血压下降、心律失常、心衰、皮肤潮红、温暖多汗等，以及肝、肾功能损害和消化系统症状。

血气分析：$PaO_2 < 60\ mmHg$，伴或不伴 $PaCO_2 > 50\ mmHg$。

3. 治疗要点

（1）保持呼吸道通畅：及时清除呼吸道分泌物，缓解支气管痉挛。

（2）氧疗：Ⅰ型呼吸衰竭给予氧浓度 > 35%；Ⅱ型呼吸衰竭给予持续低浓度给氧，氧浓度 < 35%。

（3）增加通气量，减少 CO_2 潴留。

（4）抗感染治疗。

（5）并发症的防治。

（6）营养支持。

三、呼吸衰竭患者的护理

（1）一般护理：包括基础护理，注意休息，适当的活动，保持良好的环境等。

（2）病情观察：包括观察生命体征、呼吸情况及用药效果，上监护仪的患者注意观察监护值。

（3）用药护理：注意茶碱类、β_2 受体激动剂、呼吸兴奋剂等药物使用的正确方法，不良反应和疗效，禁用镇静催眠药物。

（4）氧疗护理：Ⅰ型呼吸衰竭给予高浓度、高流量吸氧；Ⅱ型呼吸衰竭给予持续低流量鼻导管给氧。氧疗过程中注意观察患者面色、呼吸频率和节律、氧饱和度的变化。

（5）机械通气（人工呼吸机）的护理：①病情监测：监测呼吸系统、循环系统、体温、意识状态、皮肤、黏膜、腹部情况、出入量等；②气道管理：包括气体湿化和呼吸道雾化治疗、吸痰治疗、祛痰治疗、气管切开的护理、防止切口的感染和意外等；③基础护理：做好口腔、皮肤、鼻饲营养护理；④注意与患者的交流。

第二章　循环系统疾病患者的护理

◇ 知识框架

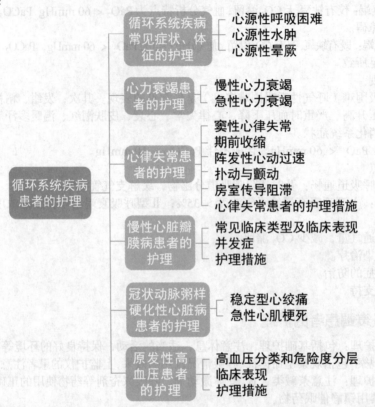

循环系统疾病患者的护理
- 循环系统疾病常见症状、体征的护理
  - 心源性呼吸困难
  - 心源性水肿
  - 心源性晕厥
- 心力衰竭患者的护理
  - 慢性心力衰竭
  - 急性心力衰竭
- 心律失常患者的护理
  - 窦性心律失常
  - 期前收缩
  - 阵发性心动过速
  - 扑动与颤动
  - 房室传导阻滞
  - 心律失常患者的护理措施
- 慢性心脏瓣膜病患者的护理
  - 常见临床类型及临床表现
  - 并发症
  - 护理措施
- 冠状动脉粥样硬化性心脏病患者的护理
  - 稳定型心绞痛
  - 急性心肌梗死
- 原发性高血压患者的护理
  - 高血压分类和危险度分层
  - 临床表现
  - 护理措施

◇ 知识解读

第一节　循环系统疾病常见症状、体征的护理

一、心源性呼吸困难

1.临床表现

（1）劳力性呼吸困难：是最早出现也是最轻的呼吸困难，在体力活动时发生或加重，休息即缓解。

（2）夜间阵发性呼吸困难：常发生在夜间，于睡眠中突然憋醒，被迫坐起。大多于端坐休息、下床、开窗通风后症状可自行缓解。部分患者可伴有咳嗽、咳泡沫样痰。亦可有患者呼吸深快，可闻哮鸣音，称为"心源性哮喘"。重症者咳粉红色泡沫痰，发展成急性肺水肿。

（3）端坐呼吸：是心功能不全的后期表现，患者不能平卧，被迫采取坐位或半卧位。因坐位时膈肌下降，回心血量减少，可使患者呼吸困难减轻。

2.护理措施

（1）观察病情：观察呼吸困难的程度、持续时间，伴随症状，如发绀、咳嗽、心悸，对治疗的反应，以及血压、心率、心律和尿量的变化。

（2）调整体位：心力衰竭患者夜间睡眠应保持半卧位，以减少回心血量，减轻呼吸困难症状。发生急性肺水肿时，患者应端坐位，双腿下垂。

（3）休息：根据心功能情况，给予必要的生活护理，减轻体力活动，适当休息，以减轻心脏负担，使心肌耗氧量减少，呼吸困难减轻。

（4）氧疗护理：对于有低氧血症者，纠正缺氧对保护心脏功能、减少缺氧性器官功能损害有重要的意义。氧疗方法包括鼻导管吸氧、面罩吸氧、无创正压通气吸氧等，应根据患者血氧饱和度及动脉血气分析结果进行选择。

（5）用药观察：遵医嘱给予抗心衰、抗感染等药物治疗，观察药物副作用。同时静脉输液时严格控制滴速，20 ~ 30 滴 /min，防止急性肺水肿发生。

（6）心理护理：及时予以安慰和疏导患者烦躁情绪，做好解释，稳定情绪，以此降低交感神经兴奋性，从而减轻呼吸困难。

二、心源性水肿

心源性水肿是由于充血性心力衰竭引起体循环系统静脉淤血等原因，使组织间隙积聚过多液体所致。最常见的病因是右心衰竭或全心衰竭。

1. 临床表现

水肿早期出现在身体低垂及组织疏松的部位，卧床患者的水肿常发生在背、骶尾、会阴部及胫前、足踝部，逐渐延及全身，重者可出现胸腔积液、腹腔积液。用指端加压水肿部位，局部可出现凹陷，称为压陷性水肿。水肿常在下午出现或加重，休息一夜后减轻或消失。患者常有手肿、脚肿，还会出现尿量减少、体重增加等症状，甚至可出现水电解质紊乱。

2. 护理措施

（1）饮食护理：①给予低盐、高蛋白、易消化的饮食，根据病情适当限制液体摄入量。②嘱患者尽量不食用各种腌制品、干海货、发酵面点、含钠的饮料和调味品等加重水肿的食物，可用糖、醋等调节口味，以增进食欲。

（2）维持体液平衡，纠正电解质紊乱：①应观察尿量和体重的变化，尤其在使用利尿药后，要记录 24 h 出入液量。②每日摄入液量应控制在前 1 天尿量加 500 mL 左右，保持出入液量平衡。③静脉输液时注意控制输液速度，应根据血压、心率、呼吸及病情，随时调整。

（3）皮肤护理：尤其是水肿部位的皮肤，要特别注意防止受压和摩擦，以免引起破损和压疮。

三、心源性晕厥

心源性晕厥是由于心排血量突然骤减、中断或严重低血压而引起一过性脑缺血、缺氧，表现为突发的可逆性意识丧失。

1. 病因

常见病因有：严重心律失常、主动脉瓣狭窄、急性心肌梗死引起急性心源性脑缺血综合征、高血压脑病等。

2. 护理措施

（1）详细了解病史，了解晕厥发生的时间、体位、历时长短及缓解方式等。

（2）避免诱因：嘱患者避免过度疲劳、情绪激动或紧张、突然改变体位等情况，一旦有头晕、黑矇等先兆时应立即平卧，以免摔伤。

（3）发作时处理：将患者置于通风处，头低脚高位，解松领口及时清除口、咽中的分泌物，以防窒息。

（4）积极治疗相关疾病：如心率显著缓慢的患者可遵医嘱给予阿托品、异丙肾上腺素等药物或配合人工心脏起搏治疗。

第二节　心力衰竭患者的护理

心力衰竭是指各种心脏疾病引起心肌收缩力下降，心排血量不能满足机体代谢的需要，器官、组织血液灌注不足，同时出现肺循环和体循环淤血表现的一种综合征。心力衰竭时通常伴有肺循环和（或）体循环淤血，故亦称为充血性心力衰竭。

一、慢性心力衰竭

慢性心力衰竭简称慢性心衰，是心血管疾病的终末期表现和最主要死因，是临床常见的危重症。心衰的患病率与年龄相关，60 岁以下人群患病率 < 2%，而 75 岁及以上人群可 > 10%。

（一）临床表现

1. 左心衰竭

左心衰竭的患者以肺淤血和心排血量降低为主要表现。

（1）症状：①程度不同的呼吸困难：劳力性呼吸困难是左心衰竭最早出现的症状。夜间阵发性呼吸困难为左心衰竭的典型表现，常发生在患者已入睡后突然憋醒，被迫坐起，呼吸深快，严重者伴哮鸣音，称之为"心源性哮喘"。严重心衰时，患者可出现端坐呼吸。"心源性哮喘"进一步发展，可出现急性肺水肿，是左心衰竭最严重的形式。②咳嗽、咳痰和咯血。③疲倦、乏力、头晕、心慌。④尿少及肾功能损害症状。

（2）体征：特点为啰音位于患者身体的低垂部位，慢性左心衰的患者一般会有心脏扩大，肺动脉瓣听诊区第二心音亢进及舒张期奔马律。

2. 右心衰竭

（1）症状：①消化道症状如腹胀、食欲减退、恶心、呕吐等，是右心衰竭最常见的表现，系因胃肠道及肝脏淤血所致；②劳力性呼吸困难。

（2）体征：①水肿：首先出现于身体的低垂部位，常为可压陷性及对称性，严重者可出现胸腔积液，均由体静脉压升高所致；②颈静脉征：颈静脉充盈、怒张是右心衰竭的最主要体征，肝颈静脉反流征则更具特征性；③肝肿大；④心脏体征：除原有心脏病的固有体征外，右心衰竭可因右心室扩大而出现三尖瓣关闭不全的反流性杂音。

3. 全心衰竭

继发于左心衰而形成的右心衰，因右心排血量减少，阵发性呼吸困难等肺淤血症状反而有所减轻。

（二）心功能分级

根据临床表现和活动能力，心功能分为四级：

（1）心功能 Ⅰ 级：患者表现为体力活动不受限制。

（2）心功能 Ⅱ 级：患者表现为体力活动轻度受限制，日常活动可引起气急、心悸。

（3）心功能 Ⅲ 级：患者表现为体力活动明显受限制，稍事活动即引起气急、心悸，有轻度脏器淤血体征。

（4）心功能 Ⅳ 级：患者表现为体力活动严重受限制，休息状态下也可引起气急、心悸，有重度脏器淤血体征。

（三）护理措施

（1）休息与活动：根据患者心功能分级决定活动量，尽量保证患者体力和精神休息，以减轻心脏负荷。①心功能 Ⅰ 级：不限制一般的体力活动，但避免剧烈运动和重体力劳动；②心功能 Ⅱ 级：适当限制体力活动，增加午睡时间，可适当从事轻体力工作和家务劳动；③心功能 Ⅲ 级：日常生活可以自理或在他人协助下自理，严格限制一般的体力活动；④心功能 Ⅳ 级：绝对卧床休息，生活需要他人照顾。

（2）密切观察患者病情变化。

（3）输液速度不宜过多过快，根据患者的年龄、病情随时进行调整。

（4）饮食护理：进食低盐、低脂食物。

（5）用药护理：使用洋地黄类药物时的护理。①严格遵医嘱给药，当患者脉搏＜60次/min或节律不规则时应暂停服药并通知医生。静脉给药时务必稀释后缓慢静注，并同时监测心率、心律及心电图变化。②注意不与奎尼丁等药物合用，以免增加药物毒性。③应严密观察患者用药后毒性反应。④发生洋地黄类药物毒性反应时及时处理：立即停用洋地黄类药物；停用排钾利尿剂；积极补充钾盐；快速纠正心律失常；对缓慢心律失常可使用阿托品0.5～1mg治疗或安置临时起搏器。

二、急性心力衰竭

急性心力衰竭是指心肌遭受急性损害或心脏负荷突然增加，使心排血量急剧下降，导致组织灌注不足和淤血的综合征。以急性左心衰竭最常见，多表现为急性肺水肿。病因包括急性广泛心肌梗死、高血压急症、严重心律失常、输液过多过快等。

（一）临床表现

急性左心衰竭病情发展极为迅速且危重，表现为突发严重的呼吸困难，端坐呼吸，咳粉红色泡沫样痰。

（二）护理措施

1. 体位

护士立即协助患者取端坐位，双腿下垂，以减少静脉血液回流，减轻心脏前负荷。

2. 氧疗

适用于有低氧血症的患者，首先应保证有开放的气道，立即给予鼻导管高流量给氧；面罩给氧适用于伴呼吸性碱中毒及未合并二氧化碳潴留、需高流量给氧的患者。

3. 迅速建立两组静脉通路，遵医嘱及时、正确使用药物

（1）吗啡：吗啡不仅可使患者镇静，减少躁动，同时也通过扩张小血管而减轻心脏负荷。一般予2.5～5.0mg静脉缓慢注射，亦可皮下或肌内注射。

（2）快速利尿剂：呋塞米20～40mg静注，10min可起效，4h后可重复1次。

（3）血管扩张剂：可选用硝普钠、硝酸甘油静滴，严格按医嘱定时监测血压，用输液泵控制滴速，根据血压调整剂量，维持收缩压在90～100mmHg。①硝普钠：为起始剂量0.3μg/（kg/min），酌情逐渐增加剂量至5μg/（kg/min）。硝普钠见光易分解，应现配现用，避光滴注，药物保存和连续使用不宜超过24h。硝普钠的代谢产物含氰化物，通常疗程不要超过72h。②硝酸甘油：可扩张小静脉，降低回心血量。患者对本药的耐受性差异很大，应注意观察。③酚妥拉明：为α受体阻滞剂，以扩张小动脉为主。

（4）洋地黄制剂：最适用于心房颤动伴快速心室率或已知有心脏增大伴左心室收缩功能不全者。可选用毛花苷丙缓慢静注，首剂0.4～0.8mg，2h后酌情再给0.2～0.4mg。急性心肌梗死患者24h内不宜应用。

（5）氨茶碱：对解除支气管痉挛特别有效，并有一定的正性肌力及扩张血管、利尿的作用。

4. 用药注意事项

（1）用吗啡时应注意患者有无呼吸抑制、心动过缓等情况发生。

（2）用利尿剂时要严格记录尿量。

（3）用血管扩张剂时要注意监测血压变化；依据血压情况及时调节给药剂量，防止低血压的发生。

（4）用硝普钠时应现用现配，避光滴注，可用输液泵控制滴速。

（5）洋地黄制剂静脉使用时要稀释，推注速度宜缓慢，同时监测心率变化。

5. 保持呼吸道通畅

及时协助患者咳嗽、排痰，并观察记录患者的咳嗽情况、痰液的性质和量，尽可能保持呼吸道通畅。

6. 病情监测

严密观察患者呼吸状况、意识状态、皮肤颜色及温度，肺部啰音的变化，监测血气分析结果。

7. 心理护理

医护人员要保持镇静、操作熟练、配合默契，并向患者简要介绍本病的救治措施及使用监测设备的必要性，使患者产生信任、安全感。

第三节　心律失常患者的护理

一、窦性心律失常

心脏的正常起搏点位于窦房结，其冲动产生的频率是 60 ~ 100 次 /min，产生的心律称为窦性心律。

（一）窦性心动过速

成人窦性心律在 100 ~ 150 次 /min，偶有高达 200 次 /min，称窦性心动过速。窦性心动过速通常逐渐开始与终止。

（1）病因：多数属生理现象，健康人常在吸烟，饮茶、咖啡、酒，剧烈运动或情绪激动等情况下发生。在某些病如发热、甲亢等，应用肾上腺素、阿托品等药物情况下亦常引起窦性心动过速。

（2）心电图特征：窦性 P 波规律出现，频率 > 100 次 /min，P－P 间隔 < 0.6 s。

（二）窦性心动过缓

成人窦性心律频率 < 60 次 /min，称窦性心动过缓。常同时伴发窦性心律不齐（不同 P－P 间期的差异大于 0.12 s）。

（1）病因：多见于健康的青年人、运动员、睡眠状态，为迷走神经张力增高所致。亦可见于颅内压增高、器质性心脏病等，服用抗心律失常药物也可发生。

（2）心电图特征：窦性 P 波规律出现，频率 < 60 次 /min，P－P 间隔 > 1 s。

（3）临床表现：一般无自觉症状，当心率过分缓慢，出现心排血量不足，可出现胸闷、头晕，甚至晕厥等症状。

（三）窦性停搏

窦性停搏是指窦房结不能产生冲动。常见病因：迷走神经张力增高或动脉窦过敏、急性心肌梗死、窦房结变性等。患者常可发生头晕、黑矇、短暂意识障碍或晕厥，严重者可发生阿斯综合征以至死亡。

心电图表现为在较正常 P－P 间期显著长的间期内无 P 波，或 P 波与 QRS 波均不出现，长的 P－P 间期与正常的 P－P 间期无倍数关系。

二、期前收缩

期前收缩是窦房结以外的异位起搏点兴奋性增高，过早发出冲动引起的心脏搏动。根据异位起搏点部位的不同，可分为房性、房室交界区性、室性期前收缩。如每一个窦性搏动后出现一个期前收缩，称为二联律；每两个窦性搏动后出现一个期前收缩，称为三联律；每一个窦性搏动后出现两个期前收缩，称为成对期前收缩。

（一）临床表现

偶发期前收缩大多无症状，可有心悸或感到 1 次心跳加重或有心跳暂停感。频发期前收缩使心排出量降低，引起乏力、头晕、胸闷等。

（二）心电图特征

（1）房性期前收缩：P 波提早出现，其形态与窦性 P 波不同，P－R 间期大于 0.12 s，QRS 波群形态与正常窦性心律的 QRS 波群相同，期前收缩后有不完全代偿间歇。

（2）房室交界区性期前收缩：提前出现的 QRS 波群，其形态与窦性心律相同；P 波为逆行型（在Ⅱ、Ⅲ、aVF 导联中倒置）；出现在 QRS 波群前，P - R 间期 < 0.12 s。

（3）室性期前收缩：QRS 波群提前出现，形态宽大畸形，QRS 时限 > 0.12 s，与前一个 P 波无相关；T 波常与 QRS 波群的主波方向相反；期前收缩后有完全代偿间歇。

三、阵发性心动过速

（一）临床表现

（1）室上性心动过速：突然发作、突然终止；可持续数秒、数小时甚至数日；发作时患者可感心悸、头晕、胸闷、心绞痛，甚至发生心力衰竭、休克。症状轻重取决于发作时的心率及持续时间。听诊心室率可达 150 ~ 250 次 /min，大多心律绝对规则，心尖部第一心音强度恒定。

（2）室性心动过速：发作时的临床症状轻重可因发作时心室率、发作持续时间、基础心脏病变患者的心功能状况而各异。非持续性室速（发作持续时间短于 30 s，能自行终止）的患者通常无症状。持续性室速（发作持续时间超过 30 s，需应用药物或电复律才能终止），临床上可出现心绞痛、呼吸困难、少尿、低血压、晕厥、休克甚至猝死。

（二）心电图检查

1. 室上性心动过速

①心率 150 ~ 250 次 /min，节律规则；②QRS 波形态及时限正常（伴有室内差异性传导或原有束支传导阻滞者可增宽）；③P 波为逆行性；④起始突然，通常由一个期前收缩触发。

2. 室性心动过速

①三个或三个以上的室性期前收缩连续出现；②QRS 波形态畸形，时限大于 0.12 s，有继发性 ST - T 改变，ST - T 波方向常与 QRS 波群主波方向相反；③心室率通常为 100 ~ 250 次 /min，心律一般规则；④多数情况下，P 波与 QRS 波群无固定关系，形成房室分离；⑤常可见到心室夺获或室性融合波，是确立室速诊断的最重要依据；⑥一般发作是突然开始。

四、扑动与颤动

当自发性异位搏动的频率超过心动过速的范围时，则形成扑动或颤动。根据异位搏动起源的部位不同可分为心房扑动与颤动、心室扑动与颤动。心房颤动是仅次于期前收缩的常见心律失常，较心房扑动多见。心室扑动与颤动是最危重的心律失常。

（一）临床表现

（1）心房扑动与颤动：其临床症状取决于心室率的快慢，如心室率不快者可无任何症状，心室率快者则可有心悸、胸闷、头晕、乏力、心绞痛等症状。心房扑动者听诊时心律规则，亦可不规则。心房颤动者体检第一心音强弱变化不定，心律绝对不规则，心室率快时有脉搏短绌发生。另外，心房颤动是心力衰竭的最常见诱因之一，还易引起心房内附壁血栓的形成，部分血栓脱落可引起体循环动脉栓塞，常见的有脑栓塞、肢体动脉栓塞、视网膜动脉栓塞等。

（2）心室扑动与颤动：其临床表现两者无差别。一旦发生，患者迅速出现意识丧失、抽搐，继之呼吸停顿甚至死亡。听诊心音消失、脉搏触不到、血压无法测到。

（二）心电图检查

1. 心房扑动

①P 波消失，代之以 250 ~ 350 次 /min 的心房率，即间隔均匀、形状相似的锯齿状 F 波，扑动波之间的等电位线消失；②F 波与 QRS 波群成某种固定的比例，最常见的比例为 2∶1 房室传导，有时比例关系不固定，则引起心室律不规则；③QRS 波形态一般正常，伴有室内差异性传导或原有束支传导阻滞者 QRS 波群可增宽、变形。

2. 心房颤动

①P 波消失，代之以 350 ~ 600 次 /min 小而不规则的基线波动，间隔不均匀，形态、振幅均变化不定的 f 波；②QRS 波群间隔绝对不规则，心室率通常在 100 ~ 160 次 /min；

③ QRS 波形态一般正常，伴有室内差异性传导或原有束支传导阻滞者 QRS 波群可增宽、变形。

3. 心室扑动

心电图为匀齐、大而规则的正弦波图形，其频率为 150 ~ 300 次 /min，难以区分 QRS - T 波群。

4. 心室颤动

心电图为形态、频率及振幅极不规则的波动，其频率为 150 ~ 500 次 /min，QRS 波群，ST 段及 T 波无法辨认。

五、房室传导阻滞

房室传导阻滞是指房室交界区脱离了生理不应期后，冲动从心房传入心室过程中受到不同程度的阻滞，阻滞可发生在心房、房室结、希氏束、双束支等不同的部位。

（一）临床表现

（1）第一度房室传导阻滞：患者除可有原发病症状外，通常无其他症状，听诊第一心音强度减弱。

（2）第二度房室传导阻滞：可分为Ⅰ型与Ⅱ型。Ⅰ型又称文氏阻滞，患者可有心悸与心搏脱漏感，听诊第一心音强度逐渐减弱并有心搏脱漏。Ⅱ型又称莫氏现象，患者可有头晕、乏力、心悸、胸闷等症状，有间歇性心搏脱漏。

（3）第三度房室传导阻滞：患者可出现疲惫、乏力、头晕、心绞痛及心力衰竭，如心室率过慢导致脑缺血，则可出现暂时性意识丧失，甚至抽搐，即阿斯综合征。严重者可发生猝死。

（二）心电图检查

1. 第一度房室传导阻滞

P - R 间期超过 0.20 s，无 QRS 波群脱落。

2. 第二度房室传导阻滞

（1）Ⅰ型：① P - R 间期进行性延长，直至 QRS 波群脱落；②相邻的 R - R 间期进行性缩短，直至 P 波后 QRS 波群脱落；③包含 QRS 波群脱落的 R-R 间期比两倍正常窦性 P - P 间期短；④最常见的房室传导比例为 3 : 2 或 5 : 4。

（2）Ⅱ型：① P - R 间期恒定不变，可正常亦可延长；②有间歇性的 P 波与 QRS 波群脱落，常呈 2 : 1 或 3 : 2 传导；③ QRS 波群形态一般正常，亦可有形态异常。

3. 第三度房室传导阻滞

① P - P 间隔相等，R - R 间隔相等，P 波与 QRS 波群无关；② P 波频率快于 QRS 波频率；③ QRS 波群形态取决于阻滞部位。

六、心律失常患者的护理措施

1. 一般护理

（1）休息：影响心脏排血功能的心律失常患者应绝对卧床休息。功能性和轻度器质性心律失常血流动力学改变不大者，应注意劳逸结合，避免劳累及感染。

（2）心理护理：给予必要的解释和安慰，以稳定情绪，给予心理支持，消除恐惧心理，增加患者的安全感。

（3）饮食护理：宜选择低脂、易消化、营养饮食，不宜饱食，少量多餐，避免吸烟、酗酒、刺激性或含咖啡因的饮料或饮食。

2. 心电监护

（1）观察有无心律失常，心律失常的种类，每种心律失常发生的频率、出现时间、持续时间和药物治疗前后的变化。

（2）观察室性期前收缩是否频发（二联律、三联律）、多源性及落在前一搏动的 T 波之上（Ron T）现象。

（3）注意心室率、QRS 时限、ST 段有无抬高或压低。

3.病情观察与对症护理

（1）观察脉搏、心率、心律和呼吸变化。

（2）心源性休克时，即收缩压低于 80 mmHg（10.6 kPa），脉压小于 20 mmHg（2.6 kPa），面色苍白、四肢厥冷、出冷汗、神志不清、尿少、脉搏细速等症状出现时，应立即进行抗休克处理。

（3）如患者意识丧失、严重发绀、心跳呼吸暂停、两眼上翻和四肢抽搐等阿斯综合征症状出现时，要立即协助医生进行抢救，密切观察生命体征。

（4）当出现以下心搏骤停的临床表现：①突然意识丧失、昏迷或抽搐；②大动脉搏动消失（颈动脉、肱动脉、股动脉）；③心音消失、血压测不到；④呼吸停止或发绀；⑤瞳孔放大等症状时，协助医生进行有效的心肺复苏，尽快恢复有效的循环和呼吸功能。

第四节　慢性心脏瓣膜病患者的护理

心脏瓣膜病是由于炎症、退行性改变、黏液样变性、先天性畸形、缺血性坏死、创伤等原因引起的单个或多个瓣膜结构的功能或结构异常，导致瓣口狭窄和（或）关闭不全。二尖瓣最常受累，其次为主动脉瓣。风湿性心脏瓣膜病（简称风心病），是风湿性炎症过程所致的瓣膜损害，主要累及 40 岁以下人群，女性多于男性。

一、常见临床类型及临床表现

（一）二尖瓣狭窄

（1）症状：劳力性呼吸困难为最常出现的早期症状，常伴有咳嗽、咯血；随着瓣膜口狭窄加重，出现夜间阵发性呼吸困难，严重时可致急性肺水肿，此时患者咳大量粉红色泡沫痰。

（2）体征：在心尖区可触及舒张期震颤；心尖部可闻及舒张期隆隆样杂音，是最重要的体征；心尖区可听到第一心音亢进及二尖瓣开放拍击音；肺动脉瓣区第二心音亢进、分裂；此外，尚可出现面颊紫红、唇轻度发绀等症状，称"二尖瓣面容"。

（二）二尖瓣关闭不全

（1）症状：轻者可无症状，较重者出现疲倦、心悸、劳力性呼吸困难等左心功能不全的表现，后期可出现右心功能不全的表现。

（2）体征：心尖区听到全收缩期粗糙吹风样杂音是最重要的体征，心尖搏动增强并向左下移位，第一心音减弱，肺动脉瓣区第二心音亢进。

（三）主动脉瓣关闭不全

（1）症状：早期因心排血量增加，患者常主诉心悸、头部强烈的震动感，亦可出现心绞痛，病情发展到最后可发生全心衰竭。

（2）体征：第二主动脉瓣区可听到舒张早期叹气样杂音，颈动脉搏动明显，脉压增大而产生周围血管征，如毛细血管搏动征、水冲脉、大动脉枪击音等。

（四）主动脉瓣狭窄

（1）症状：因左心室排血量显著降低，使冠状动脉及脑的血流量减少，可出现心绞痛、眩晕、昏厥甚至猝死。当左心功能不全时，可出现疲乏、劳力性呼吸困难等症状。

（2）体征：主动脉瓣区可听到响亮、粗糙的收缩期吹风样杂音是主动脉瓣狭窄最重要的体征，可向颈部传导。

二、并发症

（1）充血性心力衰竭：是风湿性心瓣膜病最常见的并发症，是本病就诊和致死的主要原因。常因风湿活动、妊娠、感染、心律失常、洋地黄使用不当和劳累等情况而诱发。

（2）心律失常：以心房颤动最多见，并发心房颤动后常诱发或加重心力衰竭。

（3）亚急性感染性心内膜炎：可见于主动脉瓣关闭不全的患者，常见致病菌为草绿色链球菌。临床上常有发热、寒战、皮肤黏膜淤点、进行性贫血等症状。病程长的患者可出现脾肿大、杵状指等全身表现。

（4）栓塞：多见于二尖瓣狭窄伴有房颤的患者，血栓脱落引起周围动脉栓塞，以脑动脉栓塞最为常见。

三、护理措施

（1）注意休息及活动的合理安排，合理饮食，坚持治疗，积极防治风湿病复发。

（2）鼓励患者加强自我保健，防寒保暖，加强锻炼，监测体温。

（3）反复发生扁桃体炎者，建议手术切除。

第五节　冠状动脉粥样硬化性心脏病患者的护理

冠状动脉粥样硬化性心脏病是指冠状动脉粥样硬化，使血管管腔狭窄、阻塞和（或）因冠状动脉痉挛导致心肌缺血缺氧，甚至坏死而引起的心脏病，简称冠心病，亦称缺血性心脏病。冠状动脉粥样硬化性心脏病是动脉粥样硬化导致器官病变的最常见类型。

一、稳定型心绞痛

心绞痛是在冠状动脉狭窄的基础上，由于心肌急剧的、暂时的缺血与缺氧所引起的，以发作性胸痛或胸部不适为主要表现的临床综合征。患者多40岁以上，男性多于女性。

（一）临床表现

1. 症状

以发作性胸痛为主要临床表现，典型的疼痛特点如下。

（1）部位：主要在胸骨体中段或上段之后，可波及心前区，界限不清楚，常放射至左肩、左臂内侧达无名指和小指，或至颈、咽或下颌部。

（2）性质：为压迫、发闷、紧缩、烧灼感，但不尖锐，不像针刺或刀割样痛，偶伴濒死感，发作时患者常不自觉地停止原来的活动。

（3）诱因：体力劳动、情绪激动、饱餐、寒冷、吸烟、心动过速、休克等。

（4）持续时间：疼痛出现后常逐渐加重，3～5 min 内逐渐消失，可数天或数周发作 1 次，亦可 1 天内多次发作。

（5）缓解方式：休息或含服硝酸甘油可缓解。

2. 体征

心绞痛发作时，患者面色苍白、出冷汗、心率增快、血压升高，心尖部听诊有时出现第四或第三心音奔马律，可有暂时性心尖部收缩期杂音。

（二）护理措施

（1）活动与休息：心绞痛发作时立即停止活动，卧床休息，协助患者采取舒适的体位。不稳定性心绞痛应卧床休息 1～3 天，保证睡眠。

（2）饮食护理：应进食低热量、低脂、低胆固醇、低盐、高纤维素易消化饮食，戒烟酒及辛辣食物，避免进食过快过饱，防止便秘。

（3）心理护理：解除患者紧张不安情绪；患者疼痛缓解后，与其一起讨论引起心绞痛发作的诱因，总结缓解的方法，保持情绪稳定，心情愉快等。

（4）给氧：呼吸困难发绀者给予氧气吸入，维持血氧浓度达到90%以上。

（5）用药护理：①心绞痛发作时给予舌下含服硝酸甘油（嚼碎后含服效果更好），用药后注意观察患者胸痛变化情况，如服药后 3～5 min 仍不缓解可重复使用。对于心绞痛发作频繁者，可遵医嘱给予硝酸甘油静滴，应使用微量泵控制滴速，以防低血压发生。部分患者用药后出现面部潮红、头部胀痛、头晕、心动过速、心悸等不适，应告知患者是由于药物所产生的血管扩张作用导致，以解除顾虑。②应用他汀类药物时，应严密监测转氨酶及肌酸激酶等生化指标，及时发现药物可能引起的肝功能损害和肌病。采用强化降脂治疗时，应注意监测药物的安全性。

（6）疼痛的观察：评估疼痛的部位、性质、程度、持续时间，严密观察血压、心电监护变化和有无面色苍白、大汗、恶心、呕吐等症状。嘱患者疼痛发作或加重时立即告诉护士和医师。

（7）病情的观察与处理：观察患者在活动中有无呼吸困难、胸痛、脉搏过快等反应，一旦出现上述症状，应立即停止活动，并给予积极的处理。

二、急性心肌梗死

急性心肌梗死是指在冠状动脉病变的基础上，因冠状动脉供血急剧减少或中断，使相应的心肌严重而持久地缺血导致的心肌坏死。护理措施如下。

（1）休息及饮食：包括精神和体力休息。疼痛时应绝对卧床休息，保持环境安静，限制探视，减少谈话；进食低脂、低胆固醇、易消化饮食，避免饱餐；肥胖者限制热量摄入，控制体重；戒烟限酒；克服焦虑情绪，保持乐观、平和的心态。

（2）避免过劳、缺氧、营养不良、呼吸道感染、寒冷、酗酒等诱因。

（3）坚持药物治疗，定期随访，病情变化及时就医。

第六节　原发性高血压患者的护理

原发性高血压系指病因未明的、以体循环动脉血压升高为主要表现的临床综合征。目前，我国采用的国际上统一诊断标准，即在非药物状态下，收缩压 ≥ 140 mmHg 和（或）舒张压 ≥ 90mmHg。

一、高血压分类和危险度分层

（1）高血压分类：Ⅰ级：收缩压 140 ~ 159 mmHg 或舒张压 90 ~ 99 mmHg；Ⅱ级：收缩压 160 ~ 179 mmHg 或舒张压 100 ~ 109 mmHg；Ⅲ级：收缩压 ≥ 180 mmHg 或舒张压 ≥ 110 mmHg。当收缩压与舒张压分别属于不同级别时，则以较高的分级为准。既往有高血压病史者，目前正服抗高血压药，血压虽已低于 140/90 mmHg，仍应诊断为高血压。

（2）高血压危险度的分层：根据血压水平结合危险因素及合并的器官受损情况将患者分为低、中、高、极高危险型。心血管疾病危险因素包括：吸烟，高脂血症，心血管疾病家族史，腹型肥胖或肥胖，缺乏体力活动，年龄男性 > 55 岁、女性 > 65 岁等，并存的临床情况如心、脑血管病、肾病及糖尿病。

二、临床表现

1.一般表现
大多数患者起病缓慢，早期多无症状，偶于体检时发现血压升高，也可有头痛、头晕、眼花、乏力、失眠、耳鸣等症状。

2.并发症
（1）脑：长期高血压可形成小动脉的微小动脉瘤，血压骤然升高可引起破裂而致脑出血。高血压也促使动脉粥样硬化发生，可引起短暂性脑缺血发作及脑动脉血栓形成。

（2）心：长期血压升高使左心室后负荷加重，心肌肥厚与扩大，逐渐进展可出现心力衰竭。长期血压升高有会导致动脉粥样硬化的形成而发生冠心病。

（3）肾：肾小动脉硬化使肾功能减退，出现多尿、夜尿、尿中有蛋白及红细胞。

（4）眼底：可以反映高血压的严重程度，分为四级。Ⅰ级：视网膜动脉痉挛、变细；Ⅱ级：视网膜动脉狭窄，动脉交叉压迫；Ⅲ级：眼底出血或絮状渗出；Ⅳ级：出血或渗出伴有视神经乳头水肿。

3.高血压急症

（1）高血压危象：在高血压病程中，血压在短时间内急剧升高，收缩压达 260 mmHg，舒张压达 120 mmHg 以上，出现头痛、烦躁、眩晕、心悸、气急、恶心、呕吐、视力模糊等征象，此时称为高血压危象。

（2）高血压脑病：是指血压急剧升高的同时伴有中枢神经功能障碍，如严重头痛、呕吐、神志改变，重者出现意识模糊、抽搐、昏迷。

三、护理措施

1.一般护理

（1）休息：早期患者宜适当休息。对血压较高、症状较多或有器官损害表现者应充分休息。适当参加力所能及的工作和体力劳动及体育锻炼，避免长期静坐或休养。散步、做操、练气功和打太极拳可疏通经络，调和气血，有助于控制血压。

（2）饮食护理：限制钠盐的摄入，每天应低于 6 克，多食绿色蔬菜、水果、豆类食物，减少脂肪摄入，增加粗纤维食物摄入。

（3）心理护理：指导患者调整心态，学会自我心理调节，避免情绪激动，以免诱发高血压。

2.病情观察

（1）要在固定条件下测量血压，测前静坐（或卧）30 min。

（2）当收缩压超过 200 mmHg 时，应及时与医师联系给予必要处理。

（3）如发现血压急剧升高，患者出现头痛、呕吐等症状，应考虑发生高血压脑病或高血压危象的可能，通知医师的同时，准备快速降压药物、脱水剂和止痉剂备用。

3.用药护理

（1）药物一般从小量开始，可联合数种药物，以增强疗效，减少副作用，应遵医嘱调整剂量，不得自行增减和撤换药物，一般患者需长期服药。

（2）降压不宜过快过低，因可减少组织血液供应，可因血压过低而影响脑部供血。

（3）某些降压药物可造成直立性低血压，应指导患者在改变体位时动作要缓慢；当出现头晕、眼花、恶心、眩晕等症状时，应立即平卧，以增加回心血量，改善脑部血液供应。

第三章 消化系统疾病患者的护理

◇ 知识框架

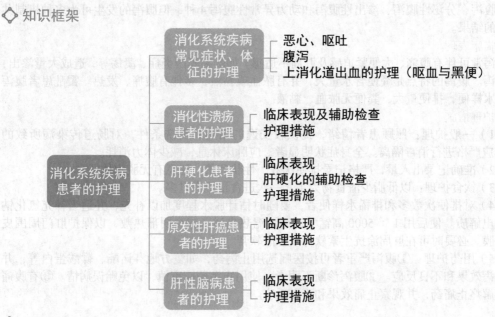

◇ 知识解读

第一节 消化系统疾病常见症状、体征的护理

一、恶心、呕吐

1.临床表现

恶心是一种欲将胃内容物经口吐出的不适感觉。如急性胃炎可发生恶心、呕吐，有时有上腹不适或疼痛，呕吐后可缓解。慢性胃炎恶心更为明显。幽门梗阻时呕吐严重而且呕吐量大，并含有隔夜食物及腐臭味。剧烈、频繁的呕吐可使胃液大量丢失，从而引起脱水、电解质紊乱及营养障碍。

2.护理措施

（1）观察生命体征，患者有无乏力、口渴、皮肤黏膜干燥、弹性减低等症状，观察呕吐的特点，记录呕吐的量、次数、性质、颜色及气味。注意预防直立性低血压和因持续性呕吐大量的胃液丢失而发生代谢性碱中毒。

（2）准确记录出入量，定期观察尿密度、体重的变化。积极补充水分和电解质。

（3）用药护理：应用止吐剂时，不能放松观察，防止掩盖其他病情；有些止吐剂可引起中枢神经系统抑制，出现头晕、嗜睡等，应用后需卧床休息。

（4）协助患者完成日常生活活动，呕吐时注意将患者头偏向一侧，以免误吸。及时清除污物，保持病房清洁干净，给患者提供一个舒适的修养环境。

（5）注意患者的心理疏导工作，应用放松术，引导患者转移注意力，减少呕吐发生，减轻患者的焦虑状态。

二、腹泻

腹泻指排便次数多于平日习惯的频率，粪质稀薄。正常人的排便习惯多为每天1次，有的人每天2～3次或每2～3天1次，只要粪便的性状正常，均属正常范围。腹泻多由于肠道疾病引起，其他原因有药物、全身性疾病、过敏和心理因素等。根据病理生理机制，腹泻可分为渗透性腹泻、分泌性腹泻、渗出性腹泻和动力异常性腹泻4种，但腹泻的发生可为多种机制共同作用的结果。

1. 临床表现

腹泻常可伴有腹痛、大便紧迫感及肛周不适感。如肠黏膜因炎症、溃疡等，造成大量渗出，导致腹泻。腹泻的特点是粪便含水量大，并有脓血或黏液，多伴有腹痛、发热。霍乱患者腹泻特点是水样便，排便量大，粪便无脓血、黏液。

2. 护理措施

（1）一般护理：照顾患者情绪，提供较安逸的用厕和清洗条件，对肠道传染病所致的腹泻，应严格进行消毒隔离。全身症状明显者，应卧床休息，减少体力消耗。

（2）准确记录出入量，严格记录排便次数、性状和量。注意有无脱水体征。

（3）饮食护理：以低脂少渣食物为主，一次进食量不宜过多。

（4）对排便次数多和排稀水样便者，要随时估计脱水程度加以补充，并适当补充氯化钠和其他电解质。便后用1：5000高锰酸钾溶液温热坐浴，或会阴部热敷，以保护肛门周围皮肤和黏膜。必要时可在肛周涂抗生素软膏或鞣酸软膏。

（5）用药护理：①腹泻严重者可按医嘱选用止泻药，如复方地芬诺酯、鞣酸蛋白等，并观察止泻效果和不良反应。②腹泻诊断不明者，使用止泻药应审慎，以免贻误病情。③有腹痛者可用解痉止痛药，并观察止痛效果和不良反应。

三、上消化道出血的护理（呕血与黑便）

1. 临床表现

（1）呕血与黑便：是上消化道出血的特征性表现。呕血一般都伴有黑便，但黑便不一定伴有呕血。呕血与黑便的颜色取决于上消化道出血的量及速度，上消化道出血量为5 mL左右，即可使大便潜血试验呈阳性，出血量达60 mL时可产生黑便。出血量大而迅速，血液在肠道内推进较快，也可使粪便呈暗红色甚至鲜红色。呕血时可出现恶心、胃部不适、腹痛、周身不适等症状。黑便时可无任何症状，也可有腹胀、腹痛。当出血量＞500 mL时，可出现头晕、心悸、出汗、四肢发凉、精神萎靡、烦躁不安，甚至出现意识模糊等循环衰竭症状。实验室检查会有血红蛋白下降。

（2）判断出血是否停止：主要根据呕血、黑便的情况及血压、脉搏的稳定程度判断。一次出血后，如每天排便，1～3天后色泽可恢复正常，或48 h未有第二次出血，则再出血的可能性明显减少。呕血患者再出血机会较仅有黑便者多。

> **知识拓展** ●●●●
>
> **如出现下列征象，提示有继续出血或再次出血**
> ①反复呕血或黑便次数增加，呕出物转为暗红色，肠鸣音亢进；
> ②虽经足量补充血容量，周围循环衰竭现象未见改善；
> ③血红细胞计数、血红蛋白量和血细胞比容继续下降；
> ④网织红细胞计数及血尿素氮持续增高。

2. 护理措施

（1）心理护理：关心体贴患者，照顾其护理需要，如保暖、床上使用便器、漱口、搽面、保持衣被和床单位整洁舒适等，给予亲切安慰，说明情绪安定有助止血，避免因精神紧张导致反射性血管扩张，加重出血。

（2）补充血容量：这是纠正出血性休克的关键，应该迅速建立静脉通路进行补液、输血。

（3）根据患者血压、脉搏、周围循环状况、血红蛋白量调整补液速度。

（4）根据出血原因和病情，迅速采取止血措施，如：胃溃疡出血用冰盐水洗胃；食管胃底静脉曲张破裂出血用双气囊三腔管压迫止血或用硬化剂治疗。

（5）饮食护理：如为消化性溃疡出血，可在止血后 24 h 给予温流质饮食。消化性溃疡小量出血，一般不需禁食，可摄入少量流质饮食，以中和胃酸，减少饥饿性胃肠蠕动，有利止血。食管胃底静脉曲张破裂出血者，需禁食时间较长，一般于出血停止 48 ~ 72 h 后可先试给半量冷流质饮食。

（6）健康指导：①帮助患者和家属掌握有关疾病的病因和诱因、预防、治疗和护理知识，以减少再度出血的危险；②指导患者用药方法，讲解药物的作用及不良反应，嘱患者定时定量服药；③生活起居要有规律，应戒烟酒，在医生指导下用药；④患者及家属应学会早期识别出血征象及应急措施；⑤出现呕血或黑便时立即卧床休息，呕吐时取侧卧位以免误吸；⑥立即送医院治疗。慢性病者应定期门诊随访。

第二节　消化性溃疡患者的护理

消化性溃疡主要指发生在胃和十二指肠的慢性溃疡，即胃溃疡（GU）和十二指肠溃疡（DU）。临床上十二指肠溃疡较胃溃疡为多见。十二指肠溃疡可见于任何年龄，但以青壮年居多，胃溃疡的发病年龄较迟，平均晚 10 年。

一、临床表现及辅助检查

消化性溃疡以慢性病程、周期性发作、节律性上腹痛为特点，一般春秋季节易发作，容易复发，其发作常与不良精神刺激、情绪波动、饮食失调等情况有关。

1. 症状

（1）上腹痛为消化性溃疡的主要症状。其疼痛性质、部位、疼痛时间、持续时间等依溃疡部位的不同而有其特殊性，见表 2-3-1。胃肠道症状还可表现为泛酸、嗳气、恶心、呕吐等消化不良的症状，胃溃疡较十二指肠溃疡多见。

表 2-3-1　胃溃疡、十二指肠溃疡的疼痛比较

	胃溃疡	十二指肠溃疡
疼痛性质	烧灼或痉挛感	钝痛、灼痛、胀痛或剧痛，或仅有饥饿样不适感
疼痛部位	剑突下正中或稍偏左	上腹正中或稍偏右
疼痛发作时间	进食后 30 ~ 60 min，疼痛较少发生于夜晚	进餐后 1 ~ 3 h，也常发生在午夜至凌晨
疼痛持续时间	1 ~ 2 h	饭后 3 ~ 4 h，到下次进餐后为止
一般规律	进食→疼痛→缓解	疼痛→进食→缓解

（2）全身症状：可表现为失眠、多汗等自主神经功能失调的症状，也可有消瘦、贫血等症状。

2. 体征

缓解期多无明显体征，发作时可有上腹部局限性压痛点。

3. 辅助检查

（1）纤维胃镜检查：纤维胃镜下可见消化性溃疡呈圆形或椭圆形，底部平整，边缘整齐，深浅不一，早期病变限于黏膜下层，晚期可深达肌层。

（2）胃肠钡餐检查：可见到溃疡凹陷部被钡剂充盈而呈现龛影。

（3）粪便隐血试验：粪便隐血阳性提示溃疡活动性。

（4）幽门螺杆菌检查：多有幽门螺杆菌阳性。

二、护理措施

1. 一般护理

（1）休息：轻症者适当休息，可参加轻微工作，注意劳逸结合，避免过度劳累。溃疡有活动、大便隐血试验阳性患者应卧床休息 1 ~ 2 周。

（2）饮食护理：宜选用营养丰富、清淡、易消化的食物，以利促进胃黏膜修复和提高抵抗力。急性活动期应少食多餐，每天 5 ~ 6 餐，以牛奶、稀饭、面条等偏碱性食物为宜，忌食辛辣、过冷、油炸、浓茶等刺激性食物及饮料。

2. 疼痛护理

指导患者使用松弛术、局部热敷、针灸、理疗等方法，以减轻腹痛。

3. 并发症护理

（1）上消化道大量出血：①凡年龄在 45 岁以上，有长期溃疡病史并反复发作者，若 8 h 内输血 400 ~ 800 mL，血压仍不见好转或大出血合并幽门梗阻或穿孔时，需做好术前准备。②冰盐水洗胃法：其作用主要是利用冰盐水来降低胃黏膜的温度，使血管收缩，血流量减少，以达止血目的。洗胃过程中要密切观察患者腹部情况，有无急性腹痛、腹膜炎，并观察心跳、呼吸和血压的变化。

（2）穿孔：应早期发现，发现后立即禁食、补血、补液，迅速做好术前准备，置胃管予胃肠减压，争取 6 ~ 12 h 内紧急手术。

（3）幽门梗阻：轻症患者可进流质饮食，重症患者需禁食，静脉补液，每日清晨和睡前准备 3% 盐水或 2% 碳酸氢钠溶液洗胃，保留 1 h 后排出。必要时行胃肠减压，一般连续吸引 72 h，使幽门部水肿消退。准确记录出入量，定期复查血液电解质。

（4）癌变：少数胃溃疡可癌变，应加强观察。特别是中年以上患者，症状顽固，疼痛持久，失去原来的规律性，厌食，消瘦，胃酸缺乏，粪便隐血实验持续阳性，经内科积极治疗无效，应考虑癌变的可能性。

4. 用药护理

（1）H_2 受体拮抗剂：药物应在餐中或餐后即刻服用，也可夜间顿服一天的剂量。

（2）质子泵抑制剂：不良反应较少，可有头晕，初次应用时应减少活动。

（3）胃黏膜保护剂：因硫糖铝在酸性环境下有效，应在餐前 1 h 给药。

（4）其他药物：抗酸药，如氢氧化铝凝胶等应在餐后 1 h 或睡前服用。

第三节　肝硬化患者的护理

一、临床表现

肝硬化起病隐匿，病程发展一般比较缓慢，可潜伏 3 ~ 5 年或更长时间。临床上将肝硬化分为肝功能代偿期和失代偿期。

（一）代偿期

症状轻，甚至无任何不适。早期以乏力、食欲不振较为突出，可伴有上腹部不适、腹胀、恶心、腹泻、厌油腻等，症状经休息或治疗后可缓解。肝脏轻度肿大，质偏硬，可有轻度压痛，脾脏轻中度肿大。肝功能正常或轻度异常。

（二）失代偿期

症状显著，主要为肝功能减退和门静脉高压引起的表现。

1. 肝功能减退的临床表现

（1）全身症状：患者一般情况及营养状况差，消瘦、乏力，面色灰暗无光泽，精神不振，皮肤干而粗糙，有舌炎、口角炎，常有不规则低热及浮肿。

（2）消化道症状：食欲明显减退，甚至厌食，进食后感上腹饱胀不适、恶心、呕吐等。稍进油腻食物即可引起腹泻。患者可因胃肠胀气和腹水终日腹胀。

（3）出血倾向和贫血：可有鼻出血、牙龈出血、皮肤紫癜和胃肠出血倾向，系肝脏合成凝血因子减少，脾功能亢进和毛细血管脆性增加所致。患者常有不同程度的贫血，是由于肠道吸收障碍、营养不良，胃肠失血及脾功能亢进等因素引起。

（4）内分泌失调：男性患者常表现为性欲减退、睾丸萎缩、毛发脱落及乳房发育；女性患者有月经失调、闭经、不孕等。部分患者出现蜘蛛痣，主要分布在面颈部、上胸、肩背和上肢等上腔静脉引流区域；手掌大小鱼际和指端、腹侧部位皮肤发红，称为肝掌，肝掌和蜘蛛痣的形成与雌激素增多有关。肝功能减退时，肝脏对醛固酮及抗利尿激素灭活作用减弱，导致继发醛固酮及抗利尿激素增多，致水钠潴留、浮肿，促进和加重腹水的形成。肾上腺皮质功能减退，表现为面部和其他暴露部位皮肤色素沉着。

2. 门静脉高压的临床表现

门静脉系统阻力增加和门静脉血流增多，是形成门静脉高压的发生机制。门静脉高压症的三大临床表现是脾大和脾功能亢进、侧支循环建立与开放、腹水。

（1）脾大、脾功能亢进：脾脏因长期淤血而肿大，一般为轻、中度肿大。晚期脾大常出现白细胞、红细胞、血小板计数的减少，称为脾功能亢进。

（2）侧支循环建立与开放：门静脉压力增高，超过 20 mmH_2O 时，正常来自消化器官和脾脏的回心血液回流至肝脏受阻，致使门静脉系统与腔静脉之间建立门体侧支循环。包括：①食管胃底静脉曲张：临床上表现为呕血和黑便，严重者可有周围循环衰竭的表现。②腹壁静脉曲张，脐静脉重新开放。③痔静脉扩张：形成痔核，破裂时引起便血。

（3）腹水：是肝硬化失代偿期最突出的临床表现。失代偿期患者 75% 以上有腹水，也是患者就医的主要原因。腹水形成与门静脉压力增高、血清白蛋白降低、肝淋巴液生成过多、抗利尿激素及继发醛固酮增多而引起水钠重吸收增多、有效循环血容量不足致肾血流量减少、肾小球滤过率降低有关。

（三）肝脏触诊

肝脏触诊质地坚硬，早期表面光滑，晚期可触及结节或颗粒状。一般无压痛，在肝细胞进行性坏死或炎症时可有轻压痛。

二、肝硬化的辅助检查

（1）肝功能检查：代偿期正常或轻度异常，失代偿期血清丙氨酸氨基转换酶（ALT）增高明显，肝细胞严重坏死时则血清门冬氨酸氨基转换酶（AST）活力常高于 ALT。

（2）免疫功能检查：血清 IgG、IgA 均可增高，一般以 IgG 增高最为显著。

（3）腹水检查：为漏出液。

（4）食管 X 射线钡餐检查：可见食管下段或胃底静脉曲张呈虫蚀样或蚯蚓状充盈缺损，纵行黏膜皱襞增宽，胃底静脉曲张时可见菊花样充盈缺损。

三、护理措施

1. 一般护理

（1）根据病情合理安排患者休息和活动，代偿期患者适当从事轻体力活动，失代偿期则要卧床休息。

（2）饮食原则为高热量、高蛋白、高维生素、易消化饮食，血氨偏高者限制或禁食蛋白质，待病情好转后逐渐增加蛋白质的摄入量。血氨增高主要选择植物蛋白，如豆制品。有腹水者应低盐或无盐饮食，钠的摄入限制在每天 500 ~ 800 mg（氯化钠 1 ~ 2 g/d），少食含钠食物。饮水量每天在 1000 mL 左右。患者戒烟酒，进餐时要细嚼慢咽，避免进食刺激性强、粗纤维多和较硬的食物，以防曲张的食管胃底静脉损伤而导致出血。

（3）遵医嘱静脉补充营养，以提高血浆胶体渗透压。

（4）给予心理护理和指导。

2. 腹水的护理

（1）大量腹水患者取半卧位，以减轻呼吸困难。少量腹水患者取平卧位，以增加肝、肾血流量。注意预防压疮的发生。

（2）遵医嘱严格限制水盐摄入。遵医嘱使用利尿剂，观察电解质及酸碱平衡情况。

（3）准确记录每天出入液量，定期测量腹围和体重，教会患者测量和记录的正确方法。

（4）协助腹腔放液，术前向患者说明操作过程和注意事项，排空膀胱以免穿刺时损伤。术中及术后监测生命体征，观察不良反应，术毕用无菌敷料覆盖穿刺部位，缚紧腹带，防止腹腔穿刺放液后腹压骤降。记录腹水量、颜色、性质，及时将标本送检，并观察穿刺部位有无渗液。

3. 皮肤护理

每天可用温水擦浴，避免用力搓拭、使用刺激性的药皂或沐浴液、水温过高等；衣服宜柔软、宽松；床铺要平整、洁净，定时更换体位，以防局部组织长期受压、皮肤损伤，发生压疮或感染；皮肤瘙痒时勿搔抓，可涂抹止痒剂，以免皮肤破损和继发感染；向患者解释发生压疮的危险因素和早期表现，指导患者及其家属学会预防的方法。

4. 食管胃底静脉曲张破裂出血的抢救配合

（1）立即准备抢救用物和药品，如双气囊三腔管、止血药物、吸引器、静脉切开包等。

（2）患者取平卧位，头偏向一侧，保持呼吸道通畅，防止窒息。

（3）安慰患者及家属以消除恐惧心理。嘱暂时禁食并给予氧气吸入。

（4）立即建立静脉通路，配备新鲜血，补充血容量。对用垂体后叶素止血的患者，除要观察药物不良反应外，注意静脉滴注速度应缓慢，常需维持 24 h 以上。

（5）密切观察血压、脉搏、呼吸、面色、呕吐物及粪便量、颜色和性质，有无肝性脑病先兆表现。

（6）需作双气囊三腔管压迫止血者，按双气囊三腔管护理。在抽去胃内积血后，用冰生理盐水洗胃或灌注。也可在上腹部放置冰袋，使血管收缩、血流减少。

第四节　原发性肝癌患者的护理

一、临床表现

原发性肝癌起病多隐匿。早期无典型症状和体征，以甲胎蛋白（AFP）普查及 B 超检查检出的早期肝癌称为亚临床肝癌。自行就诊患者多为中晚期，常有以下临床表现。

（1）肝区疼痛：半数以上的患者有肝区疼痛，多呈右上腹持续性胀痛或钝痛。如病变侵犯膈肌，疼痛可牵涉右肩，如肿瘤生长缓慢，可以完全无痛或仅有轻微钝痛。如肝癌结节破裂，可引起腹部剧烈疼痛，可迅速遍及全腹。

（2）肝大：呈进行性肿大，质地坚硬，表面凹凸不平，有大小不等的结节或巨块，边缘钝而不整齐，有不同程度的压痛。

（3）肝硬化征象：肝癌伴有门静脉高压时可有脾大、脾功能亢进，腹水，侧支循环的建立和开放等表现。

（4）黄疸：晚期可出现，多为阻塞性黄疸，少数为肝细胞性黄疸。

（5）恶性肿瘤的全身表现：患者可出现食欲减退、腹胀、乏力、进行性消瘦、发热等。由于癌肿本身代谢异常，可引起低血糖、红细胞增多症、高血钙、高血脂等，称伴癌综合征。

（6）转移灶表现：肝癌可向肺、骨、胸腔等处转移。肺或胸腔转移，以咯血、气短为主要症状。骨转移局部有压痛或神经受压症状。脑转移则有头痛、呕吐等表现和神经定位性体征。

（7）并发症：①上消化道出血：出血约占肝癌死亡原因的15%，表现为呕血和黑便。晚期患者还可因为胃肠道黏膜糜烂合并凝血功能障碍而发生广泛出血。②肝性脑病：通常发生在肝癌的终末期，约1/3患者因肝性脑病死亡。③肝癌结节破裂出血：破裂可局限于肝包膜下，表现为局部疼痛；如肝包膜下出血迅速增多则形成压痛性包块；也可破入腹腔引起急性腹膜炎。④继发感染：因肝癌患者长期卧床、机体抵抗力下降、长期放疗或化疗导致白细胞减少，患者容易合并肺炎、败血症、肠道感染等各种感染。

甲胎蛋白（AFP）是早期诊断肝癌的最特异性的肿瘤标志物，对肝癌的普查、诊断、判断疗效、预防复发等有重要意义。

根据2001年中国抗癌协会肝癌专业委员会修订的肝癌临床诊断标准包括：① AFP ＞ 400μg/L，能排除活动性肝病、妊娠、生殖系胚胎源性肿瘤及转移性肝癌等，并能触及肿大、坚硬及有结节状肿块的肝脏，或影像学检查有肝癌特征的占位性病变。② AFP ≤ 400μg/L，能排除活动性肝病、妊娠、生殖系胚胎源性肿瘤及转移性肝癌等，并有两种影像学检查具有肝癌特征的占位性病变；或有两种肝癌标志物（AP、GGT2、AFP、AFU等）阳性及一种影像学检查有肝癌特征的占位性病变。③有肝癌的临床表现，并有肯定的远处转移灶，如肉眼可见的血性腹水或在其中发现癌细胞，并能排除继发性肝癌者。

二、护理措施

1.疼痛的护理

（1）给患者创造一个安静舒适的休息环境，减少各种不良的刺激因素和心理压力，尊重患者，尽量满足患者的要求。

（2）教会患者一些放松技巧如深呼吸等，鼓励患者参加转移注意力的活动，如与病友交谈、听音乐、文字数字游戏等。

（3）疼痛严重的患者，给予长期医嘱的镇痛药物，以消除或减轻患者的疼痛。

（4）观察患者疼痛的性质、部位及伴随症状，及时发现问题并协助医生处理异常变化。

（5）给予有效的心理支持。

2.饮食护理

（1）应提供高蛋白质、适当热量、高维生素饮食。避免摄入高脂肪、高热量和刺激性食物，防止加重肝脏负担。有恶心、呕吐时，于服用止吐剂后进少量食物，增加进餐次数。进食少者可给予支持疗法，如静脉补充营养。

（2）患者伴有肝功能衰竭或肝性脑病倾向，蛋白质的摄入量应减少，甚至暂禁蛋白质饮食。有腹水时限制水的摄入，低钠饮食。

3.病情监测

（1）观察有无肝区疼痛加重，有无发热、腹水、黄疸、呕血、便血等。

（2）观察有无转移表现，有无肝昏迷先兆表现。

（3）密切观察患者体温、脉搏、呼吸、血压，询问有无咽痛、咳嗽、腹泻等感染迹象。

病房应定期紫外线消毒、加强口腔和皮肤的护理以预防感染。

4. 化疗的护理

做化疗前应向患者讲解有关的副反应，帮助患者采取适当的措施以避免或减轻副反应。如恶心、呕吐症状出现时，可采用深呼吸、少量多餐，遵医嘱使用止吐剂等方法来缓解症状。应用化疗药时应正确操作，避免把化疗药漏到血管外造成组织坏死。

5. 对症护理

（1）伴有腹水和黄疸的患者需卧床休息，腹胀不适应取适当体位，使腹部放松，活动困难时应给予帮助。腹水患者使用利尿剂应谨防水、电解质、酸碱平衡失调。

（2）患者食欲下降，应想方设法促进饮食，按肝病饮食原则补充必要的营养，以使肝血流量增加和肝细胞再生。有腹水者应限摄盐量，有肝性脑病先兆或肝性脑病者应暂限或暂停进食蛋白质，饮食以糖为主。

（3）肝区疼痛加剧可用镇痛剂及少量地西泮（安定），其他镇静剂或麻醉剂不宜使用，以防诱发肝性脑病。

（4）发热如继发感染，应按医嘱积极使用有效抗生素，若为肿瘤组织坏死而致发热，则使用抗生素无效，只能给予一般发热护理。

6. 肝动脉栓塞化疗术后护理

术后由于肝动脉供血量突然减少，可产生栓塞后综合征，即出现腹痛、发热、恶心、呕吐及血清白蛋白降低、各种酶升高、肝功能异常等改变。应给予以下护理。

（1）饮食：术后禁食2～3天，进食初期进流质并少食多餐，可减轻恶心、呕吐等不适症状。

（2）穿刺部位护理：穿刺部位压迫止血15 min，再加压包扎，沙袋压迫6 h。保持穿刺侧肢体伸直24 h，并观察穿刺部位有无血肿及渗血。

（3）栓塞后综合征护理：如腹痛，于48 h内可根据需要按医嘱注射哌替啶以缓解疼痛。中、低度发热不需特殊处理，持续高热应与医生联系进行对症处理。

（4）预防并发症：鼓励患者深呼吸、排痰，预防肺部感染，必要时吸氧。防止肝性脑病的诱发因素，若患者出现性格、行为异常，应予以高度重视，及早做有关检查和处理。

（5）注意葡萄糖和蛋白质的补充，根据医嘱适量静脉输入白蛋白和葡萄糖液，并维持水、电解质平衡，准确记录出入量。

第五节　肝性脑病患者的护理

一、临床表现

一般根据意识障碍程度、神经系统表现和脑电图改变，将肝性脑病分为五期。

0期（潜伏期）：又称轻微肝性脑病，患者仅在进行心理或智力测试时表现出轻微异常，无性格、行为异常，无神经系统病理征，脑电图正常。

Ⅰ期（前驱期）：为轻度性格改变和行为失常，如欣快、激动或淡漠、随地便溺。患者应答尚准确，但有时吐字不清且较缓慢。可有扑翼样震颤，脑电图多数正常。此期持续数天及数周，因症状不明显易被忽视。

Ⅱ期（昏迷前期）：以意识错乱、睡眠障碍、行为失常为主。定向力和理解力均减退，不能完成简单计算。言语不清，举止反常，多有睡眠时间倒错。甚至有幻觉、恐惧、躁狂。此期患者有明显神经系统体征，如腱反射亢进、肌张力增高等存在，脑电图有特异性异常。

Ⅲ期（昏睡期）：以昏睡和精神错乱为主。各种神经体征持续存在或加重，扑翼样震颤仍存在。肌张力增加，脑电图有异常表现，锥体束征呈阳性。

Ⅳ期（昏迷期）：昏迷，不能唤醒。浅昏迷时，对疼痛等刺激尚有反应，腱反射和肌张力亢进；深昏迷时，各种腱反射消失，肌张力降低。由于患者不能合作，扑翼样震颤无法引出，脑电图明显异常。

以上各期的分界不是很清楚，前后期临床可有重叠。肝功能损害严重的肝性脑病常有明显黄疸、出血倾向、肝臭，易并发各种感染。

二、护理措施

1. 密切观察病情变化

密切注意肝性脑病的早期征象，监测并记录患者的生命体征及瞳孔变化，定期复查血氨、肝功能、肾功能、电解质等。

2. 避免诱发因素，协助医生消除诱因，减少有毒物质的生成和吸收

（1）避免使用含氮药物、催眠药、麻醉药及对肝有毒的药物，烦躁不安或抽搐者忌用水合氯醛、吗啡、硫喷妥钠等药物。

（2）保持大便通畅，及时清除肠道内积存血液、食物和其他含氮物质。如并发于上消化道出血后的肝性脑病或发生便秘，可用生理盐水或弱酸性溶液灌肠，禁用肥皂水灌肠。

肝性脑病昏迷患者应首先选用乳果糖 500 mL 加水 500 mL 做保留灌肠，也可口服或鼻饲 50% 硫酸镁 30 ~ 50 mL 导泻。

（3）注意保持水、电解质和酸碱平衡。有肝性脑病倾向的患者应避免使用快速、大量排钾利尿剂和大量放腹水。大量放腹水时应遵医嘱静脉输入白蛋白以维持有效循环血量，注意防止电解质紊乱。

（4）预防感染。卧床患者易发生吸入性肺炎、压疮、口腔感染，要加强皮肤护理、口腔护理，防治皮肤和呼吸系统、泌尿系统感染。

（5）避免发生低血糖。低血糖时能量减少，脑内去氨活动停滞，氨的毒性增强。

3. 合理饮食

（1）热量供给：每天总热量以糖类为主，昏迷患者鼻饲 25% 葡萄糖液以供给足够热量，以减少组织蛋白质分解产氨，又有利于促进氨与谷氨酸结合形成谷氨酰胺而降低血氨。

（2）蛋白质的供给：首选植物蛋白，可促进肠蠕动，降低结肠 pH 值，加速毒物排出和减少氨的吸收。

（3）脂肪的供给：尽量少食用高脂肪食物，避免加重肝脏负担。

（4）维生素的供给：食物配制应注意含丰富维生素，尤其富含维生素 C、维生素 K、维生素 E 等，不宜用维生素 B_6。

（5）注意水、电解质的平衡：水不宜摄入过多，一般每天入量为尿量加 1000 mL 左右，对可疑脑水肿的患者，尤应限制。除肾功能有障碍者，钾应补足，但钠盐要限制。

4. 用药护理

静脉注射精氨酸速度不宜过快，以免引起流涎、面色潮红与呕吐等反应。乳果糖在肠内产气增多可引起腹胀、腹痛、恶心、呕吐等不良反应，护理时要加以注意。服用乳果糖以调节到每天排便 2 ~ 3 次，大便 pH 值以 5 ~ 6 为宜。应用谷氨酸钾或谷氨酸钠时要注意观察患者的尿量、腹水的程度及电解质情况。新霉素不宜长期应用，一般不宜超过 1 个月，因其可引起听力和肾功能损害。应用苯甲酸钠时注意患者有无饱胀、腹部绞痛、恶心、呕吐等症状。

5. 意识障碍的护理

（1）对前三期患者的性格改变和行为异常应严密观察，及时处理以控制病情恶化。烦躁不安者，要予以保护，防止坠床。注意患者指甲不宜过长，以防抓伤皮肤。

（2）对第四期的昏迷患者，要加强基础护理，特别注意保持呼吸道通畅，防止感染、压疮的发生。

（3）对有抽搐、脑水肿的患者可戴冰帽，降低颅内温度，减少能量消耗，保护脑细胞功能，应用脱水剂时要注意滴速和尿量。

6. 昏迷患者的护理

保持患者卧姿舒适，头偏向一侧，保证患者呼吸道通畅，必要时给予吸氧。

第四章 泌尿系统疾病患者的护理

◇ 知识框架

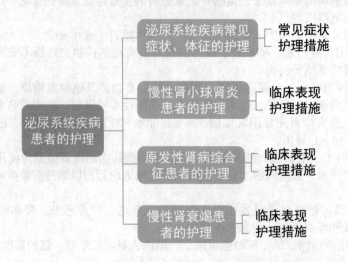

◇ 知识解读

第一节 泌尿系统疾病常见症状、体征的护理

一、常见症状

1. 水肿

水肿是指过多的液体积聚在人体的组织间隙使组织肿胀,是肾小球疾病最常见的临床表现。由肾小球疾病引起的水肿分为两大类:一类是肾炎性水肿,主要是由于肾小球滤过率下降,而肾小管重吸收功能相对正常造成"球－管失衡"和肾小球滤过分数(肾小球滤过率/肾血浆流量)下降,导致水钠潴留而产生水肿。另一类是肾病性水肿,主要是由于大量蛋白尿造成血浆蛋白过低,血浆胶体渗透压降低,导致液体从血管内进入组织间隙而产生水肿。

2. 排尿异常

(1)尿路刺激征:包括尿频、尿急、尿痛、排尿不尽感及下腹坠痛等。

(2)遗尿:指入睡后不自主排尿而尿床者。

3. 尿量异常

正常成人每天平均尿量约为 1500 mL。每日尿量少于 400 mL 为少尿;少于 100 mL 或 12 h 无尿液排出为无尿。少尿可因肾前性(肾脏血流灌注不足所致,如血容量不足或肾血管痉挛等)、肾性(肾脏本身器质性病变,如各种肾脏疾病、急性肾损伤、各种病因导致的慢性肾衰竭等)及肾后性(如输尿管病变、膀胱颈病变、尿道病变和结石等)因素所致。

4. 尿液异常

(1)蛋白尿:每日尿蛋白含量持续超过 150 mg,蛋白质定性实验阳性反应为蛋白尿。若每日持续超过 3.5 g/1.73 m²(体表面积)或 50 mg/kg 体重,称大量蛋白尿。

(2)血尿:新鲜尿沉渣每高倍视野红细胞 > 3 个,或 1 h 尿红细胞计数超过 1 万,或 12 h 计数超过 5 万,称为镜下血尿。当出血量 > 1 mL 时,尿外观呈血样、酱油样或洗肉水样,称肉眼血尿。

（3）菌尿：指中段尿涂片镜检，每个高倍视野均可见细菌，或尿细菌培养菌落计数超过 10^5 CFU/mL（菌落形成单位 /mL），仅见于尿路感染。

5. 肾性高血压

肾脏疾病几乎均可引起高血压，按照解剖可分为肾血管性高血压和肾实质性高血压。肾血管性高血压主要由肾动脉狭窄或堵塞引起，高血压程度较重，易进展为急进性高血压。肾实质性高血压主要由急性或慢性肾小球肾炎、慢性肾盂肾炎等肾实质性疾病引起。

6. 肾区疼痛及肾绞痛

急慢性肾脏疾病常表现单侧或双侧肾区持续或间歇性隐痛或钝痛，多由于肾盂、输尿管内张力增高或肾包膜牵拉所致，表现为肾区腹痛或隐隐作痛，体检时可有肾区压痛和叩击痛。输尿管结石可表现病侧发作性绞痛。疼痛常突然发作，并向下腹、大腿内侧、会阴放射，多伴血尿，疼痛剧烈时可有恶心、呕吐、大汗淋漓、面色苍白，甚至引起休克。

二、护理措施

1. 肾性水肿

（1）休息：平卧可增加肾血流量，提高肾小球滤过率，减少水钠潴留。轻度水肿患者卧床休息与活动可交替进行，限制活动量，严重水肿者应以卧床休息为主。

（2）饮食护理：限制水钠和蛋白质摄入。①水、盐摄入：轻度水肿尿量 > 1000 mL/d，不用过分限水，钠盐限制在 3 g/d 以内。严重水肿伴少尿每日摄水量应限制在 100 mL 以内，给予无盐饮食。②蛋白质摄入：严重水肿伴低蛋白血症患者，若血尿素氮正常，可给予 0.8 ~ 1.0 g/（kg·d）的优质蛋白。有氮质血症的患者，则应限制蛋白质的摄入，一般给予 0.6 ~ 0.8 g/（kg·d）的优质蛋白。

（3）病情观察：①询问患者有何不适、进食情况。②观察水肿部位及程度变化，有胸腔积液者注意呼吸频率，体位要舒适，有腹水要测腹围。③准确记录出入量，进行透析治疗者记录超滤液量。④隔日测量体重，体重变化能有效反映水肿消长情况。

（4）用药的护理：按医嘱给予利尿剂，常用氢氯噻嗪 25 mg，每日 3 次，氨苯蝶啶 50 mg，每日 3 次，必要时用呋塞米（速尿）20 mg，每天 1 ~ 3 次，尿量增多时注意低血钾。另外，提高血浆胶体渗透压可以利尿，可采取静注血浆或血浆白蛋白。

（5）保持皮肤、黏膜清洁：温水擦浴或淋浴，勤换内衣裤；饭前饭后用漱口液漱口，每日冲洗会阴 1 次。

（6）防止水肿皮肤破损：患者应穿宽大柔软棉织品衣裤，保持床铺平整干燥，卧位或坐位患者要协助经常变换体位，避免骨隆起部位受压，引起皮肤破损。肌内及静脉注射时，要严格无菌操作，应将皮下水肿液推向一侧再进针，穿刺后用无菌干棉球按压至不渗液。

（7）向患者及家属讲解造成水肿的原因，使之与医护配合，避免感染、过度劳累、情绪变化、进食水盐过多等加重水肿的诱因。

2. 尿路刺激征

（1）休息与饮食：急性期或发作期要卧床休息，进食清淡富有营养的食物，补充多种维生素，多饮水，每天饮水量 > 2000 mL，对增加尿量、减少尿路炎症有利。

（2）尿痛不适的护理：多饮水，可饮白开水或茶水，使尿量增多以冲刷尿路，减少炎症对膀胱的刺激，是减轻尿路刺激征的重要措施。另外，分散患者注意力，听音乐、做松弛术或与患者谈话，可使排尿次数减少。

（3）高热护理：体温 > 39℃时，应进行物理降温，必要时可按医嘱给予药物降温。

（4）疼痛护理：指导患者进行膀胱区热敷或按摩，以缓解疼痛。

（5）药物护理：按医嘱给予抗生素，口服碳酸氢钠可碱化尿液，减轻尿路刺激征。

（6）健康指导：向患者解释尿路刺激征多见于尿路感染，其诱因多为过度劳累、会阴部不清洁及性生活等。指导患者每天清洁会阴部，不要过劳，合理安排工作生活，性生活后冲洗会阴部并排尿，多饮水，不憋尿，常可预防尿路感染复发。

第二节　慢性肾小球肾炎患者的护理

一、临床表现

慢性肾小球肾炎仅少数患者是由急性肾炎发展而来，绝大多数患者与急性肾炎无关，起病即属慢性，以青、中年男性居多。早期患者可有乏力、疲倦、腰部疼痛、食欲不振；有的患者无明显临床表现。有前驱感染者起病可较急。症状表现如下。

（1）蛋白尿：为本病必有表现，尿蛋白定量常在 1～3 g/d。

（2）血尿：多为镜下血尿，也可见肉眼血尿。

（3）水肿：多为眼睑肿和（或）下肢轻度凹陷性水肿，由水钠潴留和低蛋白血症引起，一般无体腔积液。

（4）高血压：肾衰竭时，90%以上有高血压，部分病例高血压出现于肾功能正常时。

（5）肾功能损害：呈慢性渐进性，可因感染、劳累、血压增高、肾毒性药物而急剧变化，去除这些诱因后肾功能可在一定程度上恢复。

（6）其他：慢性肾衰竭患者常出现贫血。可有眼底出血、渗出，甚至视盘水肿。

二、护理措施

（1）饮食护理：慢性肾炎患者一般给予低盐、适量蛋白质、高维生素饮食。对于有氮质血症的患者，应限制蛋白质的摄入，一般为 0.6～0.8 g/（kg·d）。宜给予优质动物蛋白，如牛奶、鸡蛋、鱼类等。血压高者限制钠盐摄入，水肿时限制水摄入。

（2）用药护理：指导患者遵医嘱坚持长期用药，以延缓或阻止肾功能恶化；使用降压药时不宜降压过快、过低。肾功能不全的患者在使用血管紧张素转化酶抑制剂（ACEI）时要注意监测有无高血钾出现。

（3）病情观察：注意观察尿量，水肿程度有无加重，是否出现胸腹腔积液。密切观察血压变化，通过监测内生肌酐清除率（Ccr）、血清肌酐（Scr）、血尿素氮（BUN）等指标判定肾功能，定期检查尿常规，监测水、电解质、酸碱平衡有无异常。

（4）控制及预防感染：①遵医嘱给予抗生素，连续使用 1～2 周。②指导患者避免发生感染，避免与上呼吸道感染者接触；保持口腔及皮肤的清洁，注意个人卫生；注意保暖、预防感冒，若有喉痛、鼻塞等症状，应及时就医治疗。

（5）给予患者心理护理和健康指导，保持良好的心理情绪。女性不宜妊娠者要鼓励其配合医护人员，提供心理支持。

第三节　原发性肾病综合征患者的护理

肾病综合征是由多种肾脏疾病引起的具有以下共同临床表现的一组综合征：①大量蛋白尿（尿蛋白定量＞3.5 g/d）；②低蛋白血症（血浆白蛋白＜30 g/L）；③水肿；④高脂血症。其中①②两项为诊断所必需。

一、临床表现

原发性肾病综合征有前驱感染者起病较急，部分可隐匿起病，典型临床表现如下。

（1）大量蛋白尿：24 h 尿蛋白＞3.5 g 即可定义为大量蛋白尿，是肾病综合征最主要的诊断依据。其发生机制为肾小球滤过膜的屏障作用（尤其是电荷屏障）受损，致使原尿中蛋白含量增多（以白蛋白为主），当其增多明显超过近曲小管回吸收量时，形成大量蛋白尿。在此基础上，各类增加肾小球内压力和导致高灌注、高滤过的因素均可加重尿蛋白的排出，如高血压、高蛋白饮食或大量输注血浆蛋白等。

（2）低白蛋白血症：血清白蛋白低于 30 g/L，是肾病综合征的核心特征，长期低白蛋白血症会致营养不良，主要为大量白蛋白自尿中丢失所致。肝代偿性合成白蛋白不足、胃黏膜水肿致蛋白质摄入与吸收减少等因素可进一步加重低白蛋白血症。除白蛋白降低外，血中免疫球蛋白和补体成分、抗凝及纤溶因子、金属结合蛋白等其他蛋白成分也可减少，尤其是肾小球病理损伤严重、大量蛋白尿和非选择性蛋白尿时更为显著。

（3）水肿：水肿是肾病综合征最突出的体征，其发生主要与低白蛋白血症所致血浆胶体渗透压明显下降有关。由于肾灌注不足，激活肾素-血管紧张素-醛固酮系统，促进水钠潴留。严重水肿者可出现胸腔、腹腔和心包积液。肾病综合征水肿呈指压凹陷性，与体位有关。以组织疏松及低垂部位明显，随重力作用而移动，卧位时多为眼睑、枕部或骶尾部水肿，起床活动后则下肢水肿明显。

（4）高脂血症：肾病综合征常伴有高脂血症，其中以高胆固醇血症最为常见，甘油三酯、低密度脂蛋白胆固醇（LDL - C）、极低密度脂蛋白胆固醇（VLDL - C）和脂蛋白 a 也常可增加。其发生与低白蛋白血症刺激肝脏代偿性地增加脂蛋白合成及脂蛋白分解减少有关。高脂血症使患者的心血管风险升高，也进一步加重肾脏损伤。

（5）并发症

1）感染：为肾病综合征最常见且严重的并发症，也是导致本病复发和疗效不佳的主要原因，是肾病综合征患者的主要死亡原因之一。其发生与蛋白质营养不良、免疫功能紊乱及免疫抑制剂的长期治疗有关。临床常见感染部位的顺序为呼吸道、泌尿道和皮肤等。

2）血栓、栓塞：血栓形成和栓塞是直接影响肾病综合征治疗效果和预后的重要因素。肾病综合征存在高凝状态，主要是由于血浆凝血因子的改变。利尿药和糖皮质激素的应用进一步加重高凝状态，高脂血症也是引起血液黏稠度增加的因素。因此，肾病综合征易发生血栓和栓塞并发症，其中以肾静脉血栓为最多见，但 3/4 病例因慢性形成，常无症状。

3）急性肾损伤：是肾病综合征最严重的并发症。肾病综合征因有效循环血容量不足，肾血流量下降，可诱发肾前性氮质血症，经扩容、利尿治疗后多可恢复。少数可出现急性肾损伤，多见于微小病变型，表现为无明显诱因出现少尿、无尿，扩容、利尿无效，其发生机制可能是肾间质高度水肿压迫肾小管及大量蛋白管型阻塞肾小管，导致肾小管高压，肾小球滤过率骤减所致。

4）其他：长期高脂血症易引起动脉硬化、冠心病等心血管并发症；长期大量蛋白尿可导致严重的蛋白质营养不良，儿童生长发育迟缓；金属结合蛋白丢失可致体内微量元素（铁、锌、铜等）缺乏；内分泌激素结合蛋白不足可诱发内分泌紊乱。

二、护理措施

1. 休息与活动

全身严重水肿，合并胸腔积液、腹水，应绝对卧床休息，取半坐卧位。适度活动肢体防止血栓形成。老年患者改变体位时不可过快，以防直立性低血压。

2. 饮食护理

一般给予正常量的优质蛋白 0.8 ~ 1.0 g/（kg·d），但当肾功能不全时，应根据肾小球滤过率调整蛋白质的摄入量。供给足够的热量，每天每公斤体重不少于 126 ~ 147 kJ（30 ~ 35 kcal）。少食富含饱和脂肪酸（动物油脂）的饮食，多食富含多聚不饱和脂肪酸（如植物油、鱼油）的饮食及富含可溶性纤维的食物（如燕麦、豆类等），以控制高脂血症；注意维生素及铁、钙等的补充。给予低盐饮食（<3 g/d）以减轻水肿。

3. 皮肤护理

水肿部位注意防止压疮，保持皮肤清洁和干燥，避免摩擦。

4. 用药护理

（1）激素、免疫抑制剂和细胞毒性药物：使用糖皮质激素者应密切观察患者的情况，对患者实行保护性隔离，防止继发感染。宜饭后服用，减少对胃黏膜的刺激。

（2）利尿药：观察治疗效果及有无副作用，如低钾、低钠、低氯性碱中毒等。使用大剂量呋塞米时，注意观察患者有无恶心、直立性眩晕、口干、心悸等症状。

5. 积极预防和治疗感染

（1）指导患者加强营养、注意休息、保持个人卫生，指导或协助患者全身皮肤、口腔黏膜的清洁，避免搔抓等导致的损伤。

（2）保持病区环境清洁、舒适，定期作好病室的空气消毒。定时开门窗通风换气。

（3）观察感染征象：监测生命体征，注意有无体温升高。

第四节　慢性肾衰竭患者的护理

慢性肾衰竭简称慢性肾衰，指各种原发性或继发性慢性肾脏病持续进展引起肾小球滤过率下降和肾功能损害，出现以代谢产物潴留，水、电解质和酸碱平衡紊乱和全身各系统症状为主要表现的临床综合征。

一、临床表现

肾衰早期除血肌酐升高外无临床症状，仅表现为基础疾病症状。病情发展到残余肾单位不能调节适应机体最低要求时，各个脏器系统功能失调，出现各种代谢紊乱，从而出现尿毒症的各种临床表现。

1. 代谢产物、毒素积蓄引起的中毒症状

（1）心血管系统：心血管疾病是肾衰最常见的死因。①高血压：大部分患者存在不同程度的高血压，少数发生恶性高血压；②心力衰竭；③心包炎：可为干性心包炎，表现为胸痛，心前区可听到心包摩擦音，尿毒症性心包炎是病情危重的表现之一，严重者有心包填塞征；④动脉粥样硬化。

（2）消化系统：胃肠道症状是最早、最常出现的症状。初期表现为食欲不振、腹部不适，晚期表现为口腔有尿味，口腔炎、口腔黏膜溃疡、胃或十二指肠溃疡及上消化道出血也较常见。

（3）血液系统：①贫血：尿毒症患者常有贫血的症状，为正常色素性正细胞性贫血，主要原因包括肾脏产生红细胞生成激素（EPO）减少、破坏增加、失血、红细胞生存时间缩短、体内叶酸和蛋白质缺乏等。②出血倾向：轻度出血倾向表现为皮肤或黏膜出血点、淤斑、牙龈出血、鼻出血、月经过多等，重者出现消化道出血、颅内出血等。

（4）呼吸系统：常表现为气促，合并代谢性酸中毒时可表现为呼吸深而长。体液过多、心功能不全时可发生肺水肿或胸腔积液。尿毒症毒素引起肺泡毛细血管通透性增加、肺充血，肺部 X 射线检查出现"蝴蝶翼"征，称"尿毒症肺水肿"。

（5）神经、肌肉系统：早期常有疲乏、失眠、注意力不集中等精神症状，后期可出现性格改变、抑郁、记忆力下降、判断失误，并可有神经肌肉兴奋性增加。尿毒症时有精神失常、谵妄、幻觉、昏迷等。晚期患者常有周围神经病变，以下肢受累最多见，患者有肢体麻木、烧灼感或疼痛感、深腱反射迟钝或消失、肌无力、感觉障碍等，可能与毒素潴留有关。

（6）皮肤表现：常见皮肤瘙痒，面色较深而萎黄，轻度水肿，呈"尿毒症"面容。

（7）肾性骨营养不良症：又称肾性骨病。可出现纤维性骨炎、尿毒症骨软化症、骨质疏松症和肾性骨硬化症，可致骨痛、行走不便和自发性骨折等。

（8）内分泌失调：常有性功能障碍，女性患者月经不规则，甚至出现闭经、不孕等；男

性性欲缺乏或阳痿；小儿性成熟延迟。

（9）继发感染：以肺部和尿路感染常见，不易控制，多为主要死亡原因之一。

（10）代谢紊乱：空腹血糖轻度升高，糖耐量异常。因长期恶心、呕吐使蛋白质摄入不足，出现负氮平衡及低蛋白血症，还有体温过低、高尿酸血症等。

2. 水、电解质和酸碱平衡失调

（1）脱水或水肿：因肾小管浓缩功能差而致多尿、夜尿多，又常有厌食、呕吐或腹泻，易引起脱水，晚期患者尿量可少于 400 mL/d。另一方面肾脏排水能力差，当水钠的摄入量增加而不能相应的排泄，则引起水钠潴留，出现水肿、高血压甚至心力衰竭。

（2）高血钾及低血钾：由于利尿、呕吐、腹泻、摄入不足可出现低血钾。终末期患者常发生高血钾，主要因进食水果、肉类多，尿量少及使用保钾利尿药造成。

（3）酸中毒：尿毒症患者都有轻重不等的代谢性酸中毒。因肾脏对酸碱平衡的调节能力下降，导致酸性代谢产物在体内潴留，严重者出现柯氏呼吸。

（4）低钙血症与高磷血症：慢性肾衰竭时，血磷升高，血钙下降。

二、护理措施

1. 一般护理

（1）休息：尿毒症期应卧床休息以减轻肾脏负担，当出现烦躁不安、抽搐或昏迷时应有专人护理，采取保护性措施。

（2）饮食：通常给予高维生素、高热量、高生物效价低蛋白、低磷高钙饮食，必要时亦可采用必需氨基酸疗法。腹膜透析时，由于大量蛋白质的丧失可给高蛋白饮食，视病情补充水、钠、钾，并适当补充微量元素如铁等。

（3）心理护理：慢性肾衰竭患者由于长期疾病使患者痛苦，失去安全感和信心，思想负担极重，护理人员应积极地用形象化方式向患者介绍尿毒症的治疗进展，鼓励患者参加力所能及的社会活动。帮助患者适应特殊治疗要求，培养自我护理能力。

2. 病情观察

（1）观察症状、体征：①意识改变如嗜睡、谵妄、昏迷。②有无恶心、呕吐、顽固性呃逆与消化道出血。③注意血压、心率与心律，有无心衰及心包摩擦音。④了解贫血的进展及有无出血倾向。⑤有无电解质紊乱表现，如低血钾可致肌无力、肠胀气、期前收缩等快速性心律失常；高血钾可致心率缓慢、传导阻滞，严重时可引起心脏停搏。

（2）观察体重、尿量变化，以及液体出入量情况，并正确进行记录。

3. 对症护理

（1）胃肠道症状：注意口腔护理和饮食调节，对顽固性呃逆者可用耳针、针灸。

（2）神经系统症状：应安置患者于光线较暗的病室，注意安全，适量使用镇静剂。

（3）心血管系统症状：①高血压脑病患者需按医嘱快速降压、控制抽搐和降低颅内压，并观察降压药物不良反应，及时记录。②出现急性肺水肿或严重心律失常时，应积极配合抢救。

（4）造血系统症状：有出血倾向应避免应用抑制凝血药物如解热镇痛剂、右旋糖酐及纤溶药物，以免诱发出血。出血严重者除局部止血外，应防止局部黏膜受刺激，必要时可输鲜血。

（5）少尿、高钾血症：①观察血钾检验报告和心电图情况，及时与医师取得联系。②采集血钾标本时针筒要干燥，采血部位结扎勿过紧，血取出后沿试管壁注入，以防溶血，影响检验结果。③忌进食和使用含钾量高的食物和药物（包括青霉素钾盐、螺内酯等）。④忌输库存血，因库存血含钾量较高（贮存 5～8 天，血液的血浆中含有 22 mmol/L 的钾）。

第五章　血液及造血系统疾病患者的护理

◇ 知识框架

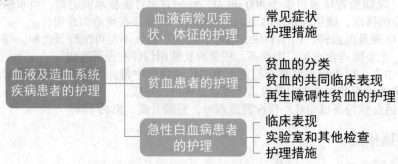

◇ 知识解读

第一节　血液病常见症状、体征的护理

血液及造血系统疾病是指原发或主要累及血液和造血器官的疾病。血液病常表现为血细胞数量和质量的改变及出凝血机制的障碍，大致分为以下几类。

（1）红细胞疾病：红细胞数量的改变，如各类贫血；质的改变，如遗传性球形红细胞增多症等。

（2）白细胞疾病：白细胞数量的改变，如粒细胞缺乏症；质的改变，如白血病、淋巴瘤、骨髓瘤等。

（3）出血性疾病：血小板数量或质量的异常，如原发性血小板减少性紫癜、血小板无力症；凝血功能障碍，如血友病、播散性血管内凝血；血管壁的异常，如过敏性紫癜。

（4）其他：如血栓形成常与血液成分、血管壁、血流、血液高凝状态等多种因素有关。

一、常见症状

（1）贫血：为血液病最常见症状之一。

（2）出血倾向：指止血和凝血功能障碍而引起自发性出血或轻微创伤后出血不止的一种症状。出血倾向是血液病的常见表现，发生的原因包括血管壁的功能异常、血小板异常、凝血因子减少或缺乏等。

（3）发热：血液病患者常见症状之一，一般持续时间长，热型不一，一般抗生素治疗效果不佳。

（4）骨、关节疼痛：大多数多发性骨髓瘤患者以骨痛为首发症状。

二、护理措施

（1）促进身心休息：限制活动，多休息，以防再出血。保持环境的安静、温暖，床单平整、被褥轻软。进行护理操作时动作轻柔，避免皮肤摩擦及肢体受压。

（2）饮食护理：预防出血引起的营养不足，应给予高热量、高蛋白、高维生素、少渣的饮食，避免口腔黏膜的损伤。

（3）病情观察：监测血压、脉搏、心率的变化，注意意识状态的改变及有关检查的结果，如血红蛋白、出凝血时间等。观察皮肤黏膜出血的部位、大小、时间、数目，有无消化道出血的表现，如头晕、头痛、呕血、黑便等。如有突然视力模糊、呼吸急促、喷射性呕吐，甚至昏迷，提示有颅内出血的可能。

（4）皮肤出血的护理：定期检查皮肤出血部位的范围，剪短指甲，避免搔抓皮肤。保持皮肤的清洁，擦洗时不可用力，以防皮肤出血。肢体皮肤或深层组织出血可抬高肢体，以减少出血。深部组织血肿也可应用局部压迫的方法，促进止血。

（5）鼻出血的护理：少量出血时，用消毒棉球或1：1000肾上腺素棉球填塞鼻腔止血和局部冷敷，使血管收缩促进止血。若出血不止，请医生用油纱条做后鼻孔填塞术，压迫出血部位，促进止血。术后保持鼻腔黏膜湿润，定时用无菌液体石蜡油滴入。3天后取出油纱条，若仍有出血，需更换油纱条再填塞。嘱患者不要用手挖鼻痂，可用液体石蜡滴鼻，防止鼻黏膜干裂出血。

（6）口腔、齿龈出血的护理：保持口腔清洁，定时用碳酸氢钠溶液、氯己定（洗必泰）、生理盐水漱口液漱口。齿龈有渗血时，局部用肾上腺素棉片或明胶海绵贴敷止血，也可局部涂抹三七粉、云南白药。平时不可用牙签剔牙，少吃坚硬食物。

（7）用药护理：护理人员应熟悉常用止血药物（如安络血、维生素K、止血敏、6-氨基己酸等）的作用原理、剂型、剂量、使用方法、注意事项及不良反应等。

（8）输血及血制品的护理：遵医嘱输入浓缩血小板、新鲜血、新鲜血浆时，输注前应严格进行查对，输注后注意观察有无输血反应及过敏反应的发生。

第二节　贫血患者的护理

贫血是指外周血液中单位容积内血红蛋白（Hb）含量、红细胞（RBC）计数和红细胞压积（HCT）低于同性别、同年龄正常的最低值。其中血红蛋白的含量最为重要。在我国平原地区成年男性 Hb < 120 g/L、RBC < 4.5×10^{12}/L 和（或）HCT < 0.42，女性 Hb < 110 g/L、RBC < 4.0×10^{12}/L 和（或）HCT < 0.37 即可诊断为贫血。贫血不是一种疾病，而是不同原因或疾病引起的一种病理状态。

一、贫血的分类

（1）按细胞形态学分类：①大细胞性贫血：主要有巨幼红细胞性贫血、甲状腺功能减退症的贫血；②正常细胞性贫血：主要有再生障碍性贫血、急性失血性贫血及溶血性贫血等；③小细胞低色素性贫血：常见于缺铁性贫血、地中海贫血、铁粒幼红细胞性贫血等。

（2）按贫血的病因和发病机制分类：①红细胞生成减少性贫血：如缺铁性贫血、巨幼红细胞性贫血、再生障碍性贫血；②红细胞破坏过多性贫血：如遗传性球形红细胞增多症、阵发性睡眠性血红蛋白尿、免疫性溶血性贫血；③失血性贫血：如急性失血性贫血和慢性失血性贫血。

二、贫血的共同临床表现

（1）皮肤、黏膜苍白：是贫血共同及最突出的体征。

（2）骨骼肌肉系统：疲乏、无力为贫血最常见和最早出现的症状，与骨骼肌氧的供应不足有关，但对贫血的诊断缺乏特异性。

（3）循环系统：轻度贫血不明显；中度贫血可出现体力活动后心悸、气短；重度贫血在休息时出现呼吸困难。

（4）消化系统：因缺氧引起消化液分泌减少和功能紊乱，出现食欲降低、恶心、腹胀、腹泻或便秘、舌炎和口腔炎等。

（5）泌尿生殖系统：由于缺氧，出现多尿、轻度蛋白尿和肾功能障碍；男性性功能减退，女性月经失调。

三、再生障碍性贫血的护理

再生障碍性贫血（AA）简称再障，是一种可能由不同病因和机制引起的骨髓造血功能衰竭症。临床主要表现为骨髓造血功能低下，可见进行性贫血、感染、出血和全血细胞减少。

（一）临床表现

（1）重型再障（SAA）：起病急，进展快，病情重。少数可由非重型再障进展而来。

1）贫血：苍白、乏力、头昏、心悸和气短等症状进行性加重。

2）出血：皮肤可出现淤点、紫癜或大片淤斑，口腔黏膜有血疱，并可出现球结膜出血、鼻出血、牙龈出血等。深部脏器出血时可见呕血、咯血、便血、血尿、阴道出血、眼底出血和颅内出血，后者常危及患者的生命。

3）感染：多数患者有发热，体温在39℃以上，个别患者自发病到死亡均处于难以控制的高热之中。以呼吸道感染最常见，其次有消化道、泌尿生殖道及皮肤、黏膜感染等。感染菌种以革兰氏阴性杆菌、金黄色葡萄球菌和真菌为主，常合并败血症。

（2）非重型再障（NSAA）：起病和进展较缓慢，贫血、感染和出血的程度较重型轻，也较易控制。

（二）实验室及其他检查

（1）外周血象：全血细胞减少，但三系细胞减少的程度不同，少数病例可呈双系或单系细胞减少。淋巴细胞比例相对增高。网织红细胞绝对值低于正常。其中，网织红细胞百分数多在 0.005 以下，且绝对值 $< 15 \times 10^9$/L；中性粒细胞绝对值 $< 0.5 \times 10^9$/L；血小板 $< 20 \times 10^9$/L 有助于重型再障的临床诊断。

（2）骨髓象：为确诊再障的主要依据。骨髓涂片肉眼观察有较多脂肪滴。SAA：骨髓增生低下或极度低下，粒、红细胞均明显减少，常无巨核细胞；淋巴细胞及非造血细胞比例明显增多。NSAA：骨髓增生减低或呈灶性增生；三系细胞均有不同程度的减少；淋巴细胞相对性增多。

（三）治疗

原则为去除病因，禁用对骨髓有抑制的药物，支持对症治疗等。慢性再障首选药物为雄性激素；急性和重型再障Ⅱ型可给予骨髓移植、免疫抑制剂。

（四）护理措施

1. 改善缺氧，提高机体活动能力

（1）注意观察患者对活动能力的耐受情况，及时指导患者休息或调整活动量。

（2）急性型再障患者应卧床休息，可减少内脏出血；慢性型轻、中度贫血者应适当休息，避免劳累，减低氧耗；病情稳定后，指导患者适度活动。

（3）遵医嘱输血或输红细胞，给予促进骨髓造血功能的药物，改善缺氧，提高活动耐力。

2. 及时消除各种危险因素，预防或减少出血

（1）血小板计数 $< 50 \times 10^9$/L，应减少活动，增加卧床休息时间；严重出血或血小板计数 $< 20 \times 10^9$/L 者，必须绝对卧床休息，协助做好各种生活护理。

（2）保持皮肤清洁，避免碰撞和搔抓，禁用手指挖鼻孔，勿用牙签剔牙以免引起出血。

（3）进行各种护理操作时动作要轻柔，进行各种注射时，应延长按压针眼的时间。避免进行直肠操作，如灌肠、试肛表等。

3. 采取积极的措施，预防感染

（1）定期对病室进行空气消毒，限制探视，有条件者可使用层流室，以预防医院内感染。

（2）进行各项护理操作时，要严格遵守无菌操作原则。

（3）严密观察体温变化，出现发热时提示患者合并感染，应按医嘱使用有效抗生素，及时控制感染。

4. 给予心理护理，增强治疗信心

（1）与患者及家属建立信任关系，了解患者的思想动态，针对不同的心理状况做好耐心

的解释工作，鼓励患者正确面对疾病，消除不良情绪，积极配合治疗。

（2）鼓励家属关心患者，积极参与患者的治疗与护理，消除悲哀情绪，提高治疗信心。

5. 病情观察

观察患者皮肤淤点、淤斑的增减情况，有无破损或感染征象，并注意患者生命体征、神志、意识、瞳孔的变化，有无头痛、呕吐、视力模糊、意识障碍等颅内出血征兆。

6. 用药护理

（1）急性型患者常用免疫抑制剂，如抗胸腺细胞球蛋白（ATG）和抗淋巴细胞球蛋白（ALG）等。副作用是超敏反应、血清病和出血加重。用药期间应密切观察药物副作用，给予保护性隔离，加强支持疗法，防止出血及感染。

（2）慢性型患者多用雄激素治疗，如丙酸睾丸酮等。雄激素治疗 3 ~ 6 个月后见效，故应鼓励患者坚持完成疗程。丙酸睾丸酮为油剂，注射局部不易吸收而形成硬块，甚至发生无菌性坏死，故需深部缓慢分层注射，并注意轮换注射部位。雄激素长期使用可出现痤疮、须毛增多、女性闭经及男性化、肝损害、水肿等副作用，应加强观察。

第三节 急性白血病患者的护理

急性白血病是骨髓中异常的白血病细胞大量增殖并浸润到各组织、器官，使正常造血受抑制。主要表现为发热、出血、贫血及各种器官浸润所引起的症状和体征。按照细胞形态学分类，急性白血病分为急性淋巴细胞白血病与急性非淋巴细胞白血病。

一、临床表现

（1）贫血：常为首发症状，呈进行性加重，半数患者就诊时已为重度贫血。贫血的原因主要是由于骨髓中白血病细胞极度增生与干扰，造成正常红细胞生成减少。

（2）发热：是常见的症状。可低热，亦可高热，体温可达 39 ~ 40℃以上。常伴有畏寒、出汗。主要原因是感染，常见的感染有口腔炎、牙龈炎、咽峡炎，还有肺部感染及肛周炎、肛周脓肿。常见致病菌为革兰氏阴性菌。疾病后期由于长期应用广谱抗生素、肾上腺皮质激素、细胞毒类化疗药物，常伴真菌感染。

（3）出血：约40%的患者早期以出血为主要表现，主要原因是血小板减少。常见皮肤淤点、淤斑，鼻、齿龈出血，子宫出血等。出血部位可遍及全身，急性早幼粒白血病易合并弥漫性血管内凝血（DIC），而出现广泛性出血。眼底出血可致视力障碍。颅内出血最为严重，常表现为头痛、呕吐，两侧瞳孔大小不等，导致昏迷甚至死亡。

（4）器官和组织浸润的表现：①骨骼和关节疼痛：骨骼、关节疼痛是白血病常见的症状，胸骨中下段局部压痛对白血病诊断有一定价值。急性粒细胞白血病患者由于骨膜受累，还可在眼眶、肋骨及其他扁平骨的骨面形成粒细胞肉瘤（又名绿色瘤），其中以眼眶部位最常见，可引起眼球突出、复视或失明。②肝脾及淋巴结肿大：肝脾轻度至中度肿大，表面光滑，偶有轻微触痛；淋巴结肿大多位于颈、腋下或腹股沟等处，多无压痛。③中枢神经系统白血病：白血病细胞浸润到脑膜或中枢神经系统，表现为头痛、呕吐、颈强直、嗜睡，甚至抽搐、昏迷，脑脊液压力增高。④其他：皮肤受损表现为弥漫性斑丘疹、皮下结节等；牙龈可增生、肿胀；睾丸受浸润表现为无痛性肿大，多为一侧性。

二、实验室和其他检查

（1）血象：白细胞多在（10 ~ 50）×10^9/L，少部分低于 4×10^9/L 或高于 100×10^9/L，白细胞过高或过低者预后较差。血涂片分类检查可见数量不等的原始和幼稚细胞，但白细胞不增多型患者的外周血很难找到原始细胞。患者常有不同程度的正细胞性贫血，可见红细胞大小不等，可找到幼红细胞。约 50% 的患者血小板计数低于 60×10^9/L，晚期血小板极度减少。

（2）骨髓象：骨髓检查是诊断白血病的重要依据。骨髓有核细胞显著增生，多为明显活跃或极度活跃。正常粒系、红系细胞及巨核细胞系统均显著减少。

三、护理措施

1. 预防感染

（1）指导患者养成良好的个人卫生习惯。呕吐或咳嗽后应漱口，每日用 1：5000 高锰酸钾液或氯己定（洗必泰）溶液坐浴。出汗后及时擦干汗液，更换内衣，保持皮肤清洁。

（2）加强口腔护理，饭后漱口。当进行化疗或放疗时，应增加口腔护理的次数，为患者选用抗细菌和抗真菌的漱口液交替使用。

（3）注意观察皮肤、黏膜、呼吸道、消化道有无感染的征象。监测体温变化并记录，若体温超过 38.5℃，给予物理降温，如头部冷敷、温水擦浴等。对高热患者遵医嘱给抗生素、退热药物、静脉输液、吸氧等。

（4）护理过程严格无菌操作，预防感染。

（5）当成熟的粒细胞绝对值 ≤ 0.5×10^9/L 时，发生感染的可能性大，应行保护性隔离，若无层流室则置患者于单人病房，保证室内空气新鲜，定时进行空气和地面消毒，谢绝探视以避免交叉感染。

2. 增加营养，提高机体抵抗力

为患者准备清洁、安静、舒适的进餐环境，嘱患者进食高蛋白、高热量、高维生素、易消化的食物，少量多餐，细嚼慢咽；避免在化疗前后 1 h 内进食，进食后取坐位或半卧位，以减轻恶心、呕吐。病情严重不能进食者，帮助患者用吸管进流质饮食。

3. 合理安排休息和活动，消除危险因素，预防或减少出血

休息可使基础代谢率降低，减少氧的消耗。对病情危重的患者，应协助患者洗漱、进餐、大小便、翻身等，以减少患者体力消耗。急性期患者应卧床休息，缓解期患者可适当活动，以不感疲劳为宜。注意观察患者活动后的心率、呼吸等情况，如出现心慌、气短应立即停止活动，卧床休息。不宜下床活动的患者，可在护士指导下进行床上活动。

4. 加强心理护理，消除悲观情绪

（1）应关心、同情患者，主动与患者多接触，了解患者的心理状态和行为变化。鼓励患者表达内心的感受，消除患者的顾虑。

（2）指导患者进行自我心理调节、转移注意力、放松疗法等，为患者提供娱乐性活动的书报、杂志、音乐磁带等，使患者保持稳定的情绪状态。

（3）鼓励患者家属参与护理过程，使患者处于关心、同情、舒适、安全的医疗环境中，从而消除悲观情绪，增强战胜疾病的信心。

5. 化疗不良反应的护理

（1）鞘内注射药物推药速度宜慢，注射完毕后应去枕平卧 6 h，注意观察有无头痛、发热等不良反应。

（2）减少局部刺激，保护静脉。

第六章　内分泌代谢性疾病患者的护理

◇ 知识框架

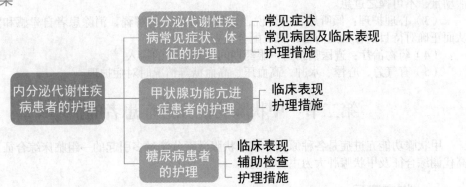

◇ 知识解读

第一节　内分泌代谢性疾病常见症状、体征的护理

一、常见症状

（1）色素沉着：是指皮肤或黏膜色素量增加或色素颜色增深。临床表现为全身皮肤呈弥漫性棕褐色，在暴露部位极易出现，也可出现在乳晕、外生殖器周围，特别在受压和受摩擦部位、皮肤褶皱、瘢痕及肢体的伸侧面明显。

（2）身材过高或矮小：身材过高见于肢端肥大症、巨人症患者；身材矮小见于生长激素缺乏性矮小症。

二、常见病因及临床表现

（1）生长激素及生长激素释放激素缺乏：如垂体性侏儒症。

（2）甲状腺激素分泌不足：婴幼儿时期甲状腺激素分泌不足则造成呆小症。

（3）消瘦：体重低于标准体重的 10% 以上为消瘦。

三、护理措施

1.消瘦

（1）根据原发病制订饮食计划，如甲亢者要给予高蛋白、高热量、高维生素饮食；糖尿病者饮食应低糖、低脂、高蛋白质、高纤维素饮食；肾上腺皮质功能低下者应给予高蛋白、高糖、高维生素、高钠低钾饮食。

（2）对于食欲不振者应尽量提供其喜爱吃的食物，注意食物的色、香、味调配，鼓励其多进食，可少量多餐，同时应保证良好的进餐环境。

（3）对于极度消瘦者可遵医嘱给予完全胃肠外营养。

（4）嘱患者多卧床休息，减少消耗，必要时给予生活护理。

（5）给予心理护理，提高患者战胜疾病的信心。

（6）积极治疗原发疾病。

（7）告知患者在多休息的同时也应适当活动以增加活动耐受性。

（8）注意皮肤、口腔护理，以预防感染。

2. 肥胖

（1）饮食护理：饮食应低脂、低热量、少盐，富含粗纤维、维生素。限制糖类食品的摄入，但也要防止热量摄入不足时发生酮症的危险。

（2）运动疗法：鼓励患者积极参加运动，增加活动量，以消耗能量，但要注意逐渐增加活动量，不可操之过急。

（3）心理护理：倾听患者的诉说，进行恰当的分析解释，消除患者自卑感和紧张心理，从而正确对待目前存在的问题，积极配合检查治疗。

（4）药物治疗：遵医嘱给药，服药期间注意水分的摄入。

（5）有气急、心悸、水肿、高血压、高血糖等情况时对症护理。

第二节　甲状腺功能亢进症患者的护理

甲状腺功能亢进症是各种原因导致甲状腺激素分泌过多引起的一组临床综合征。临床上以高代谢综合征及甲状腺肿大为主要表现。

一、临床表现

本病多数起病缓慢，少数在精神创伤或感染后可急性起病。典型表现有高代谢综合征、甲状腺肿大及突眼征。

1. 甲状腺激素分泌过多综合征

（1）高代谢综合征：由于T_3（三碘甲腺原氨酸）、T_4（甲状腺素）分泌过多促进营养物质代谢，患者产热与散热明显增多，以致出现怕热、多汗，皮肤温暖湿润，低热等。

（2）精神、神经系统：神经过敏、多言好动、易激动、紧张焦虑、注意力不集中、记忆力减退、失眠、腱反射活跃、伸舌和双手向前平伸时有细震颤。

（3）心血管系统：心率增快、心肌收缩力增强、脉压增大、可有收缩期杂音、第一心音亢进、心律失常以房性期前收缩最常见；重则出现严重心律失常、心脏扩大、心力衰竭，称甲亢性心脏病。

（4）消化系统：患者食欲亢进、消瘦，严重者呈现恶病质；大便频繁，甚至慢性腹泻；重者有肝肿大及肝功能异常，偶伴黄疸。

（5）肌肉骨骼系统：由于蛋白质分解增加，多数患者有肌无力、肌萎缩，行动困难，临床上呈慢性甲亢性肌病。

（6）血液系统：白细胞计数偏低，可伴血小板减少性紫癜；部分患者有轻度贫血。

（7）生殖系统：女性常有月经稀少、闭经；男性多阳痿、乳房发育。生育力男女均下降。

2. 甲状腺肿大

甲状腺肿大呈弥漫性对称性肿大，质地较软无压痛，随吞咽动作上下移动，听诊可闻及震颤及杂音。

3. 突眼征

（1）非浸润性突眼（单纯性突眼）：①轻度突眼，突眼度在18 mm以内；②瞬目减少或凝视（Stellwag征），眼神炯炯发亮；③上眼睑挛缩，眼裂增宽（Dalrymple征）；④上眼睑移动滞缓（von Graefe征），双眼向下看时，上眼睑不能随眼球下落，显现白色巩膜；⑤Joffroy征，向上看时，前额皮肤不能皱起；⑥两眼内聚减退或不能（Mobius征），两眼看近物时，眼球辐辏不良。

（2）浸润性突眼（恶性突眼）：男性多见，单眼受累的患者占10%～20%。由于累及的部位和程度不同，表现为眼内异物感、畏光、流泪、复视、视力下降、眼部静息或运动后疼痛等。检查可见眼球突出常不对称，突眼度超过参考值3 mm以上（中国人群突眼度参考值女性

16 mm，男性 18.6 mm），眼睑肿胀、不能闭合，结膜充血水肿，眼球活动受限。严重者眼球固定，视野缩小，角膜外露而形成角膜溃疡、全眼炎，甚至失明。

4. 甲状腺皮肤病

胫骨前黏液性水肿，多呈对称性，严重时呈橡皮腿。

5. 老年性甲亢

老年性甲亢也叫淡漠型甲亢，起病隐匿，表现为嗜睡乏力、反应迟钝、心动过缓，症状多不典型，有时仅有厌食、腹泻等消化道表现，或以慢性肌病、甲亢性心脏病表现为主。

6. 甲状腺危象

甲状腺危象系病情恶化时的严重症候群，可危及生命。

（1）诱因：①应激状态，如感染、手术、放射性碘治疗等；②严重躯体疾病，如充血性心力衰竭、低血糖症、败血症、脑血管意外等；③口服过量甲状腺素制剂；④甲状腺手术准备不充分或术中过度挤压甲状腺等。

（2）表现：①体温 ≥ 39℃；②心率 ≥ 140 次 /min；③恶心、厌食、呕吐、腹泻、大汗、休克；④神情焦虑、烦躁、嗜睡或谵妄、昏迷；⑤可合并心衰、肺水肿等。

二、护理措施

（1）避免各种刺激：保持病室安静、清爽，室温保持在20℃左右，避免强光和噪声刺激，避免有精神刺激的言行，使其安静休养。轻者可适当活动，重者则应卧床休息。

（2）饮食护理：给予高热量、高蛋白、高维生素及矿物质丰富的饮食。主食应足量，可以增加奶类、蛋类、瘦肉类等优质蛋白以纠正体内的负氮平衡，多摄取新鲜蔬菜和水果。鼓励患者多饮水，每天饮水 2000 ~ 3000 mL 以补充出汗、腹泻、呼吸加快等所丢失的水分，但对并发心脏疾病者应避免大量饮水，以防止因血容量增加而加重心力衰竭和水肿。禁止摄入刺激性的食物及饮料，以免引起患者精神兴奋。避免进食含碘丰富的食物。

（3）症状护理：患者易多汗，应勤洗澡更衣，保持清洁舒适。腹泻较重者，注意保护肛周皮肤。有突眼者，应加强眼部护理，如经常点眼药，外出时戴深色眼镜，以避免强光与灰尘的刺激，睡前涂眼药膏、戴眼罩，并抬高头部，低盐饮食，以减轻眼球后软组织水肿。

（4）药物护理：遵医嘱用药，并注意观察药物的疗效及其副作用，高热、咽痛时要警惕粒细胞缺乏，定期复查血象。因需长期用药，嘱患者不要任意间断、变更药物剂量或停药。外周血白细胞低于 3×10^9/L 或中性粒细胞低于 1.5×10^9/L，应停药。

（5）预防甲亢危象：预防感染、外伤、精神刺激等应激性诱因，注意观察患者的生命体征、出汗情况、精神及神志状态。若体温升高、脉搏明显加快、焦虑不安、大汗淋漓、厌食、恶心、呕吐、腹泻，应考虑可能发生甲亢危象，立即与医师联系。需要手术时，术前应充分准备，备好急救用品。

（6）浸润性突眼的护理：①加强眼部护理：对于眼睑不能闭合者必须注意保护角膜和结膜，经常点眼药，防止干燥、外伤及感染，外出戴墨镜或用眼罩以避免强光、风沙及灰尘的刺激。睡前涂抗生素眼膏，并覆盖纱布或眼罩。眼睛勿向上凝视，以免加剧眼球突出和诱发斜视。②指导患者减轻眼部症状：1%甲基纤维素或 0.5%氢化可的松溶液滴眼，可减轻眼睛局部刺激症状；高枕卧位和限制钠盐摄入可减轻球后水肿，改善眼部症状；每日做眼球运动以锻炼眼肌，改善眼肌功能。③定期角膜检查：以防角膜溃疡造成失明。④突眼异常严重者，应配合医生作好手术前准备，做眶内减压术，减低眶内压力。

（7）给予心理护理和支持。

第三节　糖尿病患者的护理

糖尿病是由遗传和环境因素共同作用而引起的一组以慢性高血糖为特征的代谢性疾病。因胰岛素分泌和（或）作用缺陷导致碳水化合物、蛋白质、脂肪、水和电解质等代谢紊乱。随着病程延长，可出现眼、肾、神经、心脏、血管等多系统损害。重症或应激时还可发生酮症酸中毒、高渗高血糖综合征等急性代谢紊乱。

一、临床表现

1. 代谢紊乱症状群

（1）多尿、多饮、多食和体重减轻：由于血糖升高引起渗透性利尿导致尿量增多；多尿导致失水，患者口渴而多饮。由于机体不能利用葡萄糖，且蛋白质和脂肪消耗增加，引起消瘦、疲乏、体重减轻；为补充糖分，维持机体活动，患者常易饥多食。故糖尿病的临床表现常被描述为"三多一少"（多尿、多饮、多食和体重减轻），常见于 1 型糖尿病患者。

（2）皮肤瘙痒：由于高血糖及末梢神经病变导致皮肤干燥和感觉异常，患者常有皮肤瘙痒。女性患者可因尿糖刺激局部皮肤，出现外阴瘙痒。

2. 糖尿病急性并发症

（1）糖尿病酮症酸中毒（DKA）：是由于胰岛素不足和拮抗激素不适当升高引起的糖、脂肪和蛋白质严重代谢紊乱综合征，临床以高血糖、高血酮和代谢性酸中毒为主要表现。当血清酮体积聚超过肝外组织的氧化能力时，出现血酮体升高，称酮血症，尿酮体排出增多称为酮尿症，临床上统称为酮症。早期酮症阶段仅有多尿、多饮、疲乏等，继之出现食欲减退、恶心、呕吐、头痛、嗜睡、呼吸深大，呼气中出现烂苹果味（丙酮所致）。

（2）高渗高血糖综合征（HHS）：临床以严重高血糖、高血浆渗透压、脱水为特点，无明显酮症，常有不同程度的意识障碍和昏迷。发生率低于 DKA，但病死率高于 DKA。多见于老年 2 型糖尿病患者，起病比较隐匿，超过 2/3 的患者发病前无糖尿病病史或仅为轻症。

3. 糖尿病慢性并发症

（1）糖尿病大血管病变：是糖尿病最严重和突出的并发症，患病率比非糖尿患者群高，发病年龄较轻，病情进展快。主要表现为动脉粥样硬化，侵犯主动脉、冠状动脉、脑动脉、下肢动脉等，引起冠心病、缺血性或出血性脑血管病、高血压、下肢血管病变等。

（2）糖尿病微血管病变：微血管是指微小动脉和微小静脉之间，直径在 100 μm 以下的毛细血管及微血管网，是糖尿病的特异性并发症。

（3）糖尿病神经病变：病变可累及神经系统任何一部分，以周围神经病变最常见。病因复杂，可能涉及大血管和微血管病变、免疫机制及生长因子不足等。糖尿病周围神经病变最常见的类型是远端对称性多发性神经病变，典型表现呈手套或袜套式对称分布，下肢较上肢严重。

（4）糖尿病足：是指与下肢远端神经异常和不同程度的周围血管病变相关的足部感染、溃疡和（或）深层组织破坏，是糖尿病最严重和治疗费用最高的慢性并发症之一，重者可导致截肢和死亡。

二、辅助检查

（1）尿糖测定：尿糖阳性可为糖尿病诊断提供重要线索。

（2）血糖测定：血糖测定的方法有静脉血浆葡萄糖测定、毛细血管血葡萄糖测定和 24 h 动态血糖测定 3 种。前者用于诊断糖尿病，后两种仅用于糖尿病的监测。24 h 动态血糖测定是指通过葡萄糖感应器监测皮下组织间液的葡萄糖浓度而反映血糖水平的监测技术，可以提供全面、连续、可靠的全天血糖信息，了解血糖波动的趋势，发现不易被传统监测方法所测得的高血糖和低血糖。

（3）口服葡萄糖耐量试验（OGTT）：适用于有糖尿病可疑而空腹或餐后血糖未达到糖尿病诊断标准者。试验于清晨进行，禁食至少 10 h。试验日晨空腹取血后成人口服葡萄糖水（75 g 葡萄糖粉溶于 250 mL 水中），在 5 min 内服下。服后 30 min、60 min、120 min 和 180 min 时取静脉血测血糖。

三、护理措施

1. 饮食护理

（1）制订总热量：首先根据患者性别、年龄、理想体重［理想体重（kg）= 身高（cm）－ 105］、工作性质、生活习惯计算每天所需总热量。成年人休息状态下每天每公斤理想体重给予热量 105 ~ 126 kJ（25 ~ 30 kcal），轻体力劳动 126 ~ 147 kJ（30 ~ 35 kcal），度体力劳动 147 ~ 167 kJ（35 ~ 40 kcal），重体力劳动 167 kJ（40 kcal）以上。儿童、孕妇、乳母、营养不良和消瘦、伴有消耗性疾病者每天每公斤体重酌情增加 21 kJ（5 kcal），肥胖者酌情减少 21 kJ（5 kcal），使体重逐渐恢复至理想体重的 ±5%。

（2）食物的组成和分配

1）食物组成：①糖类约占饮食总热量的 50% ~ 65%，成年患者每天主食摄入量为 250 ~ 400 g，肥胖者酌情可控制在 200 ~ 250 g。②脂肪占饮食总热量的 20% ~ 30%，饱和脂肪酸摄入量不应超过饮食总能量的 7%，单不饱和脂肪酸供能比宜达到 10% ~ 20%，且多不饱和脂肪酸不超过 10%，适当增加富含 ω－3 脂肪酸的摄入比例。③肾功能正常的糖尿病患者蛋白质占 15% ~ 20%，其中优质蛋白比例超过 1/3。有显性蛋白尿的患者蛋白质摄入量应限制在每天每公斤理想体重 0.8 g，已开始透析患者蛋白摄入量可适当增加。④胆固醇摄入量应在每天 300 mg 以下。⑤多食富含膳食纤维的食物，每天饮食中膳食纤维含量 2.4 ~ 3.3 g/kJ（10 ~ 14 g/kcal）为宜。

2）主食的分配：应定时定量，根据患者生活习惯、病情和配合药物治疗安排。按每克糖、蛋白质产热 16.7 kJ（4 kcal），每克脂肪产热 37.7 kJ（9 kcal），将热量换算为食品后制订食谱。对病情稳定的糖尿病患者可按每天 3 餐 1/5、2/5、2/5，或各 1/3 分配；对注射胰岛素或口服降糖药且病情有波动的患者，可每天进食 5 ~ 6 餐，从 3 次正餐中分出 25 ~ 50 g 主食作为加餐。

3）血糖指数和血糖负荷：血糖指数（GI）用于比较不同碳水化合物对人体餐后血糖的影响，定义为进食恒量的某种糖类食物后（通常为 1 份 50 g 糖的食物），2 ~ 3 h 内的血糖曲线下面积相比空腹时的增幅除以进食某种标准食物（通常为葡萄糖）后的相应增幅。GI ≤ 55% 为低 GI 食物，56% ~ 69% 为中 GI 食物，GI ≥ 70% 为高 GI 食物。糖尿病患者提倡低 GI 食物，包括燕麦、大麦、大豆、小扁豆、裸大麦面包、苹果、柑橘、牛奶、酸奶等。血糖负荷（GL）是 GI 值乘以糖的量。低血糖指数食物有利于血糖控制，但应同时考虑糖的量，才能控制血糖负荷。

4）其他注意事项：①超重者忌吃油炸、油煎食物，炒菜宜用植物油，少食动物内脏、蟹黄、虾子、鱼子等高胆固醇食物。②戒烟限酒。女性每天的酒精量不超过 15 g，男性不超过 25 g。每周不超过 2 次。③每天食盐 < 6 g。④严格限制各种甜食，包括各种食用糖、糖果、甜点心、饼干及各种含糖饮料等。可适当摄入非营养性甜味剂，如蛋白糖、木糖醇、甜菊片等。对于血糖控制接近正常范围者，可在两餐间或睡前加食水果，如苹果、橙子、梨等。⑤可根据营养评估结果适量补充维生素和微量营养素（铬、锌、硒、镁、铁、锰等）。⑥每周定期测量体重 1 次，如果体重增加 > 2 kg，进一步减少饮食总热量；如消瘦患者体重有所恢复，也应适当调整饮食方案，避免体重继续增加。

2. 口服用药的护理

（1）磺酰脲类药物的护理：普通片剂早餐前半 h 服用，缓释片、控释片和格列美脲早餐前立即服用。严密观察药物有无引起低血糖反应。此外，还应注意水杨酸类、磺胺类、保泰松、利血平、β 受体拮抗药等可增强磺酰脲类降糖药作用；而噻嗪类利尿药、糖皮质激素等可降低磺酰脲类降血糖的作用。

（2）非磺酰脲类药物的护理：瑞格列奈餐前 15 min 服用，那格列奈餐前 10 min 服用，米格列奈临餐前 5 min 内服用，每天 3 次。

（3）双胍类药物的护理：餐中或餐后服药，从小剂量开始，可减轻胃肠道不良反应。

（4）噻唑烷二酮类药物的护理：空腹或进餐时服用，密切观察有无水肿、体重增加、缺血性心血管疾病及骨折的风险等，一旦出现应立即停药。

（5）α-葡萄糖苷酶抑制剂类药物的护理：应与第一口淀粉类食物同时嚼服。如与胰岛素促泌剂或胰岛素合用可能出现低血糖，处理时应直接给予葡萄糖口服或静脉注射，进食淀粉类食物或蔗糖无效。

3. 使用胰岛素的护理

（1）胰岛素不良反应的观察及处理：①低血糖反应，意识清楚者口服 15 ～ 20 g 糖类食品（葡萄糖为佳）；意识障碍者给予葡萄糖液 20 ～ 40 mL 静脉注射，或胰高血糖素 0.5 ～ 1.0 mg，肌注。②过敏反应，表现为注射部位瘙痒或荨麻疹样皮疹，严重过敏反应罕见。自人胰岛素广泛在临床应用后，过敏反应发生减少。处理措施包括更换胰岛素制剂、使用抗组胺药和糖皮质激素以及脱敏疗法等。严重者需停止或暂时中断胰岛素治疗。③注射部位皮下脂肪萎缩或增生，采用多点、多部位皮下注射和针头一次性使用可预防其发生。若发生则停止该部位注射后可缓慢自然恢复。④水肿，胰岛素治疗初期可因水钠潴留而发生轻度水肿，可自行缓解。⑤视力模糊，部分患者出现，多为晶状体屈光改变，常于数周内自然恢复。

（2）使用胰岛素的注意事项

1）准确用药：熟悉各种胰岛素的名称、剂型及作用特点。准确执行医嘱，按时注射。对于每毫升 40 U 和 100 U 两种规格的胰岛素，使用时应注意注射器与胰岛素浓度的匹配。使用胰岛素笔时要注意笔与笔芯相互匹配，每次注射前确认笔内是否有足够剂量，药液是否变质等。

2）胰岛素的保存：未开封的胰岛素放于冰箱 2 ～ 8℃冷藏保存，正在使用的胰岛素在常温下（不超过 25 ～ 30℃）可使用 28 ～ 30 天，无须放入冰箱，但应避免过冷、过热、太阳直晒、剧烈晃动等，否则可因蛋白质凝固变性而失效。

3）注射部位的选择与轮换：胰岛素采用皮下注射时，宜选择皮下脂肪丰富部位，如上臂外侧、臀部外上侧、大腿外侧、腹部等。腹部吸收胰岛素最快，其次分别为上臂、大腿和臀部。如患者参加运动锻炼，不要选择在大腿、上臂等活动的部位注射胰岛素。注射部位要经常轮换，长期注射同一部位可能导致局部皮下脂肪萎缩或增生、局部硬结。尽量每天同一时间在同一部位注射，并进行腹部、上臂、大腿和臀部的"大轮换"，如餐时注射在腹部，晚上注射在上臂等；在同一部位注射时，也需要进行"小轮换"，即与每次注射点相距 1 cm 以上，且选择无硬结、脂肪增生或萎缩的部位。

4）监测血糖：注射胰岛素的患者一般常规监测血糖每天 2 ～ 4 次，如发现血糖波动过大或持续高血糖，应及时通知医生。

5）防止感染：注射胰岛素时应严格无菌操作，针头一次性使用。

4. 酮症酸中毒的护理

（1）病情观察：①监测生命体征及神志变化，尤其注意血压、体温及呼吸的形态、气味；②尿量的变化，记录出入量；③监测血、尿糖，血酮体、尿酮体，电解质，肾功能及血气分析。

（2）遵医嘱补液，给予胰岛素，纠正水、电解质及酸碱平衡紊乱。

（3）昏迷护理：对于昏迷者应加强口腔、皮肤护理，保持呼吸道通畅，预防呼吸系统、泌尿系统感染，防止血栓性静脉炎及肌肉萎缩，防止发生坠床受伤等。

第七章　传染病患者的护理

◇ 知识框架

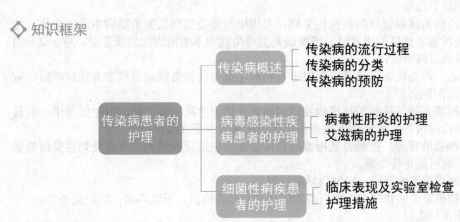

◇ 知识解读

第一节　传染病概述

　　传染病是指由病原体（朊病毒、病毒、细菌、衣原体、支原体、立克次体、螺旋体、真菌、寄生虫）感染人体后产生的有传染性、在一定条件下可流行的疾病。

一、传染病的流行过程

　　（1）传染源：指病原体已在体内生长繁殖并能将病原体排出体外的人或动物。包括患者（是重要的传染源）、隐性感染者、病原携带者、受感染的动物。

　　（2）传播途径：①呼吸道传播（如流行性脑脊髓膜炎、麻疹、结核病、禽流感和严重急性呼吸综合征等）；②消化道传播（如伤寒、细菌性痢疾、霍乱等）；③接触传播（如钩端螺旋体病、血吸虫病等）；④虫媒传播（如流行性斑疹伤寒、黑热病、疟疾、莱姆病、恙虫病等）；⑤血液、体液传播（如乙型、丙型、丁型肝炎，疟疾，艾滋病等）；⑥土壤传播。

　　（3）人群易感性：对某种传染病缺乏特异性免疫力的人称为易感者。

二、传染病的分类

　　传染病分为甲类、乙类和丙类。

　　（1）甲类传染病是指：鼠疫、霍乱。

　　（2）乙类传染病是指：传染性非典型肺炎、艾滋病、病毒性肝炎、脊髓灰质炎、人感染高致病性禽流感、麻疹、流行性出血热、狂犬病、流行性乙型脑炎、登革热、炭疽、细菌性和阿米巴性痢疾、结核病、伤寒和副伤寒、流行性脑脊髓膜炎、百日咳、白喉、新生儿破伤风、猩红热、布鲁氏菌病、淋病、梅毒、钩端螺旋体病、血吸虫病、疟疾、人感染 H7N9 禽流感、新型冠状病毒感染、猴痘。

　　（3）丙类传染病是指：流行性感冒、流行性腮腺炎、风疹、急性出血性结膜炎、麻风病、流行性和地方性斑疹伤寒、黑热病、包虫病、丝虫病、其他感染性腹泻病、手足口病。

三、传染病的预防

（一）管理传染源

（1）对患者的管理：应做到"五早"：早发现、早诊断、早报告、早隔离、早治疗。法定传染病应做到以下几点。

1）甲类传染病为强制管理的烈性传染病，发现甲类传染病和乙类传染病中的肺炭疽、传染性非典型肺炎的患者或疑似患者时，或发现其他传染病和不明原因疾病暴发时，应于 2 h 内将传染病报告卡通过网络报告。

2）对其他乙、丙类传染病患者、疑似患者和规定报告的传染病病原携带者在诊断后，应于 24 h 内进行网络报告。

3）不具备网络直报条件的医疗机构及时向属地乡镇卫生院、城市社区卫生服务中心或县级疾病预防控制机构报告，并于 24 h 内寄送出传染病报告卡至代报单位。

（2）对接触者的管理：接触者是指曾经和传染源发生过接触的人，可能受到感染而处于疾病的潜伏期，有可能是传染源。

（3）对病原携带者的管理：应做到早期发现。

（4）对动物传染源的管理：应根据动物的病种和经济价值，予以隔离、治疗或杀灭。

（二）切断传播途径

1. 接触传播的隔离

接触传播的隔离是对确诊或可疑感染了经接触传播的疾病，如肠道感染、多重耐药菌感染、埃博拉出血热、皮肤感染等采取的隔离。

（1）隔离病室使用蓝色隔离标志。

（2）患者的隔离：①根据感染性疾病类型确定入住单人隔离室，还是同病种感染者同室隔离。②限制患者的活动范围，减少不必要的转运，如需要转运时，应采取有效措施，减少对其他患者、医务人员和环境表面的污染。③患者接触过的一切物品，如被单、衣物、换药器械等均应先灭菌，然后再进行清洁、消毒、灭菌。被患者污染的敷料应装袋标记后送焚烧处理。

2. 空气传播的隔离

空气传播的隔离是对经空气传播的呼吸道传染疾病，如肺结核、水痘等采取的隔离。

（1）隔离病室使用黄色隔离标志。

（2）患者的隔离：①安置单间病室，无条件时相同病原体感染患者可同居一室，关闭通向走廊的门窗，尽量使隔离病室远离其他病室或使用负压病房；无条件收治时尽快转送至有条件收治呼吸道传染病的医疗机构，并注意转运过程中医务人员的防护。②当患者病情允许时，应戴外科口罩且定期更换，并限制其活动范围。③患者口鼻分泌物须经严格消毒后再倾倒，患者的专用痰杯要定期消毒，被患者污染的敷料应装袋标记后焚烧或做消毒 - 清洁 - 消毒处理。④严格空气消毒。

3. 飞沫传播的隔离

飞沫传播的隔离对经飞沫传播的疾病，如百日咳、流行性感冒、病毒性腮腺炎、SARS 及新型冠状病毒肺炎等特殊急性呼吸道传染性疾病采取的隔离。

（1）隔离病室使用粉色隔离标志。

（2）患者的隔离：①同空气传播的患者隔离措施①②③。②加强通风或进行空气的消毒。③患者之间、患者与探视者之间应相距 1 m 以上，探视者应戴外科口罩。

4. 保护性隔离

保护性隔离是以保护易感人群作为制订措施的主要依据而采取的隔离，也称反向隔离，适用于抵抗力低下或极易感染的患者，如严重烧伤、早产儿、白血病、脏器移植及免疫缺陷等患者。应在标准预防的基础上，采取下列主要的隔离措施。

（1）设专用隔离室：患者应住单间病室隔离，室外悬挂明显的隔离标志。病室内空气应保持正压通风，定时换气；地面、家具等均应每天严格消毒。

（2）进出隔离室要求：凡进入病室内人员应穿戴灭菌后的隔离衣、帽子、口罩、手套及拖鞋；未经消毒处理的物品不可带入隔离区域；接触患者前后及护理另一位患者前均应洗手。

（3）污物处理：患者的引流物、排泄物、被其血液及体液污染的物品，应及时分装密闭，标记后送指定地点。

（4）探陪要求：凡患呼吸道疾病者或咽部带菌者，包括工作人员均应避免接触患者；原则上不予探视，探视者需要进入隔离室时应采取相应的隔离措施。

5. 消毒

消毒是指通过物理、化学或生物的方法，消除或杀灭环境中病原微生物的一系列方法，是切断传播途径，阻止病原体传播，控制传染病发生、蔓延的重要措施。分疫源地消毒和预防性消毒两种。

（三）保护易感人群

包括计划免疫、人工被动免疫、药物预防。

第二节　病毒感染性疾病患者的护理

一、病毒性肝炎的护理

病毒性肝炎是以肝脏损害为主的一组传染性疾病，由多种肝炎病毒引起。目前确定的肝炎病毒有甲型、乙型、丙型、丁型、戊型等五种。甲型与戊型主要表现为急性肝炎；乙型、丙型及丁型可转化为慢性肝炎，并可发展为肝硬化，且与肝癌的发生关系密切。

（一）病毒性肝炎的传播途径

（1）粪－口传播：是甲型和戊型肝炎的主要传播途径。

（2）体液和血液传播：是乙型、丁型、丙型肝炎的主要传播途径。

（3）母婴传播：由母亲传给婴儿，亦是 HBV 感染的一种重要传播途径，主要经胎盘、产道分娩、哺乳和喂养等方式传播。

（二）临床表现

1. 急性肝炎

急性肝炎可分为以下两种类型。

（1）急性黄疸型肝炎：分为黄疸前期、黄疸期和恢复期。①黄疸前期：病程平均为 5 ~ 7 天。临床可出现发热、疲乏、畏寒及全身不适等病毒血症的表现，还可有恶心、呕吐、食欲减退、腹胀、腹泻和腹痛等消化系统的症状。此期末出现尿黄；②黄疸期：病程可持续 2 ~ 6 周。前期患者症状好转，而黄疸逐渐加深，巩膜和皮肤黄染，尿色如浓茶样深，1 ~ 3 周黄疸可达高峰。部分患者会出现阻塞性黄疸的表现。体格检查可见肝大、质软，有叩击痛或轻压痛，部分患者轻度脾大；③恢复期：病程平均持续 4 周。上述临床表现消失，黄疸逐渐消退，增大的肝、脾回缩，肝功能逐渐恢复至正常水平。

（2）急性无黄疸型肝炎：比急性黄疸型肝炎多见。临床上主要表现为比急性黄疸型肝炎轻的消化道症状。

2. 慢性肝炎

急性肝炎病程超过 6 个月可发展为慢性肝炎。原有的乙型、丙型、丁型肝炎急性发作，重新出现肝炎的症状、体征及肝功能异常的患者也可视为慢性肝炎。临床上可根据病情轻重将慢性肝炎分为轻度慢性肝炎、中度慢性肝炎、重度慢性肝炎三型。

3. 重型肝炎（肝衰竭）

肝衰竭是病毒性肝炎最严重的临床类型，各型肝炎均可导致肝衰竭。

（1）病因与诱因：重叠感染、过度疲劳、妊娠、饮酒、精神刺激、机体免疫状况差等。

（2）临床表现：①黄疸迅速加深，血清胆红素＞171μmol/L。②肝脏呈进行性缩小，出现肝臭。③有出血倾向，凝血酶原活动度（PTA）＜40%。④迅速出现腹腔积液和中毒性鼓肠。⑤出现肝性脑病症状。⑥出现少尿甚至无尿、酸碱平衡及电解质紊乱、血尿素氮升高等肝肾综合征表现。

（3）肝衰竭的分型：①急性肝衰竭；②亚急性肝衰竭；③慢加急性肝衰竭；④慢性肝衰竭。

4. 淤胆型肝炎

淤胆型肝炎又称为毛细胆管炎型肝炎，主要表现为肝内胆汁淤积。其临床表现与急性黄疸型肝炎类似但自觉症状较轻，黄疸较深，并伴有全身皮肤瘙痒、粪便颜色变浅或为灰白色等症状。

5. 肝炎后肝硬化

在肝炎的基础上发展为肝硬化，临床表现为门静脉高压和肝功能异常。

知识拓展 ●●●●

各型肝炎的潜伏期

甲型肝炎：5～45天，平均30天。

乙型肝炎：30～180天，平均70天。

丙型肝炎：15～150天，平均50天。

丁型肝炎：28～140天。

戊型肝炎：10～70天，平均40天。

（三）护理措施

1. 一般护理

包括定时休息，适当活动；给予心理疏导和护理；做好生活护理等。

2. 饮食护理

①肝炎急性期宜进食清淡易消化、含多种维生素的食物；②慢性肝炎患者适当增加蛋白质的摄入；③重型肝炎饮食要避免油腻，宜清淡、易消化；④戒烟戒酒；⑤各型肝炎患者均不宜长期摄入高糖、高热量食物，腹胀者减少产气食物。

3. 对症护理

（1）消化道出血，及早发现，避免诱因，止血处理。

（2）肾功能不全，病情监测，避免诱因。

（3）肝性脑病，密切观察神志等变化。

（4）继发感染，观察感染症象，预防感染发生，及时控制。

（5）干扰素药物反应。全身反应：①类流感综合征：多在注射后2～4h出现，体温随着剂量增大而增高，可伴有面色潮红、呼吸急促、脉搏增快、全身乏力酸痛。应嘱患者多饮水，卧床休息，必要时给予解热镇痛药对症处理，不必停用干扰素。②骨髓抑制：表现为血小板和白细胞计数减少，一般停药后可自行恢复。③神经精神症状。④失眠、轻度皮疹、脱发。⑤诱发自身免疫性疾病、甲状腺炎、血小板减少性紫癜等。

二、艾滋病的护理

艾滋病（AIDS）是获得性免疫缺陷综合征的简称，是由人类免疫缺陷病毒（HIV）引起的慢性致命性传染病。主要通过性接触、血液传播和母婴传播。病毒主要侵犯和破坏人辅助性T淋巴细胞，使机体细胞免疫功能受损，最后并发严重的机会性感染及恶性肿瘤。

（一）临床表现

本病潜伏期长，一般认为2～10年可发展为艾滋病。

1. 急性期

急性期通常发生在初次感染HIV后2～4周。部分患者出现发热、皮疹、全身不适、头痛、恶心呕吐、肌肉关节疼痛及全身广泛淋巴结轻度肿大，淋巴结固定、有触痛，可活动。此期症状常较轻微，易被忽略。

2. 无症状期

无症状期是病毒破坏 CD4$^+$T 淋巴细胞和其他免疫细胞直至免疫功能恶化前的阶段，实际上是本病的潜伏期。患者无任何症状。此期持续 6～8 年或更长。

3. 艾滋病期

艾滋病期为感染 HIV 后的最终阶段。

（1）艾滋病相关症状：主要表现为持续一个月以上的发热、盗汗、腹泻；体重减轻 10% 以上。

（2）机会性感染及肿瘤：肺部以肺孢子菌肺炎最为常见，且是本病机会性感染死亡的主要原因。

（二）护理措施

（1）艾滋病患者，应在标准预防的基础上，采取接触隔离。

（2）加强个人卫生：加强口腔护理和皮肤清洁，防止继发感染，减轻口腔、外阴真菌、病毒等感染引起的不适。长期腹泻的患者要注意肛周皮肤的护理。

（3）意外损伤的紧急局部处理措施：①如局部皮肤黏膜无破损，可用肥皂液（或抗菌洗手液）和流动水清洗污染的皮肤，用生理盐水反复冲洗黏膜。②如有伤口，首先由伤口近心端向远心端方向轻轻挤压，尽可能挤出损伤处的血液，再用肥皂液（或抗菌洗手液）和流动水冲洗伤口；局部冲洗后，应用消毒液，如 75% 乙醇或 0.5% 碘伏进行消毒，并包扎伤口。

第三节　细菌性痢疾患者的护理

细菌性痢疾简称菌痢，是由痢疾杆菌引起的常见肠道传染病。临床上是以发热、腹痛、腹泻、里急后重感及黏液脓血便为特征，可累及整个结肠，其中以乙状结肠与直肠最为显著。

一、临床表现及实验室检查

潜伏期一般为 1～3 天，典型急性期为发热、腹痛、腹泻、黏液脓血便、里急后重等症状。中毒性细菌性痢疾以儿童多见，表现为急性高热、惊厥、意识障碍及循环衰竭或呼吸衰竭，而胃肠道症状轻微。

粪便检查：肉眼为黏液脓血便，镜检可看到脓细胞、白细胞及红细胞。确诊依赖于粪便培养发现痢疾杆菌。

二、护理措施

急性期的护理如下。

（1）隔离措施：执行消化道隔离。

（2）活动与休息：发病者尽量保持卧床休息。

（3）病情观察：观察排便次数、量、性状及伴随症状，对休克者严密监测生命体征。

（4）保持水电解质平衡。

（5）腹泻患者的护理：①皮肤护理。肛周皮肤保持清洁，可用 1：5000 高锰酸钾溶液坐浴；②饮食护理；③用药护理；④使用有效抗生素。

（6）休克患者的护理：①体位采用中凹卧位。②提供氧疗。③注意保暖。④抗休克治疗，包括建立静脉通路以及时用药，记录 24 h 出入水量，遵医嘱给予扩容，纠正酸中毒等抗休克治疗。⑤抗休克的有效指征。包括面色转红、发绀消失、指端转暖、血压上升等；收缩压 > 80 mmHg，脉压 > 30 mmHg，脉搏 < 100 次 /min 且充盈有力；尿量 > 30 mL/h。

第八章　神经系统疾病患者的临床表现、护理措施

◇ 知识框架

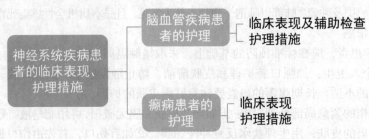

◇ 知识解读

第一节　脑血管疾病患者的护理

脑血管疾病按病变性质分为出血性脑血管病（包括脑出血、蛛网膜下隙出血）和缺血性脑血管病（有短暂性脑缺血发作、脑血栓形成、脑栓塞等）。

一、临床表现及辅助检查

（一）出血性脑血管疾病

脑出血多在白天发病。常见的诱因包括情绪激动、活动过度、酒后或排便用力，此时血压突然急骤升高，致脑血管破裂大量出血而发病，以内囊出血最多见。表现为剧烈头痛、头晕、呕吐，迅速出现意识障碍。鼾声呼吸，可伴有抽搐或大小便失禁，同时可有上消化道出血。如出血损害内囊，可出现对侧偏瘫、偏身感觉障碍、对侧同向偏盲，称为"三偏症"。如为小脑出血，则表现为眩晕、呕吐、枕部头痛、眼球震颤，共济失调等症状。如为蛛网膜下隙出血则表现为剧烈头痛、喷射性呕吐，脑膜刺激征阳性，一般无肢体瘫痪。

（二）缺血性脑血管疾病

（1）脑血栓：发作时间常在睡眠或安静休息时。起病前先有头痛、眩晕、肢体麻木、无力及一过性失语或短暂性脑缺血发作等前驱症状。表现为于睡眠中或安静休息时发病，早晨起床时才发现半身肢体瘫痪。一般无意识障碍。

（2）短暂性脑缺血发作：多为突然起病，持续时间短。表现为偏身感觉障碍、偏瘫或单瘫、单眼失明、眩晕、眼震、恶心、呕吐等症状，在 24 h 内恢复正常。

（3）脑栓塞：多发生在静止期或活动后，起病急骤，多无前驱症状。表现为颈内动脉系统阻塞，突然失语、偏瘫及局限性抽搐等。

（三）辅助检查

在脑血管疾病诊断方面 CT 能够作出早期诊断，是首选的检查项目。MRI 检查能进一步明确诊断。

脑血管疾病的二级预防

1. 一级预防

指发病前的预防。对有卒中倾向，尚无卒中病史的个体，通过早期改变不健康的生活方式，积极主动地控制各种危险因素，达到使脑血管疾病不发生或推迟发生的目的。

2. 二级预防

针对发生过一次或多次脑卒中的患者，通过寻找卒中事件发生的原因，对所有可干预的危险因素进行治疗，以降低再次发生卒中的危险，减轻残疾程度。

二、护理措施

（1）维持或稳定患者生命功能、防止颅内再出血及脑疝发生。

（2）对神志清醒患者做好心理护理，减轻患者焦虑、悲观的情绪。

（3）密切观察病情变化及生命体征、意识及瞳孔的变化。

（4）休息：①脑出血患者应绝对卧床休息，发病 24 ~ 48 h 内避免搬动患者，患者侧卧位，头部稍抬高，以减少颅内静脉回流，从而减轻脑水肿。②急性期绝对卧床：脑出血患者卧床休息，头部稍抬高。蛛网膜下隙出血患者绝对卧床 4 ~ 6 周，并抬高床头 15° ~ 20°，告知患者和家属绝对卧床休息的重要性，避免搬动和过早下床活动。③脑血栓患者采取平卧位，以便使较多血液供给脑部，头部禁止使用冰袋及冷敷，以免脑血管收缩、血流减慢而使脑血流量减少。

（5）补充营养：①急性脑出血患者在发病 24 h 内禁食，24 h 后如病情平稳，可行鼻饲流质饮食，鼻饲液体温度以不超过 30℃为宜。②保证足够蛋白质、维生素的摄入。③根据尿量调整液体及电解质，保持体液及电解质平衡，每日控制在 1500 mL 左右，注意静滴速度、避免肺水肿。④进食时应取坐位或高侧卧位，进食应缓慢，食物应送至口腔健侧近舌根处，以利吞咽。

（6）生活护理：患者自理能力缺陷，应协助患者进食和洗漱，防止呛咳，做好大小便护理，预防便秘。

（7）促进患者肢体功能恢复。

（8）言语训练：早期与患者加强非语言沟通，讲患者最关心的问题，使患者有讲话的欲望，强化刺激，直到患者理解为止。再与患者进行语言交流，增强患者康复的信心。

第二节　癫痫患者的护理

癫痫是多种原因导致的脑部神经元高度同步化异常放电的临床综合征。

一、临床表现

癫痫具有发作性、短暂性、重复性和刻板性的临床特点。

1. 部分性发作

（1）单纯部分性发作：发作时程短，一般不超过 1 min，发作起始与结束均较突然，无意识障碍。

（2）复杂部分性发作：又称精神运动性发作，占成人癫痫发作的 50% 以上。有意识障碍，发作时对外界刺激无反应，以精神症状及自动症为特征。病灶多在颞叶，故又称颞叶癫痫。

（3）部分性发作继发全面性发作：单纯部分性发作可发展为复杂部分性发作，单纯或复杂部分性发作均可泛化为全面性强直阵挛发作。

2. 全面性发作

最初的症状和脑电图提示发作起源于双侧脑部，多在发作初期就有意识丧失。

（1）全面强直－阵挛性发作：意识丧失、双侧强直后出现阵挛为此类型的主要临床特征，可由部分性发作演变而来，也可一起病就表现为全面强直－阵挛性发作。

（2）强直性发作：多见于弥漫性脑损害的儿童，睡眠中发作较多。表现为与强直－阵挛性发作中强直期相似的全身骨骼肌强直性收缩，常伴有明显的自主神经症状，如面色苍白或潮红、瞳孔散大等，发作时处于站立位者可突然倒地。发作持续数秒至数十秒。

（3）阵挛性发作：类似全面强直－阵挛性发作中阵挛期的表现。

（4）失神发作：①典型失神发作：儿童期起病，青春期前停止发作。特征性表现是突然发生短暂的（5～10 s）意识丧失和正在进行的动作突然中断，双眼茫然凝视，呼之不应，可伴简单自动性动作，如擦鼻、咀嚼等，或伴失张力如手中持物坠落等。一般不会跌倒，事后对动作全无记忆。每天发作数次至数十次不等。发作后立即清醒，无明显不适，可继续先前动作。②非典型失神发作：起始和终止均较典型失神缓慢，除意识丧失外，常伴肌张力降低，偶有肌阵挛。多见于有弥漫性脑损害患儿，预后较差。

（5）肌阵挛发作：表现为快速、短暂、触电样肌肉收缩，可遍及全身或限于某个肌群、某个肢体，常成簇发生，声、光刺激可诱发。可见于任何年龄，常见于预后较好的特发性癫痫患者。

（6）失张力发作：是姿势性张力丧失所致。部分或全身肌肉张力突然降低导致垂颈、张口、肢体下垂和跌倒。持续数秒至1分钟，时间短者意识障碍可不明显，发作后立即清醒和站起。

3. 癫痫持续状态

癫痫持续状态又称癫痫状态，传统定义是指癫痫连续发作之间意识尚未完全恢复又频繁再发，或癫痫发作持续 30 min 以上未自行停止。

二、护理措施

1. 癫痫发作的护理

（1）发现发作先兆时，迅速将患者就地平放，避免摔伤；解松领扣和裤带，摘下眼镜、义齿，将手边的柔软物垫在患者头下，移去患者身边的危险物品，以免碰撞。

（2）将患者的头部放低，偏向一侧，使唾液和呼吸道分泌物由口角流出，床边备吸引器，并及时吸除痰液，不可强行喂食，以保持呼吸道通畅。

（3）用牙垫或厚纱布垫在上下磨牙间，以防咬伤舌头及颊部，但不可强行硬塞；抽搐发作时，切不可用力按压肢体，以免造成骨折肌肉撕裂及关节脱位；发作后患者可有短期的意识模糊，禁用口表测量体温。

2. 癫痫持续状态的护理

（1）迅速建立静脉通路，立即按医嘱缓慢静脉注射地西泮，速度不超过每分钟 2 mg。

（2）保持病室环境安静、光线较暗，避免外界各种刺激。床旁加床档，关节、骨突处用棉垫保护，以免患者受伤。

（3）保持呼吸道通畅和口腔清洁，24 h 以上不能经口进食的患者，应给予鼻饲流质饮食，少量多次。

3. 癫痫患者的健康教育

（1）向患者及其家属介绍有关本病的基本知识及发作时家庭紧急护理方法。

（2）指导患者养成良好的生活习惯。

（3）食物应清淡且富营养，避免辛、辣、咸，不宜进食过饱，多吃蔬菜、水果，戒除烟酒。

（4）指导患者承担力所能及的社会工作。

（5）告知患者应按时服药。

（6）定期做好血象、血药浓度和肝、肾功能的检测。

（7）禁止从事带有危险的活动，如攀高、游泳、驾驶、带电作业等，以免发作时对生命有危险。

（8）平时应随身携带简要的病情诊疗卡。

●●●●●跟踪训练

一、单项选择题

1. 肾病综合征的"三高一低"特征不包括（　　）。

A. 高血压　　　　　　　　　　　B. 高脂血症

C. 大量蛋白尿　　　　　　　　　D. 低蛋白血症

2. 长期蛋白尿患者出现组织水肿的原因是（　　）。

A. 淋巴回流受阻　　　　　　　　B. 静脉回流受阻

C. 组织液胶体渗透压降低　　　　D. 血浆胶体渗透压降低

3. 再生障碍性贫血应选用（　　）。

A. 铁剂　　　　　　B. 叶酸　　　　　C. 丙酸睾酮　　　　　　D. 硫酸亚铁

4. 对于既有发热和出血倾向，又伴有肝脾肿大的患者，为明确诊断，最有价值的实验室检查是（　　）。

A. 骨髓检查　　　　B. 血常规　　　　C. 肝功能　　　　　　　D.CT

5. 急性白血病临床表现，不正确的是（　　）。

A. 起病急骤，突发高热和明显出血倾向

B. 可有发热、贫血、出血三种症状

C. 有白细胞浸润表现，如肝、脾、淋巴结肿大，中枢神经系统白血病等

D. 多无胸骨下端及四肢骨骼疼痛

6. 预防甲亢术后甲状腺危象的关键在于（　　）。

A. 术后使用镇静剂　　　　　　　B. 加强术后护理

C. 术前使基础代谢率降至正常　　D. 术后使用镇痛剂

7. 男，58岁，医生怀疑其糖尿病，建议做葡萄糖耐量试验。护士告诉患者口服葡萄糖后要多次采血，时间安排在口服葡萄糖后（　　）。

A. 当时、0.5 h、1 h、2 h

B. 0.5 h、1 h、2 h、3 h

C. 0.5 h、1 h、2 h、4 h

D. 1 h、2 h、3 h、4 h

8. 目前诊断糖尿病的主要依据，也是判断糖尿病病情和控制程度的主要指标是（　　）。

A. 尿糖检测　　　　　　　　　　B. 血糖检测

C. 血清胰岛素检测　　　　　　　D. 糖化清蛋白检测

9. 甲状腺功能亢进患者眼部护理错误的是（　　）。

A. 外出戴深色眼镜

B. 经常以眼药水湿润眼睛

C. 睡前涂抗生素眼膏，眼睑不能闭合者用无菌纱布或眼罩覆盖双眼

D. 睡觉或休息时，垫薄枕头以保证眼部血液供应

10. 某医院收治了数名高热，伴头痛、鼻塞、流涕、全身酸痛等症状的患者，后被确诊为H7N9流感。为了防止疾病传播，该医院严格按照有关规定，立即对患者予以隔离和治疗，同时在规定的时限内，向当地卫生计生行政部门做了报告。该规定时限是（　　）。

A. 4 h　　　　　　B. 5 h　　　　　　C. 2 h　　　　　　D. 3 h

11. 以下哪种接触不会感染艾滋病病毒（　　）。

A. 共用餐饮具，共同进餐

B. 性行为

C. 共用艾滋病病毒污染的注射器

D. 使用艾滋病病毒污染的血液制品

12.刘某，男，68岁，糖尿病史10年，今晨在公园散步时突发恶心、呕吐、眩晕，随后自觉双腿无力而跌倒，2 min后自行站起，并无意识障碍。该患者突发的症状最可能是（ ）。

A.脑血栓形成　　　　　　　　　B.短暂性脑缺血发作

C.脑栓塞　　　　　　　　　　　D.脑出血

二、多项选择题

1.属于甲状腺功能亢进循环系统表现的是（ ）。

A.心动过速　　　　　　　　　　B.心尖区第一心音亢进

C.收缩期杂音　　　　　　　　　D.脉压缩小

2.传染病流行必备的条件是（ ）。

A.传染源　　　　B.自然因素　　　　C.易感人群　　　　D.传播途径

3.下列不适合癫痫患者参加的工作或活动有（ ）。

A.驾驶　　　　B.打太极拳　　　　C.游泳　　　　D.高空作业

参考答案及解析

一、单项选择题

1. A 【解析】根据大量蛋白尿、低蛋白血症、高脂血症、水肿等临床表现，排除继发性肾病综合征即可确立诊断，其中尿蛋白 > 3.5 g/d，血浆清蛋白 < 30 g/L 为诊断的必要条件。

2. D 【解析】水肿是肾病综合征最突出的体征，其发生主要与低蛋白血症所致血浆胶体渗透压明显下降，从而引起组织液回流减少所致，由于肾灌注不足，激活肾素-血管紧张素-醛固酮系统，促进水钠潴留。

3. C 【解析】雄激素：适用于各种类型的再障，并为非重型再障的首选治疗。其作用机制是刺激肾脏产生红细胞生成素，并直接作用于骨髓，促进红细胞生成。长期应用还可促进粒细胞系统和巨核细胞系统细胞的增生。常用药物有：司坦唑醇（康力龙）、十一酸睾酮（安雄）、丙酸睾酮。

4. A 【解析】骨髓穿刺检查是急性白血病的必查项目和确诊的主要依据，对临床分型、指导治疗和疗效判断、预后估计等意义重大。

5. D 【解析】急性白血病是造血干细胞的恶性克隆性疾病，发病时骨髓中异常的原始细胞及幼稚细胞（白血病细胞）大量增殖并广泛浸润肝、脾、淋巴结等脏器，抑制正常造血。临床上以进行性贫血、持续发热或反复感染、出血和组织器官的浸润等为主要表现，以骨髓和外周血中出现大量原始和（或）早期幼稚细胞为特征。持续发热是急性白血病最常见的症状和就诊的主要原因之一。

6. C 【解析】预防的关键在于术前应准备充分、完善，使血清甲状腺素水平及基础代谢率降至正常范围。

7. B 【解析】口服葡萄糖耐量试验：口服一定量葡萄糖后，每间隔一定时间测定血糖水平，是一种葡萄糖负荷试验。利用这一试验可了解胰岛 β 细胞功能和机体对糖的调节能力。WHO 推荐成人 75 g 葡萄糖，孕妇 100 g，儿童每公斤体重 1.75 g，总量 ≤ 75 g 用 300 mL 水溶解，5 min 内口服。从服糖第一口开始计时，其后分别在服糖前和服糖后 30、60、120、180 min 抽血测血糖。

8. B 【解析】血糖升高是诊断糖尿病的重要根据，并且单纯的空腹血糖正常不能排除糖尿病的可能性，应加测餐后血糖，必要时可做葡萄糖耐量试验（OGTT）。目前糖尿病的诊断标准为：糖尿病症状＋随机血糖 ≥ 11.1 mmol/L，或空腹血糖 ≥ 7.0 mmol/L，或餐后 2 h 血糖 ≥ 11.1 mmol/L。

9. D 【解析】眼部护理：主要是预防眼睛受到刺激和伤害。①外出戴深色眼镜，减少光线、灰尘和异物的侵害。②以眼药水湿润眼睛，避免干燥；睡前涂抗生素眼膏，眼睑不能闭合者用无菌纱布或眼罩覆盖双眼。③指导患者当眼睛有异物感、刺痛或流泪时，勿用手直接揉眼睛，可用1%甲基纤维素或0.5%氢化可的松溶液滴眼，以减轻症状。④睡眠或休息时抬高头部，以减轻球后水肿和眼睛胀痛。

10. C 【解析】H7N9流感是禽流感，属于乙类传染病，但是按甲类传染病处理，医院多数位于城镇，应通过传染病疫情监测信息系统2 h内上报。

11. A 【解析】目前公认的传染途径主要是性接触、血液接触和母婴传播。①性接触传播：HIV存在于血液、精液和阴道分泌物中，唾液、眼泪和乳汁等体液也含HIV。性接触传播是主要的传播途径（包括同性、异性和双性性接触）。②血液接触传播：共用针具静脉吸毒，输入被HIV污染的血液或血制品以及介入性医疗操作等均可受感染。③母婴传播：感染HIV的孕妇可经胎盘将病毒传给胎儿，也对经产道及产后血性分泌物、哺乳等传给婴儿。④其他：接受HIV感染者的器官移植、人工授精或污染的器械等，医务人员被HIV污染的针头刺伤或破损皮肤受污染也可受染。

12. B 【解析】短暂性脑缺血发作的临床特点：①50～70岁中老年多见，男性多于女性；②多伴有高血压、动脉粥样硬化、糖尿病、高血脂和心脏病等脑血管疾病的高危因素；③突发局灶性脑或视网膜功能障碍，持续时间短暂，多在1 h内恢复，最多不超过24 h，不遗留神经功能缺损症状；④可反复发作，且每次发作表现相似。

二、多项选择题

1. ABC 【解析】甲状腺功能亢进心血管系统表现为心悸、胸闷、气短，第一心音亢进，收缩期杂音。合并甲状腺毒症心脏病时，出现心动过速、心律失常、心脏增大和心力衰竭，常以心房颤动等房性心律失常多见，偶见房室传导阻滞。心搏出量增加可致收缩压增高；外周血管扩张，血管阻力下降，可致舒张压下降，出现脉压增大。

2. ACD 【解析】传染病的流行过程指传染病在人群中发生、发展和转归的过程。构成流行过程的3个基本条件是传染源、传播途径和易感人群。这3个条件相互联系、同时存在，使传染病不断传播蔓延。若切断其中任何一个环节，流行即告终止。

3. ACD 【解析】癫痫患者外出时随身携带写有姓名、年龄、所患疾病、住址、家人联系方式的信息卡。在病情未得到良好控制时，室外活动或外出就诊时应有家属陪伴，佩戴安全帽。患者不应从事攀高、游泳、驾驶等在发作时有可能危及自身和他人生命的工作。

第三部分　外科护理学

第一章　代谢紊乱患者的护理

◇ 知识框架

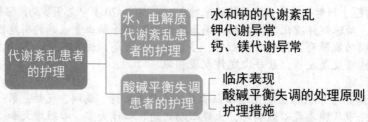

◇ 知识解读

第一节　水、电解质代谢紊乱患者的护理

一、水和钠的代谢紊乱

水和钠在体液平衡中密切相关，脱水和缺钠常并存，也有以失水为主或以缺钠为主，或二者等比例丧失。

（一）临床表现

（1）等渗性缺水：当短期内体液丧失达体重的5%时，可表现为心率加快、脉搏减弱、血压不稳定或降低；当体液继续丧失达体重的6%～7%时，休克表现明显，常有代谢性酸中毒。

（2）低渗性缺水：根据缺钠程度，可分为轻、中、重三度。①轻度缺钠：血清钠＜135 mmol/L，感疲乏、头晕、软弱无力。②中度缺钠：血清钠＜130 mmol/L，伴恶心、呕吐、脉搏细速、血压不稳定或下降、脉压变小。③重度缺钠：血清钠＜120 mmol/L，常发生低血容量性休克。

（3）高渗性缺水：依缺水程度分为轻、中、重三度。①轻度：缺水量占体重的2%～4%，口渴。②中度：缺水量占体重的4%～6%，极度口渴。③重度：缺水量大于体重的6%，脑功能障碍的表现。

（4）水中毒：依起病急缓分两类。①急性水中毒：起病急，有头痛、躁动、谵妄、惊厥甚至昏迷等急症表现。②慢性水中毒：在原发病的基础上逐渐呈现体重增加、软弱无力、呕吐、嗜睡、泪液和涎液增多。

（二）护理措施

1.维持充足的体液量

（1）去除病因：采取有效预防措施或遵医嘱积极处理原发疾病。

（2）实施液体疗法：遵医嘱及时补充液体。补液时须严格遵循定量、定性和定时的原则。

1）定量：包括生理需要量、已丧失量和继续丧失量。生理需要量：即正常需水量（2000～2500 mL/d）。已丧失量：指在制订补液计划前已经丢失的体液量，可按脱水程度补充。继续丧失量：又称额外丧失量，包括外在性和内在性丧失。

2）定性：补液的性质取决于水、钠代谢紊乱的类型。

3）定时：若各器官代谢功能良好，应按先快后慢的原则进行分配。

（3）准确记录液体出入量：对水、钠代谢紊乱者应准确记录每餐饮食、饮水量和静脉补液量、大小便量、呕吐和引流液量等。

（4）疗效观察：观察治疗效果，注意不良反应。

2. 纠正体液量过多

主要包括：①加强观察；②去除病因和诱因的护理；③相应治疗的护理。

3. 维持皮肤和黏膜的完整性

（1）加强观察：皮肤和黏膜状况。

（2）预防压疮：保持皮肤清洁、干燥。

（3）预防口腔炎：清洁口腔，对严重口腔黏膜炎症者，每 2 h 进行一次口腔护理。

4. 减少受伤的危险

（1）监测血压：定时监测血压。

（2）建立适当且安全的活动模式。

（3）加强安全防护措施。

二、钾代谢异常

细胞内的主要阳离子是钾离子，占体内钾总量的 98%。

（一）临床表现

取决于血钾水平的变化程度和速度。

1. 低钾血症

低钾血症时，血清钾 < 3.5 mmol/L。

（1）肌无力：为最早的临床表现。

（2）消化道功能障碍：有恶心、呕吐、腹胀、肠麻痹等症状。

（3）心脏功能异常：传导阻滞、节律异常。

（4）代谢性碱中毒：患者发生低钾性碱中毒。

2. 高钾血症

高钾血症时，血清钾 > 5.5 mmol/L。

因神经、肌肉应激性改变，患者很快由兴奋转入抑制状态。

（二）处理原则

（1）低钾血症：寻找和去除引起低钾血症的原因，减少或终止钾的继续丧失。

（2）高钾血症：除积极治疗原发疾病和改善肾功能外，还应：①立即停止输注或口服含钾药物；②对抗心律失常；③降低血清钾浓度。

（三）护理措施

1. 恢复血清钾水平

（1）加强对血清钾水平监测。

（2）控制病因或诱因。

（3）控制血清钾于正常水平。

1）对低钾患者，遵医嘱补钾。补钾原则：尽量口服补钾。常选用 10% 氯化钾溶液或枸橼酸钾口服，对不能口服者可静脉滴注。禁止静脉推注钾。常用针剂为 10% 氯化钾溶液，应稀释后经静脉滴注，严禁直接经静脉推注，以免血钾突然升高，导致心搏骤停。见尿补钾。一般以尿量超过 40 mL/h 或 500 mL/d 方可补钾。限制补钾总量。依血清钾水平，补钾量为 40 ~ 80 mmol/d （以每克氯化钾相等于 13.4 mmol 钾计算，约需补充氯化钾 3 ~ 6 g/d）。控制补液中钾浓度。补液中钾浓度不宜超过 40mmol/L（氯化钾 3g/L）。滴速勿快。成人静脉补钾的速度一般不宜超过 60 滴 /min。

2）对高钾患者，输注 5% 碳酸氢钠或葡萄糖液加胰岛素，保留灌肠，腹膜透析、血液透析。

（4）增加患者活动耐受力。

2. 并发症的预防和急救

严密监测患者生命体征，监测心电图，一旦出现心律失常、心搏骤停等并发症，做好急救处理。

三、钙、镁代谢异常

（一）钙代谢异常

1. 临床表现

（1）低钙血症：因神经和肌细胞的兴奋性增高引起，主要表现为无力、抽搐等。

（2）高钙血症：主要表现为便秘和多尿。

2. 处理原则

（1）低钙血症：以处理原发疾病和补钙为原则。如 10% 葡萄糖酸钙 10 ~ 20 mL 或 5% 氯化钙 10 mL 静脉注射。

（2）高钙血症：以处理原发病及促进肾排泄为原则。可通过低钙饮食、补液，应用乙二胺四乙酸（EDTA）、类固醇和硫酸钠等措施降低血清钙浓度。

3. 护理措施

（1）提高血清钙水平，降低受伤的危险。监测血清钙，防止窒息，建立安全的活动模式和防护措施。

（2）降低血清钙水平，缓解便秘。监测血清钙水平，多饮水和多食膳食纤维丰富的食物，严重便秘者，可通过导泻或灌肠缓解。

（二）镁代谢异常

1. 临床表现

（1）低镁血症：表现为神经、肌肉系统功能亢进。

（2）高镁血症：主要表现为中枢和周围神经传导障碍。

2. 处理原则

（1）低镁血症：症状轻者可口服镁剂；严重者可自静脉输注含硫酸镁制剂的溶液，但应避免过量和过速，以防急性镁中毒和心搏骤停。

（2）高镁血症：一旦诊断为高镁血症，立即停用含镁制剂，并静脉缓慢注射 2.5 ~ 5 mmol 葡萄糖酸钙或氯化钙注射液。

3. 护理措施

纠正血清镁水平，以维持患者的舒适感。

（1）加强监测：①监测血清镁的动态变化趋势；②镁缺乏者常伴有钾和钙的缺乏。

（2）心理护理：调整情绪，正确面对疾病。

第二节　酸碱平衡失调患者的护理

一、临床表现

（1）代谢性酸中毒：轻者症状常被原发病掩盖，重者可有疲乏、眩晕、嗜睡、感觉迟钝或烦躁不安。

（2）代谢性碱中毒：轻者常无明显表现，且易被原发病的症状如呕吐等掩盖。

（3）呼吸性酸中毒：主要表现为胸闷、气促和呼吸困难等；持续性头痛；突发性心室纤颤。

（4）呼吸性碱中毒：患者多无明显症状，部分可有呼吸急促的表现。

二、酸碱平衡失调的处理原则

（1）代谢性酸中毒：积极处理原发病和消除诱因，逐步纠正代谢性酸中毒。

（2）代谢性碱中毒：碱中毒的纠正不宜过于迅速，一般不要求完全纠正，关键在于解除病因（如完全性幽门梗阻），才易彻底治愈碱中毒。

（3）呼吸性酸中毒：积极治疗原发疾病和改善通气功能，必要时行气管插管或气管切开术。

（4）呼吸性碱中毒：在治疗原发疾病的同时对症治疗。

三、护理措施

1. 维持正常的气体交换形态

（1）消除或控制导致酸碱代谢紊乱的危险因素。

（2）观察：持续监测患者。

（3）体位：协助患者取适当的体位。

（4）促进排痰：训练患者深呼吸及有效咳嗽的方法及技巧。

（5）紧急处理：必要时行呼吸机辅助呼吸，并做好气道护理。

2. 改善和促进患者神志的恢复

定期评估患者的认知力和定向力，出现异常，及时处理。

3. 预防并发症

（1）加强观察：在纠正酸碱失衡时，应加强对患者生命体征、血电解质和血气分析指标动态变化趋势的监测。

（2）原发病治疗：在纠正酸碱失衡的时候，还应遵医嘱积极消除或控制原发疾病。

第二章　外科休克及麻醉患者的护理

◇ 知识框架

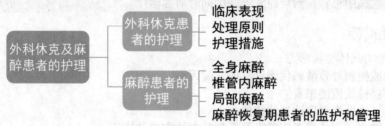

◇ 知识解读

第一节　外科休克患者的护理

休克是机体受到强烈的致病因素侵袭后，导致有效循环血量锐减、组织血液灌流不足所引起的以微循环障碍、代谢障碍和细胞受损为特征的病理性症候群，是严重的全身性应激反应。

一、临床表现

休克的病程演变过程为：休克前期、休克期和休克晚期。

（1）休克前期：失血量低于 20%，由于机体代偿作用，患者中枢神经系统兴奋性增高。

（2）休克期：机体失血量达 20% ~ 40%，患者表现为表情淡漠、反应迟钝。

（3）休克晚期：机体失血量超过 40%，患者出现意识模糊或昏迷。

二、处理原则

尽早去除病因，迅速恢复有效循环血量，纠正微循环障碍，恢复组织灌注，增强心肌功能，恢复正常代谢和防止多器官功能障碍综合征。失血性休克的处理原则是补充血容量和积极处理原发病、制止出血。感染性休克，应首先进行病因治疗，原则是在抗休克同时抗感染。

（1）急救：包括积极处理引起休克的原发伤病。

1）处理原发伤病：包括创伤处包扎、固定、制动和控制大出血。

2）保持呼吸道通畅：为患者松解领扣等，解除气道压迫；使头部仰伸，清除呼吸道异物或分泌物，保持气道通畅。

3）取休克体位：头和躯干抬高 20° ~ 30°，下肢抬高 15° ~ 20°，以增加回心血量。

4）其他：注意保暖，必要时应用镇痛剂等。

（2）补充血容量：是治疗休克最基本和首要的措施，也是纠正休克引起的组织低灌注和缺氧状态的关键。原则是及时、快速、足量。

（3）积极处理原发病：由外科疾病引起的休克，多存在需手术处理的原发病变，如内脏大出血、消化道穿孔出血、肠绞窄、急性梗阻性化脓性胆管炎和腹腔脓肿等。

（4）纠正酸碱平衡失调：在休克早期，患者可出现短暂的呼吸性碱中毒，很快进入代谢性酸中毒。

（5）应用血管活性药物：辅助扩容治疗，结合病情应用血管活性药物。

（6）改善微循环：休克发展到 DIC 阶段，需应用肝素抗凝治疗，用量为 1.0 mg/kg，6 h 一次。

（7）控制感染：包括处理原发感染灶和应用抗菌药。

（8）应用皮质类固醇：对于严重休克及感染性休克的患者可使用皮质类固醇治疗。

三、护理措施

1. 迅速补充血容量，维持体液平衡

（1）建立静脉通路：迅速建立两条以上静脉输液通道，大量快速补液（除心源性休克外）。

（2）合理补液：根据心肺功能，失血、失液量，血压及中心静脉压（CVP）调整输液量和速度。

（3）观察病情变化：定时监测脉搏、呼吸、血压及 CVP 变化。

（4）准确记录出入量：输液时，尤其在抢救过程中，应有专人准确记录输入液体的种类、数量、时间、速度等。

（5）动态监测尿量与尿比重：留置尿管，并测定每小时尿量和尿比重。

2. 改善组织灌注，促进气体正常交换

（1）取休克体位，增加肢体回心血量，改善主要器官的供应血量。

（2）使用抗休克裤，以避免气囊放气过快引起低血压。

（3）用药护理，注意浓度和速度，严防外渗。

（4）维持有效的气体交换：①改善缺氧状况：经鼻导管给氧，氧浓度为 40% ~ 50%，氧流量为 6 ~ 8 L/min，以提高肺静脉血氧浓度。②监测呼吸功能：密切观察患者的呼吸频率、节律、深浅度及面、唇色泽变化，动态监测动脉血气，了解缺氧程度及呼吸功能。③避免误吸、窒息：对昏迷患者，应将头偏向一侧或置入通气管，以防舌后坠或呕吐物、气道分泌物等误吸引起窒息。④维持呼吸道通畅：在病情允许的情况下，鼓励患者定时做深呼吸，协助拍背并鼓励患者有效咳嗽、排痰。

3. 观察和防治感染

休克时期机体处于应激状态，患者免疫功能下降，抵抗力减弱，容易继发感染，应注意预防。包括严格按无菌技术原则执行各项护理操作；应用有效抗菌药；避免误吸；按常规加强留置尿管的护理；有创面或伤口者，注意观察，及时清洁和更换敷料。

4. 维持正常体温

（1）监测体温：每 4 h 测一次体温。

（2）保暖：休克患者体表温度多有降低，应予以保暖。可采用加盖棉被、毛毯，调节病室内温度等措施进行保暖。切忌用热水袋、电热毯等方法提升患者体表温度，以避免烫伤及皮肤血管扩张增加局部组织耗氧量而加重组织缺氧，导致重要内脏器官的血流灌注进一步减少。

（3）降温：对高热的休克患者应予以物理降温，必要时按医嘱使用药物降温。

（4）库存血的复温：失血性休克患者常需快速大量输血，要注意冷冻血的复温。

5. 预防皮肤受损和意外受伤

包括预防压疮和给予适当的约束。

第二节　麻醉患者的护理

麻醉是指用药物和其他方法使患者完全或部分失去感觉，达到手术时无痛及肌肉放松的目的。

一、全身麻醉

全身麻醉是麻醉药作用于中枢神经系统并抑制其功能，以使患者全身疼痛消失的麻醉方法。全身麻醉是目前临床麻醉最常用的方法。护理措施如下。

（一）缓解焦虑和恐惧

予以适当的心理护理，缓解患者的紧张情绪。

（二）告知患者有关麻醉须知和配合方面的知识

（1）告知和签署麻醉同意书。

（2）麻醉前用药：麻醉前用药是不可缺少的麻醉前准备工作，一般在术前 30 min 给患者应用麻醉前用药。

（三）并发症的观察、预防和处理

（1）恶心、呕吐：向患者及家属解释麻醉、手术后出现恶心和呕吐的原因，嘱患者放松情绪、深呼吸，以减轻紧张感。

（2）窒息：麻醉和手术前后应注意完善术前胃肠道准备；麻醉未清醒时取平卧位，头偏向一侧；及时清理口腔。

（3）麻醉药过敏：普鲁卡因、丁卡因和利多卡因等均有引起变态反应的可能。

（4）麻醉意外：麻醉过程中，因各种因素可致麻醉意外的发生，应努力预防和保证急救。

（5）呼吸道梗阻：以声门为界，呼吸道梗阻分为上呼吸道梗阻和下呼吸道梗阻。

（6）低氧血症：①原因：吸入氧浓度过低、气道梗阻、弥散性缺氧、肺不张、肺水肿、误吸等；②表现：患者吸空气时，$SpO_2 < 90\%$，$PaO_2 < 60$ mmHg 或吸纯氧时 $PaO_2 < 90$ mmHg，呼吸急促、发绀、躁动不安、心动过速、心律失常、血压升高等；③处理：及时给氧，必要时行机械通气。

（7）低血压：当麻醉患者的收缩压下降超过基础值的 30% 或绝对值 < 80 mmHg 时，即为低血压。护理措施包括加强观察；调整麻醉深度，补充血容量；应及时按医嘱应用血管收缩药，以维持血压。

（8）高血压：是全身麻醉中最常见的并发症。护理措施包括完善高血压患者的术前护理；密切观察血压变化；可根据手术刺激程度调整麻醉深度和镇痛剂的用量。

（9）心律失常和心搏骤停：麻醉过浅可致窦性心动过速，应密切监测患者心律变化，并及时去除诱因。

（四）防止意外伤害

患者苏醒过程中常可出现躁动不安或幻觉等，容易发生意外伤害。

（五）缓解疼痛

麻醉后切口疼痛是机体对疾病和手术创伤的一种保护性反应，患者往往会经历一种不愉快的情感体验，并产生一系列生理和心理反应。

（1）传统方法：护士按医嘱在患者需要时给予解热镇痛剂（小手术后）或肌注阿片类镇痛剂，如吗啡或哌替啶等（中、大型手术后）。

（2）患者自控镇痛：是目前临床较普遍采用的一种经硬膜外或静脉途径的、由患者自控的镇痛方法。护理措施包括观察并记录镇痛效果；提供相关知识；异常情况的观察和处理；阿片类，尤其吗啡有抑制呼吸的作用，要注意观察。

二、椎管内麻醉

椎管内麻醉是指将局部麻醉药注入椎管的蛛网膜下隙或硬脊膜外腔，从而使部分脊神经传导功能发生可逆性阻滞的麻醉方法。

（一）蛛网膜下隙阻滞

蛛网膜下隙阻滞是将局麻药注入蛛网膜下隙，阻断部分脊神经传导功能而引起相应支配区域麻醉作用的麻醉方法，又称脊椎麻醉或腰麻。护理措施如下。

1. 缓解焦虑和恐惧

参见前述全身麻醉的护理措施。

2.并发症的预防、观察和护理

（1）术中并发症：①血压下降或心率减慢：护理措施包括完善患者的术前准备；加强观察；调整麻醉深度，补充血容量；经上述处理无效者，可按医嘱静脉注射麻黄碱收缩血管，提升血压。②呼吸抑制：常见于胸段脊神经阻滞者。主要措施有密切观察患者的呼吸、心率、血压和面色的变化等；若发现患者呼吸功能不全，应立即予以吸氧，同时采用面罩辅助呼吸；一旦患者发生呼吸停止，应立即行气管内插管并人工呼吸。③恶心、呕吐：预防和护理措施包括麻醉前应用阿托品；麻醉过程中密切观察患者有无恶心、呕吐反应；若发生呕吐，应积极寻找原因。

（2）术后并发症：①腰麻后头痛：发生率为 3% ~ 30%，常发生于麻醉后 2 ~ 7 天；②尿潴留：临床较常见，护理措施包括指导患者练习床上排尿，留置导尿管等。

3.缓解或减轻切口疼痛

参见全身麻醉相关护理内容。

知识拓展 ●●●●

蛛网膜下隙阻滞的适应证和禁忌证

1.适应证

腰麻适用于持续 2 ~ 3 h 以内的下腹部、盆腔、下肢和肛门会阴部手术，如阑尾切除术、疝修补术、痔切除术、肛瘘切除术及半月板摘除术等。

2.禁忌证

（1）中枢神经系统疾病，如脑脊膜炎、脊髓前角灰白质炎、颅内高压者。

（2）脓毒症、穿刺部位或附近皮肤感染者。

（3）休克、脊椎外伤或结核及脊椎严重畸形者。

（4）凝血功能障碍者。

（5）急性心力衰竭或冠心病发作。

（6）精神疾病及不合作者等。

（二）硬脊膜外隙阻滞

硬脊膜外隙阻滞，又称硬膜外麻醉或硬膜外阻滞，是将局麻药注入硬脊膜外间隙，阻滞部分脊神经的传导功能，使其支配区域的感觉和（或）运动功能消失的麻醉方法。

1.分类

根据硬膜外阻滞部位的不同，可分为高位、中位、低位及骶管阻滞。

（1）高位阻滞。穿刺部位在 C_5 ~ T_6，适用于甲状腺、上肢或胸壁手术。

（2）中位阻滞。穿刺部位在 T_6 ~ T_{12}，适用于腹部手术。

（3）低位阻滞。穿刺部位在腰部各棘突间隙，适用于下肢及盆腔手术。

（4）骶管阻滞。经骶裂孔将局麻药注入骶管腔内，阻滞骶脊神经，适用于直肠、肛门和会阴部手术。

2.护理措施

（1）麻醉期间监护。

常规监测和护理：①严密监测生命体征、手术情况、术中出血量等；②常规监测皮肤和黏膜色泽、血氧饱和度，听诊肺部呼吸音等；③建立静脉通路，遵医嘱补液，保证足够的循环血量；④密切观察阻滞部位感觉和运动的恢复情况。

（2）术中并发症的护理。

全脊椎麻醉：是硬膜外麻醉最危险的并发症。

原因：局麻药全部或部分注入蛛网膜下隙，使全部脊神经被阻滞。

表现：患者在注药后迅速出现呼吸困难、血压下降、意识模糊或消失，甚至呼吸、心跳停止。

预防：①严格遵守操作规程；②注药前先回抽有无脑脊液；③注射时先用试验剂量，确定未入蛛网膜下隙后方可继续给药。

处理：①立即停药；②行面罩正压通气，必要时行气管插管维持呼吸；③加快输液速度，遵医嘱给予升压药，维持循环功能。

局麻药毒性反应：多因导管误入血管内或局麻药吸收过快所致。因此注药前必须回抽，检查硬膜外导管内有无回血。此外，一次用药剂量超过限量也是发生毒性反应的常见原因。

血压下降：因交感神经被阻滞，阻力血管和容量血管扩张所致。尤其是上腹部手术时，因胸腰段交感神经阻滞的范围较广，并可阻滞心交感神经引起心动过缓，更易发生低血压。一旦发生，应加快输液，必要时静脉注射麻黄碱以提升血压。

呼吸抑制：与肋间肌及膈肌的运动抑制有关。为了减轻对呼吸的抑制，应采用小剂量、低浓度局麻药，以减轻运动神经阻滞。同时在麻醉期间，严密观察患者的呼吸，常规面罩给氧，并做好呼吸骤停急救准备。

（3）麻醉后护理。

1）常规监测和护理：病情观察：密切监测生命体征，麻醉后早期每 15 ~ 30 min 测血压、脉搏、呼吸一次，并做好记录，病情稳定后可延长监测的间隔时间。关注患者呼吸及循环功能，同时还要观察尿量、体温、肢体的感觉和运动情况，各种引流液的颜色、性状和量。如有异常应及时报告医师。

体位：硬膜外麻醉后不会引起头痛，但因交感神经阻滞后，血压多受影响，所以应平卧（可不去枕）4 ~ 6 h。

2）术后并发症的护理：①神经损伤。原因：因穿刺针或较硬的导管直接损伤脊神经根或脊髓引起。表现：在穿刺或置管时，如患者有电击样异感并向肢体放射，说明已触及神经。患者出现局部感觉和（或）运动障碍，并与神经分布相关。

处理：立即停止进针，调整进针方向，以免加重损伤。异感持续时间长者，可能损伤严重，应放弃阻滞麻醉。脊神经根损伤者，予对症治疗，数周或数月即自愈。

②硬膜外血肿。原因：因硬膜外穿刺和置管时损伤血管所致，凝血功能障碍或应用抗凝药者容易发生。表现：患者出现剧烈背痛，进行性脊髓压迫症状，伴肌无力、尿潴留、括约肌功能障碍，血肿压迫脊髓可并发截瘫。处理：尽早行硬膜外穿刺抽出血液，必要时切开椎板，清除血肿。

③导管拔除困难或折断。原因：椎板、韧带及椎旁肌群强直或置管技术不当、导管质地不良、拔管用力不当等。表现：导管难以拔出或者拔除过程中折断。处理：如遇到拔管困难，切忌使用暴力，可将患者置于原穿刺体位，热敷或在导管周围注射局麻药后再行拔出；若导管折断，无感染或神经刺激症状者，可不取出，但应密切观察。

三、局部麻醉

局部麻醉简称局麻，又称部位麻醉，是麻醉药只作用于周围神经系统并使某些或某一神经阻滞。其护理措施如下。

1. 缓解焦虑和恐惧

（1）心理护理：告知麻醉相关知识并签署麻醉同意书。

（2）局麻术后一般护理：局麻药对机体影响小，一般无需特殊护理。

2. 并发症的观察、预防和护理

（1）毒性反应：局麻药吸收入血后，当血药浓度超过一定阈值时，会引起局麻药全身毒性反应。预防、观察和护理措施包括：①避免局麻药注入血管内；②控制药物用量；③加强观察和积极处理毒性反应。

（2）过敏反应：即变态反应，临床罕见。预防、观察和护理措施包括：①选用不过敏的局麻药；②加强观察：麻醉过程中注意患者的呼吸、血压及皮肤改变等；③积极处理过敏反应。

四、麻醉恢复期患者的监护和管理

1. 生命体征的监测

（1）呼吸系统的监测包括：①呼吸次数、节律及胸腹部呼吸活动幅度；②肺部听诊，判断气管导管是否移位；③监测脉搏、血氧饱和度；④定时监测血气分析变化。

（2）循环系统的监测包括：①监测心电图；②监测脉搏和心率变化；③监测血压、中心静脉压、肺动脉压等；④指压甲床观察毛细血管再充盈时间；⑤观察每小时尿量。

（3）中枢神经系统：密切观察患者的意识状态、瞳孔大小、对光反射、对疼痛的知觉和体温变化。

2. 气管内插管的拔管条件

意识及肌力恢复；自主呼吸状态良好，患者无呼吸困难征象；吞咽、呛咳反射恢复；鼻腔、口腔及气管内无分泌物。

3. 送患者返回普通病房的指征

（1）神经系统：意识恢复。

（2）呼吸系统：已拔除气管插管。

（3）循环系统：心电图示无心肌缺血及心律失常。

第三章　手术室管理工作及手术前后患者的护理

◇ 知识框架

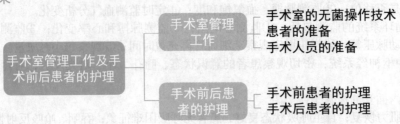

◇ 知识解读

第一节　手术室管理工作

一、手术室的无菌操作技术

手术中的无菌操作是预防切口感染和保证患者安全的关键，也是影响手术成功的重要因素。

1. 手术中的无菌操作原则

（1）明确无菌概念和无菌区域：树立无菌观念，手术人员一经洗手，手臂即不准接触未经消毒之物品。

（2）保持无菌物品的无菌状态：无菌区内所有物品都必须是灭菌的，若无菌包破损、潮湿或可疑污染时均应视为有菌。

（3）保护皮肤切口：皮肤虽然消毒，只能达到相对无菌，残存在毛囊中的细菌对开放的切口有一定潜在威胁，因此，切开皮肤前，一般先用无菌聚乙烯薄膜覆盖，再经薄膜切开皮肤，以保护切口不被污染。

（4）正确传递物品和调换位置：手术时不可在手术人员背后或头顶方向传递器械及手术用品，手术者或助手需要器械时应由器械护士从器械升降台侧正确方向递给。

（5）沾染手术的隔离技术：进行胃肠道、呼吸道或宫颈等沾染手术时，切开空腔脏器前，先用纱布垫保护周围组织，并随时吸除外流的内容物，被污染的器械和其他物品应放在专放污染器械的盘内，避免与其他器械接触，污染的缝针及持针器应在生理盐水中刷洗。

（6）减少空气污染、保持洁净效果：手术进行时门窗应关闭，尽量减少人员走动。

2. 无菌桌的准备

无菌桌（器械桌）的结构要简单、坚固、轻便、可推动和易于清洁。

（1）巡回护士：于术日晨准备清洁、干燥、平整和合适的器械桌。

（2）器械护士：刷洗完手后，用手打开第三层包布。

3. 手术区铺单法

手术区皮肤消毒后，由第一助手和器械护士铺盖无菌手术布单，除显露手术切口所必需的最小皮肤区外，其余部位均予以遮盖，以避免和减少术中污染。铺单原则是除手术区外，手术区周围要求有 4～6 层无菌布单覆盖，外周最少 2 层。

二、患者的准备

手术患者须提前送达手术室，做好手术准备。

1. 一般准备

一般根据麻醉方法和准备工作的复杂程度决定到达手术室的具体时间。

2. 手术体位

手术时需将患者置于一定的体位，才能充分显露手术野，使手术顺利进行。常用的手术体位有以下几种。

（1）仰卧位：是最常见的体位。

（2）侧卧位：适用于胸、腰部及肾手术。

（3）俯卧位：用于脊柱及其他背部手术。患者俯卧于手术床上，头侧向一边，双肘稍屈曲，置于头旁。

（4）膀胱截石位：适用于会阴部、尿道和肛门部手术。

（5）半坐卧位：适用于鼻咽部手术。

3. 手术区皮肤消毒

安置好手术体位后，须对已确定的手术切口及周围皮肤消毒，目的是杀灭切口及其周围皮肤上的病原微生物。

手术区消毒的原则是自清洁处逐渐向污染处涂擦，已接触污染部位的药液纱球不可再返擦清洁处。若为腹部手术，以切口为中心向四周涂擦；若为肛门、会阴部手术或感染伤口，则自手术区外周擦起，涂向感染伤口、会阴或肛门处。患者手术区皮肤消毒的范围要包括手术切口周围 15 ~ 20 cm 的区域。若估计手术时间有延长切口的可能，则应适当扩大消毒范围。

三、手术人员的准备

手术人员的无菌准备是避免患者伤口感染、确保手术成功的必要条件之一。

（1）术前一般性准备：手术人员应保持身体清洁，进入手术室时，首先在手术室入口处的更鞋室换上手术室专用鞋，进入更衣室更衣。

（2）手臂的洗刷与消毒：指通过机械性洗刷及化学消毒的方法，尽可能刷除双手及前臂的暂居菌和部分常驻菌，简称为外科洗手。包括肥皂水刷手法、碘伏刷手法、灭菌王刷手法。

（3）穿无菌手术衣。

（4）戴无菌手套：无菌手套有干湿两种，戴法各不相同。戴干无菌手套的程序为先穿手术衣，后戴手套；此法又分闭合式和开放式。戴湿无菌手套的程序是先戴手套，后穿手术衣。

（5）穿全遮盖式手术衣及戴手套。

（6）连台手术更换手术衣及手套：手术完毕，若需进行另一台手术时，必须更换手术衣及手套。先由巡回护士解开腰带及领口系带，再由他人帮助或自行脱下手术衣，最后脱去手套。

第二节　手术前后患者的护理

一、手术前患者的护理

1. 有效缓解焦虑

针对产生焦虑、恐惧及情绪不稳定等心理反应的原因，予以正确引导和及时纠正异常的心理变化。

（1）入院宣教：热情主动的入院接待可使患者尽快适应患者角色。

（2）术前宣教：根据患者的年龄和文化程度等特点，结合其病情，利用图片资料、宣传手册、录音、录像或小讲课等多种形式进行术前宣教。

2. 提供与手术、麻醉及患者配合所需的相关知识和准备

（1）对拟接受大、中手术者，术前应做好血型和交叉配血试验，备好一定数量的全血、血细胞或血浆。

（2）呼吸系统的准备：对有吸烟习惯者，术前2周停止吸烟，防止呼吸道分泌物过多，影响呼吸道通畅。

（3）心血管系统的准备：心血管疾病可直接影响患者对手术的耐受力，故对伴有心血管疾病者应经内科治疗控制原发病，加强对心脏功能的监护。

（4）消化系统的准备：成人术前12 h开始禁食、术前4 h开始禁饮水，以防麻醉或术中呕吐引起窒息或吸入性肺炎。

（5）改善和维持肝肾功能：手术创伤和麻醉都将加重肝肾的负荷。

（6）纠正异常的出凝血功能：术前常规检查出凝血时间、凝血酶原时间、血小板计数，必要时检测有关凝血因子。

（7）饮食和休息：根据患者的手术种类、方式、部位和范围，加强饮食指导。

（8）术前适应性训练：多数患者不习惯于床上排尿和排便，术前即应指导他们练习在床上使用便盆。

（9）皮肤准备：是预防切口感染的重要环节。

3. 改善或纠正营养不良

营养不良的患者耐受失血和休克的能力、创伤修复和切口愈合的能力及防御能力均下降，易并发感染等并发症，术前应尽可能予以纠正。

4. 维持体液平衡和内环境稳定

对因大量呕吐或失血，导致水、电解质和酸碱平衡失调或休克者应予及时纠正。

5. 促进患者睡眠

保持病室安静，减少对患者的干扰。

6. 并发症的预防和护理

（1）合理应用抗菌药：处理已存在的感染灶，避免与其他感染者接触。

（2）减轻胃肠道水肿：幽门梗阻患者术前2～3天用温盐水洗胃，以减轻胃黏膜水肿。

（3）控制血糖。

（4）改善肺功能。

二、手术后患者的护理

患者从手术完毕回到病室直至康复出院阶段的护理，称为手术后护理。

1. 维持呼吸、循环等生理功能的稳定

（1）迎接和安置术后回病室的患者：与麻醉师和手术室护士做好床边交接。

（2）安置患者合适的体位：根据麻醉方式、术式安置患者的卧位。

（3）病情观察和记录：观察生命体征、24 h液体出入量并记录。

2. 处理术后不适，增进患者舒适

（1）切口疼痛：麻醉作用消失后，患者往往因切口疼痛而感觉不舒适。

（2）发热：是术后患者最常见的症状。

（3）恶心、呕吐：术后早期的恶心、呕吐常常是麻醉反应所致，待麻醉作用消失后，即

可自然停止。

（4）腹胀：术后早期腹胀常是由于胃肠道蠕动受抑制，肠腔内积气无法排出所致。

（5）呃逆：术后呃逆可能是神经中枢或膈肌直接受刺激引起。

（6）尿潴留：术后尿潴留较常见，尤其是老年患者。

3.加强切口和引流的护理，促进愈合

（1）管道护理和保持引流通畅：根据不同的需要，术中可能在切口、体腔和空腔内脏器官内放置各种类型的引流物。

（2）观察手术切口：了解手术切口愈合过程的相关知识，便于做好切口观察和记录。

4.提供相关知识和护理，促进术后康复

（1）营养和饮食护理：术后饮食的恢复视手术和患者的具体情况而定。

（2）休息和活动：保持病室安静，减少对患者的干扰，保证其安静休息。

5.识别术后并发症，做好预防和护理

（1）术后出血：术后出血的可能原因有术中止血不完善或创面渗血、原先痉挛的小动脉断端舒张、结扎线脱落或凝血机制障碍等。

（2）术后感染：以细菌感染最为常见，常见感染部位有切口、肺部、胸腹腔和泌尿系统。

（3）切口裂开：可能原因有营养不良、组织愈合能力低下、切口张力大、缝合不当、切口感染及腹内压突然增高。

（4）深静脉血栓形成或血栓性静脉炎：深静脉血栓形成多见于下肢深静脉。

第四章　创伤性疾病患者的护理

◇ **知识框架**

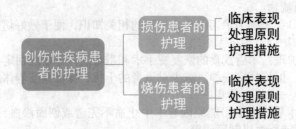

◇ **知识解读**

第一节　损伤患者的护理

一、临床表现

因损伤的原因、部位、程度等不同，临床表现各异。

1.症状

（1）疼痛：依据损伤程度和部位，疼痛程度不一。

（2）发热：中、重度损伤患者常有发热，一般不超过38.5℃。

（3）全身炎症反应综合征：指损伤后，由于交感神经-肾上腺髓质系统兴奋，大量儿茶酚胺及其他炎性介质的释放、疼痛、精神紧张和血容量减少等因素引起体温、心血管、呼吸和血细胞等方面的异常。

（4）其他：食欲减退、倦怠和失眠。

2.体征

（1）生命体征不稳定：重症者可发生休克。

（2）创口和出血：开放性损伤多有创口或创面，并伴有出血。

（3）压痛和肿胀：损伤部位有压痛，局部组织肿胀。

（4）活动或功能障碍：局部疼痛伴活动受限。

二、处理原则

在处理复杂伤情时，优先抢救生命；待生命体征稳定后实施其他治疗措施，包括恢复机体结构与功能的完整性。

1.手术治疗

（1）清创术：指在一定时间内利用局部浸润麻醉或全身麻醉方法，通过对一般性污染伤口的处理使之转变为清洁伤口，并争取一期愈合的手术。

（2）探查术：对严重损伤、复合性损伤、伴有内脏器官损伤或因出血不能控制而出现休克的患者，须在积极抗休克的同时做手术探查。

2. 非手术治疗

（1）抗感染：有开放性伤口者，在伤后 12 h 内注射破伤风抗毒素 1500 U。

（2）换敷料：又称换药，是处理伤口的基本措施。对于清洁伤口，换药目的是对伤口施以检查和消毒；对于感染伤口是清除分泌物、异物或坏死组织，保持引流通畅、控制伤口感染，促进肉芽生长和伤口愈合。

> **知识拓展** ●●●●
>
> 损伤愈合的基础是组织的修复。损伤的修复过程分为炎性反应、肉芽形成和组织塑形三个阶段。

三、护理措施

1. 维持有效循环血量

（1）止血：根据出血部位和性质的不同，选用指压、加压包扎、填塞、止血带或手术等方法迅速控制伤口的出血。

（2）体位：血压不平稳者平卧或根据受伤部位选择合适的体位，下肢未受伤者可抬高下肢，以促进静脉血液回流。

（3）建立静脉输液通道和输液。

（4）监测生命体征。

2. 缓解疼痛

（1）制动：加以固定和制动可减轻疼痛刺激。

（2）体位：多取平卧位。

（3）镇静、止痛：遵医嘱合理使用镇静、止痛药物。

3. 妥善护理伤口和促进组织修复

（1）开放性伤口的护理：抬高患肢，固定和制动。

（2）闭合性损伤患者的护理：局部冷或热敷，观察全身和局部情况的变化。

4. 并发症的观察和护理

（1）伤处出血：指意外损伤后 48 h 内发生的继发性出血，也可发生在修复期任何时段。

（2）伤口感染：多见于开放性损伤的患者，若出现红、肿、热或已减轻的疼痛加重，体温升高，表明伤口已发生感染。应及时报告医师并协助处理。

（3）挤压综合征：凡肢体受到重物长时间挤压致局部肌肉缺血、缺氧改变，继而引起肌红蛋白血症、肌红蛋白尿、高血钾和急性肾衰竭为特点的全身性改变，称为挤压综合征。

第二节 烧伤患者的护理

烧伤是指由热力所引起的组织损伤的统称，包括由火焰、热力、光源、化学腐蚀剂、放射线等因素所致的损伤。

一、临床表现

1. 烧伤面积

（1）中国九分法：见表 3-4-1。

表 3-4-1 成人体表面积中国九分法

部位	占成人体表面积（%）	占儿童体表面积（%）
头颈	9×1=9（发部 3 面部 3 颈部 3）	9+（12 － 年龄）
双上肢	9×2=18（双手 5 双前臂 6 双上臂 7）	9×2
躯干	9×3=27（躯干前 13 躯干后 13 会阴 1）	9×3
双下肢	9×5+1=46（双臀 5 双大腿 21 双小腿 13 双足 7）	9×5 －（12 － 年龄）

（2）手掌法：以患者本人五指并拢的 1 个手掌面积约为体表总面积 1%计算，适用于较小面积烧伤的估测或作为九分法的补充。

2.烧伤深度

（1）Ⅰ度烧伤：仅伤及表皮浅层，皮肤再生能力强。表面红斑状、干燥，烧灼感，3～7天脱屑痊愈。

（2）浅Ⅱ度烧伤：伤及表皮的生发层甚至真皮乳头层。局部红肿明显，大小不一的水疱形成，内含淡黄色澄清液体，水疱皮如剥脱，创面红润、潮湿，疼痛剧烈。1～2 周内愈合，多有色素沉着，不遗留瘢痕。

（3）深Ⅱ度烧伤：伤及真皮层，可有小水疱，疱壁较厚、基底苍白与潮红相间、创面湿润，痛觉迟钝，有拔毛痛。3～4 周愈合，常有瘢痕产生。

（4）Ⅲ度烧伤：伤及皮肤全层，甚至达到皮下、肌肉及骨骼。痛觉消失，创面无水疱，呈蜡白或焦黄色甚至炭化成焦痂。

3.烧伤严重程度

（1）轻度烧伤：Ⅱ度烧伤面积在 10%以下。

（2）中度烧伤：Ⅱ度烧伤面积 11%～30%，或Ⅲ度烧伤面积＜10%。

（3）重度烧伤：烧伤总面积达 31%～50%，或Ⅲ度烧伤面积达 11%～20%，或总面积、Ⅲ度烧伤面积虽未达到上述范围，但已发生休克、吸入性损伤或有较重复合伤者。

（4）特重烧伤：烧伤总面积＞50%或Ⅲ度烧伤面积＞20%，或存在较重的吸入性损伤、复合伤等。

二、处理原则

包括现场急救、防治休克、创面处理和防治感染。

1.现场急救

去除致伤原因后，首要的任务是迅速抢救危及患者生命的损伤，如大出血、窒息、开放性气胸、中毒等；若心跳呼吸停止，应即刻就地实施心肺复苏术。①保持呼吸道通畅；②保护创面：防止创面的再损伤和污染。

2.防治休克

静脉补液是防治休克的主要措施。

3.处理创面

（1）初期清创：在控制休克之后尽早清创，即清洗、消毒、清理创面。

（2）包扎疗法：适用于面积小或四肢的浅Ⅱ度烧伤。创面清创后用油性纱布覆盖创面，再用多层吸水性强的干纱布包裹，包扎厚度为 2～3 cm，包扎范围应超过创面边缘 5 cm。为避免发生粘连或畸形，指（趾）之间要分开包扎。

（3）暴露疗法：适用于头面、会阴部烧伤及大面积烧伤或创面严重感染者。

（4）手术疗法：对深度烧伤创面，应及早采用积极的手术治疗。

4.防治感染

导致烧伤创面感染的常见菌种为铜绿假单胞菌、金黄色葡萄球菌、大肠埃希菌、白色葡萄球菌等。

三、护理措施

1.维持有效呼吸

（1）保持呼吸道通畅。

（2）吸氧：中、重度呼吸道烧伤患者多有不同程度缺氧，一般用鼻导管或面罩给氧，氧浓度 40% 左右，氧流量 4～5 L/min，合并一氧化碳中毒者可经鼻导管给高浓度氧或纯氧吸入，有条件者应积极采用高压氧治疗。

2. 维持有效循环血量

（1）轻度烧伤者：口服淡盐水或烧伤饮料（100 mL 液体中含食盐 0.3 g、碳酸氢钠 0.15 g、糖适量）。

（2）重度烧伤者：①迅速建立 2～3 条能快速输液的静脉通道，以保证各种液体及时输入。②遵循"先晶后胶，先盐后糖，先快后慢"的输液原则，合理安排输液种类和速度，以尽早恢复有效循环血量。③根据动脉血压、中心静脉压、心率、尿量、末梢循环、精神状态等判断液体复苏的效果。

液体复苏有效的指标是：①成人每小时尿量为 30～50 mL，小儿每千克体重每小时不低于 1 mL；②患者安静，无烦躁不安；③无明显口渴；④脉搏、心跳有力，成人脉率在 120 次/min 以下，小儿脉率在 140 次/min 以下；⑤收缩压维持在 90 mmHg 以上，脉压在 20 mmHg 以上，中心静脉压为 5～12 cmH$_2$O；⑥呼吸平稳。

3. 加强创面护理，促进愈合

（1）抬高肢体。

（2）保持敷料清洁和干燥。

（3）适当约束肢体。

（4）定时翻身。

（5）用药护理：定期进行细菌培养和药物敏感试验，合理应用广谱、高效抗菌药物。

（6）病室温度：宜控制在 28～32℃，相对湿度 50%～60%。

（7）特殊烧伤部位的护理：①眼部烧伤：以保持局部湿润；眼睑闭合不全者，用油纱条覆盖，保护眼球；白天定时用氯霉素眼药水滴眼，晚上用红霉素眼膏封眼，防止发生眼内感染。②耳部烧伤：外耳道内烧伤时创面分泌物常引流不畅，应及时将流出的分泌物清理干净，在外耳道入口处放置无菌干棉球并经常更换。③鼻烧伤：及时清理鼻腔内分泌物及痂皮，鼻黏膜表面涂烧伤湿润膏以保持局部湿润、预防因干燥出血。④口唇烧伤：因口唇肿胀外翻导致口腔黏膜外露者，应涂烧伤湿润膏或抗菌软膏，以保持局部湿润，使痂皮软化和防止感染。⑤会阴部烧伤：多采用湿润暴露疗法。

4. 心理护理

耐心倾听患者感受，耐心解释病情，利用社会支持系统的力量。

5. 营养支持护理

采用鼻饲或肠外营养支持。

6. 并发症的观察和护理

（1）感染：①严格消毒隔离制度；②加强观察和创面护理；③预防压疮：定时翻身，避免骨突部位因长时间受压而发生压疮；④加强营养支持护理。

（2）应激性溃疡：指继发于严重烧伤、休克、多器官功能衰竭等严重应激反应的胃、十二指肠黏膜急性溃疡和黏膜糜烂出血。

第五章　颈部疾病患者的护理

◇ 知识框架

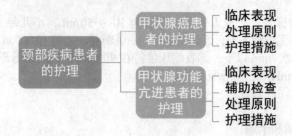

◇ 知识解读

第一节　甲状腺癌患者的护理

一、临床表现

甲状腺癌发病初期多无明显症状，仅在颈部出现单个、质地硬而固定、表面高低不平、随吞咽上下移动的肿块。

二、处理原则

手术切除是各型甲状腺癌的基本治疗方式，并辅助应用核素、甲状腺激素和放射线照射等治疗。

（1）手术治疗：手术范围和疗效与肿瘤的病理类型有关。

（2）内分泌治疗：甲状腺癌行次全或全切除者应终身服用甲状腺素片，以预防甲状腺功能减退和抑制促甲状腺激素。

（3）放射性核素治疗：术后 ^{131}I 治疗主要适用于 45 岁以上乳头状腺癌和滤泡状腺癌、多发性癌灶、局部侵袭性肿瘤及有远处转移者。

（4）放射外照射治疗：主要适用于未分化型甲状腺癌。

三、护理措施

1. 有效缓解焦虑

多与患者交谈，缓解其焦虑情绪。

2. 有效预防或及时处理并发症

（1）术前：充分而完善的术前准备和护理是保证手术顺利进行和预防甲状腺术后并发症的关键。

（2）术后：护士在重视术后患者主诉的同时，通过密切观察其生命体征、发音和吞咽状况，及早发现甲状腺术后常见并发症，并及时通知医师、配合抢救。

术后常见的并发症及护理有以下几方面。

1）呼吸困难和窒息。主要预防和急救措施包括以下几方面。

体位：患者回病室后取平卧位，待其血压平稳或全麻清醒后取高坡卧位，以利呼吸和引流。

引流：对手术野放置橡皮片或引流管者，护士应告知患者一般引流会持续 24 ～ 48 h。

饮食：颈丛麻醉者，术后 6 h 起可进少量温或凉流食。

急救准备：常规在病床旁放置无菌气管切开包和手套，以备急用。

急救配合：对因血肿压迫所致呼吸困难或窒息者，须立即配合进行床边抢救，即剪开缝线，敞开伤口，迅速除去血肿，结扎出血的血管。

2）喉返和喉上神经损伤。鼓励术后患者发音，注意有无声调降低或声音嘶哑，以及尽早发现喉返神经损伤的征象、及早对症处理。

3）手足抽搐。加强血钙浓度监测，限制肉食的摄入、口服补钙。

3. 保持呼吸道通畅

（1）术前：指导患者深呼吸，学会有效咳嗽的方法。

（2）术后：保持引流通畅；鼓励和协助患者进行深呼吸和有效咳嗽；对手术范围较大者，可遵医嘱给予适量镇痛剂。

第二节 甲状腺功能亢进患者的护理

甲状腺功能亢进简称甲亢，系各种原因所致正常甲状腺素分泌的反馈控制机制丧失，引起循环中甲状腺素异常增多，出现以全身代谢亢进为主要特征的疾病总称。

一、临床表现

轻重不一，典型表现有甲状腺素分泌过多综合征、甲状腺肿及突眼征三大主要症状。

1. 甲状腺素分泌过多综合征

表现为性情急躁、易激惹、失眠、双手颤动、疲乏无力、怕热多汗、皮肤潮湿；食欲亢进却体重减轻，肠蠕动亢进和腹泻；月经失调和阳痿等。

2. 甲状腺肿大

呈弥漫性、对称性，质地不等，无压痛，多无局部压迫症状。甲状腺扪诊可触及震颤，听诊时可闻及血管杂音。

3. 眼征

可分为单纯性突眼和浸润性突眼。症状典型者会有睑裂增宽、双侧眼球突出表现。症状严重时，眼睑难以闭合，瞬目减少，上视时也无额纹出现等。

二、辅助检查

（1）基础代谢率测定：用基础代谢测定，较可靠。

（2）甲状腺 ^{131}I 摄取率测定。

（3）血清 T_3、T_4 含量测定：甲亢时 T_3 值的上升较早而快，约高于正常值的 4 倍；T_4 上升则较迟缓，仅高于正常的 2.5 倍。

（4）甲状腺核素静态显像：对多结节性甲状腺肿伴甲亢和自主高功能腺瘤诊断意义较大。

三、处理原则

（1）非手术治疗：主要包括放射性 ^{131}I 治疗和抗甲状腺药物治疗。

（2）手术治疗：手术是治疗甲亢的有效疗法，痊愈率达 90% ～ 95%，手术死亡率低于 1%。

适应证：①继发性甲亢或高功能腺瘤；②中度以上的原发性甲亢；③腺体较大，伴有压迫症状或胸骨后甲状腺肿；④抗甲状腺药物或 ^{131}I 治疗后复发者或坚持长期用药有困难者；⑤妊娠早中期的甲亢患者具有上述指征者，应考虑手术治疗。

禁忌证：①青少年患者；②症状较轻者；③老年患者或具有严重器质性疾病不能耐受手术治疗者。

四、护理措施

（1）有效预防和及时处理甲状腺危象：①预防措施：关键在于做好充分的术前准备，使患者基础代谢率降至正常范围后再手术。②加强观察：术后早期加强巡视和观察病情，一旦出现甲状腺危象的征象，立即通知医师，并配合急救。③急救护理：对发生甲亢危象者，护士应遵医嘱及时落实各项治疗和护理措施。④心理护理：患者在经历危象的发作和抢救后，不仅躯体备感疲乏，在心理更对疾病充满恐惧和对预后担忧。护士应做好患者的心理安慰，鼓励其树立战胜疾病的勇气和信心。

（2）有效防治呼吸困难和窒息、喉返神经损伤、喉上神经损伤或手足抽搐等并发症。

（3）加强营养支持，满足机体代谢的需要。

（4）突眼护理：对眼睑不能闭合者注意保护角膜和结膜，经常点眼药水，防止干燥、外伤及感染。外出戴墨镜或使用眼罩以避免阳光、风沙及灰尘的刺激。

第六章 乳房疾病患者的护理

◇ 知识框架

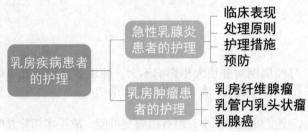

◇ 知识解读

第一节 急性乳腺炎患者的护理

急性乳腺炎系指乳腺的急性化脓性感染，多发生在产后哺乳期妇女，以初产妇最为常见。

一、临床表现

（1）局部：患侧乳房胀痛，局部红、肿、热，并有压痛性肿块。
（2）全身：有寒战、高热和脉搏加快。

二、处理原则

控制感染、排空乳汁。脓肿形成前主要以抗菌药治疗为主，脓肿形成后，则需及时行脓肿切开引流术。

1. 非手术处理

（1）局部处理：患乳停止哺乳、排空乳汁、热敷、药物外敷或理疗。
（2）抗感染：①抗菌药：原则为早期、足量应用抗菌药。首选青霉素类抗菌药，或根据脓液的细菌培养和药物敏感试验结果选用。②中药治疗：服用清热解毒类中药。③终止乳汁分泌：感染严重、脓肿引流后或并发乳瘘者应终止乳汁分泌。

2. 手术处理

脓肿形成后，及时在超声引导下穿刺抽吸脓液，必要时可切开引流。

三、护理措施

1. 缓解疼痛

（1）防止乳汁淤积：患乳暂停哺乳，定时用吸乳器吸净或挤净乳汁。
（2）局部托起：用宽松的胸罩托起乳房，以减轻疼痛和减轻肿胀。
（3）局部热敷、药物外敷或理疗。

2. 控制体温和感染

（1）控制感染：遵医嘱早期应用抗菌药。
（2）病情观察：定时测量体温、脉搏、呼吸，必要时做血培养及药物敏感试验。
（3）采取降温措施：高热者予以物理降温，必要时应用解热镇痛药物。
（4）脓肿切开引流后的护理：保持引流管通畅，定时更换切口敷料。

四、预防

哺乳期妇女预防急性乳腺炎有如下措施：①保持乳头和乳晕清洁；②纠正乳头内陷；③养成良好的哺乳习惯；④保持婴儿口腔卫生，及时治疗婴儿口腔炎；⑤及时处理乳头破损。

第二节　乳房肿瘤患者的护理

一、乳房纤维腺瘤

（一）临床表现

主要表现为乳房肿块，月经周期对肿块大小影响不大。肿块多发生于乳房外上象限，约75%为单发，少数为多发。肿块增大缓慢，表面光滑，易于推动。

（二）处理原则

乳房纤维腺瘤虽属良性，癌变可能性很小，但有肉瘤变可能，故手术切除是唯一有效的治疗方法。

（三）护理措施

（1）告之患者乳头溢液的病因、手术治疗的必要性。

（2）行肿瘤切除术后，嘱患者保持切口敷料清洁干燥。

（3）暂不手术者应密切观察肿块的变化。

二、乳管内乳头状瘤

（一）临床表现

乳头溢血性液为主要表现。因瘤体小，常不能触及。多见于40～50岁妇女，属良性，但有恶变的可能。

（二）辅助检查

乳头溢液未扪及肿块者可行乳管内镜检查，也可进行乳头溢液涂片细胞学检查。

（三）处理原则

本病恶变率为6%～8%，诊断明确者以手术治疗为主。单发的乳管内乳头状瘤患者应切除病变的乳管系统，常规行病理检查。如有恶变应施行乳腺癌根治术，对年龄较大、乳管上皮增生活跃或间变者，可行单纯乳房切除术。

（四）护理措施

（1）告之患者乳头溢液的病因、手术治疗的必要性。

（2）术后保持切口敷料清洁干燥，按时回院换药。

（3）定期回院复查。

三、乳腺癌

（一）临床表现

1. 常见乳腺癌的临床表现

（1）乳房肿块：早期表现为患侧乳房无痛性、单发小肿块，患者多在无意中发现。晚期肿块固定，卫星结节、铠甲胸；癌肿侵犯皮肤并破溃形成溃疡，常有恶臭、易出血等。

（2）乳房外形改变：乳腺肿瘤增大可致乳房局部隆起。若肿瘤累及乳房 Cooper 韧带，可使其缩短而致肿瘤表面皮肤凹陷，即所谓酒窝征。若皮下淋巴管被癌细胞堵塞，可引起淋巴回流障碍，出现真皮水肿，乳房皮肤呈橘皮样改变。

（3）转移征象：①淋巴转移：最初多见于患侧腋窝；②血运转移：乳腺癌转移至肺、骨、肝时，可出现相应受累器官的症状。

2. 特殊类型乳腺癌的临床表现

（1）炎性乳腺癌：多见于年轻女性，表现为患侧乳房皮肤红、肿、热且硬，甚似急性炎症，但无明显肿块。恶性程度高。

（2）乳头湿疹样乳腺癌：乳头有瘙痒、烧灼感，之后出现乳头和乳晕区皮肤发红、糜烂、潮湿，如同湿疹样，进而形成溃疡。

（二）辅助检查

（1）钼靶X射线：是早期发现乳腺癌的有效方法，表现为密度增高的肿块影，边界不规则，或呈毛刺状，或见细小钙化灶。

（2）超声检查：能清晰显示乳房各层次软组织结构及肿块的形态和质地，主要用来鉴别囊性或实性病灶。结合彩色多普勒检查观察血液供应情况，可提高判断的敏感性，为肿瘤的定性诊断提供依据。

（3）MRI：对软组织分辨率高，敏感性高于钼靶X射线检查。该检查能三维立体观察病变，不仅能够提供病灶形态学特征，而且运用动态增强还能提供病灶的血流动力学情况。

（4）活组织病理检查：常用的活检方法有空芯针穿刺活检术。

（三）处理原则

手术治疗为主，辅以化学药物、放射、内分泌、生物等综合治疗措施。

（1）手术治疗：是最根本的治疗方法，手术适应证为TNM分期的0、Ⅰ、Ⅱ期及部分Ⅲ期患者。包括乳腺癌改良根治术、保留乳房的乳腺癌切除术、乳腺癌根治术等。

（2）化学治疗：乳腺癌是实体瘤中应用化学治疗最有效的肿瘤之一。化疗在整个治疗中占有重要地位，术后残存的肿瘤细胞易被化学抗癌药物杀灭。

（3）内分泌治疗：他莫昔芬是最常用的药物，可降低乳腺癌术后复发及转移。芳香化酶抑制剂（如来曲唑等）适用于激素受体阳性的绝经后妇女。卵巢去势治疗包括药物、手术或放射去势，目前临床少用。

（4）放射治疗：属局部治疗手段，可降低Ⅱ期以上患者的局部复发率。

（5）生物治疗：又称分子靶向治疗。

（四）护理措施

1.正确对待手术引起的自我形象改变

（1）做好患者的心理护理：护理人员应有针对性地进行心理护理，多了解和关心患者，鼓励其树立战胜疾病的信心。

（2）取得患者丈夫和（或）家人的理解和支持。

2.促进伤口愈合、预防术后并发症

（1）术前严格备皮：对手术范围大、需要植皮的患者，除常规备皮外，同时做好供皮区（如腹部或同侧大腿区）的皮肤准备。

（2）体位：术后麻醉清醒、血压平稳后取半卧位，以利呼吸和引流。

（3）加强病情观察：术后严密观察生命体征的变化，观察切口敷料渗血、渗液情况，并予以记录。

（4）加强伤口护理：保持皮瓣血供良好，用弹性绷带加压包扎，观察皮瓣颜色及创面愈合情况。

维持有效引流：乳腺癌根治手术后，皮瓣下常规放置引流管并接负压吸引，以便及时、有效地吸出残腔内的积液、积血，并使皮肤紧贴胸壁，从而有利于皮瓣愈合。①保持有效的负压吸引；②妥善固定引流管；③保持引流通畅；④观察引流液的颜色和量；⑤若引流液转为淡黄色、连续3天每日量少于10～15mL，创面与皮肤紧贴，手指按压伤口周围皮肤无空虚感，即可考虑拔管。

（5）预防患侧上肢肿胀：患侧上肢肿胀系患侧腋窝淋巴结切除、头静脉被结扎、腋静脉栓塞、局部积液或感染等因素导致上肢淋巴回流不畅静脉回流障碍所致。①勿在患侧上肢测血压、抽血、做静脉或皮下注射。②指导患者保护患侧上肢。③按摩患侧上肢或进行握拳、屈、伸肘运动，以促进淋巴回流。

3.指导患者作患侧肢体功能锻炼

由于手术切除了胸部肌肉、筋膜和皮肤，使患侧肩关节活动明显受限制。随时间推移，肩关节拳缩可导致冰冻肩。

第七章 腹部外科患者的护理

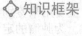

◇ 知识框架

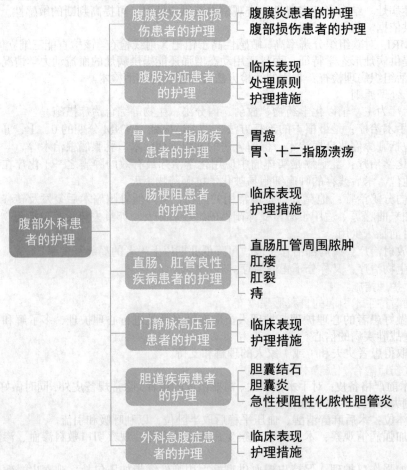

◇ 知识解读

第一节 腹膜炎及腹部损伤患者的护理

一、腹膜炎患者的护理

（一）临床表现

1.急性腹膜炎

依病因而不同，因空腔内脏器官破裂或穿孔引起者，发病较突然；由阑尾炎、胆囊炎等引起者多有原发病症状。

（1）症状：①腹痛：是最主要的症状，疼痛程度与发病原因、炎症轻重、年龄和身体素质等有关。②恶心、呕吐：最初为腹膜受到刺激引起的反射性恶心、呕吐，多较轻微，呕吐物为胃内容物。③体温、脉搏的变化：骤然发病的病例，体温由正常逐渐升高、脉搏逐渐加快。④感染、中毒表现：患者可相继出现寒战、高热、脉速、呼吸浅快及口干。

（2）体征：①一般表现：患者多呈急性病容，喜仰卧位，双下肢屈曲，不愿意改变体位。②腹部：腹胀明显，腹式呼吸运动减弱或消失。腹部压痛、反跳痛和腹肌紧张，是腹膜炎的标志性体征，称为腹膜刺激征。

2. 腹腔脓肿

（1）膈下脓肿：脓液积聚于膈肌以下、横结肠及其系膜以上的间隙内，统称为膈下脓肿。患者可出现明显的全身症状，而局部症状隐匿。

（2）盆腔脓肿：盆腔处于腹腔最低位置，腹膜炎时，腹腔内炎性渗出物及脓液易积聚于此而形成盆腔脓肿。特点是局部症状明显而全身中毒症状较轻。

（二）处理原则

1. 非手术治疗

对病情较轻或病程较长已超过 24 h、腹部体征已减轻或炎症已有局限化趋势以及原发性腹膜炎者可行非手术治疗。非手术治疗包括：①禁食和胃肠减压；②静脉输液，纠正水、电解质紊乱；③合理应用抗菌药；④对症处理；⑤物理治疗等。

2. 手术治疗

绝大多数继发性腹膜炎患者需手术治疗，手术类型视病情而定。

手术护理措施包括：①探查腹膜腔；②清理腹腔；③引流已形成的腹腔脓肿。

（三）护理措施

1. 减轻腹胀、腹痛，促进患者舒适

（1）体位：①术前无休克情况下，患者取半卧位；②术后患者回病室后，给予平卧位。

（2）禁食、胃肠减压。

（3）止痛：对已明确诊断的患者，可用哌替啶类止痛剂，减轻患者的痛苦。

（4）对症护理、减轻不适。

2. 控制感染，加强支持治疗和护理

（1）合理应用抗菌药。

（2）降温：高热患者，给予物理或药物降温。

（3）支持治疗：急性腹膜炎的患者由于炎症、应激和禁食的原因，代谢率增高，分解代谢增强，故应及早考虑肠外营养支持。

3. 维持体液平衡和生命体征平稳

（1）遵医嘱静脉输液：由于禁食、胃肠减压和大量消化液丢失在第三间隙，易造成体液失衡和酸碱平衡紊乱，应迅速建立静脉输液通道，遵医嘱补充液体和电解质等，以纠正水、电解质及酸碱失衡。

（2）记录液体出入量；维持每小时尿量达 30 ~ 50 mL，保持液体出入量平衡。

（3）治疗休克：患者合并休克时，给予抗休克治疗。必要时监测中心静脉压、血清电解质以及血气分析等指标。

二、腹部损伤患者的护理

（一）临床表现

1. 实质性脏器损伤

（1）症状：①腹痛：多呈持续性，一般不剧烈。如肝胰破裂时，可因大量胆汁、胰液或血液进入腹腔，导致化学性、弥漫性腹膜炎；②失血性休克：肝、脾、肾、胰等损伤时，以腹腔内（或腹膜后）出血症状为主，患者出现面色苍白、四肢湿冷、脉搏加快、血压下降、脉压变小、尿量减少等失血性休克的表现。

（2）体征：有腹膜刺激征，伴有明显腹胀，部分患者出现移动性浊音。

2. 空腔脏器损伤

（1）症状：肠、胃、胆囊、膀胱等破裂时，主要表现为弥漫性腹膜炎，患者出现持续性剧烈腹痛，伴恶心、呕吐，稍后出现体温升高、脉快、呼吸急促等全身性感染的表现，严重者可发生感染性休克。

（2）体征：有典型腹膜刺激征，其程度与空腔脏器内容物不同有关，通常是胃液、胆汁、胰液刺激性最强，肠液次之。

（二）处理原则

1. 现场急救

首先处理危及生命的因素：如窒息、心搏骤停、开放性气胸和大出血等。

2. 非手术治疗

（1）防治休克，补充血容量。

（2）抗感染：联合应用广谱抗菌药物。

（3）禁食和胃肠减压：对未明确诊断前或疑有空腔脏器破裂或明显腹胀者予以禁食和胃肠减压。

（4）镇痛：对腹痛剧烈的患者，酌情应用镇痛剂治疗。

（5）做好手术前准备：对腹部损伤较严重的患者，在非手术治疗同时做好手术前准备。

3. 手术治疗

手术方法主要为剖腹探查术，待明确损伤部位或器官后再进行针对性处理。剖腹探查手术包括探查、止血、修补、切除、清除腹腔内残留液和引流。

（三）护理措施

1. 维持体液平衡

（1）扩充血容量：对有休克早期症状或休克者，快速建立 2 ~ 3 条有效的静脉输液通路。

（2）记录出入量。

（3）定时监测中心静脉压，并结合血压的变化，调整输液的速度和量。

（4）观察脱水症状有无改善。

（5）消除病因：及时做好急症手术前准备。

（6）采取合适体位：休克患者头和躯干分别抬高 20° ~ 30°，下肢抬高 15° ~ 20°，可增加回心血量及改善脑血流量。

2. 有效缓解疼痛

（1）体位：绝对卧床休息，禁止随意搬动伤员，以免加重腹痛。

（2）禁食和禁灌肠：因腹部损伤患者可能有胃肠道穿孔或肠麻痹，故诊断未明确前应禁食、禁水和禁灌肠。

（3）胃肠减压：对疑有空腔脏器损伤的患者，应尽早行胃肠减压，以减少胃肠内容物的漏出，减轻腹痛。

第二节　腹股沟疝患者的护理

发生在腹股沟区的腹外疝，统称为腹股沟疝。常见的腹股沟疝包括腹股沟斜疝和腹股沟直疝。腹股沟斜疝是最常见的腹外疝，发病率约占全部腹外疝的 75% ~ 90%，占腹股沟疝的 85% ~ 95%，多见于儿童及成年人；腹股沟直疝多见于老年人。

一、临床表现

1.腹股沟斜疝

（1）易复性斜疝：除腹股沟区有肿块和偶有胀痛外，并无其他症状。

（2）难复性斜疝：主要特点是疝块不能完全回纳，同时可伴有胀痛。

（3）嵌顿性斜疝：多发生于强体力劳动或用力排便等腹内压骤增时。表现为疝块突然增大，伴有明显疼痛，平卧或用手推送不能使之回纳。

（4）绞窄性斜疝：临床症状多较严重，但在肠祥坏死穿孔时，疼痛可因疝内压力骤降而暂时有所缓解。

2.腹股沟直疝

患者站立时，在腹股沟内侧端、耻骨结节外上方出现一半球形肿块，并不伴有疼痛或其他症状，平卧后肿块多能自行回纳腹腔而消失。

二、处理原则

腹股沟疝一般均应尽早施行手术治疗。

1.非手术治疗

局部用医用疝带压迫或托起。

（1）1岁以下婴幼儿可暂不手术，因为婴幼儿腹肌可随生长逐渐强壮，疝有自行消失的可能。

（2）年老体弱或伴有其他严重疾病而不能手术者。

2.手术治疗

手术修补是治疗腹股沟疝的最有效方法。基本原则是高位结扎疝囊、加强或修补腹股沟管管壁。

（1）传统疝修补术：①疝囊高位结扎术：为单纯疝囊切除；②疝修补术：加强或修补腹股沟管管壁，是最常用的治疗方法。

（2）无张力疝修补术：传统疝修补术存在缝合张力大，术后手术部位有牵扯感、疼痛和修补的组织愈合差等缺点。该方法最大优点是创伤小、术后无需制动且复发率低。

（3）经腹腔镜疝修补术：基本原理是从腹腔内部用合成纤维网片加强腹壁缺损处或用钉（缝线）使内环缩小。

（4）嵌顿性和绞窄性疝的处理：嵌顿性疝具备下列情况者可先试行手法复位。①嵌顿时间在3～4h内；②年老体弱或伴有其他较严重疾病而估计肠祥尚未绞窄坏死。

三、护理措施

1.向患者宣教预防腹内压增高的相关知识

（1）术前：①择期手术患者术前须注意有无存在腹压升高的因素；②积极治疗支气管炎、慢性前列腺炎和便秘等；③术前晚灌肠，清除肠内积粪，防止术后腹胀及排便困难。

（2）术后：①体位与活动：平卧3日，膝下垫一软枕，使髋关节微屈，减少腹壁张力；②防止剧烈咳嗽：术后剧烈咳嗽可引起腹内压升高，不利于愈合；③保持排便通畅：给予便秘者通便药物，嘱患者避免用力排便；④积极处理尿潴留：手术后因麻醉或手术刺激引起尿潴留者，可肌内注射卡巴胆碱或针灸，以促进膀胱平滑肌的收缩，必要时导尿。

2.减轻或有效缓解疼痛

（1）术前：①疝块较大者减少活动，多卧床休息；②观察腹部情况，若患者出现明显腹痛，伴疝块突然增大，需立即通知医生及时处理。

（2）术后：平卧3日，髋关节微屈，以松弛腹股沟切口的张力，利于切口愈合和减轻伤口疼痛。

3.维持体液平衡

若发生疝嵌顿或绞窄，应予禁食、胃肠减压、输液，纠正水、电解质及酸碱失衡，同时备血，做好紧急手术准备。

4. 其他

（1）心理护理：稳定患者情绪，讲解手术目的、方法。

（2）送患者进手术室前，嘱其排空小便，以防术中误伤膀胱。

（3）饮食：一般患者术后 6 ~ 12 h 无恶心、呕吐可进流质，次日可进软食或普食。

第三节　胃、十二指肠疾病患者的护理

一、胃癌

（一）临床表现

早期胃癌多无明显症状，部分患者可有上腹隐痛、嗳气、反酸、食欲减退等消化道症状，无特异性。约 10% 患者有胃癌扩散的表现：左锁骨上淋巴结肿大、黄疸、腹水、腹部包块等。

（二）辅助检查

（1）内镜检查：胃镜检查是诊断早期胃癌的有效方法。

（2）X 射线钡餐检查：X 射线气钡双重造影可发现较小而表浅的病变。

（3）腹部超声：腹部超声主要用于观察胃的邻近脏器受浸润及淋巴结转移的情况。

（4）螺旋 CT：有助于胃癌的诊断和术前临床分期。

知识拓展 ●●●●

结节型胃癌 X 射线钡餐表现为突向腔内的充盈缺损；溃疡型胃癌主要显示胃壁内龛影；浸润型胃癌可见胃壁僵硬、蠕动波消失，呈狭窄的革袋状胃。

（三）处理原则

早期发现、早期诊断和早期治疗是提高胃癌疗效的关键，手术治疗仍是首选方法。对中晚期胃癌，积极辅以化疗、放疗及免疫治疗等综合治疗以提高疗效。

1. 手术治疗

（1）根治性手术：按癌肿部位整块切除胃的全部或大部，以及大小网膜和局域淋巴结，并重建消化道。

（2）微创手术：近年来胃癌的微创手术已日趋成熟，应用胃镜和腹腔镜等技术进行微创手术。

（3）姑息性切除术：用于癌肿广泛浸润并转移、不能完全切除者。

（4）短路手术：晚期胃癌合并幽门梗阻或贲门梗阻已不能手术切除者，为解决其消化道梗阻，可行改道手术。

2. 化疗

化疗是最主要的辅助治疗方法，目的在于杀灭残留的微小癌灶或术中脱落的癌细胞，提高综合治疗效果。

3. 其他治疗

包括放疗、热疗、免疫治疗、中医中药治疗等。

（四）护理措施

1. 缓解患者的焦虑与恐惧

护士要主动与患者交谈，鼓励患者表达自身感受和学会自我放松的方法。

2. 改善患者的营养状况

（1）术前营养支持：胃癌患者，尤其伴有梗阻和出血者，术前常由于食欲减退、摄入不足、消耗增加和恶心、呕吐而导致营养状况欠佳。应给予高热量、高蛋白、高维生素、低脂肪、易消化和少渣的食物。

（2）术后营养支持的护理：①肠外营养支持：因胃肠减压期间引流出大量含有各种电解质的胃肠液，因此术后应及时补充水、电解质和营养素；②早期肠内营养支持；③饮食护理：肠蠕动恢复后可拔除胃管，拔胃管后当日可少量饮水或米汤。

3. 采取有效措施，促进舒适感

（1）体位：全麻清醒前取去枕平卧位，头偏向一侧。

（2）保持有效胃肠减压，减少胃内积气、积液。

（3）镇痛：对切口疼痛所致的不舒适，可遵医嘱给予镇痛药物。

（4）休息：为患者创造良好的休息环境，保证患者休息和睡眠。

4. 并发症的观察、预防和护理

（1）术后出血：包括胃或腹腔内出血。要严密观察患者生命体征，禁食和胃肠减压，加强对腹腔引流的观察。

（2）感染：①完善术前准备：术前良好的胃肠道和呼吸道准备，利于有效预防术后并发症。②体位：全麻清醒前取去枕平卧位，头偏向一侧，以免呕吐时发生误吸。③口腔护理：保持口腔清洁卫生，减少口腔内细菌的生长繁殖。④保持腹腔引流通畅：术后放置腹腔引流管的目的是及时引流腹腔内的渗血、渗液，避免腹腔内液体积聚致继发感染和脓肿形成。⑤术后早期活动：鼓励患者定时做深呼吸、有效咳嗽和排痰，预防肺不张和坠积性肺炎等肺部并发症。

（3）吻合口瘘或残端破裂：①术前胃肠道准备；②维持有效胃肠减压；③加强观察和记录：注意观察患者的生命体征和腹腔引流情况；④保护瘘口周围皮肤；⑤支持治疗；⑥合理应用抗菌药：对继发感染的患者，根据医嘱合理应用抗菌药。

（4）消化道梗阻：若患者在术后短期内再次出现恶心、呕吐、腹胀，甚至腹痛和停止肛门排便排气，应警惕消化道梗阻或残胃蠕动无力所致的胃排空障碍。

（5）倾倒综合征：①对早期倾倒综合征者：主要指导患者通过饮食加以调整。②对晚期倾倒综合征：出现症状时稍进饮食，尤其是糖类即可缓解。③碱性反流性胃炎：对症状轻者，可指导其遵医嘱正确服用胃黏膜保护剂、胃动力药及胆汁酸结合药物考来烯胺（消胆胺）。④营养相关问题：指导患者在接受药物治疗的同时，加强饮食调节，食用高蛋白、低脂食物，补充铁剂与足量维生素。

二、胃、十二指肠溃疡

（一）胃、十二指肠溃疡大出血

1. 临床表现

（1）呕血和黑便：呕血和排柏油样黑便是主要症状。

（2）休克：短期内失血量超过 400 mL 时，患者可出现面色苍白、口渴、脉搏快速有力、血压正常或略偏高的代偿征象。

（3）腹部体征：腹部稍胀，上腹部可有轻度压痛，肠鸣音亢进。

2. 处理原则

（1）非手术治疗：包括补充血容量；禁食、留置胃管；应用止血、制酸等药物；胃镜下止血。

（2）手术治疗：根据病情选择适当的手术方式。

3. 护理措施

（1）缓解焦虑与恐惧：安慰患者，减轻患者的焦虑与恐惧。

（2）维持体液平衡：建立多条静脉通路，维持体液平衡。

（二）胃、十二指肠溃疡急性穿孔

1. 临床表现

多数患者既往有长期的胃、十二指肠溃疡病史，穿孔前数日症状加重。情绪波动、过度劳累、饮食不当或服用皮质类固醇类药物等常为诱发因素。

（1）症状：穿孔多突然发生于夜间空腹或饱食后。主要表现为突发性上腹部刀割样剧痛，并迅速波及全腹，但以上腹为重。

（2）体征：患者呈急性面容，表情痛苦，倦屈位，不愿移动；腹部呈舟状，腹式呼吸减弱或消失。X射线检查时，80%可见膈下新月状游离气体影。

2. 处理原则

（1）非手术治疗适应证：①一般情况良好，症状及体征较轻的空腹状态下溃疡穿孔；②穿孔超过24 h，腹膜炎已局限；③胃、十二指肠造影证实穿孔已封闭；④无出血、幽门梗阻及恶变等并发症者。

治疗措施包括：①禁食、持续胃肠减压；②输液和营养支持；③控制感染；④给予 H_2 受体阻断剂或质子泵抑制剂等制酸药物；⑤严密观察病情变化。

（2）手术治疗：包括单纯穿孔缝合术和彻底性溃疡切除手术。

3. 护理措施

（1）缓解疼痛：禁饮食、持续胃肠减压，同时注意体位的选取，以缓解疼痛。

（2）维持体液平衡：根据出入量和医嘱，合理安排输液的种类和速度。

（3）预防腹腔内残余脓肿：遵医嘱应用抗菌药，控制感染。

第四节　肠梗阻患者的护理

肠梗阻是指肠内容物由于各种原因不能正常运行、顺利通过肠道，是常见的外科急腹症之一。

一、临床表现

不同类型肠梗阻的共性表现有：腹痛、呕吐、腹胀及停止排便排气。

1. 症状

（1）腹痛：单纯性机械性肠梗阻由于梗阻部位以上肠管剧烈蠕动，患者表现为阵发性腹部绞痛。

（2）呕吐：与肠梗阻发生的部位、类型有关。

（3）腹胀：程度与梗阻部位有关，症状发生时间较腹痛和呕吐为迟。

（4）停止排便排气：完全性肠梗阻者多停止排便排气，但在高位肠梗阻早期，由于梗阻以下肠腔内仍残存粪便及气体，可在灌肠后自行排出，故不应因此而排除肠梗阻。

2. 体征

（1）局部：机械性肠梗阻常可见腹部膨隆、肠型和异常蠕动波；单纯性肠梗阻时腹壁较软，轻度压痛；绞窄性肠梗阻时有腹膜刺激征、压痛性包块（受绞窄的肠袢）。

叩诊麻痹性肠梗阻全腹呈鼓音。

听诊机械性肠梗阻者肠鸣音亢进，有气过水音或金属音。

（2）全身：肠梗阻患者由于体液丢失可出现相应的脱水体征。

肠梗阻发生4～6h后，腹部立位或侧卧位X射线透视或摄片可见多个气液平面及胀气肠袢。

二、护理措施

1. 维持体液平衡

（1）合理输液并记录出入量。

（2）营养支持：肠梗阻患者应禁食，给予胃肠外营养。

2. 有效缓解疼痛

（1）禁食、胃肠减压。

（2）腹部按摩。

（3）应用解痉剂：腹痛患者在明确诊断后可遵医嘱适当予解痉剂治疗，如阿托品肌内注射。

3.维持体温正常

遵医嘱正确、合理地应用抗菌药控制感染，并观察患者在用药过程中的反应。

4.并发症的预防和护理

（1）吸入性肺炎：①预防：头偏向一侧，并记录呕吐物的量及颜色、性状；②病情监测：观察患者是否发生呛咳，有无咳嗽、咳痰、胸痛及寒战、发热等全身感染症状；③护理：若发生吸入性肺炎，除遵医嘱及时予以抗菌药外，还应协助患者翻身、叩背，予以雾化吸入，指导患者有效呼吸、咳嗽、咳痰等。

（2）腹腔感染及肠瘘：①避免感染；②根据患者情况合理补充营养；③观察：观察患者术后腹痛、腹胀症状是否改善，肛门恢复排气、排便的时间等。

（3）肠粘连：肠梗阻术后若护理不当，仍可能发生再次肠粘连。应注意下列护理措施：①术后早期活动；②密切观察病情：患者是否再次出现腹痛、腹胀、呕吐等肠梗阻症状。

第五节　直肠、肛管良性疾病患者的护理

一、直肠肛管周围脓肿

直肠肛管周围脓肿是指发生在直肠肛管周围间隙或其周围软组织内的急性化脓性感染，并发展成为脓肿。

1.临床表现

（1）肛门周围脓肿：以肛门周围皮下脓肿最为常见，位置多浅，以局部症状为主，全身感染症状少见。

（2）坐骨肛管间隙脓肿（坐骨直肠窝脓肿）较为多见，因该间隙较大，形成的脓肿较大且深，全身感染症状重。

（3）骨盆直肠间隙脓肿（骨盆直肠窝脓肿）：较前二者少见，全身感染症状重而无典型局部表现。

2.处理原则

脓肿未形成时可应用抗菌药治疗，控制感染；温水坐浴；局部理疗。

3.护理措施

（1）有效缓解疼痛：指导患者采取舒适体位；指导患者用1∶5000高锰酸钾溶液3000 mL坐浴，温度为43 ~ 46℃，每日2 ~ 3次，每次20 ~ 30 min。

（2）保持大便通畅：嘱患者多饮水，摄入有助促进排便的食物；根据医嘱，给予麻仁丸或液体石蜡等口服。

（3）控制感染：遵医嘱，全身应用革兰氏阳性菌敏感的抗菌药控制感染；对脓肿切开引流者，应密切观察引流液的颜色、量、性状并记录；高热患者给予物理降温。

二、肛瘘

肛瘘为肛门周围的肉芽肿性管道，由内口、瘘管和外口三部分组成。

1.临床表现

（1）症状：患者常有肛周脓肿的病史，因脓性、血性分泌物刺激肛门周围皮肤而引起局部瘙痒。

（2）体征：肛门周围可见1个或数个外口，排出少量脓性、血性或黏液性分泌物，部分患者可发生湿疹。

2.处理原则

手术切除。原则是切开瘘管，敞开创面，促进愈合。

（1）肛瘘切开术：适用于低位肛瘘。

（2）肛瘘切除术：适用于低位单纯性肛瘘。

（3）挂线治疗：适用于高位单纯性肛瘘。

3. 护理措施

（1）保持大便通畅：进食应清淡，忌辛辣食物。养成良好排便习惯。

（2）加强肛周皮肤护理。

（3）定期行直肠指诊，以及时观察伤口愈合情况。为防止肛门狭窄，术后 5 ~ 10 天内可用示指扩肛，每日一次。

三、肛裂

肛裂是指齿状线以下肛管皮肤层裂伤后形成的经久不愈的小溃疡。

1. 临床表现

患者多有长期便秘史，临床多表现为典型的、反复发作的疼痛、便秘和出血。

（1）疼痛：为主要症状，有典型的周期性。

（2）便秘：肛裂形成后患者往往因惧怕疼痛而不愿排便，故而更加重便秘，粪便更加干结，形成恶性循环。

（3）出血：由于排便时粪便擦伤溃疡面或撑开肛管撕拉裂口，创面常有少量出血。

2. 处理原则

软化大便，保持大便通畅；解除肛门括约肌痉挛，缓解疼痛，促进局部创面愈合。

（1）非手术治疗包括服用通便药物、局部坐浴、扩肛疗法等。

（2）手术治疗适用于经久不愈、经非手术治疗无效的陈旧性肛裂。

3. 护理措施

（1）有效缓解疼痛：保持肛门卫生，必要时服用镇痛药物。

（2）保持大便通畅：调理饮食，多饮水；养成良好排便习惯；服用缓泻剂，如液体石蜡、果导片等，也可选用中药芦荟、番泻叶等泡茶饮用，以润滑、松软大便并促使排便。

（3）术后常见并发症的预防和护理：①切口出血：多发于术后 1 ~ 7 天，常见原因多为术后便秘、猛烈咳嗽等导致创面裂开、出血；②尿潴留：多由于术后早期神经反射引起；③排便失禁：多由于术中不慎切断肛管直肠环所致。

四、痔

痔是肛垫病理性肥大和移位，但传统认为是直肠下端黏膜或肛管皮肤下的曲张静脉团。

（一）痔的临床分度和表现

患者多有便秘、饮酒或进刺激性食物等诱因。

（1）内痔：主要表现为便血及痔块脱出。

Ⅰ度：排便时出血，便后出血自行停止，无痔块脱出。

Ⅱ度：常有便血，痔块在排便时脱出肛门，排便后可自行回纳。

Ⅲ度：偶有便血，痔在腹内压增高时脱出，无法自行回纳，需用手辅助。

Ⅳ度：偶见便血，痔块长期脱出于肛门，无法回纳或回纳后又立即脱出。

（2）外痔：主要表现为肛门不适、潮湿，有时伴局部瘙痒，严重者可有疼痛。

（3）混合性痔：兼有内痔及外痔的表现，严重时可呈环状脱出肛门，呈梅花状，又称环状痔。

（二）处理及护理

1. 处理原则

无症状痔无需治疗，有症状痔的治疗目标在于减轻及消除症状而非根治。首选非手术治疗，无效时才考虑手术治疗。

（1）非手术治疗：①一般治疗：适用于初期及无症状痔；②注射疗法：常用于Ⅰ、Ⅱ度内痔的治疗；③胶圈套扎疗法：可用于Ⅰ、Ⅱ、Ⅲ度内痔的治疗；④痔动脉结扎术：适用于Ⅱ、

Ⅲ、Ⅳ度内痔。通过多普勒超声探头探测供应痔血流的动脉并进行缝合结扎，通过阻断痔的血液供应以达到缓解症状的目的。

（2）手术疗法：主要适用于Ⅱ、Ⅲ、Ⅳ度内痔或发生血栓、嵌顿等并发症的痔及以外痔为主的混合痔等。

2.护理措施

（1）有效缓解疼痛：①局部热敷或温水坐浴：可有效改善局部微循环，减轻疼痛症状；②遵医嘱用药：血栓性外痔者局部应用抗菌药软膏；③及时回纳痔：嵌顿性痔应尽早行手法复位，注意动作轻柔，避免损伤。

（2）保持大便通畅：①术前调节饮食结构；定时排便，适当增加运动量，以促进肠蠕动；避免久站、久坐、久蹲。②术后1～2天应以无渣或少渣流食、半流食为主，如藕粉、莲子羹、稀粥、面条等，以减少肠蠕动、粪便形成和排便，促进切口愈合。

（3）并发症的预防和护理：①尿潴留：术后24 h内，每4～6 h嘱患者排尿一次。②切口出血：术后24 h内，患者可在床上适当活动四肢、翻身等，但不宜过早下床，以免伤口疼痛及出血。③术后切口感染。④肛门狭窄：多为术后瘢痕挛缩所致。

知识拓展 ●●●●

直肠、肛管良性疾病的辅助检查

（1）直肠肛管周围脓肿：直肠指检，对直肠肛管周围脓肿有重要意义。病变位置表浅时可触及压痛性肿块，甚至波动感；深部脓肿则可有患侧深压痛，有时可扪及局部隆起。

（2）肛瘘：直肠指检，瘘管位置表浅时可触及硬结样内口及条索样瘘管，在内口处有轻压痛。

（3）肛裂：肛门检查，可发现后正中线有一单发的纵行的梭形裂口或溃疡。

（4）痔：肛门镜检查可见肛管齿状线附近突出的痔。

第六节　门静脉高压症患者的护理

一、临床表现

（1）脾肿大及脾功能亢进：正常情况下触摸不到脾。脾肿大后，则在左肋缘下可触及；程度不一，大者可达脐下。巨型脾在血吸虫病性肝硬化患者中为多见。

（2）呕血和黑便：食管-胃底曲张静脉破裂出血是门静脉高压症患者常见的危及生命的并发症，一次出血可达1000～2000 mL，出血部位多在食管下1/3和胃底。

（3）腹水：腹水是肝功能损害的表现，约1/3患者有腹水。

（4）其他：门静脉高压症患者由于门静脉压力增高使消化道处于充血状态，又由于营养不良使胃肠道的消化、吸收及蠕动发生障碍，患者常出现食欲减退、恶心、呕吐。

二、护理措施

1.减轻恐惧，稳定情绪

帮助患者树立战胜疾病的信心，配合抢救。

2.控制出血，维持体液平衡

（1）恢复血容量，纠正电解质紊乱：迅速建立静脉通路，按出血量补充液体，及时备血、输血。

（2）止血药物的应用与护理：冰盐水胃内灌洗，按时应用止血药，及时清理呕吐物和血迹。

（3）观察病情：定时测量血压、脉搏、呼吸，监测中心静脉压和尿量。

（4）三腔管的护理。

（5）急症手术准备：做好急症手术的各项常规准备，以防病情变化。

3. 并发症的预防和护理

（1）预防和控制出血。

（2）保护肝功能，预防肝性脑病。

（3）预防和控制感染。

4. 控制或减少腹水的形成

（1）注意休息和营养：术前尽量取平卧位，以增加肝、肾血流灌注。

（2）限制液体和钠的摄入。

（3）测量腹围和体重：每天测腹围一次，每周测体重一次。

（4）按医嘱使用利尿剂：如氨苯蝶啶，同时记录24 h出入液量，并观察有无低钾、低钠血症。

5. 提供预防上消化道出血的知识

（1）休息与活动：合理休息与适当活动，避免过于劳累。

（2）饮食：禁烟、酒，少喝咖啡和浓茶。不宜进食粗糙、干硬、带渣食物，饮食不宜过热。

（3）避免引起腹压升高的因素，如咳嗽、喷嚏、便秘等。

6. 其他

分流术取自体静脉者，观察局部有无静脉回流障碍，取颈内静脉者观察有无头痛、呕吐等颅内压增高表现，必要时根据医嘱快速滴注甘露醇。

第七节　胆道疾病患者的护理

一、胆囊结石

（一）临床表现

约30%的胆囊结石患者可终身无临床症状，仅于体检或手术时发现的结石称为静止性结石。

1. 症状

（1）腹痛：表现为突发的右上腹阵发性剧烈绞痛，可向右肩部、肩胛部或背部放射。

（2）消化道症状：常伴恶心、呕吐、厌食、腹胀、腹部不适等非特异性的消化道症状。

2. 体征

有时可在右上腹部触及肿大的胆囊。检查者将左手平放于患者右肋部，拇指置于右腹直肌外缘与肋弓交界处，嘱患者缓慢深吸气，使肝脏下移，若患者因拇指触及肿大的胆囊引起疼痛而突然屏气，称为 Murphy 征阳性。

B超检查可显示胆囊内结石。

（二）护理措施

1. 减轻或控制疼痛

根据疼痛的程度，采取非药物或药物方法止痛。

（1）加强观察：观察疼痛的程度、性质，发作的时间、诱因及缓解的相关因素。

（2）卧床休息：协助患者采取舒适体位，指导其有节律地呼吸，达到放松和减轻疼痛的效果。

（3）合理饮食：根据病情指导患者进食清淡饮食，忌油腻食物。

（4）药物止痛：对诊断明确的剧烈疼痛者，可遵医嘱通过口服、注射等方式给予消炎利胆、解痉或止痛药，以缓解疼痛。

2. 提供相关知识

介绍胆石症和腹腔镜手术相关知识，如疾病的发生、发展，手术基本过程，让患者更好地配合治疗和护理。

3.并发症的预防和护理

（1）加强观察：包括生命体征、腹部体征及引流液情况。

（2）及时处理胆瘘：一旦发现瘘的征象，应及进报告医师并配合进行相应的处理。

二、胆囊炎

（一）临床表现

1.急性胆囊炎

（1）症状：①腹痛：多数患者有上腹部疼痛史，表现为右上腹阵发性绞痛，常在饱餐、进食油腻食物后或夜间发作，疼痛可放射至右肩及右肩胛下。②消化道症状：患者腹痛发作时常伴有恶心、呕吐、厌食等消化道症状。③发热或中毒症状。

（2）体征：①腹部压痛：右上腹可有不同程度和不同范围的压痛、反跳痛和肌紧张，Murphy 征阳性。②黄疸。

2.慢性胆囊炎

症状常不典型，主要表现为上腹部饱胀不适、厌食油腻和嗳气等消化不良的症状以及右上腹和肩背部隐痛。

（二）护理措施

1.减轻或控制疼痛

（1）卧床休息：协助患者采取舒适体位，指导患者进行有节律的深呼吸，达到放松和减轻疼痛的目的。

（2）合理饮食：病情较轻且决定采取非手术治疗的急性胆囊炎患者，指导其清淡饮食，忌油腻食物。

（3）药物止痛：对诊断明确的剧烈疼痛者，可遵医嘱通过口服、注射等方式给予消炎利胆、解痉或止痛药，以缓解疼痛。

（4）控制感染：遵医嘱及时合理应用抗菌药。通过控制胆囊炎症，减轻胆囊肿胀和胆囊压力，达到减轻疼痛的效果。

2.维持体液平衡

在患者禁食期间，根据医嘱经静脉补充足够的水、电解质、能量和维生素等，以维持水、电解质及酸碱平衡。

3.并发症的预防及护理

（1）加强观察：严密监测患者生命体征及腹痛程度、性质和腹部体征变化。

（2）减轻胆囊内压力：遵医嘱应用敏感抗菌药，以有效控制感染，减轻炎性渗出，达到减少胆囊内压力、预防胆囊穿孔的目的。

（3)及时处理胆囊穿孔：一旦发生胆囊穿孔，应及时报告医师，并配合做好紧急手术的准备。

三、急性梗阻性化脓性胆管炎

（一）临床表现

多数患者有胆道疾病及胆道手术史，发病急骤，病情进展迅速，除具有急性胆管炎的 Charcot 三联症（腹痛、寒战高热、黄疸）外，还有休克及中枢神经系统受抑制的表现，即 Reynolds 五联症。

1.症状

（1）腹痛：患者常表现为突发的剑突下或右上腹持续性疼痛，可阵发性加重，并向右肩胛下及腰背部放射。

（2）寒战、高热：体温呈持续升高达 39 ~ 40℃或更高，呈弛张热。

（3）胃肠道症状：多数患者伴恶心、呕吐。

2.体征

（1）腹部压痛或腹膜刺激征。

（2）黄疸：多数患者可出现不同程度的黄疸，若仅为一侧胆管梗阻可不出现黄疸。

（3）神志改变：主要表现为神志淡漠、烦躁、谵妄或嗜睡、神志不清，甚至昏迷，病情严重者可在短期内出现感染性休克表现。

（4）休克表现：口唇发绀，呼吸浅快，脉搏细速达 120 ~ 140 次 /min，血压在短时间内迅速下降，可出现全身出血点或皮下淤斑。

（二）护理措施

1.维持体液平衡

（1）加强观察：严密监护患者的生命体征和循环功能。

（2）补液扩容。

（3）纠正水、电解质及酸碱平衡紊乱。

2.降低体温

（1）物理降温：根据患者体温升高的程度，采用温水擦浴、冰敷等物理方法。

（2）药物降温：在物理降温基础上，根据病情遵医嘱通过口服、注射或其他途径给予药物降温。

（3）控制感染：遵医嘱联合应用足量有效的广谱抗菌药。

3.维持有效呼吸

（1）加强观察。

（2）采取合适体位：协助患者卧床休息，以减少耗氧量。

（3）禁食和胃肠减压：禁食可减少消化液的分泌，减轻腹部胀痛。

（4）解痉镇痛：对诊断明确的剧烈疼痛患者，可遵医嘱通过口服、注射等方式给予消炎利胆、解痉或止痛药，减轻腹痛，有利于平稳呼吸，尤其是腹式呼吸。

（5）吸入氧气：根据患者呼吸的频率、节律、深浅度及血气分析情况选择给氧方式和确定氧气流量或浓度。

4.营养支持

（1）术前：不能进食及胃肠减压患者，可静脉补充能量、氨基酸、维生素、水及电解质。

（2）术后：恢复进食前，需胃肠外途径补充营养素；恢复进食后，应鼓励患者由流质饮食逐步转为高蛋白、高碳水化合物饮食。

5.并发症的预防和护理

（1）加强观察：包括神志、生命体征、每小时尿量、腹部体征及引流液的量、颜色和性质，同时应注意血常规、电解质、血气分析和心电图等检测结果的变化。

（2）加强腹壁切口、引流管和 T 管护理。

（3）加强支持治疗：患者发生胆瘘时，在观察并准确记录引流液量、颜色的基础上，遵医嘱补充水、电解质及维生素，以维持水、电解质平衡。

（4）维护器官功能：一旦出现多器官功能障碍或衰竭的征象，应立即与医师联系，并配合医师采取相应的急救措施。

第八节　外科急腹症患者的护理

一、临床表现

腹痛是急腹症的主要临床症状，常同时伴随恶心、呕吐、腹胀等消化道症状或发热。特点为先有腹痛后有发热。

（1）胃、十二指肠穿孔：突发性上腹部刀割样疼痛且拒按，腹部呈舟状。

（2）胆管系统结石或感染：急性胆囊炎、胆石症患者为右上腹疼痛，呈持续性，伴右侧肩背部牵涉痛。

（3）急性胰腺炎：为上腹部持续性疼痛，伴左肩或左侧腰背部束带状疼痛。

（4）肠梗阻、肠扭转和肠系膜血管栓塞：肠梗阻、肠扭转时多为中上腹部疼痛，呈阵发性绞痛，随病情进展可表现为持续性疼痛、阵发性加剧，伴呕吐、腹胀和肛门停止排便、排气。

（5）急性阑尾炎：转移性右下腹痛伴呕吐和不同程度发热。

（6）内脏破裂出血：突发性上腹部剧痛，腹腔穿刺液为不凝固的血液。

（7）肾或输尿管结石：上腹部和腰部钝痛或绞痛，可沿输尿管向下腹部、腹股沟区或会阴部放射，可伴呕吐和血尿。

二、护理措施

1.减轻或有效缓解疼痛

（1）观察：密切观察患者腹痛的部位、性质、程度和伴随症状。

（2）体位：非休克患者取半卧位，有助减轻腹壁张力，减轻疼痛。

（3）禁食和胃肠减压。

（4）解痉和镇痛。

（5）非药物性措施：包括放松疗法，如按摩、指导患者有节律地深呼吸；分散注意力法，如默念数字或听音乐；暗示疗法、催眠疗法和安慰剂疗法等。

2.维持体液平衡

（1）消除病因：控制体液的进一步丧失。

（2）补充容量：迅速建立静脉通路，遵医嘱正确、及时和合理安排晶体和胶体液的输注种类和顺序。

（3）准确记录出入水量：对神志不清或伴休克者，应留置导尿管，并根据尿量调整输液量和速度。

（4）采取合适体位：休克患者取头低脚高卧位。

3.减轻焦虑和恐惧

术前或术后护理人员要主动关心患者，向患者解说腹痛的可能原因，减轻患者的焦虑和恐惧。

4.提供有效应对措施

加强护患沟通，消除患者孤寂感。

5.并发症的观察、预防和护理

（1）腹腔内残余脓肿和瘘：取斜坡卧位，使炎症局限；提供有限引流并加强观察。

（2）出血：加强生命体征观察、补充血容量，应用止血药物。

6.其他

（1）加强基础护理。

（2）营养支持护理。

第八章　颅脑外科患者的护理

◇ 知识框架

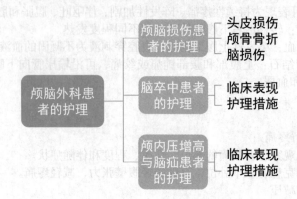

◇ 知识解读

第一节　颅脑损伤患者的护理

一、头皮损伤

（一）头皮血肿

1.临床表现

（1）皮下血肿：血肿体积小、张力高、压痛明显。

（2）帽状腱膜下血肿：因该处组织疏松，出血较易扩散。

（3）骨膜下血肿：血肿多局限于某一颅骨范围内，以骨缝为界。

2.处理原则

（1）皮下血肿：可观察或伤后立即冰敷，数日后可自行吸收。

（2）帽状腱膜下血肿：血肿较小者可加压包扎，待其自行吸收；若血肿较大，则应在严格皮肤准备和消毒下穿刺抽吸，然后再加压包扎。经反复穿刺加压包扎血肿仍不能缩小者，需注意是否有凝血功能障碍或其他原因。对已有感染的血肿，需切开引流。

（3）骨膜下血肿：处理原则与帽状腱膜下血肿相仿，但对伴有颅骨骨折者不宜强力加压包扎，以防血液经骨折缝流入颅内，引起硬脑膜外血肿。

3.护理措施

（1）减轻疼痛：早期冷敷以减少出血和疼痛，24～48 h后改用热敷。

（2）预防并发症：嘱患者勿用力揉搓，以免增加出血。

（3）健康教育：对于损伤较轻者，勿剧烈活动。遵医嘱继续服用抗生素、止血药、镇痛药物。

（二）头皮裂伤

1.临床表现

头皮血管丰富，出血较多，可致失血性休克，是常见开放性头皮损伤，多为锐器或钝器打击所致。

2. 处理原则

现场急救可局部压迫止血，争取 24 h 内清创缝合。

3. 护理措施

遵医嘱应用抗菌药预防感染、缓解疼痛。注意头皮裂伤有合并颅骨损伤及脑损伤的可能，应注意观察生命体征、神志和瞳孔等变化。

（三）头皮撕脱伤

1. 临床表现

剧烈疼痛及大量出血可导致失血性或疼痛性休克，是一种严重的头皮损伤。

2. 处理原则

加压包扎止血、防治休克。尽可能在伤后 6 ~ 8 h 内清创，做头皮瓣复位再植或自体皮肤移植。

3. 护理措施

急救过程中应注意保护撕脱的头皮，避免污染，用无菌敷料或干净布包裹，隔水放置于有冰块的容器内，随伤员一同送往医院，争取清创后再植。

二、颅骨骨折

（一）临床表现

1. 颅盖骨折

（1）线性骨折：发生率最高。局部压痛、肿胀。

（2）凹陷性骨折：好发于额、顶部。局部可扪及局限性下陷区。

2. 颅底骨折

多因强烈的间接暴力作用于颅底所致，常为线性骨折。主要靠颅骨 X 射线摄片确诊。

（二）处理原则

1. 颅盖骨折

（1）单纯线性骨折：本身无需特殊处理，关键在于处理因骨折引起的脑损伤或颅内出血。

（2）凹陷性骨折：出现下述情况者需手术治疗：①合并脑损伤或大面积骨折片陷入颅腔，导致颅内压升高；②骨折片压迫脑重要部位引起神经功能障碍；③非功能区部位的小面积凹陷骨折，无颅内压增高，但深度超过 1 cm 者可考虑择期手术；④开放性粉碎性凹陷骨折。

2. 颅底骨折

主要针对由骨折引起的并发症和后遗症进行治疗。

（三）护理措施

1. 预防颅内感染，促进漏口早日闭合

嘱患者采取半坐位，头偏向患侧；保持局部清洁；避免颅内压骤升，勿用力屏气排便、咳嗽、擤鼻涕或打喷嚏等；对于脑脊液鼻漏者，不可经鼻腔进行护理操作。注意有无颅内感染迹象。遵医嘱应用抗生素及 TAT 或破伤风类毒素。

2. 病情观察

及时发现和处理并发症。明确有无脑脊液外漏；在前鼻庭或外耳道口松松地放置干棉球，随湿随换，准确估计脑脊液外漏量；颅骨骨折患者可合并脑组织、血管损伤，导致癫痫、颅内出血、继发性脑水肿、颅内压增高等，故应注意有无颅内继发性损伤。注意颅内低压综合征。

三、脑损伤

（一）脑震荡

1. 临床表现

患者在伤后立即出现短暂的意识障碍，持续数分钟或数十分钟，一般不超过 30 min。

2. 处理原则

脑震荡一般无须特殊治疗，卧床休息 5 ～ 7 天，适当使用镇静、镇痛药物，多数患者在 2 周内恢复正常，预后良好。

3. 护理措施

（1）缓解患者焦虑情绪，给患者讲解疾病的相关知识，缓解其紧张情绪。

（2）头痛患者，遵医嘱适当给予止痛药物。

（3）注意观察：少数患者可能发生颅内继发病变或其他并发症。

（二）脑挫裂伤

1. 临床表现

（1）意识障碍：是脑挫裂伤最突出的临床表现。

（2）局部症状和体征：依损伤的部位和程度不同，表现不同的症状及体征。

（3）头痛、呕吐：与颅内压增高、自主神经功能紊乱或外伤性蛛网膜下隙出血有关。

（4）颅内压增高和脑疝：因继发颅内血肿或脑水肿所致。

2. 处理原则

以非手术治疗为主，减轻脑损伤后的病理生理反应，预防并发症。

（1）非手术治疗：防治脑水肿是治疗脑挫裂伤的关键；促进脑功能恢复，应用营养神经药物。

（2）手术治疗：重度脑挫裂伤经上述治疗无效，颅内压增高明显甚至出现脑疝迹象时，应行脑减压术或局部病灶清除术。

3. 护理措施

（1）保持呼吸道通畅：①体位：深昏迷患者取侧位或侧俯卧位；②及时清除呼吸道分泌物及其他血污；③开放气道：深昏迷患者应抬起下颌或放置口咽通气道，以免舌根后坠阻碍呼吸；④加强气管插管、气管切开患者的护理；⑤预防感染：使用抗菌药防治呼吸道感染。

（2）加强营养：①早期可采用肠外营养，待肠蠕动恢复后，逐步过渡至肠内营养支持；②定期评估患者营养状况。

（3）消除脑水肿，预防和处理颅内压增高和脑疝。

体位：抬高床头 15° ～ 30°，以利脑静脉回流，减轻脑水肿。

病情观察和记录：在损伤后的 3 天左右，护理的重点是密切观察病情，及时发现继发性病变。①意识：意识障碍是脑损伤患者最常见的变化之一。②生命体征：患者伤后可出现持续的生命体征紊乱。③神经系统病症：有定位意义。原发性脑损伤引起的局灶症状，在受伤当时立即出现。④其他：观察有无脑脊液漏、呕吐及呕吐物的性质，有无剧烈头痛或烦躁不安等颅内压增高表现或脑疝先兆。

（4）其他并发症的观察与处理：①蛛网膜下隙出血：因脑裂伤所致。患者可有头痛、发热、颈强直表现。可遵医嘱给予解热镇痛药物；②外伤性癫痫：任何部位的脑损伤均可能导致癫痫，可采用苯妥英钠预防发作，发作时使用地西泮控制抽搐；③消化道出血：可因应激或大量使用皮质激素引起的应激性溃疡所致。遵医嘱补充血容量、适时停用激素。

第二节 脑卒中患者的护理

一、临床表现

1. 缺血性脑卒中

根据脑动脉狭窄和闭塞后神经功能障碍的轻重和症状的持续时间，缺血性脑卒中分为 3 种类型。

（1）短暂性脑缺血发作：神经功能障碍持续时间不超过 24 h。

（2）可逆性缺血性神经功能障碍：发病似短暂性脑缺血发作（TIA），但神经功能障碍的持续时间超过 24 h，可达数天，患者也可完全恢复。

（3）完全性脑卒中：症状较上述两类型严重，神经功能障碍长期不能恢复。

2. 出血性脑卒中

突然出现意识障碍、偏瘫；重症者可出现昏迷、完全性瘫痪及去皮质强直、生命体征紊乱。

二、护理措施

1. 加强生活护理，防止意外发生

（1）吞咽困难者，应防止进食时误入气管导致肺部感染或不慎咬伤舌头。

（2）肢体无力或偏瘫者需加强生活照料，肢体瘫痪者应防止坠床或跌伤、碰伤。

（3）面瘫患者进食时食物易残留于麻痹侧口颊部，需特别注意该侧颊部黏膜的清洁。

（4）语言、视力、听力障碍的患者，应及时了解患者需求，并给予满足。

（5）及早进行肢体功能锻炼。

2. 有效缓解或解除疼痛

术后患者若诉头痛，应了解和分析头痛的原因、性质和程度，然后对症处理和护理。

（1）切口疼痛，止痛剂可缓解。

（2）颅内压增高所引起的头痛。需依赖脱水、激素治疗降低颅内压。

（3）若系术后血性脑脊液刺激脑膜引起的头痛，需于术后早期行腰椎穿刺引流血性脑脊液。

3. 及时发现和处理并发症

（1）脑脊液漏：注意观察切口敷料及引流情况。

（2）颅内压增高、脑疝：适当控制输液量。

（3）出血：颅内出血是脑手术后最危险的并发症。术后应严密观察，避免增高颅内压的因素。

（4）感染：脑手术后常见的感染有切口感染、脑膜脑炎及肺部感染。

第三节 颅内压增高与脑疝患者的护理

颅内压是指颅腔内容物对颅腔壁所产生的压力，成人卧位正常颅内压力 70 ~ 200 mmH$_2$O（0.7 ~ 2.0 kPa）。当颅腔内容物的体积增加或颅腔容积缩小超过颅腔可代偿的容量，使颅内压持续高于 200 mmH$_2$O，并出现头痛、呕吐和视神经乳头水肿三大症状时，称为颅内压增高。当颅内压增高到一定程度时，尤其是占位性病变使颅内各分腔之间的压力不平衡，使一部分脑组织通过生理性孔隙，从高压区向低压区移位，产生相应的临床症状和体征称为脑疝。脑疝是颅内压增高的危象和引起死亡的主要原因，常见的有小脑幕切迹疝和枕骨大孔疝。

一、临床表现

1. 颅内压增高

（1）"三主征"：头痛、呕吐和视神经乳头水肿是颅内压增高的典型表现。头痛是颅内压增高最常见的症状，常在晨起或夜间时出现，咳嗽、低头、用力时加重，头痛部位常在前额、两侧颞部。呕吐常在头痛剧烈时出现，呈喷射性，可伴有恶心，与进食无直接关系。视神经乳头水肿是颅内压增高的重要客观体征，常为双侧性。早期多不影响视力，存在时间较久者有视力减退，严重者失明。

（2）生命体征改变：早期代偿性出现血压升高，脉压增大，脉搏慢而有力，呼吸深而慢（"二慢一高"），称为 Cushing 反应。病情严重者出现血压下降、脉搏快而弱、呼吸浅促或潮式呼吸，最终因呼吸、循环衰竭而死亡。

（3）意识障碍：急性颅内压增高时，常有进行性意识障碍；慢性颅内压增高患者，表现为神志淡漠、反应迟钝和呆滞，症状时轻时重。

（4）其他症状与体征：颅内压增高还可以引起外展神经麻痹或复视、头晕、猝倒等。婴幼儿颅内压增高可见囟门饱满、颅缝增宽、头颅增大、头皮静脉扩张等。

2. 脑疝

（1）小脑幕切迹疝：典型的临床表现是颅内压增高的基础上，出现进行性意识障碍，患侧瞳孔最初有短暂的缩小，以后逐渐散大，直接或间接对光反射消失。病变对侧肢体瘫痪、肌张力增加、腱反射亢进、病理征阳性。严重者双侧眼球固定及瞳孔散大、对光反射消失，四肢全瘫，去大脑强直，生命体征严重紊乱，最后呼吸、心跳停止而死亡。

（2）枕骨大孔疝：患者常有剧烈头痛，以枕后部疼痛为甚，反复呕吐，颈项强直或强迫体位，生命体征改变出现较早，意识障碍出现较晚。当延髓呼吸中枢受压时，患者早期可突发呼吸骤停而死亡。

二、护理措施

1. 一般护理

（1）患者床头抬高 15°～30° 的斜坡位，有利于颅内静脉回流，减轻脑水肿。昏迷患者取侧卧位，便于呼吸道分泌物排出。

（2）保持呼吸道通畅，持续或间断吸氧。

（3）不能进食者，成人每天静脉输液量在 1500～2000 mL，其中等渗盐水不超过 500 mL，保持每日尿量不少于 600 mL，并且应控制输液速度，防止短时间内输入大量液体，加重脑水肿。神志清醒者给予普通饮食，但要限制钠盐摄入量。

（4）加强生活护理，适当保护患者，避免意外损伤。昏迷躁动不安者切忌强制约束，以免患者挣扎导致颅内压增高。

2. 病情观察

观察意识、生命体征、瞳孔和肢体活动的变化。瞳孔的观察对判断病变部位具有重要的意义，颅内压增高患者出现病侧瞳孔先小后大，对光反应迟钝或消失，提示小脑幕切迹疝的发生。

3. 防止颅内压骤然升高

（1）卧床休息，保持病室安静，清醒患者不要用力坐起或提重物。稳定患者情绪，避免情绪激烈波动，以免血压骤升而加重颅内压增高。

（2）保持呼吸道通畅：昏迷患者或排痰困难者，应配合医生及早行气管切开术。

（3）避免胸、腹腔内压力增高：已发生便秘者切勿用力屏气排便，可用缓泻剂或低压小量灌肠通便，避免高压大量灌肠。

4.用药的护理

（1）应用脱水剂：最常用20%甘露醇250 mL，在30 min内快速静脉滴注，每日2～4次。停止使用脱水剂时，应逐渐减量或延长给药间隔，以防止反跳现象。

（2）应用肾上腺皮质激素：主要通过改善血脑屏障通透性，预防和治疗脑水肿，并能减少脑脊液生成，使颅内压下降。

5.脑疝的急救与护理

脑疝发生时应保持呼吸道通畅，并给氧。同时紧急做好术前检查和手术前准备，密切观察生命体征、瞳孔的变化。对呼吸功能障碍者，立即气管插管进行辅助呼吸。

6.脑室外引流的护理

（1）将引流管及引流瓶（袋）妥善固定在床头，使引流管开口高于侧脑室平面10～15 cm，以维持正常的颅内压。

（2）控制引流速度和量，引流量每日不超过500 mL为宜，避免颅内压骤降造成的危害。

（3）保持引流通畅，避免引流管受压和折叠。

（4）注意观察引流量和流出液性质，若引流出大量血性脑脊液提示脑室内出血，脑脊液混浊提示有感染。

（5）严格无菌操作预防逆行感染，每天更换引流袋时先夹住引流管，防止空气进入和脑脊液逆流颅内。

（6）引流时间一般小于1周，拔管前应行头颅CT检查，并夹住引流管1～2天，夹管期间应注意患者神志、瞳孔及生命体征变化，观察无颅内压增高症状可以拔管，拔管时先夹闭引流管，以免管内液体逆流入颅内引起感染。

7.冬眠低温疗法的护理

降温速度以每小时下降1℃为宜，降至肛温33～35℃较为理想，体温过低易诱发心律失常。在冬眠降温期间不宜翻身或移动体位，以防发生体位性低血压。严密观察生命体征变化，若脉搏超过100次/min，收缩压低于100 mmHg，呼吸慢而不规则时，应及时通知医生停药。冬眠低温疗法时间一般为3～5天，停止治疗时先停物理降温，再逐渐停用冬眠药物，任患者自然复温。

第九章　胸部外科及周围血管疾病患者的护理

◇ 知识框架

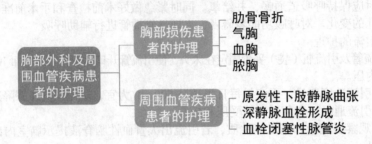

◇ 知识解读

第一节　胸部损伤患者的护理

一、肋骨骨折

肋骨骨折是指肋骨的完整性和连续性中断，是最常见的胸部损伤。

（一）临床表现

（1）症状：骨折部位疼痛，深呼吸、咳嗽或体位改变时加重。

（2）体征：受伤胸壁肿胀，可有畸形、局部压痛；有时可触及骨折断端和骨摩擦感。

（二）处理原则

1. 闭合性肋骨骨折

（1）固定胸廓：目的是限制肋骨断端活动，减轻疼痛。可用多条胸带、弹性胸带或宽胶布条叠瓦式固定。

（2）止痛：必要时给予口服吲哚美辛、布洛芬、地西泮。

（3）处理合并症：处理反常呼吸，主要是牵引固定。

（4）建立人工气道：对有闭合性多根多片肋骨骨折、咳嗽无力、不能有效排痰或呼吸衰竭者，应实施气管插管或切开、呼吸机辅助呼吸。

（5）应用抗菌药：预防感染。

2. 开放性肋骨骨折

此类患者除经上述相关处理外，还需及时处理伤口，及时清创与固定，预防感染。

（三）护理措施

1. 维持有效气体交换

（1）现场急救：采取紧急措施对危及生命的患者给予急救。

（2）清理呼吸道分泌物，鼓励患者咳出分泌物和血性痰，对气管插管或切开，应用呼吸机辅助呼吸者，加强呼吸道护理，包括吸痰和气道湿化。

（3）密切观察生命体征、神志、胸腹部活动以及气促、发绀、呼吸困难等情况。

2. 减轻疼痛

遵医嘱行胸带或宽胶布条固定，后者固定时必须由下向上叠瓦式固定，后起健侧脊柱旁，前方越过胸骨。

3. 预防感染

（1）密切观察体温，若体温超过 38.5℃，应通知医师及时处理。

（2）鼓励并协助患者有效咳痰。

（3）对开放性损伤者，及时交换创面敷料。

（4）遵医嘱合理使用抗菌药。

二、气胸

气胸即指胸膜腔内积气。

（一）临床表现

1. 闭合性气胸

（1）症状：胸闷、胸痛、气促和呼吸困难，程度随胸膜腔积气量和肺萎陷程度而不同。

（2）体征：可见气管向健侧移位，患侧胸部饱满，叩诊呈鼓音，听诊呼吸音减弱甚至消失。

2. 开放性气胸

（1）症状：表现为气促、明显呼吸困难、鼻翼扇动、口唇发绀，重者伴有休克症状。

（2）体征：可见患侧胸壁的伤道，呼吸时可闻及空气进出胸腔伤口的吸吮样音。

知识拓展 ●●●●

纵隔扑动：吸气时，健侧负压增大，与患侧的压力差增加，纵隔进一步向健侧移位；呼气时，两侧胸腔内压力差减少，纵隔又移回患侧，导致其位置随呼吸而左右摆动。纵隔扑动在开放性气胸中常见，可影响静脉回心血流，造成严重的循环功能障碍。

3. 张力性气胸

（1）症状：患者表现为严重或极度呼吸困难、发绀、烦躁、意识障碍、大汗淋漓、昏迷、休克，甚至窒息。

（2）体征：气管明显向健侧偏移，颈静脉怒张，患侧胸部饱满，肋间隙增宽，呼吸幅度减低，皮下气肿明显。

（二）处理原则

以抢救生命为首要原则。

（1）胸膜腔闭式引流：

目的：①引流胸腔内积气、积血和积液；②重建负压，保持纵隔正常位置；③促进肺膨胀。

置管位置：①积气常选锁骨中线第 2 肋间；②低位积液于腋中线和腋后线之间第 6 ~ 8 肋间插管引流。

拔管指征：置管引流 48 ~ 72 h 后，临床观察引流瓶中无气体溢出且颜色变浅、24 h 引流液量少于 50 mL、脓液少于 10 mL、胸部 X 射线摄片显示肺膨胀良好无漏气、患者无呼吸困难或气促时，即可终止引流，考虑拔管。

（2）张力性气胸是可迅速致死的危急重症，需紧急抢救处理。处理措施包括迅速排气减压（危急者可在患侧锁骨中线第 2 肋间相交处用粗针头穿刺胸膜腔）、胸腔闭式引流、开胸探查、应用抗菌药防治感染等。

（三）护理措施

1. 维持有效气体交换

（1）现场急救：胸部损伤患者若出现危及生命的征象时，护士应协同医师施以急救。

（2）维持呼吸功能：及时给予吸氧，病情稳定者取半坐卧位。

2. 减轻疼痛与不适

协助双手按压患侧胸壁，减轻咳嗽时疼痛，必要时应用止痛剂。

3. 预防肺部和胸腔感染

严格无菌操作，密切监测体温，协助患者咳嗽、咳痰，合理使用抗菌药。

4. 做好胸膜腔闭式引流的护理

（1）保持管道密闭。

（2）严格无菌技术操作，防止逆行感染。

（3）保持引流通畅。

（4）密切观察引流液颜色、性质和量。

三、血胸

血胸系指胸部损伤导致的胸膜腔积血。血胸可与气胸同时存在，称为血气胸。

（一）临床表现

与出血速度和出血量有关。

（1）小量血胸（成人在 0.5 L 以下）：症状不明显。

（2）中量（0.5 ~ 1.0 L）和大量（1.0 L 以上）血胸：特别是急性出血时，可出现低血容量性休克表现、胸腔积液表现，如呼吸急促、肋间隙饱满、气管移向健侧等。

（3）感染症状：血胸患者多可并发感染，表现为高热、寒战、出汗和疲乏等。

（二）处理原则

包括非手术和手术处理。

（1）非进行性血胸：小量积血可自行吸收。

（2）进行性血胸：及时补充血容量，防治低血容量性休克。

（3）凝固性血胸：为预防感染或血块机化，于出血停止后数日内经手术清除积血和血块。

（4）感染性血胸：合理有效应用抗菌药防治感染。

（三）护理措施

1. 维持有效的心排出量和组织灌注量

（1）建立静脉通路并保持其通畅，积极补充血容量和抗休克。

（2）密切监测生命体征：重点监测生命体征和观察胸腔引流液量、色质和性状。

2. 促进气体交换，维持呼吸功能

包括及时给予吸氧及观察呼吸道症状等。

3. 预防并发症

（1）合理足量使用抗菌药。

（2）指导和协助患者咳嗽、咳痰。

（3）密切观察体温、局部伤口和全身情况的变化。

（4）在进行胸腔闭式引流护理过程中，严格无菌操作，保持引流通畅，以防胸部继发感染。

四、脓胸

脓胸是指脓性渗出液积聚于胸膜腔内的化脓性感染。

（一）临床表现

1. 急性脓胸

（1）症状：常有高热、脉速、胸痛、食欲减退、呼吸急促、全身乏力，积脓较多者尚有胸闷、咳嗽、咳痰症状，严重者可出现发绀和休克。

（2）体征：患侧呼吸运动减弱，肋间隙饱满。

2. 慢性脓胸

（1）症状：常有长期低热、食欲减退、消瘦、营养不良等慢性全身中毒症状。

（2）体征：可见胸廓内陷，呼吸运动减弱，肋间隙变窄；支气管及纵隔偏向患侧。

（二）处理原则

1. 急性脓胸

①消除病因；②尽早排净脓液；③控制感染；④全身支持治疗。

2. 慢性脓胸
（1）非手术治疗：改善患者全身情况，积极治疗病因等。
（2）手术治疗：包括胸膜纤维板剥除术、胸廓成形术等。
（三）护理措施
（1）改善呼吸功能。
（2）减轻疼痛：指导患者进行腹式深呼吸，减少胸廓运动、减轻疼痛；必要时予以镇静、镇痛处理。
（3）降温：高热者给予冰敷、乙醇擦浴等物理降温措施，鼓励患者多饮水，必要时应用药物降温。
（4）加强营养：多进食高蛋白质、高热量和富含维生素的食物。
（5）保持皮肤清洁。

第二节　周围血管疾病患者的护理

一、原发性下肢静脉曲张
原发性下肢静脉曲张指单纯涉及隐静脉和浅静脉伸长、迂曲呈曲张的状态。
（一）临床表现
以大隐静脉曲张多见，单独的小隐静脉曲张比较少见；左下肢多见，但双下肢可先后发病。
（1）早期：仅在长时间站立后患肢小腿感觉沉重、酸胀、乏力和疼痛。
（2）后期：深静脉和交通静脉瓣膜功能破坏后，曲张静脉明显隆起，蜿蜒成团，并可出现踝部轻度肿胀和足靴区皮肤营养不良，包括皮肤萎缩、脱屑、瘙痒、色素沉着、皮肤和皮下组织硬结及并发症。
（二）辅助检查
（1）大隐静脉瓣膜功能试验：患者平卧，抬高下肢排空静脉，在大腿根部扎止血带阻断大隐静脉，然后让患者站立，10 s 内放开止血带，若出现自上而下的静脉逆向充盈，提示瓣膜功能不全。若未放开止血带前，止血带下方的静脉在 30 s 内已充盈，则表明交通静脉瓣膜关闭不全。根据同样原理在腘窝部扎止血带，可检测小隐静脉瓣膜的功能。
（2）深静脉通畅试验：用止血带阻断大腿浅静脉主干，嘱患者连续用力踢腿或下蹲活动 10 余次，随着小腿肌泵收缩迫使浅静脉血向深静脉回流而排空。若在活动后浅静脉曲张更为明显、张力增高，甚至出现胀痛，提示深静脉不通畅。
（3）交通静脉瓣膜功能试验：患者仰卧，抬高下肢，在大腿根部扎上止血带，然后从足趾向上至腘窝缠缚第一根弹力绷带，再自止血带处向下，缠绕第二根弹力绷带；让患者站立，一边向下解开第一根弹力绷带，一边向下缠缚第二根弹力绷带，如果在第二根弹力绷带之间的间隙内出现曲张静脉，即意味该处有功能不全的交通静脉。
（三）处理原则
（1）非手术治疗：只能改善症状。适用于：①病变局限；②妊娠期间发病；③症状虽然明显，但不能耐受手术者。
（2）手术治疗：适用于深静脉通畅、无手术适应证者，是治疗下肢静脉曲张的根本方法。
（四）护理措施
1. 促进下肢静脉回流，改善活动能力
（1）穿弹力袜或缚扎弹力绷带：指导患者行走时穿弹力袜或使用弹力绷带，促进静脉回流。
（2）保持合适体位：采取良好坐姿，坐时双膝勿交叉过久，以免压迫腘窝，影响静脉回流。
（3）避免引起腹内压和静脉压增高的因素。

2. 预防或处理创面感染

（1）观察患肢情况：观察患肢远端皮肤的温度、颜色，是否有肿胀、渗出。

（2）加强下肢皮肤处理：预防下肢创面继发感染，做好皮肤湿疹和溃疡的治疗和换药，促进创面愈合。

3. 并发症的预防和护理

（1）术后早期活动：指导患者作足部伸屈和旋转运动。

（2）保护患肢：活动时避免外伤引起曲张静脉破裂出血。

二、深静脉血栓形成

（一）临床表现

主要表现为血栓静脉远端回流障碍的症状。

1. 上肢深静脉血栓形成

（1）腋静脉血栓：主要表现为前臂和手部肿胀、胀痛，手指活动受限。

（2）腋 - 锁骨下静脉血栓：整个上肢肿胀，伴有上臂、肩部、锁骨上和患侧前胸壁等部位的浅静脉扩张。

2. 上下腔静脉血栓形成

（1）上腔静脉血栓：在上肢静脉回流障碍的临床表现基础上，还有面颈部和眼睑肿胀、球结膜充血水肿。常见于纵隔或肺的恶性肿瘤。

（2）下腔静脉血栓：表现为双下肢深静脉回流障碍和躯干的浅静脉扩张。主要是由于下肢深静脉血栓向上蔓延所致。

3. 下肢深静脉血栓形成

最常见。根据血栓发生部位、病程及临床分型不同可有不同临床表现。大体可分为中央型、周围型、混合型三类。

（二）处理原则

包括非手术治疗和手术取栓两类。急性期以血栓消融为主，中晚期则以减轻下肢静脉淤血和改善生活质量为主。

1. 非手术治疗

（1）一般处理：卧床休息，抬高患肢。

（2）溶栓疗法：适用于病程不超过 72 h 者。

（3）抗凝疗法：适用于范围较小的血栓。通过肝素和香豆素类抗凝剂预防血栓的形成和再生、促进血栓的消融。

（4）祛聚疗法：祛聚药物有右旋糖酐、丹参等，能扩充血容量、稀释血液、降低黏稠度。

2. 手术治疗

常用于下肢深静脉，尤其髂 - 股静脉血栓形成不超过 48 h 者。

（三）护理措施

（1）缓解疼痛：①观察和记录：密切观察患者患肢疼痛的部位、程度，动脉搏动，皮肤的温度、色泽和感觉；②抬高患肢：患肢宜高于心脏平面 20 ~ 30 cm，可促进静脉回流并降低静脉压，减轻疼痛与水肿；③有效止痛：疼痛剧烈或术后切口疼痛的患者，可遵医嘱给予有效止痛措施；④非药物性措施：分散患者注意力，如听音乐、默念数字等。

（2）加强基础护理和生活护理，满足卧床患者生理需求。

（3）并发症的预防和护理

1）预防出血：①观察抗凝状况：根据抗凝药物的作用时间观察抗凝状况；②观察出血倾向：应用抗凝药物最严重的并发症是出血；③紧急处理出血。

2）预防栓塞：①卧床休息；②肺动脉栓塞患者嘱其平卧，避免做深呼吸、咳嗽、剧烈翻动，同时给予高浓度氧气吸入。

（4）其他：进食低脂、富含纤维素的食物，以保持大便通畅；术后抬高患肢30°，鼓励患者尽早活动，以免再次血栓形成。

三、血栓闭塞性脉管炎

血栓闭塞性脉管炎是一种累及血管的炎症性、节段性和周期性发作的慢性闭塞性疾病。主要侵袭四肢的小动脉，小静脉也常受累。好发于男性青壮年。

（一）临床表现

起病隐匿，进展缓慢，呈周期性发作。根据肢体缺血程度和表现分 4 期。

Ⅰ期：无明显临床症状，或只有患肢麻木、发凉、针刺等异常感觉，患肢皮肤温度稍低，色泽较苍白，足背和（或）胫后动脉搏动减弱。

Ⅱ期：以患肢活动后出现间歇性跛行为突出症状。

Ⅲ期：以缺血性静息痛为主要症状。

Ⅳ期：以出现趾（指）端发黑、干瘪、坏疽和溃疡为主要症状。

（二）辅助检查

（1）检查患肢远端动脉搏动情况：若搏动减弱或不能扪及常提示血流减少。

（2）肢体抬高试验：患者平卧，患肢抬高 70°～80°，持续 1 min，若出现麻木、疼痛、苍白或蜡黄色者为阳性，提示动脉供血不足。

（三）处理原则

防止病变进展，改善和促进下肢血液循环。

1.非手术治疗

（1）一般处理：严格戒烟，防止受潮和外伤，肢体保暖但不作热疗，以免组织需氧量增加而加重症状。

（2）药物治疗：适用于早、中期患者；①扩张血管和抑制血小板聚集：凯时（前列腺素 E1，PGE1）具有扩张血管和抑制血小板聚集的作用，可以改善患肢血供，对缓解静息痛有一定效果；②预防或控制感染：细菌培养及药物敏感试验，选用有效抗菌药；③中医中药：辨证施治，常用的治疗方案有：温经散寒、通络、活血化瘀。

（3）高压氧疗法：通过高压氧治疗，提高血氧含量。

（4）创面处理：对干性坏疽创面，应在消毒后包扎创面，预防继发感染。

2.手术治疗

目的是增加肢体血供和重建动脉血流管道，改善缺血引起的不良后果。

（四）护理措施

1.控制或缓解疼痛

绝对戒烟、肢体保暖、有效镇痛。对早期轻症患者，可遵医嘱用血管扩张剂、中医中药缓解疼痛。

2.减轻焦虑

医护人员应以极大的同情心关心、体贴患者，给患者以心理支持。

3.预防或控制感染

（1）保持足部清洁、干燥。

（2）预防组织损伤。

（3）预防继发感染：患者有皮肤溃疡或组织坏死时应卧床休息，减少损伤部位的耗氧量。

（4）预防术后切口感染：密切观察患者体温和切口情况，若发现伤口红肿、渗出和体温升高，应及早处理，并遵医嘱合理使用抗菌药。

4.促进侧支循环，提高活动耐力

（1）步行：鼓励患者坚持每天多走路。

（2）指导患者进行 Buerger 运动。

5.其他

血管造影术后鼓励患者多喝水，促进造影剂的排泄，必要时可给予补液。记录 24 h 的尿量。

第十章　泌尿、男性生殖系统患者的护理

◆ 知识框架

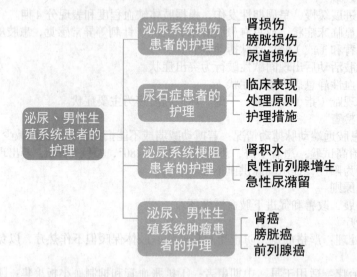

◆ 知识解读

第一节　泌尿系统损伤患者的护理

一、肾损伤

肾损伤常合并有胸腹多脏器的复合伤。

（一）临床表现

（1）休克：严重肾裂伤、粉碎伤或合并其他脏器损伤时，因严重失血常发生休克而危及生命。

（2）血尿：肾损伤患者大多有血尿。有无血尿取决于集合系统是否损伤及是否仍可延续，血尿与损伤程度并不一致。

（3）疼痛：肾被膜下血肿致被膜张力增高、肾周围软组织损伤、出血或尿外渗等可引起患侧腰腹部疼痛。

（4）腰腹部包块：出血及尿外渗可使周围组织肿胀、形成血肿或假尿囊肿，从而形成局部包块，腰腹部可有明显触痛和肌紧张。

（5）发热：血肿及尿外渗吸收可致发热，多为低热。继发感染时，形成肾周围脓肿或化脓性腹膜炎，可出现高热、寒战，并伴全身中毒症状。

（二）处理原则

抢救生命，尽量保留肾。

1. 非手术治疗

适用于肾挫伤、轻型肾裂伤及无其他脏器合并损伤者。

（1）紧急处理：密切观察生命体征。大出血及休克者，应积极抢救，并尽快进行必要检查，准备手术。

（2）卧床休息：绝对卧床休息 2～4 周，待病情稳定、血尿消失后患者可离床活动。

（3）药物治疗：包括止血、补充血容量及抗感染等。

2.手术治疗

开放性肾损伤、检查证实为肾粉碎伤或肾盂破裂、肾动脉造影示肾蒂损伤及合并腹腔脏器损伤等，应尽早行手术治疗。开放性肾损伤原则为手术探查；闭合性肾损伤原则为尽量保留肾组织，依具体情况行肾修补术或肾部分切除术。

（三）护理措施

（1）减轻焦虑与恐惧：主动关心、帮助患者及家属了解治愈疾病的方法，解释手术治疗的必要性和重要性，解除他们的思想顾虑。

（2）维持体液平衡，保证组织有效灌注量：①密切观察病情：准确、定时测量血压、脉搏、心率及尿量并正确记录，随时注意患者病情和腹部包块变化情况。②维持水、电解质及血容量平衡：建立静脉通道，遵医嘱及时输液，必要时输血。

（3）感染的预防和护理：①伤口及引流管的护理：保持手术切口清洁、干燥，切口及引流管处敷料渗湿时应及时更换；观察引流物的量、色、性状及气味；保持引流管通畅。②加强观察：定时测量体温及观察引流管液、切口渗出物。

二、膀胱损伤

膀胱损伤是指膀胱壁在受到外力作用时发生膀胱浆膜层、肌层、黏膜层的破裂，引起膀胱腔完整性破坏、血尿外渗。

（一）临床表现

膀胱损伤，依轻重不同及是否合并其他脏器损伤而有不同临床表现。

（1）休克：多为合并损伤如骨盆骨折等引起大出血所致。

（2）腹痛：腹膜外型膀胱破裂时，尿外渗及血液进入盆腔及腹膜后间隙引起下腹部疼痛，可有压痛及腹肌紧张，直肠指检有触痛及饱满感。

（3）血尿和排尿困难：膀胱壁轻度挫伤者可仅有少量血尿，膀胱壁全层破裂者由于尿外渗至膀胱周围或腹腔内，患者可有尿意，但不能排尿或仅排出少量血尿。

（4）尿瘘：开放性损伤时，因体表伤口与膀胱相通而有漏尿，若与直肠、阴道相通则经肛门、阴道漏尿。闭合性损伤时，尿外渗继发感染可破溃形成尿瘘。

知识拓展 ●●●●

　　膀胱损伤的特殊检查：导尿试验：经导尿管注入液体200 mL至膀胱，引流出的液体量明显少于或多于注入量。

（二）处理原则

尿流改道，避免尿液进一步外渗，充分引流外渗的尿液，尽早闭合膀胱壁缺损。

1.非手术治疗

（1）应急处理：积极抗休克，止痛，尽早使用抗生素。

（2）留置尿管：持续引流尿液。

2.手术治疗

对开放性损伤、经非手术治疗无效及严重膀胱破裂伴出血、尿外渗，病情严重者，应尽早施行剖腹探查手术。

（三）护理措施

1.减轻焦虑和恐惧

（1）心理护理：主动关心、帮助患者了解伤情，解释目前所用治疗方法的可行性，消除患者及家属的顾虑，取得配合。

（2)加强入院宣教和沟通：通过认真细致的工作态度、娴熟的技术取得患者及家属的信任，与患者及时沟通，尽量满足患者的合理需求，使患者的恐惧心理减轻甚至消失。

2.维持体液平衡和有效循环血量

（1）密切观察患者生命体征：定时测量呼吸、脉搏、血压，准确记录尿量，了解患者的病情变化。

（2）输液护理：根据患者内环境变化情况给予合理输液，必要时输血。

3.并发症的预防与护理

观察患者体温变化；及时了解血尿常规检查结果；保持伤口清洁、干燥；注意观察引流物的量、色、性状及气味；保持引流管通畅。

4.排尿异常的护理

患者因膀胱破裂行手术修补后1周内不能自行排尿，需留置导尿管或膀胱造瘘。

（1）留置导尿管：定时观察，保持引流管通畅，防止逆行感染；定时清洁、清毒尿道外口；鼓励患者多饮水；每周行尿常规化验及尿培养一次；8～10天后遵医嘱拔导尿管。

（2）膀胱造瘘：定时观察，保持引流通畅；造瘘口周围定期换药；每周行尿常规及尿培养一次；10天左右拔管；拔管后造瘘口堵塞纱布并覆盖。

三、尿道损伤

尿道损伤多见于男性。

（一）临床表现

（1）休克：骨盆骨折所致后尿道损伤可引起损伤后失血性休克。

（2）疼痛：尿道球部损伤时会阴部肿胀、疼痛，排尿时加重；后尿道损伤时下腹部疼痛，局部肌紧张、压痛。

（3）尿道出血：前尿道破裂时可见尿道外口流血，后尿道破裂时可无尿道口流血或仅少量流血。

（4）排尿困难：尿道挫裂伤后发生排尿困难，尿道断裂时发生尿潴留。

（5）血肿及尿外渗：尿道骑跨伤或后尿道损伤引起尿生殖膈撕裂时，会阴、阴囊部出现血肿及尿外渗。

（二）处理原则

1.非手术治疗

（1）急诊处理：损伤严重伴出血休克者，输血、输液等抗休克；骨盆骨折者，平卧，不要随意搬动；尿潴留不宜导尿或未立即手术者，行耻骨上膀胱穿刺吸出尿液。

（2）对症处理：尿道损伤排尿困难或不能排尿但插入导尿管成功者，留置导尿管1～2周。

（3）应用抗菌药预防感染。

2.手术治疗

适用于前尿道裂伤导尿失败或尿道断裂、尿外渗、骨盆骨折致后尿道损伤者。

并发症处理：定期作尿道扩张术预防尿道狭窄；经尿道切开或切除狭窄部瘢痕组织纠正尿道狭窄；修补后尿道合并直肠损伤；修补尿道直肠瘘。

（三）护理措施

1.有效缓解患者的恐惧与焦虑

（1）心理护理：对患者进行正确的引导，热情接待、做好入院宣教；使患者感受到关心和尊重，减轻负性情绪影响，有效缓解焦虑和恐惧。

（2）形象示范：介绍病区环境及管床医师、护士；取得患者的信任，尽量满足患者的要求。

2.维护体液平衡

（1）观察生命体征，记录尿量，掌握内环境变化状况。

（2）输液护理，必要时输血。

3.排尿异常的护理

尿道断裂经修复后并发尿道狭窄可导致排尿困难，属临床常见。应告知患者无需过于担心，并遵医嘱定期扩张尿道。扩张尿道时向患者介绍治疗的必要性，并遵医嘱采取镇痛等措施。

4.并发症的预防及护理

观察患者体温及伤处变化情况。尿道断裂出血、尿外渗导致感染时，应及时通知医师并做处理。

第二节　尿石症患者的护理

尿路结石又称尿石症，是泌尿外科最常见疾病之一。尿石症包括肾结石、输尿管结石、膀胱结石及尿道结石。

一、临床表现

1.上尿路结石

多见于男性青壮年，好发于 21 ~ 50 岁。以单侧多见，双侧占 10%。

（1）疼痛：结石大、移动小的肾盂、肾盏结石可引起上腹和腰部钝痛；结石活动或引起梗阻时，出现肾绞痛。

（2）血尿：患者活动或绞痛后出现肉眼或镜下血尿，以后者多见。

（3）其他症状：肾脏增大；继发感染时，发热、畏寒、脓尿、肾区压痛；尿路完全梗阻时无尿。

2.膀胱结石

主要是膀胱刺激症状，如尿频、尿急和排尿终末疼痛。

3.尿道结石

表现为排尿困难、点滴状排尿及尿痛，甚至造成急性尿潴留。

二、处理原则

去除病因。根据结石大小、数目、部位、肾功能和全身状况及有无并发症等制订治疗方案。

（1）非手术治疗：适用于结石直径 < 0.6 cm、表面光滑、无尿路梗阻、无感染，纯尿酸或胱氨酸结石患者。可通过大量饮水、加强运动、调整饮食、给予药物及体外冲击波碎石等促进结石排出体外。

（2）手术治疗：非开放手术包括输尿管镜、经皮肾镜取石或碎石术，腹腔镜输尿管取石等。开放手术包括输尿管、肾盂或肾窦内肾盂切开取石术，肾部分切除术，肾切除术等。

三、护理措施

1.缓解疼痛

（1）观察：密切观察患者疼痛的部位、性质、程度、伴随症状有无变化及与生命体征的关系。

（2）休息：发作期患者应卧床休息。

（3）镇痛：指导患者采用分散注意力、深呼吸等非药物性方法缓解疼痛，不能缓解时，遵医嘱应用镇痛药物。

2.保持尿路通畅和促进正常排尿

（1）鼓励患者多饮水、多活动。尿石症患者应大量饮水，以增加尿量，稀释尿液。成人保持每日尿量在 2000 mL 以上，尤其是睡前及半夜饮水，效果更好。

（2）体位：中肾盏、肾盂、输尿管上段结石者，碎石后取头高脚低位；肾下盏结石者，碎石后取头低位；左肾结石取右侧卧位，右肾结石取左侧卧位。

（3）观察排石效果：观察尿液内是否有结石排出；用纱布过滤尿液，收集结石碎渣进行成分分析；定期拍摄 X 射线腹部平片，观察结石排出情况。

3. 并发症观察、预防和护理

（1）血尿：观察血尿变化情况，遵医嘱应用止血药。

（2）感染：加强观察患者生命体征及尿液颜色、性状和尿液常规检查结果；嘱患者多饮水；做好伤口及引流管护理；有感染者，遵医嘱应用抗菌药。

第三节　泌尿系统梗阻患者的护理

一、肾积水

肾积水患者随梗阻原因、部位及发展快慢出现不同的症状。B 超检查是判断和鉴别肾积水或肿块的首选方法。

（一）处理原则

去除病因、保留患肾是最理想的处理方法。病情危重者可先做肾引流术，待感染控制、肾功能改善后，再针对病因治疗。严重肾积水、肾功能丧失或肾积脓时，若对侧肾功能良好，可考虑切除病肾。

（二）护理措施

（1）缓解疼痛：注意患者疼痛的部位、程度、诱因等，可遵医嘱给予解痉止痛。

（2）并发症的观察、预防和护理：注意患者的排尿情况，腹部肿块大小和体温变化；保持各引流管通畅；遵医嘱用药；严格限制入水量，及时处理肾衰竭；予以低盐、低蛋白、高热量饮食。

二、良性前列腺增生

（一）临床表现

取决于梗阻的程度、病变发展的速度以及是否合并感染和结石。

尿频是最常见的早期症状，夜晚更甚。进行性排尿困难是前列腺增生最主要的症状，但发展缓慢。严重梗阻者膀胱残余尿增多，长期可导致膀胱无力，发生尿潴留或充溢性尿失禁。前列腺增生时因局部充血可发生无痛性血尿；并发感染或结石时，可有膀胱刺激症状。直肠指诊时可触到增大的前列腺，表面光滑、质韧、有弹性，中间沟消失或隆起。

（二）护理措施

1. 保持尿液排出通畅

（1）观察排尿情况：注意排尿次数和特点，特别是夜尿次数。

（2）避免急性尿潴留的发生：鼓励患者多次水，勤排尿；多摄入粗纤维食物，忌饮酒及辛辣食物。

（3）及时引流尿液：残余尿量多或尿潴留致肾功能不全者，及时留置导尿，改善膀胱逼尿肌和肾功能。

（4）避免膀胱内血块形成：保证入量，同时做好膀胱冲洗护理。

2. 缓解疼痛

遵医嘱按需定时注射小剂量吗啡；也可口服硝苯地平、丙胺太林、地西泮，或用维拉帕米加入生理盐水内冲洗膀胱。

3. 并发症的预防与护理

（1）经尿道前列腺电切（TUR）综合征：加强观察，一旦出现，遵医嘱给予利尿剂、脱水剂，减慢输液速度，对症处理。

（2）尿频、尿失禁：一般在术后第 2～3 天嘱患者练习收缩腹肌、臀肌及肛门括约肌；也可辅以针灸或理疗等。

（3）出血：加强观察，指导患者在术后 1 周，逐渐离床活动；避免增加腹内压的因素、禁止灌肠或肛管排气。

4. 其他

（1）对于拟行经尿道前列腺切除术的患者，术前协助医生探扩尿道。

（2）导管护理：术后有效固定或牵拉气囊尿管，防止气囊移位导致出血。

（3）饮食：术后 6 h 无恶心、呕吐者，可进流食，1～2 天后无腹胀可恢复正常饮食。

三、急性尿潴留

急性尿潴留是一种常见急症，需及时处理。

1. 临床表现

发病突然，膀胱胀满但滴不出尿，耻骨上可触及膨胀的膀胱，用手按压有尿意。

2. 处理原则

解除病因，恢复排尿。病因不明或一时难以解除者，需先进行尿液引流。

3. 护理措施

（1）解除尿潴留：①解除原因：协助医师辨明尿潴留原因，并解除病因；②促进排尿：对于手术后尿潴留患者给予诱导排尿，必要时在严格无菌操作下导尿，并做好尿管和尿道口的护理。保持引流管的通畅。

（2）避免膀胱出血：注意一次放尿量不可超过 1000 mL，以免引起膀胱出血。

第四节　泌尿、男性生殖系统肿瘤患者的护理

一、肾癌

（一）临床表现

（1）血尿、腰痛、包块：被称为肾细胞癌的三联症。

（2）肾外症候群：如红细胞增多、高钙血症、高血压、肝功能异常等。

（二）处理原则

（1）肾癌根治术：适用于无扩散的肾细胞癌。手术入路取决于肿瘤分期和肿瘤部位。

（2）放疗：可作为肾细胞癌的新辅助治疗方法或术后辅助治疗。

（三）护理措施

（1）改善患者营养状况：①饮食：指导胃肠功能健全患者选择营养丰富的食品，改善就餐环境和提供色、香、味俱佳的饮食。②营养支持：对胃肠功能障碍者，应在手术前后通过静脉途径给予营养，贫血者可少量多次输血。

（2）减轻患者焦虑和恐惧：主动关心患者，适当解释病情，告知手术治疗的必要性和可行性；告知患者手术治疗的良好疗效。

（3）并发症的预防和护理：预防术后出血和感染。

二、膀胱癌

（一）临床表现

85%～90% 患者出现血尿，可为肉眼血尿，也可为镜下血尿；可间断，也可持续。

一般均有膀胱刺激症状，尤其是原位癌患者。骨转移患者常有骨痛，腹膜后转移或肾积水患者可出现腰痛。多数患者无明显体征。

（二）处理原则

（1）手术治疗：包括经尿道膀胱肿瘤切除术、膀胱部分切除及根治性膀胱全切术。

（2）放射治疗：其治疗方案和效果尚难定论。

（3）化学治疗：单个化疗药物以顺铂为代表，其他有效药物包括氨甲蝶呤、长春新碱、氟尿嘧啶（5-FU）等，多联合应用。

（三）护理措施

（1）减轻恐惧与焦虑：护理人员应主动向患者解释病情，清除其恐惧心理。

（2）帮助患者接受自我形象改变的认识和护理：包括解释尿流改道的必要性；输尿管皮肤造口和回肠膀胱腹壁造口的清洁护理；原位排尿新膀胱的护理；集尿袋的护理。

（3）并发症的预防与护理：包括预防出血和预防感染。

三、前列腺癌

（一）临床表现

早期一般无症状。当肿瘤挤压尿道、直接侵犯膀胱颈部及三角区时，出现排尿困难、刺激症状；骨转移可出现骨痛、脊髓压迫症状等。

直肠指诊可触及前列腺结节。淋巴转移时，患者出现下肢浮肿。

（二）处理原则

（1）局限性病灶：T_1 期者观察，T_2 期者行根治性手术治疗。

（2）局部进展性前列腺癌：对于 T_3 期目前主张先给予新辅助激素治疗，然后外照射。

（3）复发性前列腺癌：可采用局部放疗加拮抗剂去势治疗或切除双侧睾丸。

（4）转移性前列腺癌：大多数前列腺癌为激素依赖性，70%～80% 的转移性前列腺癌对各种雄激素阻断治疗有效。

（三）护理措施

（1）改善营养：需给予营养支持，告知患者保持丰富的膳食营养，多食富含维生素的食物，多饮绿茶。必要时给予肠内外营养支持。

（2）减轻焦虑和恐惧：多与患者沟通，解释病情，让患者充分了解自己的病情，减轻思想压力，稳定情绪。

（3）并发症的预防及护理：包括预防出血和感染。

第十一章 骨科患者的护理

◇ **知识框架**

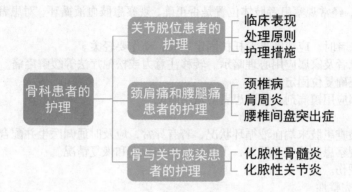

◇ **知识解读**

第一节 关节脱位患者的护理

一、临床表现

关节脱位的共同临床表现：一般症状，关节疼痛、肿胀、局部压痛及关节功能障碍；特有体征，畸形、弹性固定和关节盂空虚。

（一）肩关节脱位

好发于青壮年，男多于女。临床表现为关节盂空虚，肩峰突出，呈方肩畸形。患肢较对侧长，呈轻度外展。肩关节盂外可触及肱骨头。肩关节脱位时，患侧手掌搭在健侧肩部时，肘部不能贴近胸壁；患侧肘部贴近胸部时，手掌不能搭到健肩。

（二）肘关节脱位

肘部变粗，上肢变短，肘后凹陷，鹰嘴后突显著，肘后三角关系失常。肘窝前方可触及肱骨下端。脱位后易压迫神经、血管等。正中神经损伤时形成典型"猿手"畸形；尺神经损伤时形成"爪状手"畸形。动脉受压时，患肢血液循环障碍，表现为苍白、发冷、大动脉搏动减弱或消失。

（三）髋关节脱位

髋关节后脱位时，关节呈屈曲、内收、内旋畸形，伤肢缩短。臀部可触及脱出的股骨头，大粗隆上移。髋部疼痛、关节功能障碍明显。合并坐骨神经损伤时，大腿后侧、小腿后侧及外侧和足部全部感觉消失，膝关节屈肌、小腿和足部全部肌瘫痪。

二、处理原则

（1）复位：以手法复位为主，复位成功的标志是被动活动恢复正常，骨性标志恢复，X射线检查提示已复位。

（2）固定：复位后将关节固定于适当位置，一般固定2~3周。

（3）功能锻炼：固定期间要经常进行关节周围肌和患肢其他关节的主动活动，防止肌萎缩及关节僵硬。

三、护理措施

1. 妥善复位与固定

（1）复位：协助医生复位，向患者说明复位的方法及目的，做好复位前患者的心理和身体准备。复位前，给予适当的麻醉，以减轻疼痛，放松肌肉。

（2）固定：向患者及家属说明复位固定的目的、方法、重要意义及注意事项。固定期间应保持固定有效，经常观察患者肢体位置是否正确，观察患肢血液循环，对患者进行常规护理。

2. 缓解疼痛

（1）移动患者时，应帮助患者托扶固定患肢，动作要轻柔。

（2）指导患者及家属应用心理暗示、转移注意力或松弛疗法等缓解疼痛。

（3）早期正确复位固定。

（4）遵医嘱应用镇痛剂，促进患者舒适与睡眠。

3. 病情观察

（1）定时检查患肢末端血液循环状况，若有异常，应及时通知医生并配合处理。

（2）动态观察患肢感觉和运动，了解神经损伤程度和恢复情况。

（3）防止烫伤。

4. 维护皮肤完整性

应注意观察皮肤的色泽、温度，避免皮肤损伤；长期卧床患者，应注意预防压疮。

5. 提供相关知识

向患者及家属讲解关节脱位治疗和康复知识，讲述功能锻炼的重要性和必要性，指导患者自觉按计划进行正确的功能锻炼。

第二节　颈肩痛和腰腿痛患者的护理

一、颈椎病

（一）临床表现

（1）神经根型颈椎病：患者常先有颈痛及颈部僵硬，继而向肩部及上肢放射。咳嗽、打喷嚏及活动时疼痛加剧。查体可见颈部肌痉挛，颈肩部有压痛，颈部和肩关节活动有不同程度受限。上肢牵拉试验阳性、压头试验阳性。

（2）脊髓型颈椎病：手发麻、不灵活，特别是精细活动失调，握力减退，下肢无力、发麻，步态不稳，有踩棉花感觉，躯干有紧束感等。随病情加重可发生上运动神经元性瘫痪。

（3）椎动脉型颈椎病：眩晕、头痛、视物障碍、耳鸣、耳聋、恶心、呕吐、猝倒等一过性脑或脊髓缺血表现，头部活动时可诱发或加重。颈部有压痛、活动受限。

（4）交感神经型颈椎病：有交感神经兴奋症状，如头痛或偏头痛、头晕、恶心、呕吐、视物模糊、心跳加速、心律不齐、血压升高、耳鸣、听力下降等。也可有头昏、眼花、流泪等交感神经抑制症状。

（二）护理措施

1. 保持有效的气体交换

（1）术前适应性准备：指导前路手术患者在术前进行向前方推移气管的训练。

（2）术后床边准备：备好血压计、听诊器、吸氧和吸痰装置、气管插管及气管切开包，以备急用。

（3）给予吸氧。

（4）密切观察：包括生命体征和手术局部情况。

2.观察有无喉返、喉上神经损伤迹象

患者有无吞咽困难、饮水呛咳、声音嘶哑、发音不清等表现，以判断有无喉上神经和喉返神经损伤。

3.促进患者感觉和运动功能的恢复

（1）采取合适体位：多取平卧位。

（2）颈部制动：前路手术时，患者多采用颈领、头颈胸石膏、枕颌带或颅骨牵引等固定。固定时松紧应适宜，保证固定确切，做好护理。

（3）加强观察：观察患者躯体及双侧肢体感觉及活动状况等。

（4）加强功能锻炼：颈领固定 2 ～ 3 个月。指导患者双手做捏橡皮球、健身球或毛巾的练习，手指进行对指、系纽扣等各种锻炼；每日进行四肢与关节锻炼。

4.肺部感染等并发症的预防和护理

颈椎病患者以中老年人居多，长期卧床易并发肺部感染、压疮和泌尿系感染，应加强预防和护理。可进行深呼吸训练、雾化吸入、保证排尿通畅等护理及基础护理。

二、肩周炎

肩周炎是肩关节囊、滑囊、肌腱及肩周肌的慢性损伤性炎症，俗称冻结肩（凝肩），多发于 50 岁左右人群，女多于男。

（一）临床表现

（1）疼痛：早期即出现肩部疼痛，逐渐加重，夜间明显。

（2）肩关节僵硬：后期肩关节僵硬，逐渐发展，直至各方向均不能活动。

查体：肩部有广泛压痛及活动受限。三角肌有轻度萎缩，斜方肌痉挛。

（二）处理原则

主要为非手术治疗。包括局部牵拉训练、理疗及药物治疗。

（三）护理措施

（1）肩关节功能锻炼：指导患者坚持有效的肩关节功能锻炼。早期被动作肩关节牵拉训练，恢复关节活动度；后期坚持按计划自我锻炼。

（2）日常生活能力训练：指导患者进行穿衣、梳头等日常生活能力训练。

三、腰椎间盘突出症

腰椎间盘突出症是指由于椎间盘变性、纤维环破裂、髓核组织突出，刺激和压迫马尾神经或神经根所引起的一类综合征，是腰腿痛最常见的原因之一。

退行性变是腰椎间盘突出的基本因素，积累伤则是主要诱发因素。

（一）临床表现

（1）腰痛：最先出现的症状常为腰部急性剧痛或慢性隐痛。

（2）坐骨神经痛：绝大部分患者是 L_4 ～ L_5、L_5 ～ S_1 椎间盘突出，故会发生坐骨神经痛。

（3）马尾神经受压综合征：中央型突出的髓核或脱垂游离的椎间盘组织可压迫马尾神经，出现鞍区感觉迟钝，大、小便和性功能障碍。

查体可见相应病变椎体间隙、棘突旁侧 1 cm 处有深压痛、叩痛，脊柱变形和活动受限，直腿抬高试验及加强试验阳性，感觉、肌力和腱反射改变。

X 线检查能直接反映腰部有无侧突、椎体退行性变和椎间隙有无狭窄等。

（二）处理原则

根据临床症状的严重程度，采用非手术或手术方法治疗。

1. 非手术治疗

首次发作、症状较轻患者可采用非手术疗法缓解症状或治愈疾病。

（1）卧床休息：急性期绝对卧硬板床休息，一般卧床 2～6 周或至症状缓解。卧床时保持适当体位。

（2）骨盆牵引。

（3）药物治疗：目的为止痛、减轻水肿粘连及肌痉挛。

（4）物理治疗：包括局部按摩及热疗、经皮电神经刺激疗法等。

2. 手术治疗

对诊断明确、症状严重、经严格非手术治疗无效或有马尾神经受压症状者应考虑手术治疗。可根据椎间盘的位置和脊柱的稳定性选择手术类型。最常用的手术方式为椎板切除术和髓核摘除术。

3. 经皮穿刺髓核摘除术

在 X 射线监控下插入椎间盘镜或特殊器械，切除或吸出椎间盘以达到减轻椎间盘内压力和缓解症状的效果。

（三）护理措施

1. 减轻疼痛

（1）休息：急性期患者绝对卧硬板床休息。

（2）体位：患者取仰卧位，床头抬高 30°，屈膝，腘窝处放一小枕。

（3）骨盆牵引：做好牵引患者的护理，保持有效牵引。

（4）药物镇痛：根据医嘱应用镇痛药或非甾体类消炎止痛药。

（5）心理护理：指导患者放松或想象，分散注意力。

2. 预防便秘

（1）排便训练：训练患者在床上排便。

（2）饮食和饮水：给予患者富含膳食纤维且易消化饮食；鼓励患者多饮水。

（3）药物通便：严重便秘者，可根据医嘱给予开塞露通便或服用通便药物。

（4）创造适宜的排便环境：排便时为患者拉上隔断帘，提供适宜的排便环境和提供足够的时间。

3. 功能锻炼

（1）缓解肌痉挛：对因疼痛而致活动受限者给予前述控制疼痛的措施，同时予以局部热敷。

（2）体位：保持患者处于手术伤口和缝线张力最小的体位。

（3）功能锻炼：包括四肢肌肉、关节的功能练习，直腿抬高练习，腰背肌锻炼，行走训练。

4. 并发症的预防和护理

术后的潜在并发症包括脑脊液漏、神经损伤导致的感觉运动障碍、尿潴留和感染，需予以积极预防。

（1）监测生命体征。

（2）体位：术后应去枕平卧 6 h，再根据病情和手术类型选择不同体位，一般稍抬高床头。

（3）加强切口和引流护理。

（4）泌尿道护理：观察和记录出入水量，促进排尿、导尿。

（5）预防感染：加强体温监测，加强切口观察和护理。

第三节　骨与关节感染患者的护理

一、化脓性骨髓炎

（一）急性血源性化脓性骨髓炎

身体其他部位化脓性病灶中的细菌经血流传播引起骨膜、骨皮质和骨髓的急性化脓性炎症称急性血源性化脓性骨髓炎。80%以上为12岁以下儿童，男性多于女性。好发部位为长骨的干骺端，如胫骨近端、股骨远端、肱骨近端，还可见于脊椎骨及髂骨等。

1.临床表现

（1）症状：①全身中毒症状：起病急骤，寒战，体温达39℃以上，患儿可有烦躁不安、呕吐或惊厥等，重者有昏迷或感染性休克。②局部症状：早期为患部剧痛，肌肉保护性痉挛，肢体呈半屈曲状，小儿因疼痛而抗拒主动与被动活动。数日后局部出现水肿，压痛更为明显，说明该处已形成骨膜下脓肿。当脓肿穿破骨膜形成软组织深部脓肿时，疼痛反而减轻，但局部红、肿、热、痛更为明显。若脓液扩散至骨髓腔，则疼痛和脓肿范围更大。

（2）体征：患肢局部皮肤温度增高。当脓肿进入骨膜下时，局部有明显压痛。被动活动肢体时，患儿常因疼痛而啼哭。若整个骨干均受破坏，易继发病理性骨折，出现骨折的相应体征。

2.处理原则

（1）抗生素治疗：早期足量联合应用抗生素治疗。发病5天内抗生素治疗多可控制炎症。

（2）手术治疗：目的在于引流脓液、减压或减轻毒血症症状，防止急性骨髓炎转变为慢性骨髓炎。

（3）辅助治疗：骨髓炎的辅助治疗发挥了重要作用。具体方法如下。

1）基础辅助治疗：补液，维持水、电解质维持酸碱平衡；高热期间予以降温；营养支持，增加蛋白质和维生素摄入量，经口摄入不足时经静脉途径补充；必要时少量多次输新鲜血、血浆或球蛋白，以增强患者机体抵抗力；患肢用皮牵引或石膏托固定于功能位，以利于炎症消散和减轻疼痛，防止感染扩散，同时也可防止关节挛缩畸形和病理性骨折。

2）新型辅助治疗：高压氧、电磁场、冲击波和超声波等辅助治疗既能促进骨髓炎骨愈合，又可以抑制骨髓炎细菌生长。脂质体作为抗生素载体，能够抑制细菌生物膜充分发挥抗生素疗效。生长因子虽对骨髓炎细菌无抑制作用，但可显著加速骨与周围组织的生长，促进骨髓炎骨愈合。

（二）慢性血源性化脓性骨髓炎

1.临床表现

（1）症状：在病变静止期可无症状，急性发作时有疼痛和发热。

（2）体征：长期病变使患肢表面粗糙，肢体增粗变形，邻近关节畸形。周围皮肤有色素沉着或湿疹样皮炎，局部可见经久不愈的伤口和窦道。窦道的肉芽组织突出，流出大量臭味脓液，偶有小的死骨片经窦道排出。有时伤口暂时愈合，但由于感染病灶未彻底治愈，当机体抵抗力下降时，炎症扩散，可引起急性发作，表现为红、肿、热、痛及局部流脓。由于炎症反复发作，窦道对肢体功能影响较大，可出现肌肉萎缩、关节屈曲畸形和病理性骨折。

2.处理原则

手术治疗为主，有死肌、死腔及窦道形成者均应手术治疗。原则是清除病灶、消灭死腔。

（三）护理措施

1.维持体温在正常范围

（1）休息：患者高热期间，嘱患者卧床休息，以减少消耗。

（2）物理降温：可用冰袋枕于头部，50%乙醇擦浴，冷水或冰水灌肠。

（3）药物降温：根据医嘱给退热药物，并观察和记录用药后的体温变化。

（4）控制感染：根据医嘱应用抗菌药，以控制感染，避免发热。

（5）加强观察：加强对出现昏迷、惊厥、谵妄等中枢神经系统功能紊乱症状患者的观察，必要时根据医嘱给予镇静药物。

2. 缓解疼痛

（1）制动：抬高患肢，促进静脉回流；限制患肢活动；须移动患肢时，应给予协助。

（2）转移患者注意力。

（3）按医嘱给予镇痛药物。

（4）妥善处理局部创口，加强对创面的护理。

3. 加强全身和局部的护理，促进创口的愈合

（1）饮食调理：保证能量和蛋白质的摄入量，提供易消化、富含维生素饮食。高热期可经静脉补充热量。

（2）加强创口护理：及时更换敷料，保持创口清洁、干燥；保持引流通畅，维持合理的药物灌注滴速。

（3）用药护理：遵医嘱及时应用抗生素。

二、化脓性关节炎

化脓性关节炎指发生在关节腔内的化脓性感染，好发于髋关节和膝关节，小儿多见，男多于女。

（一）临床表现

起病急骤，全身不适、乏力、食欲不振、高热寒战，体温可达39℃以上，可出现昏迷与谵妄，病变关节处剧烈疼痛。

查体可见病变关节功能障碍。浅表关节病变者可见关节红、肿、热，局部压痛明显。深部关节病变者，如髋关节因有皮下组织和周围肌肉覆盖，局部红肿、热不明显。

关节腔穿刺抽出液呈液性、纤维蛋白性或脓性，镜下可见大量脓细胞，抽出液细菌培养可明确致病菌。

（二）处理原则

早期诊断、早期治疗，避免严重并发症。

非手术治疗包括：①全身治疗，早期、足量、全身性应用抗菌药及支持治疗；②局部治疗，关节腔内注射抗生素和关节腔灌洗。

手术治疗包括关节切开引流及关节矫形术。

（三）护理措施

1. 维持患者体温在正常范围

（1）降温：患者高热期间，采取有效的物理或药物等降温措施。

（2）控制感染：根据医嘱合理应用抗菌药控制关节腔感染。

（3）保持创面清洁和引流通畅。

2. 缓解疼痛

（1）休息和制动：急性期患者应适当休息，抬高患肢，促进局部血液回流和减轻肿胀及疼痛；保持患肢于功能位。

（2）止痛：采取非药物措施，如听音乐、聊天等分散注意力；或服用镇痛剂。

3. 功能锻炼

急性期患者可进行患肢骨骼肌等长收缩和舒张运动；炎症消退后，关节未明显破坏者可行关节伸展功能锻炼。

●●●●●跟踪训练

一、单项选择题

1. 维持细胞外液渗透压和容量最主要的阳离子是（   ）。

A. 钠离子　　　　B. 钾离子　　　　C. 钙离子　　　　D. 磷离子

2. 患者，男性，26岁，2周来反复呕吐、腹泻，近1周感乏力、头晕、手足麻木。查体：血压偏低，脉率86次/min，呼吸22次/min，血钠130 mmol/L，血钾3.7 mmol/L。该患者最可能的诊断是（   ）。

A. 低钾血症　　　　　　　　　B. 轻度低渗性脱水

C. 中度低渗性脱水　　　　　　D. 代谢性酸中毒

3. 清除或杀灭物品上一切微生物，包括细菌芽孢的处理称为（   ）。

A. 消毒　　　　B. 灭菌　　　　C. 无菌　　　　D. 清洁

4. 患者，男性，65岁。近2个月来出现下肢麻木，行走困难，患者最可能患了下列哪型颈椎病（   ）。

A. 神经根型颈椎病　　　　　　B. 脊髓型颈椎病

C. 椎动脉型颈椎病　　　　　　D. 交感神经型颈椎病

5. 左上肢烫伤，有水疱、壁薄、基底潮红、水肿明显、剧痛，估计烧伤面积及深度为（   ）。

A. 9%，浅Ⅱ度　　　　　　　　B. 18%，浅Ⅱ度

C. 27%，浅Ⅱ度　　　　　　　D. 9%，深Ⅱ度

二、多项选择题

1. 对于肾积水并发症的护理，正确的有（   ）。

A. 及时发现感染征象

B. 预防伤口感染

C. 遵医嘱合理应用抗生素

D. 妥善固定引流管，保持引流通畅，观察引流液的颜色、性质、量

2. 继发性腹膜炎患者，潜在的并发症有（   ）。

A. 感染性休克　　　　　　　　B. 膈下脓肿

C. 粘连性肠梗阻　　　　　　　D. 盆腔脓肿

3. 全身麻醉护理盘内不需要准备的物品（   ）。

A. 开口器　　　　B. 刀片　　　　C. 吸痰导管　　　　D. 导尿管

参考答案及解析

一、单项选择题

1. A　【解析】钠离子是细胞外液的主要阳离子，维持细胞外液的渗透压和血容量。钠离子增多时，可引起水肿，减少时可造成体液渗透压下降、脱水或血容量不足。

2. C　【解析】中度低渗性脱水患者表现为中度缺钠，血清钠小于130 mmol/L。患者除上述表现外，还伴恶心、呕吐、脉搏细速、血压不稳或下降、脉压变小、站立性晕厥、尿量减少。题干中指出患者血压偏低，血清钠为130 mmol/L，符合此期表现。

3. B　【解析】灭菌是指杀灭一切活的微生物，包括芽孢。

4. B　【解析】脊髓型颈椎病：手发麻、不灵活，特别是精细活动失调，握力减退，下

肢无力、发麻，步态不稳，有踩棉花感觉，躯干有紧束感等。

5. A 【解析】患者有水疱、壁薄、基底潮红、水肿明显、剧痛，属于浅Ⅱ度烧伤，左上肢的面积为9%。

二、多项选择题

1. ABCD 【解析】肾积水并发症感染的护理措施包括：①及早发现感染征象：密切观察体温、肾功能、腹部肿块大小的变化和膀胱刺激症状；②预防伤口感染：观察伤口渗血、渗液情况，保持伤口敷料的清洁、干燥；③遵医嘱合理应用抗生素；④引流管护理：肾造瘘术后留置肾造瘘管以引流积聚于肾盂内的尿液、减轻肾盂压力、恢复肾功能；肾盂成形术后留置输尿管支架支撑在肾盂和输尿管吻合处，防止吻合口处狭窄，并引流尿液；留置肾周引流管以引流手术后肾周的渗血、渗液。应妥善固定引流管，保持引流通畅，观察记录引流液的颜色、性质、量。

2. ABCD 【解析】继发性化脓性腹膜炎是最常见的腹膜炎，腹腔空腔脏器穿孔、外伤引起的腹壁或内脏破裂是急性继发性化脓性腹膜炎最常见的原因。腹膜严重充血水肿，并渗出大量液体，引起脱水和电解质紊乱，肠腔内大量积液使血容量明显减少，导致低血容量性休克，同时细菌毒素入血引发感染性休克。年轻体壮、抗病能力强者，可使病菌毒性下降，病变损害轻的能以邻近的肠管和其他脏器以及移过来的大网膜发生粘连，将病灶包裹使病变局限于腹腔内的某个部位形成局限性的腹膜炎，若局限部位化脓，集聚于膈下，肠袢、盆腔则可能形成局限性囊肿，腹膜炎治愈后腹腔内都留有不同程度的粘连，大多数粘连无不良后果。

3. BD 【解析】A项错误，开口器用于昏迷、须张口的特殊检查及呼吸道阻塞引起的窒息。在紧急急救时打开患者牙关紧闭的上下颚。B项正确，麻醉盘中不需要刀片。C项错误，防止呼吸道分泌物阻塞呼吸道，准备吸痰导管。D项正确，一般全麻的患者在术前准备工作中已准备好导尿工作。

第四部分 妇产科护理学

第一章 女性生殖系统解剖及生理教育

◆ 知识框架

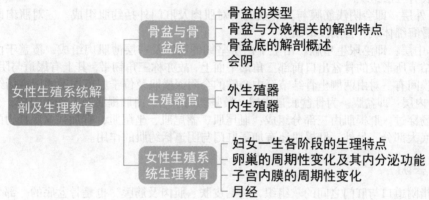

◆ 知识解读

第一节 骨盆与骨盆底

女性生殖系统包括内、外生殖器官及其相关组织与邻近器官。骨盆为生殖器官的所在，是胎儿娩出时必经通道，其大小、形状对分娩有直接影响。骨盆是由左右 2 块髋骨和 1 块骶骨及 1 块尾骨组成的。

一、骨盆的类型

根据骨盆的形状，骨盆可分为 4 种类型。

（1）女性型：最常见，约占半数。此类骨盆入口略呈圆形，入口横径较前后径稍长，耻骨弓较宽，两侧坐骨棘间径 ≥ 10 cm。

（2）男性型：较少见。入口略呈三角形，两侧壁内聚，坐骨棘突出，耻骨弓较窄，骶坐切迹呈高弓形，骶骨较直而前倾，致后矢状径较短。

（3）类人猿型：占 14.2% ~ 18%。入口呈卵圆形，前后径较横径长。两侧壁稍内聚，坐骨棘较突出，耻骨弓较窄，但骶骨向后倾斜，故骨盆前部较窄而后部较宽。

（4）扁平型：占 23.2% ~ 29%。入口前后径短而横径长，呈扁平状。骶骨短而骨盆浅。

二、骨盆与分娩相关的解剖特点

以耻骨联合上缘、髂耻缘及骶岬上缘的连线为界，将骨盆分为两部分，即假骨盆及真骨盆。

假骨盆与产道无直接关系，但假骨盆某些径线的长短关系到真骨盆的大小，因此，测量假骨盆的某些径线可作为了解真骨盆的参考。真骨盆位于骨盆分界线之下，是胎儿娩出通道，又称骨产道。真骨盆有上下两口，即骨盆入口与骨盆出口，两口之间为骨盆腔。骨盆腔后壁是骶骨与尾骨，两侧为坐骨、坐骨棘、坐骨切迹及其韧带，前壁为耻骨联合，骨盆腔呈前浅后深形态。坐骨棘位于真骨盆中部，可经肛诊或阴道诊触到。骶骨的前面凹陷形成骶窝，第1骶椎向前凸出形成骶岬，为骨盆内测量的重要据点，耻骨两降支前部相连构成耻骨弓。

通常女性骨盆较男性骨盆宽而浅，而且妊娠期受激素影响，韧带较松弛，各关节活动性稍有增加，均有利于分娩时胎儿娩出。

三、骨盆底的解剖概述

骨盆底由多层肌肉和筋膜组成，封闭骨盆出口，作用是支持盆腔脏器并使之保持正常的位置。骨盆底有三层组织。

（1）外层：即会阴浅筋膜与其深面的三对肌肉及肛门外括约肌组成。三对肌肉即球海绵体肌、坐骨海绵体肌、会阴浅横肌。

（2）中层：即泌尿生殖膈。由上下两层坚韧的筋膜及一层薄肌肉组成，覆盖于由耻骨弓与两坐骨结节所形成的骨盆出口前部三角形平面上，故亦称三角韧带。其上有尿道与阴道穿过。在两层筋膜间有一对由两侧坐骨结节至中心腱的会阴深横肌及位于尿道周围的尿道括约肌。

（3）内层：即盆膈。为骨盆底最内层、最坚韧的一层，由肛提肌及其筋膜组成，有尿道、阴道及直肠穿过。肛提肌由三部分组成：耻尾肌、髂尾肌、坐尾肌，有加强盆底托力的作用，构成骨盆底大部分。另外，肛提肌还有加强肛门与阴道括约肌的作用。

四、会阴

会阴指阴道口与肛门之间的软组织，包括皮肤、肌肉及筋膜，也是骨盆底的一部分。会阴体厚3～4 cm，由外向内逐渐变窄呈楔状，表面为皮肤及皮下脂肪，内层为会阴中心腱。会阴的伸展性很大，妊娠后组织变松软，有利于分娩，但也可对胎儿娩出形成阻碍，若产力过强，易发生裂伤，故进行会阴保护或适时切开为助产的必要步骤之一。

第二节　生殖器官

一、外生殖器

（一）外阴的范围

女性外生殖器又称外阴，即耻骨联合至会阴和两股内侧之间的组织。

（二）外阴的组成

（1）阴阜：位于耻骨联合前面，皮下有丰富的脂肪组织，青春期开始生长阴毛。

（2）大阴唇：为外阴两侧一对隆起的皮肤皱襞，前接阴阜，后达会阴。大阴唇皮下富含脂肪组织和静脉丛等，局部受伤后易形成血肿。

（3）小阴唇：位于大阴唇内侧，为一对纵行皮肤皱襞，表面湿润，酷似黏膜、色褐、无毛、富含神经末梢，极敏感。

（4）阴蒂：位于小阴唇顶端，为海绵体组织。阴蒂头富含神经末梢，极为敏感。

（5）阴道前庭：为两小阴唇之间的菱形区域。前庭的前方有尿道外口，后方有阴道口。

阴道前庭由前庭球（具有勃起性能）、前庭大腺（即巴氏腺，分泌的黄白色黏液，有润滑作用）、尿道外口（易感染）、阴道口、舟状窝及处女膜等组成。

二、内生殖器

（一）内生殖器及其功能

女性内生殖器包括阴道、子宫、输卵管及卵巢，后二者常被称为子宫附件。

1. 阴道

阴道位于真骨盆下部的中央，为性交器官及月经血排出、胎儿娩出的通道。其壁由黏膜、肌层和纤维层构成。上端包围宫颈，下端开口于阴道前庭后部，前壁与膀胱和尿道邻接，后壁与直肠贴近。环绕宫颈周围的部分称阴道穹隆，可分为前、后、左、右四部分。后穹隆较深，其顶端与直肠子宫陷凹贴接，后者为腹腔的最低部分，是某些疾病诊断或手术的途径。阴道有较大的伸展性，局部受损伤易出血或形成血肿。幼女及绝经后妇女的阴道黏膜上皮很薄，皱襞少，伸展性小，容易发生创伤而感染。

2. 子宫

子宫为一空腔器官，腔内覆有黏膜，称子宫内膜。从青春期到更年期，子宫内膜受雌孕激素的影响，有周期性改变并产生月经。性交时，子宫为精子到达输卵管的通道；受孕后，子宫为晚期囊胚着床、发育、成长的所在；分娩时，子宫收缩使胎儿及其附属物娩出。

子宫位于骨盆腔中央，呈倒置的梨形。子宫体壁由三层组织构成，外层为浆膜层即脏层腹膜，中间层为肌层，内层为黏膜层即子宫内膜。

（1）子宫内膜较软而光滑，为粉红色黏膜组织。其表面 2/3 能发生周期性变化，称为功能层；余下 1/3 无周期性变化，称为基底层。

（2）子宫肌层为子宫壁最厚的一层，非孕时约厚 0.8 cm。肌层中含血管，子宫收缩时，血管被压缩，能有效地制止产后子宫出血。

（3）子宫浆膜层最薄，为覆盖子宫体底部及前后面的腹膜，与肌层紧贴。

（4）子宫借助于四对韧带，即圆韧带、阔韧带、主韧带及宫骶韧带，以及骨盆底肌肉及筋膜的支托作用，维持子宫的正常位置。正常的子宫位置是前倾前屈的。圆韧带维持子宫前倾位；阔韧带维持子宫在盆腔的正中位置；主韧带是固定子宫颈正常位置的重要组织；宫骶韧带将宫颈向后上牵引，间接保持子宫前倾位置。

3. 输卵管

输卵管全长 8 ~ 14 cm，为卵子与精子相遇的场所。根据形态，输卵管可分为四部分：①间质部：为通入子宫壁内的部分，狭窄而短，长约 1 cm；②峡部：为间质部外侧的一段，长 2 ~ 3 cm；③壶腹部：在峡部外侧，管腔较宽大，长 5 ~ 8 cm；④伞部：输卵管的最外侧，长 1 ~ 1.5 cm，管口呈伞状，有"拾卵"作用。

4. 卵巢

卵巢为一对扁椭圆形的性腺，产生卵子及性激素。青春期前，卵巢表面光滑；青春期开始排卵后，表面逐渐凹凸不平，呈灰白色；绝经后卵巢萎缩变小、变硬。

（二）内生殖器与邻近器官的关系

（1）尿道：为一肌性管道，始于膀胱三角尖端，止于阴道前庭部的尿道外口。女性尿道长 4 ~ 5 cm，短而直，又接近阴道，易引起泌尿系统感染。

（2）膀胱：为一囊状肌性器官，位于耻骨联合之后、子宫之前。膀胱充盈可影响子宫及阴道，故妇科检查及手术前必须使膀胱排空。

（3）输尿管：为一对圆索状肌性长管，在腹膜后，从肾盂开始沿腰大肌前下降，于阔韧带底部向前内方行，于临近子宫颈外侧约 2 cm 处，在子宫动脉下方穿过，经子宫颈上部外侧 1.5 ~ 2 cm 处斜向前内穿越输尿管隧道进入膀胱。

（4）直肠：上接乙状结肠，下接肛管，前为子宫及阴道，后为骶骨，全长 10 ~ 14 cm。肛管长 2 ~ 3 cm，借会阴体与阴道下段分开，阴道分娩时应保护会阴，避免损伤肛管。

（5）阑尾：通常位于右髂窝内。女性患阑尾炎时有可能累及右侧附件及子宫。

第三节　女性生殖系统生理教育

一、妇女一生各阶段的生理特点

妇女一生按年龄分为七个时期，各时期的生理特点如下。

（1）胎儿期：指从受精卵形成至胎儿娩出。

（2）新生儿期：乳房稍肿大，甚至分泌少量乳汁；阴道可有少量血性分泌物。

（3）儿童期：8 岁前生殖器为幼稚型；8 岁后卵巢内有卵泡发育，但不排卵。

（4）青春期：乳房萌发是女性第二性征的最初特征，月经初潮为青春期的重要标志。

（5）性成熟期：又称生育期，指卵巢功能成熟并有周期性性激素分泌及排卵的时期，约从 18 岁开始，历时约 30 年。

（6）绝经过渡期：卵巢功能减退，卵泡不能发育成熟及排卵，月经不规则，常为无排卵性月经。1994 年，WHO 将卵巢功能开始衰退及绝经后 1 年内的时期定义为围绝经期。

（7）绝经后期：卵巢功能完全衰退，生殖器官进一步萎缩退化。

二、卵巢的周期性变化及其内分泌功能

（一）卵巢的周期性变化

1. 卵泡的发育和成熟

女性自青春期开始，在腺垂体促卵泡素的作用下，卵巢中的原始卵泡发育成生长卵泡。在许多生长卵泡中，每一月经周期一般只有一个卵泡发育成熟，称成熟卵泡。

2. 排卵

成熟卵泡破裂，卵细胞和其周围的一些细胞被排入腹腔，多发生在下次月经来潮前 14 天左右。

3. 黄体的形成和萎缩

排卵后，卵泡壁塌陷，卵泡壁的卵泡颗粒细胞和内膜细胞向内侵入，周围有结缔组织的卵泡外膜包围，共同形成黄体。黄体平均寿命为 14 天。排出的卵子若受精，黄体继续发育成为妊娠黄体，至排卵后约 12 周开始萎缩；若未受精，黄体在排卵后 9 ~ 10 天即开始萎缩。

（二）卵巢分泌的激素

卵巢可合成及分泌雌激素、孕激素和少量的雄激素。

1. 雌激素的生理作用

（1）促进和维持子宫发育，提高子宫平滑肌对缩宫素的敏感性；使子宫内膜增生和修复，使宫颈口松弛，宫颈黏液分泌增多。

（2）促进卵泡发育，有助于卵巢积蓄胆固醇。

（3）促进输卵管的发育，增强蠕动，有利于孕卵向宫腔输送。

（4）促进阴道上皮细胞增生、角化、糖原增多，使阴道酸度增强。

（5）使乳腺管增生，乳头、乳晕着色。大量雌激素可抑制乳汁分泌。

（6）对下丘脑和垂体产生正反馈和负反馈调节。

（7）促进水钠潴留和骨中钙盐沉积。

2. 孕激素的生理作用

（1）使子宫肌纤维松弛，降低妊娠子宫对缩宫素的敏感性；使子宫内膜由增生期转变为分泌期；使宫颈口闭合，黏液减少变稠，拉丝度降低。

（2）抑制输卵管的蠕动。

（3）使阴道上皮细胞脱落加快。

（4）在雌激素作用的基础上促进乳房的腺泡发育。

（5）对下丘脑和垂体产生负反馈调节。

（6）促进水钠排泄。

（7）兴奋下丘脑体温调节中枢，使排卵后的基础体温升高 0.3 ~ 0.5℃。

3. 雄激素的生理作用

（1）促使阴蒂、阴唇和阴阜的发育，促进阴毛、腋毛的生长；雄激素过多会对雌激素产生拮抗作用，可减缓子宫及其内膜的生长和增殖，抑制阴道上皮的增生和角化；长期使用雄激素，可出现男性化表现。此外，雄激素还与性欲有关。

（2）促进蛋白合成和肌肉生长，刺激骨髓中红细胞的增生。在性成熟期，促使长骨骨基质生长和钙的沉积。性成熟后可导致骨骺的关闭，使生长停止。可促使肾远曲小管对水钠的重吸收并保留钙。

三、子宫内膜的周期性变化

随着卵巢周期性变化，子宫内膜的功能层也发生周期性变化，可分为三期。

（1）增殖期：为月经周期第 5 ~ 14 天。子宫内膜增生、增厚，腺体增多，血管增生、延长、弯曲呈螺旋状。

（2）分泌期：为月经周期第 15 ~ 28 天。月经周期第 15 ~ 24 天，子宫内膜继续增厚，腺体增大、弯曲，子宫内膜供血充足，适宜受精卵的植入和发育。月经周期第 25 ~ 28 天，即月经前期，子宫内膜腺体萎缩，螺旋小动脉痉挛收缩，子宫内膜组织缺血、坏死、血管破裂、出血。

（3）月经期：为月经周期第 1 ~ 4 天。坏死的内膜组织剥脱与血液混合排出，形成月经。

四、月经

随着卵巢的周期性变化，子宫内膜周期性的脱落及出血称月经。第一次月经来潮称月经初潮，年龄多在 13 ~ 14 岁。出血第 1 日为月经周期的开始，两次月经第 1 日的间隔时间为一个月经周期，一般为 21 ~ 35 天。月经持续流血的天数称经期，一般为 2 ~ 8 天。每次月经的总失血量称经量，正常为 20 ~ 60 mL，超过 80 mL 为月经过多。月经血呈暗红色，碱性、黏稠、不凝固。一般无特殊症状，少数妇女可出现下腹坠胀、腰酸、头痛、失眠、疲倦、精神不振、乳房胀痛、易激动、鼻黏膜出血、恶心、腹泻或便秘等。

第二章　妊娠期妇女的护理

◇ 知识框架

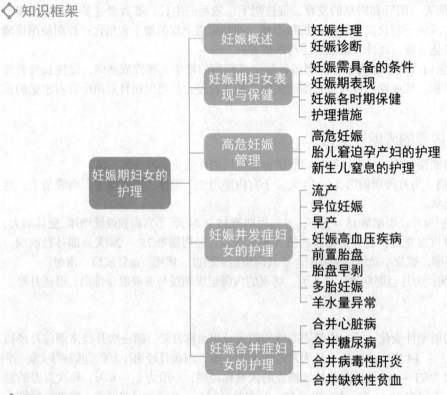

◇ 知识解读

第一节　妊娠概述

一、妊娠生理

妊娠是胚胎和胎儿在母体内发育成长的过程，全过程约40周。

（一）受精与着床

（1）受精：即妊娠的起点，为男女成熟生殖细胞（精子和卵子）的结合过程。一般发生在排卵后12 h内，经历时间为24 h，部位在输卵管壶腹部。

（2）着床：即妊娠晚期囊胚侵入子宫内膜的过程，发生在受精后的6～7天，发生部位为子宫内膜，整个过程经历定位、黏附和侵入三个阶段。

完成着床的条件是：①透明带消失；②囊胚滋养层分化出合体滋养层细胞；③囊胚和子宫内膜同步发育并功能协调；④孕妇体内有足够的雌激素和孕酮，子宫有一个极短的敏感期允许受精卵着床，一般在月经周期第20～24天。

（3）蜕膜的形成

1）底蜕膜：即与囊胚极滋养层接触的子宫肌层的蜕膜，将来发育成胎盘的母体部分。

2）包蜕膜：即覆盖在囊胚上面的蜕膜，随妊娠增大，与真蜕膜融合。

3）真蜕膜：即除上述两者之外，覆盖子宫腔表面的蜕膜。

（二）胚胎及胎儿的发育

胚胎即由受精卵开始至妊娠 8 周之内的个体发育过程最初阶段的雏体，是主要器官分化发育的时期。

胎儿即妊娠 9 周起至娩出的胎体，是各器官进一步发育成熟的时期。

1. 胎儿附属物的形成

（1）胎盘：胎盘由羊膜、叶状绒毛膜和底蜕膜组成，是母体与胎儿之间进行物质交换的重要器官。妊娠足月时，胎盘为圆形或椭圆形，重 450 ~ 650 g，直径 16 ~ 20 cm，厚 1 ~ 3 cm，中间厚，边缘薄。胎盘分为子面和母面，子面光滑，灰白色，有脐带附着；母面粗糙，暗红色，分成 15 ~ 20 个小叶。

胎盘的功能包括气体交换、营养物质供应、排除胎儿代谢产物、防御作用、合成激素与酶等。

（2）胎膜：胎膜由羊膜和绒毛膜组成。主要功能为防止细菌进入宫腔，和甾体激素代谢有关，在分娩发动上可能有一定作用。

（3）脐带：脐带是连接胎儿与胎盘的带状器官。足月胎儿的脐带长 30 ~ 100 cm，平均约 55 cm，直径 0.8 ~ 2.0 cm，脐带表面由羊膜覆盖，内含一条脐静脉和两条脐动脉。主要功能是通过脐带血循环与母体进行营养和代谢物质的交换。

（4）羊水：羊水来源于羊膜的透析液（母体血浆）、胎儿皮肤的分泌、胎儿的尿液。羊水的吸收 50% 由胎膜完成，另外胎儿可通过吞饮羊水入消化道，保持羊水量的动态平衡。正常足月妊娠羊水量约为 800 mL，略混浊，不透明，呈中性或弱碱性。羊水的主要功能为保护胎儿、保护母体。

2. 胎儿的发育

妊娠 8 周末，初具人形，B 超见早期心脏形成并有搏动；妊娠 12 周末，外生殖器已发育；妊娠 28 周末，身长约 35 cm，体重约 1000 g，出生后有存活的可能；妊娠 36 周末，身长约 45 cm，体重约 2500 g，此时出生基本可以存活；妊娠 40 周末，身长约 50 cm，体重约 3400 g，发育成熟，此时出生能很好存活。

二、妊娠诊断

（一）妊娠的划分

早期妊娠即孕 13 周末之前；中期妊娠即孕 14 ~ 27+6 周；晚期妊娠即孕 28 周及其之后。

（二）早孕诊断

（1）病史与症状：停经、早孕反应、尿频。

（2）妇科检查：外阴色素加深，阴道及宫颈变软、呈蓝紫色，宫体增大。

（3）乳房变化：增大、乳晕色素加深。

（4）辅助检查：血、尿 hCG 检查协助诊断早期妊娠；B 超检查是检查早期妊娠快速准确的方法等。

（三）中期及晚期妊娠诊断

①子宫增大；②妊娠 18 ~ 20 周孕妇自觉有胎动，每小时 3 ~ 5 次，随后胎动越来越活跃，至末期逐渐减少；③妊娠 18 ~ 20 周，可听到胎心音，呈双音，每分钟 110 ~ 160 次，24 周前胎心音在脐下正中或稍偏左或右最清楚，24 周后，在胎儿背侧最清楚；④妊娠 20 周经腹壁可触及胎体，妊娠 24 周后，运用四步触诊法可以区分胎头、胎臀、胎背及胎儿四肢；⑤B 超检查可显示胎儿数目、胎方位、胎心搏动和胎盘位置等。

（四）妊娠检查

（1）产前检查：我国《孕前和孕期保健指南（2018 年）》推荐的产前检查孕周和次数为：妊娠 6 ~ 13+6 周、14 ~ 19+6 周、20 ~ 24 周、25 ~ 28 周、29 ~ 32 周、33 ~ 36 周各一次，

37～41周每周检查一次。

首次妊娠检查的问诊内容包括：年龄、职业、推算预产期、月经史及既往生育史、既往史及手术史、本次妊娠经过、家族史、丈夫健康状况等。

（2）全身检查：步态及身高；检查心脏有无病变；检查下肢及脊柱有无畸形；测量血压；有无水肿；测量体重等。

（3）产科检查：①宫底高度。②胎产式、胎先露及胎方位：胎产式即胎体与母体的纵轴间关系，胎先露即胎儿最先进入骨盆的部位，胎方位即胎儿先露部指示点与母体骨盆的关系。③胎心：正常胎心率为110～160次/min，不同胎位听胎心的部位不同。④骨盆测量：骨盆外测量间接反映骨盆腔的大小，骨盆内测量诊断骨盆大小和形态，判断孕妇能否经阴道顺利分娩。

第二节　妊娠期妇女表现与保健

一、妊娠需具备的条件

（1）女方的卵巢每月有正常成熟卵子排出。

（2）男方在性交时能射精，精液中含有正常数量、形态和活力的精子。

（3）女方的输卵管通畅无阻，使精子和卵子能在输卵管内相遇受精。

（4）受精卵必须能通过输卵管进入子宫腔，并能在子宫内膜种植下来。

二、妊娠期表现

（一）早孕表现

（1）停经：生育年龄期妇女，月经规律，性交时未避孕或避孕失败，月经推迟10天以上，首先考虑妊娠可能。

（2）早孕反应：一般停经6周左右出现恶心、呕吐、食欲减退、偏食，妊娠12周后自然消失。

（3）尿频：夜里频繁上厕所，白天也会经常有尿感。

（4）乳房变化：乳房胀痛，乳房增大，乳头、乳晕着色，有深褐色蒙氏结节。

（二）妊娠期常见生理表现

妊娠呕吐、妊娠水肿、白带增多、下肢痉挛、妊娠腰痛、便秘、仰卧位综合征、生理性贫血等。

三、妊娠各时期保健

（一）早期妊娠保健

（1）及早确诊妊娠，警惕异位妊娠。

（2）及早进行第一次产前检查，建立围生保健卡。

（3）避免危险因素的影响，有高危因素者进行咨询与筛查。

（4）加强营养和养成良好的生活卫生习惯。

（5）保持心情舒畅，避免精神刺激。

（二）中晚期妊娠保健

（1）孕20周开始定期产前检查：包括监测胎儿生长发育、先天疾病筛查、孕期常见并发症的防治等。

（2）加强营养。

（3）孕期体操锻炼和运动。

（4）进行胎教。

（5）家庭自我监护胎心、胎动。

（6）做好分娩准备。

> **知识拓展** ●●●●
>
> **妊娠期营养**
>
> 护理人员应帮助孕妇制订合理的饮食计划，以满足自身和胎儿双方的需要，并为分娩和哺乳做准备。
>
> （1）热量：较非孕期每日增加 200 kcal。
>
> （2）蛋白质：孕早期每日摄入蛋白质增加约 5 g，中期每日增加 10 g，晚期每日增加 15 g，且最好是优质蛋白质。
>
> （3）矿物质：①铁：孕中期每日铁摄入量为 25 mg，孕晚期为 35 mg，孕妇在补充铁剂时最好用水果汁送服；②钙：孕早期每日摄入钙 800 mg，中期 1000 mg，晚期 1200 mg，同时补充维生素 D；③碘：孕妇每日摄入碘的量为 200 μg；④维生素：包括维生素 A、维生素 C、B 族维生素、维生素 D 等。

四、护理措施

（一）一般护理

（1）产前检查的配合护理：告知孕妇产前检查的意义和重要性，预约下次产前检查的时间和内容。

（2）加强心理护理：给孕妇提供心理支持，帮助孕妇消除由于体形改变而产生的不良情绪，使孕妇保持心情愉快、轻松。

（3）妊娠期自我监护：包括胎动计数、胎心音计数、体重测定等。

（二）对症护理

（1）恶心、呕吐：嘱孕妇避免空腹，起床应缓慢；每天进食 5 ~ 6 次，少食多餐，两餐间补充液体；食用清淡食物；给予精神鼓励及支持等。

（2）尿频、尿急：可于产后逐渐消失，一般不做特殊处理。

（3）白带增多：嘱孕妇每日清洗外阴或经常洗澡，但严禁阴道冲洗；指导孕妇穿透气性好的棉质内裤，经常更换。

（4）下肢、外阴静脉曲张：嘱孕妇时常抬高下肢，指导孕妇穿弹力裤或袜；会阴静脉曲张的孕妇，可于臀部垫枕，抬高髋部休息。

（5）便秘：指导孕妇养成每日定时排便的习惯；增加纤维素食品、水果和足够的水分；适当的进行户外运动；必要时按医嘱给缓泻剂。

（6）足部水肿：指导孕妇避免久站或久坐，多做足背屈曲运动，或抬高足部做足部关节运动；避免摄入含高盐食物；卧床休息时注意抬高下肢；注意有无高血压或尿蛋白的出现。

（7）腰背痛：指导孕妇保持正确的坐、站、走路和提重物姿势；避免穿高跟鞋；应睡硬板床；适当增加钙入量，同时进行腰骶部热敷。

（8）腿部肌肉痉挛：指导孕妇按摩痉挛部位肌肉；做腓肠肌热敷；增加饮食中的钙、维生素 D 的摄入。

（9）仰卧位低血压综合征：指导孕妇立即取左侧卧位。

（10）失眠：坚持户外运动；睡前用梳子梳头、温水泡脚、喝热牛奶。

（11）贫血：增加含铁食物的摄入，依病情需要可补充铁剂。

第三节　高危妊娠管理

一、高危妊娠

（一）高危妊娠的特殊检查

（1）孕龄及胎儿发育情况的估计：推算预产期、估计胎儿发育。测量胎头双顶径、头臂径、股骨长、胸径和腹径，估计胎儿大小。

（2）妊娠图：反映胎儿在宫内发育及孕妇健康情况，其中宫底高度曲线是最主要的曲线。

（3）仪器监护：包括 B 超检查、胎心听诊、胎心电子监护、胎儿心电图监测、羊膜镜检查等。

（4）实验室检查：包括胎儿畸形检查、胎盘功能检查、胎儿成熟度检查、胎儿缺氧及程度检查。

（二）产科处理原则

（1）增加营养：给予高蛋白、高能量饮食，补充足够维生素和铁、钙等矿物质，静脉滴注葡萄糖及多种氨基酸。

（2）卧床休息：可改善子宫胎盘血循环，一般取左侧卧位。

（3）提高胎儿对缺氧的耐受力：如 10% 葡萄糖液 500 mL 中加入维生素 C 2 g，静脉缓慢滴注，可增加胎儿肝糖原储备。

（4）间歇吸氧：每日 3 次，每次 30 min。

（5）预防早产：指导孕妇避免剧烈运动和活动。

（6）若继续妊娠将严重威胁母体健康或影响胎儿生存，应考虑适时终止妊娠。终止妊娠方法包括引产和剖宫产。

（7）产时处理：严密观察胎心率变化，及时吸氧，可行人工破膜，经常观察羊水量及其性状，尽量缩短第二产程，必要时可考虑剖宫产。

（8）高危儿应加强产时和产后的监护。

（三）护理措施

（1）心理护理：采取必要的措施减轻和转移孕妇的焦虑和恐惧，鼓励和指导产妇家属参与支持，避免不良刺激。

（2）一般护理：包括增加营养、卧床休息、改善氧供，提供舒适的环境及注意产妇的个人卫生。

（3）健康指导：按高危因素给予孕妇相应的健康指导，指导孕妇自我监测等。

（4）病情观察：观察孕妇的一般情况，如生命体征、活动耐力等，及时报告医生做相应处理。做好母儿监护及监护配合。

（5）检查及治疗配合：认真执行医嘱并配合处理，如前置胎盘患者应做好输血、输液准备。

二、胎儿窘迫孕产妇的护理

胎儿窘迫指胎儿在子宫内有缺氧征象危及胎儿健康和生命者。

（一）临床表现及处理原则

（1）急性胎儿窘迫：表现为胎心率变化、胎动异常、羊水胎粪污染，临床处理以提高母体血氧含量及改善胎儿缺氧状态为原则。

（2）慢性胎儿窘迫：胎盘功能减退、胎动减少或胎儿宫内发育迟缓，在病因治疗的同时，结合病情决定是否继续妊娠。

（二）护理措施

（1）嘱孕妇左侧卧位，间断吸氧，改善胎儿缺氧状况；严密监测胎心变化，注意胎心变化情况。

（2）做好术前及新生儿抢救和复苏的准备。

（3）向孕产夫妇提供相关信息，包括医疗措施的目的、操作过程、预期结果及孕产妇需做的合作，必要时陪伴他们，减轻孕产妇的焦虑。对胎儿不幸死亡的，应陪伴或嘱家属陪伴，鼓励其诉说，接纳其不良情绪，提供支持与关怀，帮助他们使用适合自己的压力应对技巧和方法。

三、新生儿窒息的护理

新生儿窒息是指胎儿娩出后 1 min，仅有心跳而无呼吸或未建立规律呼吸的缺氧状态，是新生儿死亡及伤残的主要原因之一，也是新生儿出生后常见的一种紧急情况，必须积极抢救、精心护理。

（一）临床表现

（1）轻度窒息：Apgar 评分 4 ~ 7 分。新生儿面部与全身皮肤呈青紫色，呼吸表浅或不规律，心跳规则，强且有力，心率减慢（80 ~ 120 次/min），对外界刺激有反应，喉反射存在，肌张力好，四肢稍屈。

（2）重度窒息：Apgar 评分 0 ~ 3 分。新生儿皮肤苍白，口唇暗紫，无呼吸或仅有喘息样微弱呼吸，心跳不规则，慢而弱，心率＜80 次/min，对外界刺激无反应，喉反射消失，肌张力松弛。

（二）护理措施

（1）配合医生按 ABCDE 程序进行复苏：A 清理呼吸道，B 建立呼吸，C 维持正常循环，D 药物治疗，E 评价。

（2）保暖，做好复苏准备。

（3）氧气吸入：在人工呼吸的同时给予氧气吸入。

（4）复苏后护理：复苏后应加强新生儿护理，保证其呼吸道通畅，密切观察面色、呼吸、心率、体温，预防感染，做好重症记录。窒息的新生儿应延迟哺乳，以静脉补液维持营养。

（5）产妇护理：提供情感支持，刺激子宫收缩，预防产后出血，选择适宜的时间告之新生儿情况。

第四节　妊娠并发症妇女的护理

一、流产

凡妊娠不足 28 周，胎儿体重不足 1000 g 而终止妊娠者，称为流产。妊娠 12 周以前者称早期流产；妊娠 12 周至不足 28 周者称晚期流产。流产又可分为自然流产和人工流产。这里主要讲自然流产。

（一）各种类型流产的处理原则

（1）先兆流产：原则是卧床休息，禁止性生活，减少刺激，必要时给予镇静剂。黄体酮不足者，可给予肌注黄体酮。先兆流产应及时进行 B 超检查，了解胚胎发育情况。

（2）难免流产：一旦确诊，应尽早清宫，以防出血和感染。

（3）不全流产：一旦确诊，应行吸宫术或钳刮术以清除宫腔内残留组织。

（4）完全流产：如无感染征象，一般不需处理。

（5）稽留流产：及时促使胎儿和胎盘排出。处理前应做凝血功能检查。

（6）习惯性流产：指自然流产连续发生 3 次或以上者。以预防为主，受孕前，男女双方均应进行详细检查。

（二）护理措施

（1）先兆流产孕妇的护理：除为其提供生活护理外，遵医嘱给孕妇适量镇静剂、孕激素等；随时评估孕妇的病情变化及情绪变化，加强其心理护理，增强保胎信心，并向孕妇及家属讲明保胎的必要性。

（2）妊娠不能再继续者的护理：积极采取措施，及时做好终止妊娠的准备，协助医师完成手术，同时开放静脉，做好输血、输液的准备；严密监测孕妇的生命体征及相关征象。

（3）预防感染：护士应严格执行无菌操作，加强会阴护理，同时指导孕妇使用消毒会阴垫，保持会阴清洁。当发现有感染征象后要及时通知医师，并按医嘱进行抗感染处理。另外，还应嘱患者流产 1 个月后返院复查。

（4）协助患者顺利渡过悲伤期：护士应给予同情和理解，帮助患者及家属接受现实，并向其讲解流产相关知识，帮助其为再次妊娠做好准备。

二、异位妊娠

（一）异位妊娠的临床表现

（1）停经：多在停经 6～8 周以后出现不规则阴道流血。

（2）腹痛：常表现为一侧下腹隐痛或酸胀痛。流产或破裂时，患者突感一侧下腹撕裂样疼痛，后遍及全腹。

（3）阴道流血：不规则，色暗红或深褐，量少呈点滴状。常在病灶清除后方停止。

（4）晕厥与休克：与内出血量的多少相关，与阴道流血量不成比例。阴道后穹隆穿刺是一种简单可靠的诊断方法，适用于疑有腹腔内出血的患者。

（5）腹部包块：当输卵管妊娠流产或破裂后所形成的血肿时间过久，可因血液凝固，逐渐机化变硬并与周围器官（子宫、输卵管、卵巢、肠管等）发生粘连而形成包块。

（二）护理措施

（1）手术治疗患者的护理：除生命体征的监测，做好术前准备外，还包括加强患者心理的护理。

（2）非手术治疗患者的护理：密切关注患者的生命体征及一般情况，重视患者的主诉，告诉患者病情发展的一些指征；嘱患者卧床休息，同时为其提供相应的生活护理；护士应协助患者正确留取血标本，以监测治疗效果；指导患者摄取足够的营养物质，增强患者抵抗力。

（3）出院指导：做好妇女的健康保健工作，防止盆腔感染。

三、早产

妊娠满 28 周至不满 37 足周期间终止妊娠者，称为早产。处理原则：保胎、提高早产儿存活率。早产儿护理措施如下。

（1）预防早产：孕妇保持良好的身心状况，指导其加强营养，避免诱发宫缩的活动，多休息等。

（2）药物治疗：主要是抑制宫缩。主要药物包括 β-肾上腺素受体激动剂、硫酸镁、钙拮抗剂等。护理人员应明确具体药物的作用和用法，并识别药物的副作用，同时应对患者进行相应的健康教育。

（3）预防新生儿合并症的发生：每日行胎心监护，并指导患者自我监护；按医嘱给予相应的药物治疗。

（4）为分娩做准备。

（5）为孕妇提供心理支持。

四、妊娠高血压疾病

（一）分类及临床表现

妊娠期高血压疾病是妊娠期特有的疾病，包括妊娠期高血压、子痫前期、子痫、慢性高血压并发子痫前期及妊娠合并慢性高血压。其中妊娠期高血压、子痫前期和子痫以往统称为妊娠高血压综合征。

1.妊娠期高血压

妊娠期 20 周后首次高血压，收缩压 ≥ 140 mmHg 和（或）舒张压 ≥ 90 mmHg，并于产后 12 周内恢复正常；尿蛋白（-）；患者可伴有上腹部不适或血小板减少。产后方可确诊。

2.子痫前期

（1）轻度：妊娠 20 周后出现 BP ≥ 140/90 mmHg；尿蛋白 ≥ 0.3 g/24 h 或尿蛋白/肌酐比值 ≥ 0.3，或随机尿蛋白 ≥（+）；可伴有上腹部不适、头痛、视物模糊等症状。

（2）重度：BP ≥ 160/110 mmHg；尿蛋白 ≥ 2.0 g/24 h 或随机尿蛋白 ≥（+++）；血清肌

酐＞106 μmol/L，血小板＜100×10⁹/L；出现微血管溶血（LDH升高）；血清ALT或AST升高；持续性头痛或其他脑神经或视觉障碍；持续性上腹不适等。

3. 子痫

在子痫前期的基础上出现抽搐发作，或伴昏迷，称为子痫。子痫多发生于妊娠晚期或临产前，称产前子痫；少数发生于分娩过程中，称产时子痫；个别发生在产后24 h内，称产后子痫。

子痫典型发作过程：先表现为眼球固定，瞳孔散大，头扭向一侧，牙关紧闭，继而口角及面部肌肉颤动，数秒后全身及四肢肌肉强直（背侧强于腹侧），双手紧握，双臂伸直，发生强烈的抽动。抽搐时呼吸暂停，面色青紫。持续1 min左右，抽搐强度减弱，全身肌肉松弛，随即深长吸气而恢复呼吸。抽搐期间患者神志丧失。病情转轻时，抽搐次数减少，抽搐后很快苏醒，但有时抽搐频繁且持续时间较长，患者可陷入深昏迷状态。抽搐过程中易发生唇舌咬伤、摔伤甚至骨折等多种创伤，昏迷时呕吐可造成窒息或吸入性肺炎。

4. 慢性高血压并发子痫前期

高血压孕妇于妊娠20周以前无蛋白尿，若孕20周后出现尿蛋白≥0.3 g/24 h或随机尿蛋白≥（＋）；或妊娠20周后突然出现尿蛋白增加、血压进一步升高，或血小板减少（＜100×10⁹/L）。

5. 妊娠合并慢性高血压

妊娠前或妊娠20周前血压≥140/90 mmHg，但妊娠期无明显加重；或妊娠20周后首次诊断高血压并持续到产后12周以后。

（二）处理原则

妊娠期高血压疾病的基本处理原则是镇静、解痉、降压、利尿，适时终止妊娠以达到预防子痫发生，降低孕产妇及围生儿病率、病死率及严重后遗症的目的。

常用的药物有以下几种。

（1）解痉药物：首选硫酸镁。硫酸镁有预防子痫和控制子痫发作的作用，适用于先兆子痫和子痫。

（2）镇静药物：镇静剂兼有镇静和抗惊厥作用，常用地西泮和冬眠合剂，可用于硫酸镁有禁忌或疗效不明显者，分娩期应慎用，以免药物通过胎盘导致对胎儿的神经系统产生抑制作用。

（3）降压药物：不作为常规，仅用于血压过高，特别是收缩压≥160 mmHg和（或）舒张压≥110 mmHg的严重高血压必须降压治疗，以及原发性高血压妊娠前已用降血压药者。选用的药物以不影响心搏出量、肾血流量及子宫胎盘灌注量为宜。常用药物有肼屈嗪、卡托普利等。

（4）扩容药物：一般不主张扩容治疗，仅用于低蛋白血症、贫血的患者。采用扩容治疗应严格掌握其适应证和禁忌证，并应严密观察患者的脉搏、呼吸、血压及尿量，防止肺水肿和心力衰竭的发生。常用的扩容剂有：人血白蛋白、全血、平衡液和低分子右旋糖酐。

（5）利尿药物：一般不主张应用，仅用于全身性水肿、急性心力衰竭、肺水肿、脑水肿或血容量过多且伴有潜在性脑水肿者。用药过程中应严密监测患者的水和电解质平衡情况及药物的毒副反应。常用药物有呋塞米、甘露醇。

（三）护理措施

1. 一般护理

（1）保证休息：轻度妊娠期高血压疾病孕妇可住院也可在家休息，但建议子痫前期患者住院治疗。保证充分的睡眠，每日休息不少于10 h。

（2）调整饮食：轻度妊娠期高血压孕妇需摄入足够的蛋白质（100 g/d以上）、蔬菜，补充维生素、铁和钙剂。食盐不必严格限制，但全身水肿的孕妇应限制食盐摄入量。

（3）密切监护母儿状态：每日测体重及血压，每日或隔日复查尿蛋白。定期监测血压、胎儿发育状况和胎盘功能。

（4）间断吸氧：可增加血氧含量，改善全身主要脏器和胎盘的氧供。

2. 用药护理

硫酸镁为目前治疗子痫前期和子痫的首选解痉药物。

（1）用药方法：硫酸镁可采用肌内注射或静脉用药。

1）肌内注射：25% 硫酸镁溶液 20 mL+2% 利多卡因 2 mL 深部肌内注射。通常于用药 2 h 后血药浓度达高峰，且体内浓度下降缓慢，作用时间长，但局部刺激性强，注射时应使用长针头行深部肌内注射，加利多卡因于硫酸镁溶液中，以缓解疼痛刺激，注射后用无菌棉球或创可贴覆盖针孔，防止注射部位感染，必要时可行局部按揉或热敷，促进肌肉组织对药物的吸收。

2）静脉给药：静脉用药负荷剂量为 4 ~ 6 g，溶于 25% 葡萄糖溶液 20 mL 静推（15 ~ 20 min）；或溶于 5% 葡萄糖 100 mL 快速静滴（15 ~ 20 min），继而硫酸镁 1 ~ 2 g/h 静滴维持。静脉用药后可使血中浓度迅速达到有效水平，用药后约 1 h 血药浓度可达高峰，停药后血药浓度下降较快，但可避免肌内注射引起的不适。

（2）毒性反应：硫酸镁的治疗浓度和中毒浓度相近，因此在进行硫酸镁治疗时应严密观察其毒性作用，并认真控制硫酸镁的入量。通常主张硫酸镁的滴注速度以 1 g/h 为宜，不超过 2 g/h。每天用量为 25 ~ 30 g。硫酸镁过量会使呼吸及心肌收缩功能受到抑制甚至危及生命。中毒现象首先表现为膝反射减弱或消失，随着血镁浓度的增加可出现全身肌张力减退及呼吸抑制，严重者心跳可突然停止。

（3）注意事项：护士在用药前及用药过程中均应监测孕妇血压，同时还应检测以下指标：①膝腱反射必须存在；②呼吸不少于 16 次 /min；③尿量每 24 h 不少于 400 mL，或每小时不少于 17 mL。尿少提示排泄功能受抑制，镁离子易积蓄而发生中毒。由于钙离子可与镁离子争夺神经细胞上的同一受体，阻止镁离子的继续结合，因此应随时备好 10% 的葡萄糖酸钙注射液，以便出现毒性作用时及时予以解毒。10% 葡萄糖酸钙 10 mL 在静脉推注时宜在 3 min 以上推完，必要时可每小时重复 1 次，直至呼吸、排尿和神经抑制恢复正常，但 24 h 内不超过 8 次。

3. 子痫患者的护理

（1）协助医生控制抽搐：患者一旦发生抽搐应尽快控制。硫酸镁为首选药物，必要时可加用强有力的镇静药物。

（2）专人护理，防止受伤：子痫发生后，首先应保持呼吸道通畅，并立即给氧，用开口器或于上下磨牙间放置一缠好纱布的压舌板，用舌钳固定舌以防咬伤唇舌或致舌后坠的发生。患者取头低侧卧位，以防黏液吸入呼吸道或舌头阻塞呼吸道，也可避免发生低血压综合征。必要时，用吸引器吸出喉部黏液或呕吐物，以免窒息。在患者昏迷或未完全清醒时，禁止给予饮食和口服药，以防误入呼吸道而致吸入性肺炎。

（3）减少刺激，以免诱发抽搐：患者应安置于单人暗室，保持绝对安静，以避免声、光刺激；一切治疗活动和护理操作尽量轻柔且相对集中，避免干扰患者。

（4）严密监护：密切注意血压、脉搏、呼吸、体温及尿量，记出入量。及时进行必要的血、尿化验和特殊检查，及早发现脑出血、肺水肿、急性肾衰竭等并发症。

（5）为终止妊娠做好准备：子痫发作后多自然临产，应严密观察及时发现产兆，并做好母子抢救准备。如经治疗病情得以控制仍未临产者，应在孕妇清醒后 24 ~ 48 h 内引产，或子痫患者经药物控制后 6 ~ 12 h，考虑终止妊娠。护士应做好终止妊娠的准备。

4. 妊娠期高血压孕妇的产时及产后护理

妊娠期高血压孕妇的分娩方式应根据母子的情形而定。

（1）若决定经阴道分娩，需加强各产程护理：在第一产程中，应密切监测患者的血压、脉搏、尿量、胎心及子宫收缩情况及有无自觉症状；血压升高时应及时与医师联系。在第二产程中，应尽量缩短产程，避免产妇用力，初产妇可行会阴侧切并用产钳或胎吸助产。在第三产程中，必须预防产后出血，在胎儿娩出前肩后立即静推缩宫素，禁用麦角新碱，及时娩出胎盘并按摩宫底，观察血压变化，重视患者的主诉。

（2）开放静脉，测量血压：病情较重者于分娩开始即开放静脉。胎儿娩出后测血压，病情稳定后方可送回病房。在产褥期仍需继续监测血压，产后 48 h 内应至少每 4 h 观察 1 次血压。

（3）继续硫酸镁治疗，加强用药护理：重症患者产后应继续硫酸镁治疗 1 ~ 2 d，产后

24 h 至 5 d 内仍有发生子痫的可能，故不可放松治疗及护理措施。此外，产前未发生抽搐的患者产后 48 h 亦有发生的可能，故产后 48 h 内仍应继续硫酸镁的治疗和护理。使用大量硫酸镁的孕妇，产后易发生子宫收缩乏力，恶露较常人多，因此应严密观察子宫复旧情况，严防产后出血。

五、前置胎盘

妊娠 28 周后，若胎盘附着于子宫下段，甚至胎盘下缘达到或覆盖宫颈内口，其位置低于胎儿先露部时，称为前置胎盘。多见于经产妇及多产妇。

按胎盘下缘与宫颈内口的关系，前置胎盘可分为 4 种类型：①完全性前置胎盘；②部分性前置胎盘；③边缘性前置胎盘；④低置胎盘。

（一）前置胎盘的治疗原则

前置胎盘的治疗原则是制止出血、纠正贫血和预防感染。

（1）期待疗法：根据出血量、孕妇一般情况、胎龄、胎儿成熟度等决定。适用于出血量少，孕妇一般情况良好，胎龄不足 36 周或估计胎儿体重小于 2.3 kg，活胎。

（2）终止妊娠：适用于反复出血，量多，甚至休克者；出血量虽少，但妊娠已近足月者。

（二）护理措施

（1）期待疗法治疗护理措施：绝对卧床休息（取左侧卧）；加强病情观察，如生命体征、阴道出血量及颜色、胎动、胎心音、伴随症状等；做好生活护理；加强营养；保持外阴清洁，预防感染；做好母儿急救及腹部手术前准备；按医嘱及时完成各项检查项目；做好心理护理；大出血休克时抗休克护理。

（2）终止妊娠护理：按分娩方式（剖宫产、阴道分娩）做好相应准备。

六、胎盘早剥

胎盘早剥是指妊娠 20 周以后或分娩期，正常位置的胎盘在胎儿娩出前，部分或全部从子宫壁剥离。治疗原则是补充血容量，纠正休克；及时终止妊娠，防治并发症。护士对胎盘早剥患者的护理措施如下。

（1）建立静脉通道，积极补充血容量，同时密切监测胎儿状态。

（2）配合做好各项辅助检查。

（3）严密观察病情，如生命体征、临床症状、胎儿情况、宫高、腹围、破膜后羊水情况、并发症等。一旦发现异常，应及时报告医生并配合处理。

（4）做好终止妊娠的准备，预防产后出血。

（5）产后严密观察宫缩、恶露、生命体征。

七、多胎妊娠

一次妊娠同时有两个或两个以上胎儿时，称多胎妊娠。

（一）多胎妊娠处理原则

（1）妊娠期：早期诊断，定期产检，增加产检次数，注意休息，加强营养，防治并发症。

（2）分娩期：做好准备工作，调整分娩方式，及时处理。

（3）产褥期：肌注或静滴催产素，腹部放置沙袋，同时预防产后出血。

（二）多胎妊娠护理措施

（1）增加产前检查的次数，每次测宫高、腹围和体重。

（2）嘱孕妇注意休息、减少活动、避免劳累，休息时抬高下肢，减轻水肿和下肢静脉曲张。

（3）加强营养，补充丰富的蛋白质、维生素等，预防贫血及妊高征发生。

（4）分娩期的护理。

（5）产后 2 h 严密观察阴道流血量及宫缩情况。

（6）指导产妇正确进行母乳喂养，选择有效的避孕措施。

八、羊水量异常

足月羊水量为 800 mL 左右。凡妊娠任何时期内羊水量超过 2000 mL 者，称为羊水过多。妊娠晚期羊水量少于 300 mL 者，称为羊水过少。

（一）羊水过多

急性羊水过多多发生在妊娠 20 ~ 24 周，较少见。慢性羊水过多多发生在妊娠 28 ~ 32 周，较多见。羊水过多合并胎儿畸形时应及时终止妊娠，正常胎儿合并羊水过多者，应根据羊水过多程度与胎龄决定处理方法。羊水过多的护理措施如下。

（1）正常胎儿合并羊水过多：指导饮食、防止便秘、注意休息、严格孕妇病情观察、遵医嘱用药、配合穿刺放羊水、促进胎儿肺成熟、病因治疗护理等。

（2）羊水过多合并胎儿异常：终止妊娠（人工破膜、引产）。

（3）健康指导。

（二）羊水过少

羊水过少是胎儿危险的极其重要的信号，如妊娠足月，应尽快破膜引产或剖宫产终止妊娠。羊水过少的护理措施如下。

（1）一般护理：向孕妇及家属介绍羊水过少的可能原因；指导孕妇休息时取左侧卧位，遵医嘱接受治疗；指导孕妇自我监测宫内胎儿情况；胎儿出生后对胎儿进行认真全面的评估，识别畸形。

（2）病情观察：包括观察孕妇的生命体征，定期测量宫高、腹围和体重，监测胎心、胎动、宫缩，及时发现并发症。

（3）配合治疗：如遵医嘱做好阴道助产或剖宫产的准备，遵医嘱给予抗感染药物。

第五节　妊娠合并症妇女的护理

一、合并心脏病

心脏病是产科领域中常见的严重合并症。妊娠 32 ~ 34 周及以后、分娩期及产后 3 日内均是心脏病孕产妇发生心力衰竭的最危险时期。

> **知识拓展** ●●●●
> **心脏病患者耐受能力的判断**
> （1）可以妊娠：心功能 Ⅰ ~ Ⅱ 级、无心衰史、无其他并发症。
> （2）不宜妊娠：心功能 Ⅲ ~ Ⅳ 级、有心衰史、有肺动脉高压、右向左分流、严重心律失常、风湿热活动期、心脏病并发细菌性心内膜炎、心肌炎遗留有严重心律不齐、围生期心肌病遗留心脏扩大等。

（一）妊娠合并心脏病的处理原则

加强婚前、孕前、产前监护；积极控制感染；预防心力衰竭。

1. 妊娠期

（1）终止妊娠：凡不宜妊娠的心脏病孕妇，应在妊娠 12 周前行人工流产术。妊娠超过 12 周时，应密切监护使之度过妊娠和分娩。

（2）定期产前检查：能及早发现心力衰竭的早期征象。< 20 周，1 次/2 周；> 20 ~ 32 周，

1次/周；有早期心衰征象应立即住院。

（3）防治心衰：避免过劳及情绪激动，每日至少保证10 h睡眠；高蛋白、高纤维素、低盐、低脂肪饮食；防治各种心衰诱因，如上呼吸道感染、贫血、心律失常等；动态观察心脏功能，如超声心动图、心脏射血分数等；治疗心衰。对心衰孕妇原则上待心衰控制后再处理产科问题，但严重心衰内科治疗无效，也可边控制心衰边紧急剖宫产。

2. 分娩期

（1）心功能Ⅰ～Ⅱ级，胎儿不大，胎位正常，条件良好者可考虑严密监护下阴道分娩。①第一产程：镇静剂消除紧张，有心衰征象协助半卧位，给予高浓度吸氧，抗生素预防感染。②第二产程：避免屏气，应行会阴侧切、胎头吸引、产钳助产以缩短第二产程。③第三产程：产后腹部压沙袋，避免产后出血，使用缩宫素。

（2）剖宫产：对胎儿偏大、产道条件不佳及心功能Ⅲ～Ⅳ级者均应选择剖宫产。术中、术后严格限制输液量。不宜再妊娠者同时结扎输卵管。

3. 产褥期

（1）产后3 d内，尤其24 h内是发生心衰的危险时期，需充分休息、抗感染。

（2）心功能＞Ⅲ级者不宜哺乳。

（二）护理措施

1. 加强孕前指导

心功能Ⅰ～Ⅱ级的妇女允许怀孕；心功能Ⅲ级以上、有心衰史且伴有其他内外科疾病、近期活动风湿热、先天性心脏病发绀型等妇女，不允许妊娠，嘱其应采取避孕措施。

2. 妊娠期

（1）加强产前检查：包括定期检查、评估心功能、会诊等。

（2）预防心衰：包括保证充足的休息，睡眠10 h/d；积极治疗合并症，预防感染；维持体液出入平衡等。

（3）饮食卫生、科学、合理：包括少量多餐；预防便秘；妊娠4个月后限盐，＜4～5 g/d。

（4）提供心理支持与健康宣教：维持舒适、缓解压力状态。

（5）提高孕妇自我保护意识：包括提前1～2周住院、识别诱发心衰因素等。

（6）紧急处理急性心力衰竭：包括取坐位、吸氧、按医嘱给药等。

3. 分娩期

分娩期必要时应行剖宫产。

（1）第一产程：专人守护；提供心理支持；严密观察产程进展情况；执行医嘱（吸氧、抗生素、强心剂）。

（2）第二产程：缩短第二产程，避免屏气用力；识别心衰先兆及时配合处理。

（3）第三产程：腹部压沙袋，按医嘱用药，注意输液速度。

4. 产褥期

72 h内继续监测，及时识别心衰及感染等征象，保证休息、睡眠；预防便秘、感染；遵医嘱使用抗生素，必要时继续使用强心剂；心功能Ⅰ～Ⅱ级者母乳喂养指导，心功能Ⅲ级以上者中药退奶；避孕指导；完善产后复查。

二、合并糖尿病

糖尿病妇女妊娠前应判断糖尿病的程度，确定妊娠的可能性。允许妊娠者，需在内科、产科密切监护下，尽可能将孕妇的血糖控制在正常或接近正常的范围内，并选择正确的分娩方式，以防并发症的发生。护理措施如下。

（一）妊娠期

（1）定期产前检查：妊娠合并糖尿病孕妇的产前检查次数和间隔时间视病情轻重而定。孕前患糖尿病孕妇早期应每周检查 1 次至第 10 周，以后每 2 周检查 1 次，妊娠 32 周后每周检查 1 次。

（2）病情观察：每天监测血压，每周测量体重、宫高、腹围，每 1 ~ 2 个月测定肾功能及糖化血红蛋白含量，同时进行眼底检查。

（3）健康教育：指导孕妇自行监测血糖或尿糖。

（4）营养治疗：①控制总能量及体重管理：根据孕前体重指数（BMI）决定妊娠期能量摄入；②饮食指导：饮食方案应综合考虑个人饮食习惯、体力活动水平、血糖水平及妊娠期生理学特点，在限制糖类摄入的同时保证充足的营养供给和孕妇体重适当增加，并将血糖维持在正常水平，减少酮症的发生。

（5）运动干预：运动干预应充分体现个体化及安全性的特点，结合孕妇自身身体条件，科学把握运动的时间和强度。

（6）治疗配合：部分糖尿病孕妇仅靠饮食和运动难以达到控制目标，如果经过饮食调节和运动疗法后 1 周左右，孕妇血糖水平仍高出控制目标，为避免低血糖或酮症酸中毒的发生，首选胰岛素进行药物治疗。显性糖尿病孕妇应在孕前即改为胰岛素治疗。

（7）心理护理：建议患者主动向有资质的机构咨询和改善心理问题。

（二）分娩期

（1）严密观察孕妇的生命体征，鼓励进食，保证热量供应，防止低血糖的发生。

（2）严密观察产程进展及胎儿情况，按医嘱常规给予抗生素预防感染，分娩时应严格执行无菌操作，高度警惕孕妇血糖的波动情况。

（3）防低血糖护理。

（三）产褥期

（1）根据血糖的监测结果调整胰岛素的用量。

（2）预防感染，每日注意体温的观察，同时观察子宫的复旧、恶露的量与性状、会阴的伤口情况。保持皮肤的清洁干燥，指导母乳喂养的方法，注意乳房的护理等。

（3）糖尿病新生儿属于高危儿，应按早产儿护理，出生后立即给予保暖、氧气吸入，警惕低血糖等并发症的发生。

三、合并病毒性肝炎

病毒性肝炎是妊娠期妇女肝病和黄疸最常见的原因，乙型肝炎病毒最常见。肝炎患者原则上不宜妊娠。护理措施如下。

（1）对孕产妇进行健康知识宣教：向孕产妇介绍病毒性肝炎的传播途径及发病特点；嘱其注意个人卫生，个人生活用品及专用餐具等需及时消毒；告知患者避免使用损害肝脏的药物。

（2）妊娠期：增加休息，加强营养，自我保护，预防隔离，围生保健，定期复查。

（3）分娩期：密切观察产程发展，促使产妇身心舒适；隔离分娩，避免产道损伤，预防产后出血；缩短第二产程，预防垂直传播；新生儿进行乙肝疫苗免疫接种。

（4）产褥期：加强休息和营养；观察子宫收缩及阴道流血，加强基础护理；协助建立良好的亲子关系；遵医嘱给药预防感染及保肝；指导母乳喂养，仅 HBsAg 阳性的产妇，可母乳喂养；HBeAg 阳性的产妇，不可母乳喂养；指导避孕措施，促进产后康复。

四、合并缺铁性贫血

（一）临床表现

轻度贫血者多无明显症状，或只有皮肤、口唇黏膜和睑结膜苍白。重者可表现为头晕、乏力、耳鸣、心悸、气短、皮肤毛发干燥、指甲脆薄、倦怠、食欲缺乏、腹胀、腹泻及口腔炎、舌炎等，甚至出现贫血性心脏病、妊娠期高血压疾病性心肌病等并发症的相应症状。

（二）护理措施

1. 预防

妊娠前应积极治疗慢性失血性疾病，改变长期偏食等不良习惯，调整饮食结构，增加营养，必要时补充铁剂。

2. 妊娠、分娩及产褥期护理

（1）饮食护理：建议孕妇摄取含铁丰富的食物，如动物血、肝脏、瘦肉等，同时多摄入富含维生素C的深色蔬菜、水果（如橙子、柚子、猕猴桃等），以促进铁的吸收和利用。纠正偏食、挑食等不良习惯。

（2）正确补充铁剂：血红蛋白在 70 g/L 以上者，可口服补充铁剂，同时服用维生素C，促进铁的吸收。

（3）输血：建议对血红蛋白 < 70 g/L 者给予输血。

（4）保障母婴安全：临产前后给予止血剂如维生素C、维生素K等药物，重度贫血产妇于临产后配血备用。给予低流量吸氧。防止产程过长，可阴道助产缩短第二产程，应避免发生产伤。

（5）预防感染：产程中严格无菌操作，产时及产后应用广谱抗生素预防和控制感染。加强口腔护理，有溃疡的孕妇按医嘱可局部用药。

（6）健康指导：注意劳逸结合，依据贫血的程度安排工作及活动量。

第三章　分娩期产妇的护理

◇ 知识框架

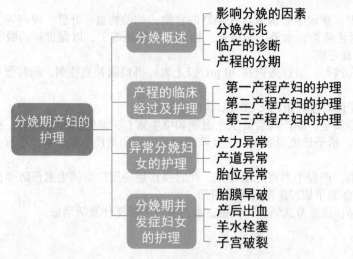

◇ 知识解读

第一节　分娩概述

分娩是指妊娠满 28 周以后，胎儿及其附属物由母体全部娩出的过程。妊娠满 28 周至 36^{+6} 周期间的分娩称早产；妊娠满 37 周至 41^{+6} 周期间的分娩称足月产；妊娠满 42 周及其后的分娩称过期产。

一、影响分娩的因素

（1）产力：包括子宫肌、腹壁肌、膈肌、肛提肌的收缩力。

（2）产道：分为骨产道和软产道。

（3）胎儿：取决于胎儿的大小、胎位及有无畸形。

（4）产妇的精神心理因素：如紧张、焦虑可致子宫缺氧，造成宫缩乏力、宫口扩张缓慢、产程延长，导致产妇疲劳、衰竭等。

二、分娩先兆

（1）不规律宫缩：特点是收缩力弱，持续时间短，常少于 30 s，且不规律，强度也不逐渐增加。常在夜间出现，清晨消失。

（2）上腹轻松感：初产妇多有上腹轻松感，进食增多，呼吸轻快。

（3）血性分泌物：是分娩即将开始的一个比较可靠的征象，出现在分娩开始前 24 ~ 28 h，又称见红。

三、临产的诊断

临产的标志为出现规律性且逐渐增强的宫缩，持续 30 s 以上，间歇 5 ~ 6 min，同时伴有进行性子宫颈管消失、宫颈口扩张和胎先露下降。

四、产程的分期

总产程是指从规律性宫缩出现开始至胎儿及其附属物全部娩出为止。临床分为 3 个阶段。

（1）第一产程（宫颈扩张期）：从规律性宫缩出现开始至宫口开全，初产妇不超过 20 h；经产妇不超过 14 h。

（2）第二产程（胎儿娩出期）：从宫颈口开全至胎儿娩出，未实施硬膜外麻醉者，初产妇不应超过 3 h，经产妇不应超过 2 h；实施硬膜外麻醉者，可在此基础上延长 1 h，即初产妇不应超过 4 h，经产妇不应超过 3 h。

（3）第三产程（胎盘娩出期）：从胎儿娩出至胎盘胎膜娩出，需 5 ~ 15 min，不超过 30 min。

> **知识拓展** ●●●●
>
> **正常分娩机制**
>
> （1）衔接；（2）下降；（3）俯屈；（4）内旋转；（5）仰伸；（6）复位及外旋转；（7）胎儿娩出。

第二节　产程的临床经过及护理

一、第一产程产妇的护理

（一）第一产程临床经过

（1）规律宫缩：随着产程的进展，宫缩持续时间渐长，间歇时间渐短。

（2）宫颈口扩张和胎先露的下降：①从规律宫缩至宫口扩张 3 cm，历时约 8 h，特点：宫缩不强，胎先露下降不明显；②宫口扩张 3 ~ 10 cm，历时约 4 h，特点：宫缩加强，胎先露下降明显，以坐骨棘为判断胎先露下降的标志。

（3）自然破膜：多发生在宫口近开全时。

（4）疼痛：宫缩会给每位产妇带来不同程度的疼痛。

> **知识拓展** ●●●●
>
> 胎头下降的程度以颅骨最低点与坐骨棘平面的关系为标志。胎头颅骨最低点平坐骨棘平面时，以"0"表示；在坐骨棘平面上 1 cm 时，以"— 1"表示；在坐骨棘平面下 1 cm 时，以"+1"表示，余依此类推。

（二）护理措施

（1）入院护理：协助产妇办理入院手续，采集病史并完成病历书写。对初产妇和有难产史的经产妇，应再次行骨盆外测量。外阴部剃除阴毛，并用肥皂水和温开水清洗。有异常情况者，应立即报告医生，给予相应治疗。

（2）心理护理：包括增强产妇对自然分娩的信心，促使产妇在产程过程中密切配合助产人员等。

（3）观察生命体征：每隔 4 ~ 6 h 测量血压 1 次，若发现血压升高或妊娠期高血压，应酌情增加测量次数，并给予相应处理。

（4）观察产程进展：包括：①子宫收缩的监测，最简单的方法即触诊法或胎儿监护仪监测；②宫颈扩张和胎头下降程度监测，可通过肛门检查和阴道检查监测；③胎心监测，可借助听诊器或胎心监测仪；④破膜和羊水观察。

（5）减轻疼痛，促进舒适：①提供良好的环境，提供陪伴分娩。②补充液体和热量，保证产妇产程中精力和体力的充沛。③活动和休息：临产后，宫缩不强且未破膜时，应鼓励产妇于宫缩间歇期在室内走动，待初产妇宫口开全或经产妇宫口已扩张 4 cm 时，应卧床，取左侧卧位。④清洁卫生：协助产妇擦汗、更衣、更换床单等，大小便后及时冲洗会阴。⑤排尿、排便：鼓励产妇每 2 ~ 4 h 排尿 1 次；初产妇宫口扩张 < 4 cm，经产妇宫口扩张 < 2 cm 时可用肥皂水灌肠，促使其排便。⑥减轻疼痛：助产人员应指导产妇在宫缩时深呼吸，并将双手掌置于腹部由上向下推按，缓解疼痛。若产妇腰骶部疼痛，可用拳头按压腰骶部以减轻疼痛。在宫缩间歇期指导产妇放松休息，聆听音乐或谈话，以转移注意力，减轻其疼痛感。

二、第二产程产妇的护理

（一）第二产程临床经过

（1）宫缩增强：宫口开全（10 cm）后，宫缩进一步增强，持续时间约 1 min 或以上，间歇时间仅 1 ~ 2 min。

（2）胎儿下降与娩出：胎头于宫缩时显露于阴道口，宫缩间歇时又缩回于阴道内，即胎头拨露。经过几次拨露，胎头外露部分不断增大，直至胎头双顶径越过骨盆出口横径，在宫缩间歇时也不再缩回，即胎头着冠。

（3）疼痛与排便感：会阴痛，并向大腿内侧放射。

（二）护理措施

（1）心理护理：包括及时提供产程进展信息，给予安慰、支持和鼓励，同时协助产妇饮水、擦汗等。

（2）观察产程进展：主要监测胎心的变化，必要时采取相应措施。

（3）指导产妇屏气：让产妇双足蹬在产床上，两手握住产床上的把手，宫缩时深吸气屏住，然后用力向下屏气以增加腹压。

（4）接产准备：包括①肥皂水外阴擦洗，顺序为大阴唇、小阴唇、阴阜、大腿内 1/3、会阴及肛门周围；②温开水冲掉肥皂水，注意应盖住阴道口冲洗；③0.1% 苯扎溴铵液（新洁尔灭）或聚维酮碘消毒；④接产者无菌准备。

（5）接产：保护会阴的同时协助胎头俯曲。

三、第三产程产妇的护理

（一）第三产程临床经过

（1）宫缩再现：胎儿娩出后，产妇稍感轻松，宫缩暂停几 min 后再现。

（2）胎盘剥离与娩出：胎盘剥离征象：①宫体变硬，由球形变为狭长形，宫底升高达脐上；②阴道少量出血；③阴道口外露的脐带自行下降延长；④接生者用左手掌尺侧缘轻压产妇耻骨联合上方，将宫体向上推，而外露的脐带不再回缩。

胎盘剥离及娩出方式：①胎儿面娩出式：多见，特点是胎盘先排出，以胎儿面先排出，然后见少量阴道出血；②母体面娩出式：少见，特点是先有较多量阴道出血，胎盘后排出，以母体面先排出。

（二）护理措施

（1）新生儿护理包括：①清理呼吸道：是处理新生儿的首要任务，用吸痰管或导尿管轻轻吸出新生儿口鼻腔黏液及羊水，保持呼吸道通畅。②新生儿 Apgar 评分：满分为 10 分，8 ~ 10 分为正常；4 ~ 7 分为轻度窒息，经清理呼吸道即可恢复；0 ~ 3 分为重度窒息，需紧急抢救。

抢救过程中新生儿出生 5 min 时再次评分，可了解新生儿的预后。③处理脐带：结扎脐带的方法有气门芯、棉线结扎、脐带夹、血管钳等。④一般护理：擦干新生儿身上的羊水和血迹，检查新生儿体表有无畸形；在新生儿左手腕系上标有母亲姓名及新生儿性别、体重、出生时间的腕带；在新生儿记录单上摁上新生儿足印和母亲拇指印；将新生儿抱给母亲进行母乳喂养；用抗生素眼药水滴眼以防结膜炎；注意新生儿保暖等。

（2）助娩胎盘：检查胎盘、胎膜，检查软产道，预防产后出血。

（3）提供舒适环境，给予情感支持：包括重新消毒外阴并换上消毒会阴垫；为产妇擦汗、更衣；及时喂给产妇温热红糖水或清淡、易消化流质饮食；帮助产妇进入母亲角色，建立母子情感等。

（4）健康指导：指导产妇尽量闭目养神，不可太兴奋，也不可太抑郁，并做好为新生儿第一次哺乳的心理准备。

第三节　异常分娩妇女的护理

影响分娩的主要因素有产力、产道、胎儿及精神心理因素，这些因素在分娩过程中相互影响，任何一个或几个因素发生异常以及四个因素间不能相互适应，而使分娩进展受到阻碍，称异常分娩，又称难产。

一、产力异常

产力包括子宫收缩力、腹壁肌和膈肌收缩力、肛提肌收缩力，其中以子宫收缩力为主。

（一）子宫收缩乏力

1. 临床表现

（1）协调性子宫收缩乏力：节律性、对称性、极性正常；检查子宫体隆起不明显；产程延长或停滞；对胎儿影响不严重。

（2）不协调性子宫收缩乏力：宫缩节律不协调、不对称，极性倒置；检查下腹部有压痛，胎位不清，胎心不规律；产程延长或停滞；可发生胎儿宫内窘迫。

（3）产程延长：①潜伏期延长：从临产规律宫缩开始至活跃期起点 6 cm 称为潜伏期。初产妇 > 20 h、经产妇 > 14 h 称为潜伏期延长。②活跃期延长：从活跃期起点 6 cm 至宫颈口开全称为活跃期。活跃期宫颈口扩张速度 0.5 cm/h 称为活跃期延长。③活跃期停滞：当破膜且宫颈口扩张 ≥ 6 cm 后，若宫缩正常，宫颈口停止扩张 ≥ 4 h；若宫缩欠佳，宫颈口停止扩张 ≥ 6 h 称为活跃期停滞。④胎头下降延缓：第二产程初产妇胎头下降速度 < 1 cm/h，经产妇 < 2 cm/h，称为胎头下降延缓。⑤胎头下降停滞：第二产程胎头先露停留在原处不下降 > 1 h，称为胎头下降停滞。⑥第二产程延长：初产妇 > 3 h，经产妇 > 2 h（硬膜外麻醉镇痛分娩时，初产妇 > 4 h，经产妇 > 3 h），产程无进展（胎头下降和旋转），称为第二产程延长。

2. 护理措施

（1）预防宫缩乏力的发生：加强孕期保健、产时监护。

（2）协调性子宫收缩乏力：查清原因，排除头盆不称及胎儿异常。①第一产程：消除紧张，静滴营养能量，休息，保持膀胱和直肠空虚状态，加强宫缩，同时为剖宫产术做好准备；②第二产程：加强宫缩，会阴侧切（助产），做好抢救新生儿的准备，同时密切观察胎心、宫缩与胎先露下降情况；③第三产程：预防产后出血和感染，加强宫缩，同时密切观察子宫收缩、阴道流血情况及生命体征。产后及时保暖及进食高热量饮食。

（3）不协调性子宫收缩乏力：调节子宫收缩，恢复子宫收缩极性，指导产妇深呼吸、按摩腹部，稳定其情绪，减轻其痛苦，提供心理支持，减少焦虑。

（4）健康教育及出院指导。

知识拓展 ●●●●

子宫收缩乏力对母儿的影响

1. 对产妇的影响

（1）体力损耗：由于产程延长，产妇休息不好、进食少，重者引起脱水、酸中毒、低钾血症；产妇精神疲惫及体力消耗可出现肠胀气、尿潴留等，加重子宫收缩乏力。

（2）产伤：由于第二产程延长，膀胱被压迫于胎先露部（特别是胎头）与耻骨联合之间，可导致组织缺血、水肿、坏死脱落以致形成膀胱阴道瘘或尿道阴道瘘。

（3）产后出血：由于子宫收缩乏力，影响胎盘剥离、娩出和子宫壁的血窦关闭，容易引起产后出血。

（4）产后感染：产程进展慢、滞产、多次肛查或阴道检查、胎膜早破、产后出血等均增加产后感染的机会。

2. 对胎儿、新生儿的影响

由于产程延长、子宫收缩不协调而致胎盘血液循环受阻，供氧不足；或因胎膜早破、脐带受压或脐带脱垂易发生胎儿窘迫、新生儿窒息或死亡；又因产程延长，导致手术干预机会增多，产伤增加，新生儿颅内出血发病率和死亡率增加。

（二）子宫收缩过强

1. 临床表现

（1）协调性子宫收缩过强：节律性、对称性、极性正常，产程快，可在短时间内结束分娩，可造成软产道裂伤，造成胎儿窘迫、胎死宫内。

（2）不协调性子宫收缩过强：均为外界异常因素所致，尤其是不适当运用缩宫素（催产素）。产妇烦躁不安、持续性腹痛，拒按，胎位触不清，胎心听不清，可出现病理性缩复环。血尿是先兆子宫破裂的征象。

2. 护理措施

（1）预防宫缩过强对母儿造成的损害：有急产史的孕妇提前2周住院待产，预产期前1～2周不宜外出；一旦出现分娩先兆，不能给予灌肠，应左侧卧位卧床休息，并做好接生及抢救婴儿准备；产妇大小便前先判断宫口大小及胎先露下降情况。

（2）临产期：提供缓解疼痛、减轻焦虑的支持性措施，鼓励产妇深呼吸，提供背部按摩，嘱其不要向下屏气，密切关注产程进展及产妇状况，做好剖宫产术准备。

（3）正确处理分娩期：尽可能做会阴侧切。

（4）做好产后护理。

二、产道异常

临床上以骨产道异常多见。常见的骨产道异常有扁平骨盆、漏斗骨盆、均小骨盆和畸形骨盆。产道异常的护理措施如下。

（一）预防性护理

加强产前检查，正确评估胎方位、胎儿大小、胎心率、宫缩强弱、宫口扩张程度、胎先露下降程度、破膜与否、骨产道和软产道情况等，结合年龄、产次、既往分娩史进行综合判断，协助采取合理的分娩方式，避免产科并发症的发生，促进母儿的健康。

（二）急救护理

试产或分娩过程中，若发现子宫破裂先兆，应立即停止试产，及早通知医生处理，或立即遵医嘱使用宫缩抑制剂，防止子宫破裂。同时做好剖宫产术的术前准备。

（三）病情监测及治疗配合

（1）骨盆入口平面狭窄：临产后协助医生行剖宫产术结束分娩。

（2）中骨盆平面狭窄：若宫口开全，胎头双顶径达坐骨棘水平或更低，按医嘱做好阴道助产准备及新生儿抢救准备；若胎头未达坐骨棘水平或出现胎儿宫内窘迫征象，应做好剖宫产术的术前准备。

（3）出口平面狭窄：能从阴道分娩需助产者，应做好阴道助产的术前准备；不能从阴道分娩者，应遵医嘱做好剖宫产术前准备和新生儿抢救的准备工作。

（4）骨盆三个平面狭窄：若估计胎儿不大，胎位正常，头盆相称，宫缩好，可以试产；如胎儿较大，明显头盆不称，胎儿不能通过产道，应尽早遵医嘱做好剖宫产术前准备。

（5）畸形骨盆：畸形严重、明显头盆不称或伴有胎位不正者，临产后遵医嘱做好剖宫产的术前准备。

（6）软产道异常的护理：阴道狭窄位置高、狭窄重、范围广，应协助医生行剖宫产术结束分娩；位置低、狭窄轻，可协助医生做较大的会阴切开，经阴道分娩。

（7）围产儿的护理：预防胎膜早破和脐带脱垂；及时发现胎儿宫内窘迫的征象；胎头在产道压迫时间过长或经手术助产的新生儿按产伤护理，严密观察颅内出血或其他损伤的征象并重点监护。

（四）预防产后出血和感染

防止产程延长和滞产，肛查次数不宜过多，必须做阴道检查时应严格消毒；产后应保持外阴清洁；加强营养，增强全身抵抗力；留置导尿管者应保持导尿管通畅，定期更换橡皮管和接尿瓶，防止泌尿道感染；观察产妇生命体征，及时发现感染征象。

三、胎位异常

分娩时除枕前位为正常胎位外，其余均为异常胎位。胎位异常的护理要点：加强分娩期的监测与护理，减少母儿并发症。

（1）第一产程：保证营养与休息，嘱产妇向胎背的对侧方向侧卧，指导产妇不要用腹压。

（2）第二产程：宫口开全后，若胎头双顶径达坐骨棘或更低，可徒手或使用胎头吸引器配合宫缩将胎头转成枕前位或正枕后位。

（3）第三产程：应用宫缩剂防止产后出血，缝合软产道裂伤，给予抗生素预防感染。

（4）做好剖宫产手术准备。

（5）心理护理。

第四节 分娩期并发症妇女的护理

一、胎膜早破

胎膜在临产前自然破裂者称胎膜早破，是产科常见的并发症。

（一）临床表现

阴道流液为胎膜早破的主要症状。孕妇突感阴道有较多液体流出，呈间断性，时多时少。当咳嗽、打喷嚏等腹压增加时羊水即流出。流液中可混有胎脂形成的乳白块状物及胎粪。

肛诊或阴道检查触不到羊膜囊，向上推先露部时阴道流液增加。

（二）护理措施

1.心理护理

通过与孕妇和家属交谈，了解其所担忧的问题和真实的心理感受，用浅显易懂的日常用语给予科学地解释和心理疏导，使其面对现实，具有一定的心理承受能力。一旦发生脐带脱垂要沉着、冷静，立即上报医生并安抚孕妇和家属，同时积极配合抢救。

2. 生活护理

（1）卧床休息，帮助孕妇取头低足高位或单纯抬高臀部的体位，避免增加腹压的动作，减少羊水流出、防止脐带脱垂。

（2）保持室内空气清新、流动，勤更换床单、被褥，协助并鼓励孕妇在床上大小便，帮助进食清淡、易消化的高营养、高蛋白、高维生素的食物，协助饮水，擦浴，洗漱，梳头和穿脱衣服等，与孕妇和家属建立感情并取得信任。

（3）指导患者全身放松，消除焦虑。

（4）保持外阴清洁，每日两次用消毒液常规擦洗外阴，便后清洗外阴，指导孕妇使用消毒卫生垫、穿纯棉内裤，勤更换并保持清洁与干燥。避免不必要的阴道检查，禁忌灌肠。

3. 密切观察产程进展

（1）观察体温、脉搏的变化及血常规变化。

（2）监测胎心音，注意其频率和节律。

（3）记录破膜时间，观察羊水性状、颜色和有无胎便污染。

（4）注意临产时间及产程进展情况。观察宫缩及胎心变化，明确胎先露入盆情况，尽量避免阴道检查，防止早产和感染，做好新生儿的抢救准备。

4. 治疗配合

（1）胎膜破裂时间超过 12 h 者，严格执行医嘱应用抗生素，预防感染。

（2）遵医嘱给予宫缩抑制剂及促进胎儿肺成熟药物，减少新生儿呼吸窘迫综合征的发生，降低围产儿的死亡率。

5. 健康教育

加强孕期营养，注意孕期卫生，高危妊娠妇女应加强监护和酌情增加检查次数，及时矫正异常胎位。避免性交，防止腹部受到撞击或外伤。一旦发生胎膜早破应立即采取平卧位并抬高臀部，勿直立行走，及时抬送医院。

二、产后出血

通常临床定义，产后胎盘剥离后的 2 h 内，出血量应不得高于 200 mL。胎儿娩出后 24 h 内阴道出血量达到或超过 500 mL 称产后出血，多发生于产后 2 h，是产科常见而又严重的并发症，是我国目前孕产妇死亡的首位原因。子宫收缩乏力、胎盘因素、软产道裂伤及凝血功能障碍是产后出血的主要原因。

（一）临床表现及诊断

主要是阴道流血过多，继发失血性休克、贫血，易合并感染。

（1）子宫收缩乏力引起的出血：常为阵发性出血，出血量时多时少，色暗红伴血块，有时血液积于宫腔内，子宫大而软，宫底升高，压之有较多的血液和血块流出。

（2）胎盘滞留引起的出血：胎盘娩出前，阴道出血量多，呈间歇性、暗红色。应认真检查胎盘、胎膜是否完整，此种情况常引起晚期产后出血。

（3）软产道裂伤引起的出血：胎儿娩出后，立即出现的、持续不断的、能自凝的新鲜血流。出血时宫缩良好，检查可见宫颈、阴道、会阴有裂伤伤口、血肿。

（4）凝血功能障碍：检查软产道无损伤，胎盘、胎膜完整，子宫收缩良好，仍有持续性阴道流血，且血液不凝固，应考虑凝血功能障碍。

（二）处理要点

处理原则为针对病因迅速止血，补充血容量，防治休克，预防感染。

（1）子宫收缩乏力性产后出血，以加强子宫收缩为最有效的止血方法。①可采用腹壁按摩子宫法和腹部阴道双手压迫按摩子宫法按摩子宫。按摩子宫的同时肌注或静脉推注缩宫素，促进子宫收缩。②在缺乏输血和手术条件下，以上方法失败时，子宫腔内填塞纱布止血法为良好的应急措施。填塞后密切观察生命体征及宫底高度和大小。24 h取出纱布条，以免感染。③结扎盆腔血管适用于子宫收缩乏力、前置胎盘、DIC等所致的严重的产后出血，而又要求保留生育能力的产妇。④上述几种方法止血无效时，为挽救产妇生命，应立即行次全子宫切除术。

（2）胎盘滞留性出血，关键是根据不同原因，尽早采取相应方法去除胎盘因素以达到止血目的。处理前应先排空膀胱。①胎盘粘连、剥离不全伴阴道出血者，应行徒手剥离胎盘术，操作轻准、正确，切忌挖抓。胎盘、胎膜残留手取困难者，可用大号刮匙刮取。②胎盘剥离后滞留者，助产者一手轻压子宫底并按摩子宫刺激宫缩，嘱产妇屏气向下用力，另一手轻轻牵拉脐带使胎盘、胎膜娩出。③胎盘嵌顿者，在静脉全身麻醉下，子宫狭窄环松解后用手取出胎盘。④胎盘植入者，一般施行次全子宫切除术。

（3）软产道裂伤出血：及时准确地修补和缝合裂伤，可有效地止血。

（4）凝血功能障碍出血：除去病因，输新鲜血、凝血因子，综合治疗。

（三）护理措施

1.急救护理

（1）一旦出现产后大出血，抢救人员应立即到位，指定一人负责指挥，其他人员分工合作。

（2）迅速协助医生抢救，边查原因，边及时有效地止血，做好各种检查和抽血交叉配血的相关准备。

（3）迅速建立静脉通道，准备输液、输血、配血及急救物品，快速输液、输血，记录液体出入量。

2.病情观察

（1）严密监测体温、脉搏、呼吸、血压。

（2）观察产妇精神状态和一般情况。

（3）注意子宫收缩，准确估计阴道出血量。

（4）观察膀胱是否充盈及尿量、尿色等。

（5）观察皮肤颜色、温度、末梢感觉，以及有无全身出血倾向。

3.配合治疗

（1）嘱患者取平卧位，必要时取头低足高位，注意保暖，预防并发症。

（2）保持呼吸道通畅，有效及时地吸氧，吸氧过程中密切观察吸氧的效果，同时注意保暖。

（3）子宫收缩乏力者，立即按摩子宫，刺激子宫收缩，从而达到止血的目的。

（4）遵医嘱用缩宫剂、止血药、抗凝药物等。

（5）根据不同原因，协助医生积极控制阴道出血，必要时做好术前准备。

（6）止血后密切观察2 h，随时观察宫缩、阴道出血及全身反应，严格交接班继续观察24 h。

知识拓展 ●●●●

　　产后子宫收缩乏力所致大出血，可以通过使用宫缩剂、按摩子宫、宫腔内填塞纱布条或结扎血管等方法达到止血的目的。按摩子宫的方法包括以下几种。

　　①第一种方法：用一手置于产妇腹部，触摸子宫底部，拇指在子宫前壁，其余4指在子宫后壁，均匀而有节律地按摩子宫，促使子宫收缩，是最常用的方法。

　　②第二种方法：一手在产妇耻骨联合上缘按压下腹中部，将子宫向上托起，另一手握住宫体，使其高出盆腔，在子宫底部进行有节律地按摩子宫，同时间断地用力挤压子宫，使积存在子宫腔内的血块及时排出。

　　③第三种方法：一手在子宫体部按摩子宫体后壁，另一手握拳置于阴道前穹隆挤压子宫前壁，两手相对紧压子宫并做按摩，不仅可刺激子宫收缩，还可压迫子宫内血窦，减少出血。

4. 心理护理

抢救工作应紧张、有序，给产妇以信任、安全感。及时转告产妇及家属抢救的效果，取得患者及家属的配合和支持。

5. 生活护理

（1）产妇取平卧位，保证睡眠和休息；产后 24 h，产妇病情稳定后可以选择适当的方式活动。

（2）进食高热量、高蛋白、高铁和高维生素饮食，少量多餐，保持大便通畅。

（3）协助产妇在产后 6 h 内排尿一次；自行排尿困难者，必要时留置尿管者，保持尿管通畅，解除膀胱充盈，以免影响子宫收缩。

（4）做好会阴护理，保持外阴清洁。

6. 健康教育

做好孕期保健工作，对可能发生产后出血的高危孕妇做好预防工作；嘱产妇注意子宫复旧及恶露变化，发现恶露持续不尽、阴道出血量明显增多时，应及时就诊；指导产妇会阴护理和母乳喂养，注意休息。

三、羊水栓塞

羊水栓塞是指羊水进入母体血液循环引起肺动脉高压、低氧血症、循环衰竭、弥散性血管内凝血、多器官功能衰竭等一系列病理生理变化的分娩期并发症，是产科特有的罕见并发症。其发病急、病情凶险、预后难以预测、病死率高，是导致孕产妇死亡的重要原因之一。

（一）临床表现

羊水栓塞起病急骤，来势凶险，临床表现复杂，大多发生在胎儿娩出前 2 h 至胎盘娩出后 30 min。70% 的羊水栓塞发生在阴道分娩过程中，11% 发生在经阴道分娩后，19% 发生在剖宫产术中或术后。典型的羊水栓塞以骤然血压下降（血压下降程度与失血量不符）、低氧血症和凝血功能障碍为特征，称羊水栓塞三联征。

1. 前驱症状

30% ~ 40% 的患者会出现前驱症状，表现为憋气、呛咳、气急、心慌、胸痛、头晕、烦躁不安、恶心、呕吐等非特异性症状。胎儿娩出前发生的羊水栓塞，还可出现胎心减速、胎心基线变异消失等。识别前驱症状有利于及早发现羊水栓塞。

2. 心肺功能衰竭和休克

出现突发呼吸困难、发绀、抽搐、昏迷、低血压、心动过速、血氧饱和度下降、肺底湿啰音、心电图示 ST 段改变及右心受损，患者短时间内可迅即进入休克状态，严重者可在数分钟内死亡。

3. 凝血功能障碍

表现出以子宫出血为主的全身出血倾向，如切口渗血、全身皮肤黏膜出血、针眼渗血、血尿及消化道大出血等。

4. 急性肾衰竭等脏器受损

羊水栓塞时全身器官都可受损，除心肺功能衰竭及凝血功能障碍外，肾脏和中枢神经系统是最常受损的器官和系统。

（二）护理措施

1. 羊水栓塞的预防

（1）密切观察产程进展，严格掌握子宫收缩药物的使用指征及方法，防止宫缩过强。

（2）人工破膜时不兼行剥膜，以减少子宫颈管部位的小血管破损；不在宫缩时行人工破膜。

（3）剖宫产术中刺破羊膜前保护好子宫切口，避免羊水进入切口处开放性血管。

（4）及早发现前置胎盘、胎盘早剥等并发症并及时处理，对死胎、胎盘早剥的孕产妇，应密切观察出凝血情况。

（5）中期妊娠引产者，羊膜穿刺次数不应超过3次；行钳刮术时应先刺破胎膜，待羊水流尽后再钳夹胎块。

2. 羊水栓塞的处理与配合

（1）增加氧合：保持呼吸道通畅，根据情况可选择面罩给氧、气管插管正压给氧或人工辅助呼吸，维持氧供。

（2）循环支持治疗：羊水栓塞初始治疗时就应根据患者血流动力学状况及时使用药物保证心排血量和血压稳定。

（3）抗过敏：糖皮质激素用于羊水栓塞的治疗存在争议。基于临床实践，尽早使用大剂量糖皮质激素可作为有益的尝试。如氢化可的松 500 ~ 1000 mg/d，静脉滴注；或地塞米松 20 mg 加 25% 葡萄糖注射液静脉推注，随后 20 mg 加 5% ~ 10% 葡萄糖注射液静脉滴注。

（4）纠正凝血功能障碍：推荐早期进行凝血状态的评估，积极处理凝血功能障碍；积极处理产后出血；快速补充红细胞和凝血因子（新鲜冰冻血浆、冷沉淀、纤维蛋白原等），同时可静脉输入氨甲环酸抗纤溶。临床上对于肝素治疗羊水栓塞所致 DIC 有很大的争议，因为羊水栓塞进展迅速，其 DIC 早期高凝阶段难以把握，使用肝素弊大于利，因此不常规推荐。

（5）病情监测：抢救过程中需严密监测血压、心率、呼吸、尿量、电解质、肝肾功能、凝血功能、血氧饱和度、动脉血气、心电图、中心静脉压等。

（6）产科处理：分娩前发生羊水栓塞者应考虑立即终止妊娠；出现凝血功能障碍时应配合医师快速实施子宫切除术。

（7）器官功能支持与保护：急救成功后患者往往会发生多器官功能衰竭，因此应继续做好呼吸循环支持、保护神经系统、稳定血流动力学及足够的血氧饱和度、控制血糖水平、适时应用血液透析、积极防治感染、维护胃肠功能等。

四、子宫破裂

子宫破裂是指子宫体部或子宫下段于妊娠期或分娩期发生的破裂，是产科最严重的并发症，多发生于经产妇，特别是多产妇。

（一）临床表现

子宫破裂多数可分为先兆子宫破裂和子宫破裂两个阶段。

先兆子宫破裂的四大主要临床表现是：子宫形成病理性缩复环、下腹部压痛、胎心率改变及血尿出现。

1. 先兆子宫破裂

在临产过程中，当胎儿先露部下降受阻时，强有力的阵缩使子宫下段逐渐变薄而宫体更加增厚变短，两者间形成明显的环状凹陷，此凹陷会逐渐上升达脐平或脐部以上，称为病理性缩复环。此时下段膨隆，压痛明显，子宫圆韧带极度紧张，可明显触及并有压痛。产妇烦躁不安、呼叫、脉搏及呼吸加快、自诉下腹疼痛难忍。由于胎先露部位紧压膀胱使之充血，出现排尿困难，血尿形成。由于子宫收缩过频，胎儿供血受阻，胎心改变或听不清。若不立即解除，子宫将很快在病理性缩复环处及其下方发生破裂。

2. 子宫破裂

根据破裂程度，可分为完全性子宫破裂与不完全性子宫破裂两种。

（1）完全性子宫破裂：子宫完全破裂一瞬间，产妇常有撕裂状剧烈腹痛，随之子宫阵缩消失，疼痛缓解。随着血液、羊水及胎儿进入腹腔，很快又出现全腹疼痛、脉搏加快、微弱、呼吸急促、血压下降。检查时有全腹压痛及反跳痛，腹壁下可清楚扪及胎体，子宫缩小位于胎儿侧方，胎心消失，阴道可有鲜血流出，量可多可少。拨露或下降中的胎先露部消失，曾扩张的宫口可回缩。子宫前壁破裂时裂口可向前延伸致膀胱破裂。

（2）不完全性子宫破裂：宫腔与腹腔未相通，胎儿及其附属物仍在宫腔内。腹部检查，在子宫不完全破裂处有压痛。若破裂发生在子宫侧壁阔韧带两叶之间，可形成阔韧带内血肿，此时在宫体一侧可触及逐渐增大且有压痛的包块。胎心音多不规则。

（二）护理措施

1. 减轻疼痛，防止子宫破裂

严密监测宫缩、胎心率及子宫先兆破裂的征象，发现有异常应立即报告医生，同时立即停止缩宫素静滴，给予吸氧，建立静脉通路，监测血压、脉搏、呼吸。按医嘱给予镇静剂和抑制宫缩的药物，并做好剖宫产的术前准备。

2. 抢救休克，维持生命体征

若已发生子宫破裂，则协助医生，执行医嘱，提供有效的护理。

（1）迅速建立静脉通路，补充血容量，纠正酸中毒。

（2）保暖，氧气吸入，取平卧位。

（3）尽快做好术前准备。

（4）术中、术后应用大剂量抗生素预防感染。

（5）严密观察生命体征、及时评估失血量指导治疗护理方案。

3. 提供心理支持，做好心理护理

向产妇和家属解释子宫先兆破裂与子宫破裂的治疗计划及对未来的影响；对产妇及家属所表现的悲伤、怨恨等情绪，应表示同情和理解，帮助他们尽快从悲伤中解脱出来，稳定情绪。

第四章 产褥期管理

◇ 知识框架

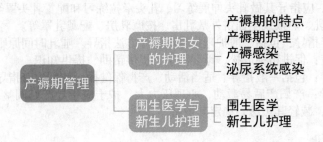

◇ 知识解读

第一节 产褥期妇女的护理

产妇全身各器官除乳腺外，从胎盘娩出至恢复或接近正常未孕状态的一段时间，称为产褥期，一般为 6 周。此期产妇的基础体温不能超过 38℃，脉搏为 60 ~ 70 次 /min，血压在正常范围内。采用胸式呼吸，要深而慢。42 天之后应到内科测量血压、血糖。产褥期应重点预防产褥感染及产后大出血。

一、产褥期的特点

（1）寒颤：产后体温升高，容易出现寒颤，此时要多喝红糖水。

（2）出汗：产后大量出汗，通常持续半个月左右。此期间必须要注意保暖，室内温度在 22℃以上，空气湿度在 50% 左右为最适宜。

（3）科学喂养：产后胃肠道处于松弛状态，产后 3 天内饮食要注意，要求应做到不咸不甜，每日食盐不得超过 3 克，少食多餐，粗细搭配。

（4）产后第一次大小便：产后没有小便时可采取以下措施：使用热水熏尿道口，用流水声刺激排尿，多喝水。产后 3 ~ 5 天内应有大便，如没有大便采取以下措施：喝热果汁促进排便，吃通便的食物，用开塞露。

二、产褥期护理

（1）一般护理：包括产妇所处的环境、生命体征的监测、饮食护理、大小便的通畅情况、产妇的活动等。

（2）注意观察子宫收缩：胎盘娩出后子宫圆而硬，宫底在脐下一指，产后第 1 天略上升至平脐，以后每日下降 1 ~ 2 cm，至产后第 10 天降入骨盆腔内。产褥早期，因子宫收缩产妇出现阵发性的腹部剧烈疼痛，称产后宫缩痛。产后宫缩痛一般在产后 1 ~ 2 天出现，持续 2 ~ 3 天自行缓解，当婴儿吸吮乳房时，反射性引起神经垂体分泌催产素，使疼痛加重。

（3）注意观察阴道分泌物：恶露有腥味，无臭味，持续 4 ~ 6 周，总量为 250 ~ 500 mL。①血性恶露：产后 3 ~ 4 天内，呈红色，多量红细胞、坏死蜕膜及少量胎膜。②浆液恶露：产后 3 ~ 4 天出现，持续 10 天，呈淡红色，较多坏死蜕膜组织、宫腔渗出液、宫颈黏液、少量红细胞、白细胞和细菌。③白色恶露：产后 14 天左右出现，持续 3 周，呈白色，大量白细胞、坏死蜕膜组织、表皮细胞及细菌。

（4）注意产后会阴的护理：产后 24 h 会阴应暴露，保持清洁干燥，不能用劲，缝线者 3 ~ 5 天拆线；产后应右侧卧，避免血流入左侧的侧切刀口内；应做烤电物理疗法，每次 15 ~ 20 min；产后会阴冲洗应使用温开水，坐在坐便器上冲洗会阴，冲洗应从前至后，且只能洗外表。

（5）乳房的护理：①乳房应保持清洁、干燥，经常擦洗；每次哺乳前按摩乳房，刺激乳汁分泌；多余的乳汁应指导孕妇挤出。另外，哺乳期应使用棉质乳罩，且大小应适中。②乳头平坦或凹陷的产妇，应指导其做乳头伸展练习、乳头牵拉练习和配置乳头罩等。③乳房胀痛时，可指导产妇尽早哺乳、热敷或生面饼外敷乳房、按摩乳房、配戴乳罩等。

（6）母乳喂养指导：包括一般护理指导和喂养方法指导。哺乳时间原则是按需哺乳。

（7）促进适应：促进精神放松，母婴同室，提供帮助、提供知识。

（8）健康指导：包括一般指导、适当活动、产褥保健操、计划生育指导、产后检查等。

（9）心理指导：产妇产后易激动，心理压力大，护士应指导产妇调整自己的情绪，嘱家属要适当迎合产妇，减轻其焦虑，稳定其情绪。

三、产褥感染

产褥感染是指分娩时及产褥期生殖道受病原体感染，引起局部和全身的炎性变化。发病率为 6%，是产妇死亡的四大原因之一。

（一）临床表现

（1）外阴伤口感染：局部有疼痛、压痛、硬结，最常见灼热、红肿、脓性分泌物，甚至伤口裂开。可伴低热或高热。

（2）急性阴道炎、宫颈炎：表现为阴道、宫颈黏膜充血、水肿、溃疡、分泌物增多并呈脓性。产妇可有轻度发热、畏寒、脉速等。

（3）急性子宫内膜炎、子宫肌炎：两者常伴发。轻者表现为恶露量多、混浊、有臭味，下腹疼痛，宫底压痛，质软伴低热。重者表现为高热、头痛、寒战、心率加快、白细胞增高，下腹压痛，子宫复旧不良，恶露增多、有臭味。

（4）急性盆腔结缔组织炎、急性输卵管炎：局部感染经淋巴或血液扩散到子宫周围组织引起盆腔结缔组织炎，累及输卵管时可引起输卵管炎。患者出现持续高热，伴寒战、全身不适、子宫复旧差，出现单侧或双侧下腹部疼痛和压痛。

（5）急性盆腔腹膜炎及弥漫性腹膜炎：炎症扩散至腹膜，可引起盆腔腹膜炎甚至弥漫性腹膜炎。患者出现严重全身症状及腹膜炎症状和体征，如高热、恶心、呕吐、腹部胀痛、压痛、反跳痛。

（6）血栓性静脉炎：患者于产后 1 ~ 2 周继子宫内膜炎后出现反复发作的寒战、高热，持续数周。病变常为单侧，多在股静脉、腘静脉及大隐静脉处。

（7）脓毒血症及败血症：感染血栓脱落进入血液循环可引起脓毒血症，出现肺、脑、肾脓肿或肺栓塞。侵入血液循环的细菌大量繁殖可引起败血症，此时出现严重全身症状及感染性休克症状，如寒战、高热、脉细数、血压下降、呼吸急促、尿量减少等。

（二）护理措施

（1）采取半卧位或抬高床头，促进恶露引流，炎症局限，防止感染扩散。

（2）做好病情观察与记录，包括生命体征，恶露的颜色、性状与气味，子宫复旧情况，腹部体征及会阴伤口情况等。

（3）保持病房安静、清洁、空气新鲜，注意保暖，保证充足休息和睡眠；给予高蛋白、高热量、高维生素饮食；保证足够的液体摄入。

（4）鼓励和帮助产妇做好会阴部护理，及时更换会阴垫，保持床单及衣物清洁，促进舒适。

（5）正确执行医嘱。

（6）对症护理，解除或减轻产妇的整体不适感。

（7）严格执行消毒隔离措施及无菌技术原则，避免院内感染。

（8）做好心理护理，减轻产妇的焦虑。鼓励产妇家属为患者提供良好的社会支持。

（9）做好健康教育与出院指导。

四、泌尿系统感染

（一）临床表现

（1）膀胱炎：多在产后 2～3 天出现，表现为尿频、尿急、尿痛，排尿时有烧灼感或排尿困难。有的产妇表现为尿潴留或膀胱部位压痛或下腹部胀痛不适。

（2）肾盂肾炎：较常发生在右侧，产后第 2～3 天发生者多见，表现为一侧或双侧腰部疼痛、高热、寒战、恶心、呕吐、周身酸痛等，同时伴膀胱刺激症状。

（二）护理措施

1. 一般护理

（1）通过评估产妇产后子宫底的高低、恶露量、尿潴留等临床表现，采取各种措施使产妇自解小便。如提供排尿环境，协助产妇入厕，用温水冲洗会阴，听流水声等。

（2）指导产妇注意会阴部的清洁，每次便后冲洗会阴。

（3）急性感染期患者应卧床休息，摄取营养丰富、易消化、少刺激的食物；鼓励产妇多饮水。

2. 执行医嘱

按医嘱给予有效抗生素，必要时使用抗痉挛药和止痛药，症状消失后，须复查尿常规，必要时行尿培养直至无菌为止。

3. 健康教育

指导产妇养成定时排尿的习惯，保证摄入充足的液体量；督促产妇每 4 h1 次定时排空膀胱；给予患者健康教育和出院指导，减少泌尿系统感染的复发。

第二节　围生医学与新生儿护理

一、围生医学

围生医学以往称为围产医学，是研究在围生期内加强对围生儿及孕产妇的卫生保健，对降低围生期母儿死亡率和病残儿发生率、保障母儿健康具有重要意义。围生期是指产前、产时和产后的一段时期，经历妊娠期、分娩期和产褥期 3 个阶段。

国际上对围生期的规定有四种：

围生期Ⅰ：从妊娠满 28 周（即胎儿体重 ≥ 1000 g 或身长 ≥ 35 cm）至产后 1 周。

围生期Ⅱ：从妊娠满 20 周（即胎儿体重 ≥ 500 g 或身长 ≥ 25 cm）至产后 4 周。

围生期Ⅲ：从妊娠满 28 周至产后 4 周。

围生期Ⅳ：从胚胎形成至产后 1 周。

我国采用围生期Ⅰ计算围生期死亡率。

二、新生儿护理

新生儿期是指胎儿出生后断脐到满 28 天的一段时间。

（一）新生儿表现

（1）外观：皮肤呈粉红色，2～3 天后变成黄色，1 周左右黄色即可消退。皮肤表面有一薄层白色胎脂。足月儿胎毛不多，仅在额面、骶尾部可见。新生儿头颅较大，约占身长 1/4。

（2）呼吸：较快，每分钟可达 40 次，有时甚至出现呼吸暂停现象，属于正常情况。

（3）体温：正常新生儿体温应在 36～36.5℃ 间，但不易稳定。新生儿室内温度应保持在 24～26℃，湿度应为 50%～60%。

（4）生殖器及乳房：无论男女，生殖器都是肿胀的，乳房偶尔会肿胀，此都属正常。女婴有时有阴道血性分泌物，持续1周自然消失。男婴的睾丸常常缩在腹股沟里。

（5）体重：正常新生儿出生体重平均为3000克。但几乎所有的新生儿在出生后2～4天内，会出现体重下降现象。

（6）消化及排泄：新生儿哺乳后常见溢乳或吐奶；新生儿出生后10 h内排出粪便，呈深绿色或黑色黏稠糊状，称为"胎粪"，以后随着哺乳，转为过渡性粪便，逐渐转黄色。新生儿出生后不久即可排尿，若出生后24 h仍无排尿，应及时就医。

（二）护理措施

1. 一般护理

包括提供适宜的环境、生命体征的监测、新生儿安全措施的实施及感染的预防。

2. 喂养护理

新生儿喂养方法包括母乳喂养、人工喂养。

（1）母乳喂养：提倡早接触、早吮吸，母婴同室，按需哺乳和出院支持。

（2）人工喂养：牛奶是主要的奶品。人工喂养在牛奶配置前应检查奶的质量，食用前应煮沸1～3 min，喂哺前要测奶温，一般3～4 h喂哺一次，喂完后应将新生儿竖起轻拍其背部。遇新生儿腹泻或其他不适，应适当稀释奶浓度并减量。新生儿食具应妥善保管，定时消毒。

3. 日常护理

包括沐浴、脐部护理、皮肤护理和臀部护理等。

4. 免疫接种

正常新生儿出生后12～24 h应接种卡介苗，出生后24 h、1个月、6个月接种乙肝疫苗。

知识拓展 ●●●●

卡介苗接种的禁忌证：①体温高于37.5℃；②早产儿；③低体重儿；④产伤或其他疾病者。

第五章 妇科手术患者的护理

◇ 知识框架

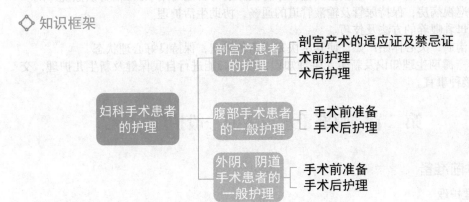

◇ 知识解读

第一节 剖宫产患者的护理

一、剖宫产术的适应证及禁忌证

1.适应证

（1）头盆不称者：因骨盆狭窄或畸形骨盆，产道阻塞（如肿物、发育畸形），或因巨大胎儿、臀先露、肩先露等异常胎位。

（2）相对性头盆不称及产力异常：子宫收缩乏力，发生滞产经处理无效者。

（3）妊娠合并症及并发症：妊娠合并心脏病、重度子痫前期及子痫、胎盘早剥、前置胎盘。

（4）过期妊娠儿、早产儿、临产后出现胎儿窘迫情况等。

2.禁忌证

死胎及胎儿畸形，不应行剖宫产术终止妊娠。

二、术前护理

（1）术前 6 h 禁食固体食物，术前 2 h 禁食液体。

（2）病情观察：勤听胎心音，注意宫缩和羊水情况，发现异常及时报告医生并记录。

（3）皮肤准备：洗浴、更换清洁内衣裤，腹部及会阴备皮，留置尿管，取下饰物、眼镜等。

（4）心理护理：讲解剖宫产手术的有关知识，消除孕妇紧张恐惧心理，使之保持良好的心理状态，积极配合手术。

（5）协助做好迎接新生儿的准备工作（衣物、包被、尿布等）。

三、术后护理

（1）保持病室清洁、空气流通，温湿度适宜。

（2）接产妇时，了解术中情况；嘱其去枕平卧，头偏向一侧，腹部压沙袋 6 h，6 h 后垫枕并撤去沙袋；协助翻身检查背部受压情况，指导活动，术后第 2 天拔除尿管，鼓励下床活动。

（3）术后 6 h 进流质饮食（禁甜、油腻饮食），12 h 后进半流质饮食，排气后进普食，宜进高热量、高蛋白、含维生素丰富、易消化饮食。

（4）术后每 15～30 min 观察 1 次生命体征、腹部切口、子宫大小及质地、阴道流血情况等。如有异常应继续监测生命体征并及时通知医生，直至正常，并做好记录；情况稳定后每 2 h 观察 1 次，24 h 后每日观察 4 次，3 天后每日 1 次。

（5）保持会阴部清洁干燥，勤换会阴垫，尿管拔除前每日定时用 0.5% 活力碘擦洗外阴。

（6）经常巡视病房，保持尿管及输液管道的通畅，协助生活护理。

（7）指导母乳喂养的方法及技巧。

（8）加强沟通，关心体贴产妇，使其尽快完成角色转变，保持良好心理状态。

（9）讲解产褥期生理知识及新生儿生理知识，使产妇能进行自我保健及新生儿护理，交待新生儿预防接种事宜。

第二节　腹部手术患者的一般护理

一、手术前准备

（一）心理护理

护理人员应热情接待患者，介绍病区环境、医疗水平、主管医生和护士，介绍其与同病室病友认识，使其尽快熟悉新环境和新朋友。术前应耐心向患者讲解相关的知识及治疗措施的效果，消除患者因担心术后影响性生活而出现的紧张、焦虑、恐惧心理，介绍手术、麻醉情况及手术前后注意事项，使患者安心配合治疗，保持平静的心情接受手术，并且以积极的态度与医护人员合作，取得最好的手术效果。

（二）手术前指导

（1）指导患者胸式呼吸，老年患者还应指导其咳嗽、排痰。

（2）疼痛严重时可影响患者手术的恢复，增加术后并发症的发生。术前应指导患者如何应对术后疼痛，如何使用自控式镇痛泵，减少或避免并发症的发生。

（3）指导患者翻身、起床和活动的技巧，鼓励术后早期活动，避免下肢静脉血栓形成。

（4）术前指导患者练习床上使用便器。

（三）术前准备

手术前 1 天的准备如下。

（1）皮肤准备：腹部皮肤备皮范围上起剑突下缘，下至两大腿上 1/3，左右至腋中线，剃去阴毛。对于腹腔镜手术的患者，应注意脐部的清洁。

（2）术前 1 天进行血型及交叉配血试验；普鲁卡因、青霉素等药物过敏试验。

（3）手术前晚及手术当日清晨测量生命体征，注意有无月经来潮、上呼吸道感染等。如有，应及时报告医生。

（4）阴道准备：术前 1 天为患者冲洗阴道两次，第二次冲洗后在宫颈口及阴道穹隆部涂甲紫，为手术切除宫颈的标记。次全子宫切除术、卵巢囊肿剥除术及子宫肌瘤剥除术不需涂甲紫。阴道流血及处女不做阴道冲洗。阴道冲洗时护士动作要轻柔，注意遮挡患者。

（5）胃肠道准备：妇科一般手术患者术前一日开始肠道准备；术前 1 天清洁肠道。术前 6 h 禁止由口进食，术前 2 h 严格禁水。

妇科恶性肿瘤特别是卵巢癌患者，肠道准备从术前 3 天开始。术前 3 天进半流食，口服庆大霉素 8 万单位，每日 2 次，口服 20% 甘露醇 250 mL 加生理盐水 250 mL，每日 1 次。术前 2 天患者进流食，其他内容同术前 3 天。术前 1 天禁食，静脉补液，继续口服庆大霉素及甘露醇，并行清洁灌肠。手术当日清晨清洁灌肠，至排泄物中无粪渣。年老体弱者清洁灌肠应按其承受能力而定，警惕腹泻导致脱水。

（6）术前晚 8 点，按医嘱给予镇静安眠药，肌内注射。

（7）膀胱准备：术前为患者置保留尿管，导尿时注意无菌操作，见尿后固定尿管。

（8）其他：术前了解患者有无药物过敏史，遵医嘱作药物过敏试验。进手术室前患者要摘下义齿、发卡及首饰等并妥善保管，遵医嘱给予术前药物，核对患者姓名、床号、手术带药及手术名称，将患者及病历交给手术室接手术人员。

（9）床单位准备：手术后患者宜安置于安静舒适的病房，护士应进行手术患者床单位的准备，铺好麻醉床，备好血压表、听诊器、沙袋、弯盘、吸氧用物、引流瓶等，必要时准备胃肠减压器等。

二、手术后护理

（1）生命体征的观察：密切观察生命体征的变化，及时测量生命体征并准确记录。每15～30 min测量一次直至血压平稳后改为每4 h一次，以后每日测量体温、脉搏、呼吸、血压3～4次，直至正常后3天。全麻未清醒患者应注意观察瞳孔、意识及神经反射。

（2）尿量观察：妇科手术患者一般均置保留尿管，术后应注意观察尿量及性质。常规妇科手术于术后第一天晨拔除尿管，妇科恶性肿瘤及阴道手术患者保留尿管的时间要根据患者的病情及手术情况而定。

（3）引流管的观察和护理：应保持引流管通畅，观察引流液的性质及量。术后24 h内若引流液每小时大于100 mL并为鲜红色，应考虑内出血立即报告医生；注意保持引流管适宜的长度；引流管及引流瓶应每日更换，并严格执行无菌操作。

（4）术后止痛：一般术后24 h内可用哌替啶50 mg加异丙嗪25 mg肌内注射，可有效缓解伤口疼痛。6～8 h可重复一次，也可应用患者自控止痛泵。

（5）术后恶心、呕吐及腹胀的观察和护理：一般术后呕吐不需处理，使患者头偏向一侧，及时清理呕吐物，清洁口腔，严重者通知医生给予药物治疗。术后腹胀患者指导其未排气之前不要食用奶制品及甜食，并鼓励、帮助患者早期活动，以促进肠蠕动恢复。48 h后仍未排气、腹胀严重者应及时查找原因。

（6）饮食护理：一般妇科腹部手术后6～8 h可进流质饮食，排便后开始进普食。进行胃肠减压的患者应禁食。术后患者注意加强营养，增加蛋白质及维生素的摄入，促进伤口愈合。

（7）术后7天拆线，年老、体弱或过度肥胖者伤口愈合的难度较大，应延长拆线时间或间断拆线。

（8）出院指导：应进食高蛋白、高热量、高维生素的饮食，但应逐步增加食量，多吃新鲜蔬菜和水果；术后多休息，保证足够的睡眠，逐渐增加活动时间及活动量；注意伤口愈合情况，伤口拆线后方可淋浴；全子宫切除术后3个月内禁止性生活及盆浴，子宫肌瘤剔除术、卵巢囊肿剔除术及宫外孕手术后1个月内禁止性生活及盆浴；妇科手术患者出院后应在1个月至1个半月来院复查。

第三节　外阴、阴道手术患者的一般护理

一、手术前准备

（1）心理支持：应为患者提供讨论病情和发问的场所及时间，亲切和蔼地与患者交流，让患者表达自己的感受；针对患者的心理特征，与患者一起讨论缓解心理应激的方法，鼓励患者选择积极的应对措施；进行术前准备、检查，手术时注意使用屏风等遮挡，尽量减少暴露部位；做好家属的工作，帮助其理解患者，配合治疗及护理过程。

（2）提供相关信息：①根据患者具体情况，介绍相关手术名称、术前准备目的与方法及主动配合技巧等；讲解疾病相关知识，术后保持外阴和阴道清洁的重要性、方法及拆线时间等。②外阴、阴道手术患者通常床上使用便器的机会多，应让患者术前练习。③讲解外阴、阴道手

术过程常用体位及术后维持相应体位的重要性，教会患者床上肢体锻炼的方法。

（3）全身情况准备：详细了解全身重要脏器的功能，正确评估患者对手术的耐受力；观察患者的生命体征，注意有无月经来潮；指导患者训练正确的咳痰方法；术前做药敏试验、配血备用等。

（4）皮肤准备：常在术前1天进行，范围上至耻骨联合上10 cm，下包括外阴部、肛门周围、臀部及大腿内侧上1/3。

（5）肠道准备：肠道准备从术前3天开始。术前3天进无渣半流质饮食，并按医嘱给予肠道抗生素。术前1天进流质饮食，并行清洁灌肠，至排出的灌肠液中无大便残渣为止。

（6）阴道准备：术前3天开始进行阴道准备，一般行阴道冲洗或坐浴，每日2次，常用1：5000高锰酸钾溶液或1：1000苯扎溴铵（新洁尔灭）溶液等。术日晨用消毒液行阴道局部消毒，消毒时应特别注意小阴唇之间的黏膜皱襞和阴道前、后侧穹隆，消毒后用大棉签蘸干，必要时涂美蓝以作手术标记。

（7）特殊用物准备：外阴、阴道手术多采取膀胱截石位，手术室应准备软垫；某些手术采取膝胸卧位，应为患者准备支托等；根据手术需要准备阴道模型、丁字带、绷带等。

二、手术后护理

术后护理措施与腹部手术患者相似，但应特别注意以下几点。

（1）体位：不同手术需要采取相应的体位。处女膜闭锁及有子宫的先天性无阴道者，术后应采取半卧位，利于经血的流出；外阴癌行外阴根治术后，患者应采取平卧位，双腿外展屈膝，膝下垫软枕，以减少腹股沟及外阴部张力；阴道前后壁修补或盆底修补术后，患者以平卧位为宜，术后5～7天方可起床活动，以防伤口裂开或出血。

（2）切口的观察：护理人员应随时观察会阴切口的情况，注意有无渗血和红、肿、热、痛等炎性反应；观察局部皮肤的颜色、温度、湿度，有无皮肤或皮下组织坏死等；注意阴道分泌物的量、性质、颜色及有无异常气味；外阴包扎或阴道内纱条一般在术后12～24 h内取出；有引流管的患者应保持引流管通畅，严密观察引流物的量及性质，定时更换引流袋。

（3）保持外阴清洁干燥：每天外阴擦洗2次，勤换内衣内裤，并保持床单的清洁干燥。术后3天外阴部可行烤灯，保持伤口干燥。

（4）保持大小便通畅：外阴、阴道手术保留尿管时间较长，应特别注意保持尿管的通畅，观察尿色、尿量，并做好保留尿管患者的护理；拔除尿管以后，应注意观察患者自解小便情况。为防止大便对伤口的污染及解便时对伤口的牵拉，一般以控制手术5天以后大便为宜。

（5）避免增加腹压的动作：嘱患者避免增加腹压的动作，如蹲、用力大便等。

（6）积极止痛：在正确评估患者疼痛的基础上，及时给予止痛处理，保证患者的休息。如更换体位减轻伤口的张力、自控镇痛泵的应用、按医嘱及时给予止痛剂等。应注意观察用药后的止痛效果。

（7）出院指导：外阴手术术后伤口局部愈合较慢，常需间断拆线；出院后应保持外阴的清洁；患者一般休息3个月，注意逐渐增加活动量，避免重体力劳动；出院1个月后及时到门诊检查术后恢复情况，术后3个月再次门诊复查，经检查确定伤口完全愈合后方可恢复性生活；休息过程中如有异常应及时就诊。

第六章　妇科疾病患者的护理

◇ 知识框架

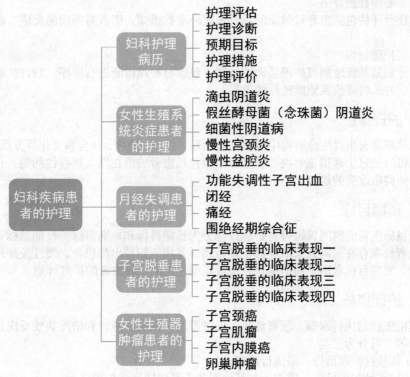

◇ 知识解读

第一节　妇科护理病历

一、护理评估

（一）病史采集方法

护理评估是护理程序的基础。病史采集是护理评估的重要手段，通过观察、会谈、身体检查、实验室检查、物理学诊断、心理测试等方法获得妇女生理、心理、社会等各方面的资料。病史采集过程中要做到尊重患者、细致地体格检查，并保守秘密。

（二）病史内容

病史内容包括患者基本情况、主诉、现病史、月经史、婚育史、既往史、个人史和家族史。

（三）生理评估内容

生理评估内容包括全身体格检查、腹部检查、盆腔检查、诊断及辅助检查。盆腔检查为妇科特有的检查，又称为妇科检查，包括对外阴、阴道、宫颈、宫体及双附件的检查。

检查方法包括：

（1）外阴检查：观察外阴情况，处女膜是否完整，观察有无阴道前后壁或子宫脱垂等。

（2）阴道窥器检查：检查内容包括宫颈、阴道。

（3）双合诊：经阴道、腹部联合检查称双合诊。检查阴道、子宫、双附件、宫旁组织及盆腔内壁有无异常。

（4）三合诊：经直肠、阴道、腹部联合检查称三合诊。检查内容除与双合诊相同外，还可了解盆腔后壁的情况。

（5）直肠－腹部诊：适用于处女、阴道闭锁或经期不宜进行阴道检查者。

（四）心理社会评估

心理社会评估包括患者对健康问题及医院环境的感知，患者对疾病的反应，患者的精神心理状态等。

（五）护理计划

护理计划是系统地制订护理活动的过程，包含对护理诊断进行排序、制订护理目标和选择护理措施，并及时评价实施措施后的效果。

二、护理诊断

护理诊断是对患者生命历程中所遇到的生理、心理、精神、社会和文化等方面问题的阐述，这些问题可以通过护理措施解决。护理诊断应包括患者的潜在性与现存性问题、自我护理能力及妇女群体健康改变的趋势。

三、预期目标

根据目标所需的时间长短可将护理目标分为长期目标和短期目标。长期目标有利于妇科护士针对患者长期存在的问题采取连续护理行动，常用于妇科出院患者、慢性炎症患者和手术后康复患者。短期目标常用于病情变化较快或短期住院的妇科患者的护理计划。

四、护理措施

护理措施包括执行医嘱、缓解症状、促进舒适，预防、减轻和消除病变反应，用药指导和健康教育等。可分为三类。

（1）依赖性护理措施：即执行医嘱。

（2）协作性护理措施：即护士与其他医务人员协同完成护理活动。

（3）独立性护理措施：包括生活护理、住院评估、患者教育、环境管理、患者心理监护等。

五、护理评价

判断执行护理措施后患者的反应，是评价预期目的是否达到的过程，包括停止、修订、排除及增加。

第二节　女性生殖系统炎症患者的护理

女性生殖系统在解剖和生理方面具有较强的自然防御能力，但其与尿道、肛门邻近，易受污染；外阴又是性交、分娩及各种宫腔操作的必经之路，更易受到损伤及各种病原体感染。

一、滴虫阴道炎

滴虫阴道炎由阴道毛滴虫引起。滴虫呈梨形，一般只有滋养体而无包囊期。适宜滴虫生长的环境为温度 25 ~ 40℃、pH 值 5.2 ~ 6.6 的潮湿环境。滴虫阴道炎患者阴道 pH 值一般在 5.0 ~ 6.5。

（一）传染方式

（1）直接传染：可经性交传染。

（2）间接传染：经公共浴池、浴盆、浴巾、游泳池、厕所、衣物、器械及敷料等途径传染。

（二）临床表现及体征

潜伏期为 4 ~ 28 天，典型症状为稀薄的、泡沫状白带增多及外阴瘙痒，若有细菌混合感染则排出物呈脓性、有臭味。瘙痒部位主要为阴道口及外阴，间或有灼热、疼痛、性交痛等。检查时可见阴道黏膜充血，重者有散在出血点，后穹隆白带多。

（三）诊断依据

用悬滴法将 1 小滴生理盐水滴于玻片上，于阴道后穹隆处取少许分泌物混于生理盐水中，立即于低倍镜下观看，找到滴虫即可确诊。

（四）处理原则及治愈标准

（1）切断传染途径，杀灭阴道毛滴虫，恢复阴道正常 pH 值。包括全身用药和局部用药。

（2）治愈标准：治疗后检查滴虫，需经 3 个月经周期后检查滴虫均阴性。

> **知识拓展** ●●●●
>
> 滴虫阴道炎全身用药为甲硝唑。甲硝唑可透过胎盘达到胎儿体内，亦可从乳汁中排泄，故孕 20 周前或哺乳期妇女禁用。

（五）护理措施

（1）指导患者自我护理：注意个人卫生，保持外阴清洁、干燥，治疗期间禁止性生活、勤换内衣裤。

（2）指导患者配合检查：告知患者取分泌物前 24 ~ 48 h 避免性交、阴道灌洗或局部用药。

（3）指导患者正确阴道用药：告知患者各种剂型的阴道用药方法，酸性药液冲洗阴道后再塞药的原则。

（4）观察用药反应：如食欲减退、恶心、呕吐等。

（5）强调治愈标准及随访。

二、假丝酵母菌（念珠菌）阴道炎

（一）传染方式

假丝酵母菌可存在于人的口腔、肠道与阴道黏膜而不引起症状，这三个部位的假丝酵母菌可互相传染。局部环境条件适合时易发病。

（二）临床表现与体征

外阴瘙痒、灼痛，严重时坐卧不宁，可伴尿频、尿痛及性交痛。急性期阴道分泌物增多，分泌物典型的特征为白色稠厚呈凝乳或豆渣样。检查时见小阴唇内侧及阴道黏膜上附有白色膜状物，擦后露出红肿黏膜面。急性期可见糜烂及浅表溃疡。

（三）诊断依据

用悬滴法在显微镜下从分泌物中找到白色假丝酵母菌的芽生细胞和假菌丝即可确诊。

（四）治疗与护理

（1）消除诱因及改变阴道酸碱度：应积极治疗糖尿病，及时停用广谱抗生素及雌激素，勤换内衣裤，用过的内裤、盆及毛巾用开水烫洗。用 2% ~ 4% 碳酸氢钠液冲洗阴道。

（2）杀菌剂：以碱性溶液冲洗后，选用克霉唑栓剂或片剂、达克宁栓剂、制霉菌素栓剂或片剂等药物放于阴道内，或用 1% 甲紫溶液涂擦阴道等。

三、细菌性阴道病

细菌性阴道病是由于阴道内乳酸杆菌减少而其他细菌大量繁殖引起的混合感染。

（一）临床表现及体征

主要表现为阴道排液增多，有鱼腥臭味，可伴有轻度外阴瘙痒或烧灼感。呈灰白色、均匀一致的稀薄白带，黏度很低，有时有泡沫。检查时见阴道黏膜无明显充血的炎症表现，但白带增多，辅助检查无滴虫、真菌或淋病奈瑟菌。

（二）诊断依据

下列 4 条中有 3 条阳性者即可诊断为细菌性阴道病。

（1）阴道分泌物为匀质、稀薄的白带。

（2）阴道 pH 值＞4.5（正常阴道 pH 值≤4.5）。

（3）氨臭味试验阳性。

（4）线索细胞试验阳性。

（三）治疗与护理

首选药物为甲硝唑口服，连续 3 个疗程疗效最好。另外也可局部用药，置入阴道内。甲硝唑近期疗效可达 98.8％，但孕妇忌用。

护理措施如下。

（1）加强健康教育，嘱患者注意个人清洁卫生，注意性生活卫生；勤换内衣裤，穿比较宽松的棉质内裤。

（2）告知患者严格按照医嘱正确用药，并传授用药方法。

（3）忌甜腻食品，忌烟酒，忌辛辣食品，治疗期间要禁止性生活。

四、慢性宫颈炎

慢性宫颈炎多见于分娩、流产或手术损伤宫颈后，病原体侵入而引起感染。宫颈糜烂是慢性宫颈炎最常见的一种病理改变。

（一）宫颈糜烂的分型及分度

轻度指糜烂面小于整个宫颈面积的 1/3；中度指糜烂面占整个宫颈面积的 1/3 ~ 2/3；重度指糜烂面占整个宫颈面积的 2/3 以上。

根据糜烂的深浅程度可分为单纯型、颗粒型和乳突型 3 型。

（二）临床表现及体征

主要特点是白带增多，可呈乳白色黏液状，有时呈淡黄色脓性，伴有息肉形成时有血性白带或性交后出血。炎症扩散至盆腔时，腰骶部可有疼痛、盆腔部下坠痛等。检查时可见宫颈有不同程度的糜烂、肥大，有时质较硬，有时可见息肉、裂伤、外翻及宫颈腺囊肿。

（三）处理原则

（1）物理治疗：是最常见的有效治疗方法。临床常用的方法有电熨、激光、冷冻、微波、红外线等仪器治疗。创面未完全愈合期间禁止盆浴、性交及阴道冲洗。

（2）药物治疗：用于糜烂面积小和炎症浸润浅者。

（3）手术治疗：现在已较少采用。

（四）护理措施

（1）说明物理治疗注意事项：治疗前做常规宫颈刮片行细胞学检查；有急性生殖器炎症者列为禁忌；治疗时间在月经干净后 3 ~ 7 日；术后保持外阴清洁，禁止性交、盆浴 2 个月；局部用止血粉或压迫止血，必要时加用抗生素；两次月经干净后 3 ~ 7 天复查，未愈者可择期做第二次治疗。

（2）宣教预防措施：指导妇女定期做妇科检查，积极接受治疗。

（3）采取预防措施。

五、慢性盆腔炎

（一）临床症状及体征

（1）有急性盆腔炎史，全身症状不明显，有时有低热、疲乏、精神不振、失眠，当患者抵抗力下降时，有急性或亚急性发作。

（2）慢性炎症形成瘢痕粘连及盆腔充血时，可引起下腹坠胀、疼痛，腰骶部酸痛，性交、劳累及月经前后加剧。

（3）慢性炎症致盆腔淤血时，患者可出现月经量增多；卵巢功能损害时可致月经失调；输卵管阻塞时可致不孕。

体征：子宫后倾、后屈，活动受限或粘连固定；输卵管炎症时子宫一侧或两侧触及呈条索状的增粗输卵管，伴轻压痛；形成囊肿时可触及囊性肿物。常增粗、变硬；盆腔结缔组织炎时，子宫一侧或两侧有片状增厚、压痛，宫骶韧带常增粗、变硬，有触痛。

（二）处理原则

（1）中药治疗：慢性盆腔炎以湿热型居多，治则以清热利湿、活血化瘀为主。

（2）物理治疗：常用的有超短波、离子透入、蜡疗等。

（3）西药治疗：主要应用抗生素及松解粘连的药物。

（4）手术治疗：以彻底治愈为原则，避免遗留病灶有再复发的机会。

（三）护理措施

（1）心理护理：解除患者思想顾虑，增强治疗的信心；取得家属的理解和帮助，减轻患者的心理压力。

（2）健康教育：指导患者注意个人卫生，增加营养，锻炼身体，遵医嘱执行治疗方案，注意劳逸结合，提高机体抵抗力。

（3）减轻不适：按医嘱给予镇静止痛药物缓解患者的不适。

（4）手术护理：提供术前、术后常规护理。

第三节　月经失调患者的护理

月经失调是妇科常见病，临床主要表现为月经周期或经期长短、流血量的异常或伴发某些异常的症状。

一、功能失调性子宫出血

功能失调性子宫出血简称功血，是由于调节生殖的神经内分泌机制失常引起的异常子宫出血，全身及内外生殖器官无明显器质性病变存在。可发生于月经初潮至绝经间的任何年龄。

（一）临床表现

1.无排卵性功血

其特点是月经完全不规则，月经周期紊乱，经期长短不一，持续时间可由 1 ~ 2 天至数月不等；经量时少时多，可少至点滴出血、淋漓不净，或可大出血导致严重贫血；有时有数周至数月停经，然后出现不规则出血，血量往往较大，持续 2 ~ 3 周甚至更长时间，不易自止。

2.排卵性功血

黄体功能不足者表现为月经周期缩短、月经频发。有时月经周期正常，但卵泡期延长，黄体期缩短，故不孕或早孕期流产发生率高。子宫内膜不规则脱落者表现为月经周期正常，但经期延长，多达 9 ~ 10 日，且出血量多，后几日常表现为少量淋漓不断出血。

（二）处理原则

1. 无排卵性功血

出血期间迅速有效地止血并纠正贫血，止血后尽可能明确病因，并根据病因进行治疗，选择合适的方案控制月经周期或诱导排卵，预防复发及远期并发症。治疗包括支持治疗、药物治疗及手术治疗。药物治疗通常遵医嘱采用性激素止血和调整月经周期。刮宫术是最常见的手术治疗措施，既能明确诊断，又能迅速止血。

2. 排卵性功血

黄体功能不足治疗原则为促进卵泡发育，刺激黄体功能及黄体功能替代；子宫内膜不规则脱落治疗原则为调节下丘脑垂体卵巢轴的反馈功能，使黄体及时萎缩。

（三）护理措施

1. 一般护理

（1）注意休息，避免过度劳累和剧烈活动，出血量较多者，督促其卧床休息。

（2）补充营养，改善全身情况，可补充铁剂、维生素 C 和蛋白质。

（3）维持正常血容量：观察并记录患者的生命体征、出入量，嘱患者保留出血期间使用的会阴垫及内裤，以便更准确的估计出血量。贫血严重者，遵医嘱做好配血、输血、止血措施。

（4）心理护理：鼓励患者诉说，了解患者的疑虑；向患者解释病情及提供相关信息，帮助患者澄清问题，解除思想顾虑；也可采取措施分散患者的注意力。

2. 预防感染

（1）严密观察与感染有关的征象，如体温、脉搏等。

（2）做好会阴护理，保持局部清洁卫生。

（3）如有感染征象，应立即报告医生，并遵医嘱使用抗菌药。

3. 性激素治疗患者的护理

（1）按时按量服用性激素，不得随意停服和漏服。

（2）药物剂量自血止后开始减少，每 3 天减量一次，每次减量不得超过原剂量的 1/3。

（3）维持量服用时间，通常按停药后发生撤退性出血的时间，与患者上次行经时间相应考虑。

（4）治疗期间严格遵医嘱正确用药，如有阴道不规则流血应及时就诊。

二、闭经

女性年满 16 岁，第二性征已发育，月经还未来潮；或年龄超过 14 岁，第二性征未发育称为原发性闭经；以往曾建立月经周期，但因某种病理性原因月经停止 6 个月以上者；或按自身原来月经周期计算停经 3 个周期以上者称为继发性闭经。闭经是妇科常见症状，表现为无月经或月经停止。下丘脑性闭经最常见，病因复杂，以功能性为主。

（一）处理原则

纠正全身健康情况，进行心理和病因治疗，因某种疾病或因素引起的下丘脑 - 垂体 - 卵巢轴功能紊乱者，可用性激素替代治疗。

（二）护理措施

（1）加强心理护理：鼓励患者对健康情况、治疗和预后提出问题；向患者提供诊疗信息，解除其心理压力；鼓励患者参与力所能及的社会活动，保持心情舒畅，正确对待疾病。

（2）指导患者合理用药：说明性激素的作用、副作用、剂量、具体用药方法和时间等。

（3）鼓励患者加强锻炼，供给充足营养，保持标准体重，增强体质。

三、痛经

痛经为妇科最常见的症状之一，是指行经前、行经时、行经后出现的下腹疼痛、坠胀、腰酸或合并头痛、乏力、头晕等其他不适，影响工作、学习及日常生活者。

（一）临床表现

月经期下腹痛是原发性痛经的主要症状，疼痛多数位于下腹中线或发射至腰骶部、外阴与肛门，少数放射至大腿内侧。多以胀痛为主，重者呈痉挛性。疼痛时月经未来潮或仅见少量经血，行经第 1 日疼痛最剧烈。可伴随恶心、呕吐、腹泻、潮红、昏厥等症状。

体征：妇科检查多无异常，偶可触及子宫过度前倾前屈或过度后倾后屈。

（二）处理原则

避免精神刺激和过度劳累，以对症支持治疗为主。

（三）护理措施

（1）健康教育：进行月经期保健的教育工作，包括经期卫生、经期禁止性生活、加强经期保护、预防感冒、注意休息和保证充足睡眠、加强营养等；重视精神心理护理，关心并理解患者的不适和恐惧心理，讲解有关痛经的生理知识。

（2）缓解症状：腹部热敷、进食热饮；执行医嘱；应用生物反馈法等。

四、围绝经期综合征

绝经指月经完全停止 1 年以上。围绝经期指从接近绝经出现与绝经有关的内分泌、生物学和临床特征起至绝经 1 年内的期间，即绝经过渡期至绝经后 1 年。围绝经期综合征指妇女绝经前后由于雌激素水平波动或下降所致的、以自主神经功能紊乱为主，伴有神经心理症状的一组征候群。多见于 45 ~ 55 岁妇女，常由于家庭不和睦或工作紧张激发。

（一）临床表现

症状常出现于月经前 1 ~ 2 周，月经来潮后迅速减轻至消失，有周期性和自止性的特点。

（1）精神症状：可分为两种类型：①焦虑型：如精神紧张、情绪不稳定、易怒等；②抑郁型：如无精打采、情感淡漠、失眠、健忘，甚至产生自杀的念头。

（2）躯体症状：可表现为：①水钠潴留症状：手、足、颜面浮肿，体重增加，腹部胀满等；②疼痛：乳房胀痛、头痛、腰骶部疼痛等；③其他：如疲乏、食欲增加等。

（3）行为改变：如思想不集中、工作效率低、意外事故倾向等。

（二）处理原则

临床处理包括非药物治疗和药物治疗。非药物治疗包括给予心理安慰，使精神松弛。药物治疗以解除症状为主。

（三）护理措施

（1）饮食指导：饮食均衡，限制盐、糖、酒精、咖啡因等的摄入，补充富含维生素 B_6 的食物，如猪肉、牛奶等。

（2）加强锻炼和运动：鼓励患者进行有氧运动。

（3）指导患者应对压力的技巧：如腹式呼吸、渐进性肌肉松弛。

（4）健康教育：指导患者避免诱发因素，记录月经周期，增加女性自我控制能力。

（5）执行医嘱：指导患者正确使用药物。

第四节　子宫脱垂患者的护理

一、子宫脱垂的临床表现一

（1）引起原因：站立、活动时间过久，以及长期咳嗽、习惯性便秘、腹泻等。

（2）主要表现：外阴异物摩擦感，行动不方便，腰背酸痛，分泌物增多，大小便异常。

（3）护理措施：①了解患者子宫脱垂的程度及对生活的影响；②减少站立时间，避免久蹲，重症患者外出检查应用轮椅推送；③卧床休息者落实生活护理，减少患者下床活动；④保持大便通畅，如有便秘，应遵医嘱给予大便软化；如有腹泻，应遵医嘱用止泻药，大便次数过多时给予床上排便，以免久蹲；⑤指导患者锻炼盆底肌肉，如做提肛运动；⑥指导患者避免增加腹压的因素，如咳嗽、久站、久蹲等；⑦注意营养，增强体质，积极治疗慢性气管炎，遵医嘱使用抗生素，应用止咳化痰药，给予雾化吸入等；⑧指导患者正确使用子宫托，教会患者取放方法；⑨每晚睡前将子宫托取出清洗，次晨放入，保持阴道清洁；⑩出院带托者，嘱其于第1、3、6个月各到医院复查1次。

二、子宫脱垂的临床表现二

（1）主要表现：外露子宫长期摩擦，个人卫生习惯差，导致膨出的组织局部充血、溃疡。

（2）护理措施：①观察并记录脱出子宫的受损情况，如充血、水肿、溃疡，分泌物的性质及气味等，并采取相应处理措施；②根据病情，做好会阴护理受损部位的处理，促进溃疡面愈合；③每天0.02%高锰酸钾液坐浴1~2次，每次20~30 min，保持外阴及阴道清洁、干燥；④有溃疡者，坐浴后涂紫草油或乙底酚鱼肝油，促进愈合；⑤用消毒、柔软的卫生巾，穿宽大的棉质内裤，避免摩擦，嘱勤换内裤，注意大小便后会阴的清洁；⑥每天测体温3~4次，注意观察溃疡面的变化；⑦脱出组织休息后不能自行回纳时，可用手法帮助回纳并教会患者正确的回纳手法；⑧指导患者正确使用子宫托；⑨有溃疡、感染或子宫托嵌顿，甚至造成瘘管者，遵医嘱给予抗炎治疗，并做好瘘孔修补术前准备。

三、子宫脱垂的临床表现三

（1）主要表现：膀胱膨出，以致膀胱位置低于尿道水平线。临床表现为排尿困难，膀胱区膨隆，残余尿量大于正常等。

（2）护理措施：①膀胱区触诊，观察了解膀胱膨胀情况；②每天为患者（或指导家属）提供酸果汁，保持尿液呈酸性，防止泌尿系感染；③指导患者练习床上仰卧位排尿或膝胸位排尿，并于排尿前先将脱出物还纳；④必要时指导患者使用子宫托；⑤必要时配合医师测残余尿量，以决定是否放置导尿管；⑥排尿恢复正常后应鼓励患者多饮水，每天2000 mL以上；⑦留置导尿管者，应间歇放尿以训练膀胱功能。

四、子宫脱垂的临床表现四

（1）主要表现：膀胱、尿道膨出，膀胱颈及尿道组织松弛；泌尿系感染；老年人肌肉张力减弱。临床表现为屏气、咳嗽、喷嚏，甚至行走时，小便均不自主地从尿道溢出；尿频、尿急、尿痛，尿道口括约肌松弛。

（2）护理措施：①嘱患者每2 h排尿1次，以训练膀胱收缩功能；②多卧床休息，减少站立时间；③注意保暖，预防感冒，以免打喷嚏、咳嗽等致腹压增加引起尿失禁；④指导患者做肛提肌锻炼；⑤指导患者做力所能及的腰腹肌的锻炼；⑥积极纠正子宫脱垂，指导使用子宫托；⑦需要手术者，遵医嘱做好一切准备。

第五节　女性生殖器肿瘤患者的护理

一、子宫颈癌

（一）临床症状

早期患者常无症状，出现症状者表现如下。

（1）阴道流血：早期出血量少，晚期病灶大则出血量较多。

（2）阴道排液：多在阴道流血后出现，白色或血性，稀薄如水样或米泔样，有腥臭味。

（3）疼痛：多出现在晚期，患者呈持续性腰骶部或坐骨神经痛。末期表现为全身衰竭等恶病质状态。

（二）类型

（1）外生型：又称菜花型，最常见。癌组织向外生长，最初呈息肉样或乳头状隆起，继而发展为向阴道内突出的菜花样赘生物，质脆易出血。癌瘤体积大，常累及阴道，较少浸润宫颈深部组织及宫旁组织。

（2）内生型：又称浸润型。癌组织向宫颈深部组织浸润，宫颈肥大、质硬，表面光滑或仅有表浅溃疡，整个宫颈段膨大如桶状；常累及宫旁组织。

（3）溃疡型：不论外生型或内生型病变进一步发展，癌组织坏死脱落，可形成溃疡或空洞，形如火山口。

（4）颈管型：癌灶发生在子宫颈管内，常侵入宫颈管及子宫峡部的供血层，并转移到盆腔淋巴结。

（三）处理原则

根据患者的临床分期、年龄和全身情况、医疗设备及医护技术水平等，经综合分析后确定处理方案。常用治疗方法有手术、放疗及化疗等综合方案。

（四）护理措施

（1）协助患者接受各种诊疗方案：包括使患者了解自身情况、疾病相关医学常识、各种治疗过程、可能出现的不适及应对措施；鼓励患者提问，提供其安全、隐蔽的环境；嘱其定期随访，做相应检查；缓解其不安情绪，使其能以积极的态度配合接受诊疗。

（2）鼓励患者摄入足够的营养。

（3）指导患者维持个人卫生：协助其擦身、更衣，保持床单清洁，注意室内空气流通、舒适；嘱患者便后及时冲洗会阴并更换会阴垫。

（4）以最佳身心状态接受手术治疗：取得患者的合作，按腹部、会阴部手术患者护理内容，认真执行术前护理活动。

（5）协助术后康复：按腹部手术患者护理常规观察并记录患者的意识、生命体征及出入量；注意保持尿管、腹腔各种引流管及阴道引流管的通畅；指导患者进行创伤肢体活动，渐渐增加活动量；术后需接受放疗、化疗的患者按有关内容护理。

（6）做好出院指导：制定出院计划；嘱患者认真随访；帮助其调整自我，重新评价自我能力；提供有关术后生活方式的指导。

（7）提供预防保健知识。

二、子宫肌瘤

（一）临床表现

最常见的症状是月经改变，随着肌瘤长大，患者在下腹正中可扪及块状物。肌壁间肌瘤常伴白带增多。当肌瘤压迫盆腔器官、神经、血管时，患者可出现腰酸、下腹坠胀等。子宫肌瘤可致不孕或流产。

（二）处理原则

根据患者年龄、症状、肌瘤大小、数目、生长部位及对生育功能的要求等进行全面分析后选择处理方案。包括保守治疗和手术治疗。

（三）护理措施

（1）提供信息，增强信心：包括讲解有关知识、建立良好的护患关系、帮助患者减轻焦虑等。

（2）观察病情，认真护理：出血多者，严密观察并记录生命体征；测血型、交叉配血，以备急用，同时收集会阴垫，评估出血量。

（3）鼓励患者参与决策过程。

（4）提供随访及出院指导。

三、子宫内膜癌

子宫内膜癌发生于子宫体的内膜层，以腺癌为主，是女性生殖器三大恶性肿瘤之一，多见于老年妇女。

（一）临床表现

（1）异常子宫出血：绝经后阴道流血为绝经后子宫内膜癌患者的主要症状，90%以上的患者有阴道流血。尚未绝经者可表现为经量增多、经期延长或月经紊乱。

（2）阴道排液：多为血性或浆液性分泌物，合并感染有脓性或脓血性排液，有恶臭。

（3）下腹疼痛及其他症状和体征：下腹疼痛可由宫腔积脓或积液引起，晚期则因癌肿扩散或压迫神经所致腰骶部疼痛；患者还可出现贫血、乏力、消瘦及恶病质等相应症状。早期妇科检查可无异常体征，晚期可有子宫增大，合并宫腔积脓时可有明显压痛，宫颈管内偶有癌组织脱出，触之易出血。

（二）处理原则

根据病情及患者具体情况选择手术治疗、放射治疗或药物治疗，可单用或综合应用。手术治疗为首选治疗。

（三）护理措施

（1）提供疾病知识，缓解患者焦虑，取得其主动配合。提供安静、舒适的睡眠环境，教会患者应用放松的技巧促进睡眠，必要时遵医嘱使用镇静剂。

（2）协助患者配合治疗：需要手术者，严格执行腹部及阴道手术患者的护理措施。

（3）出院指导：包括定期随访、指导恢复性生活时间、体力活动程度等。

（4）普及防癌知识。

四、卵巢肿瘤

卵巢肿瘤是妇科常见的肿瘤，可发生于任何年龄，其中卵巢上皮性肿瘤是最常见的一种。卵巢恶性肿瘤主要通过直接蔓延、腹腔种植和淋巴结方式转移。

（一）临床表现

初期肿瘤小，患者常无症状。当肿瘤增长至中等大小，患者常感腹胀，或扪及肿块。当肿瘤占满盆腔时，可出现压迫症状，如尿频、尿急、气急、心悸、浮肿等。晚期患者呈明显消瘦、贫血等恶病质现象。

盆腔检查可发现宫腔旁一侧或双侧囊性或实性包块，表面光滑或高低不平，活动或固定不动。

（二）处理原则

卵巢肿瘤一经确诊，首选手术治疗。恶性肿瘤患者还需辅以化疗、放疗的综合治疗方案。

（三）护理措施

（1）提供支持，协助患者应对压力。

（2）协助患者接受各种检查和治疗。

（3）做好随访工作。

（4）加强保健意识。

第七章 妇科常用护理操作技术与化疗患者的护理

◇ 知识框架

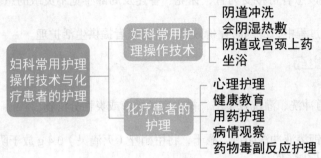

◇ 知识解读

第一节 妇科常用护理操作技术

一、阴道冲洗

（一）操作方法

（1）知情介绍，向患者介绍操作目的，以取得患者配合。

（2）嘱患者排空膀胱，遮挡患者，铺橡胶单、治疗巾，患者取膀胱截石位，放置便盆。

（3）按需配制灌洗液500～1000 mL，将灌洗筒挂于距床沿60～70 cm的高处，排去管内空气，试水温适当后备用。

（4）先用灌洗液冲洗外阴，后分开小阴唇将灌洗头沿阴道侧壁插入至后穹隆处，边冲洗边在阴道内左右上下移动。灌洗液剩下100 mL时，拔出灌洗头，再冲洗一次外阴部。

（5）扶患者坐于便盆上，使阴道内存留的液体流出。

（6）撤离便盆，擦干外阴并整理床铺。

（二）护理要点

（1）灌洗液以41～43℃为宜。

（2）灌洗筒与床沿的高度差不超过70 cm，以免压力过大，使液体或污物进入子宫腔或灌洗液与局部作用的时间不充足。

（3）灌洗头插入不宜过深，操作动作要轻柔。

（4）必要时可在妇科检查床上用窥阴器将阴道张开，直视下进行冲洗。

（5）宫颈癌有活动性出血，月经期，产后或人工流产术后宫口未闭、阴道出血者禁止阴道冲洗。

二、会阴湿热敷

（一）操作方法

（1）向患者介绍操作目的及方法，以取得患者配合。

（2）铺橡胶单及治疗巾，行外阴擦洗，清洁局部。

（3）热敷部位先涂一薄层凡士林，盖上无菌干纱布，再轻轻敷上热敷溶液中的湿纱布，再盖上棉垫。

（4）每3～5 min更换热敷一次，亦可将热水袋放在棉垫外，延长更换敷料时间，一次热敷15～30 min。

（5）热敷完毕，更换清洁会阴垫并整理床铺。

（二）护理要点

（1）会阴湿热敷应该在会阴擦洗、清洁外阴局部伤口后进行。

（2）湿热敷的面积应是病变范围的2倍。

（3）湿热敷温度应以患者可接受为宜，休克、昏迷及局部感觉不灵敏的患者应特别注意防止烫伤。

（4）在会阴湿热敷过程中，应随时评价效果，并为患者提供生活护理。

三、阴道或宫颈上药

（一）操作方法

上药前应先进行阴道冲洗、灌洗或坐浴，拭去宫颈黏液或炎性分泌物。

1. 滴虫性阴道炎

用1：5000高锰酸钾溶液冲洗阴道，蘸干，将甲硝唑（灭滴灵）0.4 g放于阴道后穹隆处，每日1次，7～10天为1个疗程。

2. 假丝酵母菌（念珠菌）性阴道炎

用2%～4%碳酸氢钠溶液冲洗阴道，蘸干，将制霉菌素片50万单位放于阴道后穹隆处，每日1次，7～10天为1个疗程。

3. 非特异性阴道炎及老年性阴道炎

用0.5%醋酸或1%乳酸冲洗阴道后蘸干，喷洒各种粉剂如土霉素、磺胺嘧啶、呋喃西林等，使药物粉末均匀散布于炎性组织表面上，或涂药膏如新霉素、鱼肝油、乙底酚等。

4. 宫颈炎

（1）腐蚀性药物：多用于慢性宫颈炎颗粒增生型。①20%～50%硝酸银溶液：用长棉棒蘸少许药液涂于宫颈糜烂面，并插入宫颈管内约0.5 cm，然后用生理盐水棉球洗去表面残余的药液，再用干棉球吸干，每周1次，2～4次为1疗程。②20%或100%铬酸溶液：用棉棒蘸铬酸溶液涂于宫颈糜烂面上，糜烂面乳头较大的可反复涂药数次，使局部呈黄褐色，再用长棉棒蘸药液插入宫颈管内约0.5 cm持续约1 min，每20～30天上药1次，直至糜烂面乳头完全光滑为止。

（2）非腐蚀性药物：新霉素、氯霉素等消炎药可用于急性或亚急性宫颈炎、阴道炎。

（3）宫颈棉球上药：适用于宫颈亚急性或急性炎症伴有出血者。常用药物有止血粉剂或抗生素等。操作时，用有线尾的宫颈棉球浸蘸药液后塞至子宫颈处，将线尾露于阴道外，并用胶布固定于阴阜侧上方，嘱患者于放药12～24 h后牵引棉球线尾自行取出棉球。

（二）护理要点

（1）应用腐蚀性药物时，要注意保护阴道壁及正常组织。宫颈上如有腺囊肿，应先刺破并挤出黏液，然后再上药。

（2）应用非腐蚀性药物时，应转动窥阴器，使阴道四壁均能涂上药物。

（3）经期或子宫出血者不宜从阴道给药。

（4）用药后应禁止性生活。

（5）使用长棉棒上药时，棉棒上的棉花必须捻紧，涂药须顺同一方向转动，以防棉花落入阴道。

四、坐浴

（一）目的

坐浴是妇产科临床上常用的治疗各种外阴炎、阴道炎的辅助治疗方法，或作为外阴、阴道手术前的准备，具有清洁作用和治疗作用。

（二）操作方法

按比例配制好所需溶液1000 mL，水温在41～43℃，将脸盆置于坐浴架上，嘱患者排空膀胱后全臀和外阴部浸泡于溶液中，持续 20 min 左右。结束后用无菌纱布蘸干外阴部。

知识拓展 ●●●●

　　根据水温不同坐浴分为 3 种：①热浴，水温在 39 ~ 41℃；②温浴：水温在 35 ~ 37℃；③冷浴：水温在 14 ~ 15℃。

（三）护理要点

（1）坐浴溶液严格按比例配制。

（2）月经期、阴道流血、孕妇、产后 7 天内的妇女禁止坐浴。

第二节　化疗患者的护理

化疗患者的可能护理诊断为营养失调、体液不足、感染等。护理措施如下。

一、心理护理

介绍患者及家属与同病种的、治疗效果满意的患者相互交流，增强其信心；认真倾听患者诉说恐惧、不适和疼痛感受，关心患者；鼓励患者克服化疗不良反应，帮助患者度过心理危险期。

二、健康教育

嘱患者坚持进食，少食多餐，食用高蛋白、高维生素、易消化饮食，保证营养物质的摄入；进食前后用生理盐水漱口，用软毛刷刷牙；指导患者经常擦身更衣，保持皮肤清洁干燥，预防感染；自觉乏力、头晕时以卧床休息为主，注意保暖；向患者讲解化疗护理常识，包括化疗药物的类别，不同药物的用药时间、剂量、滴速、用法、化疗药物的毒副作用等。

三、用药护理

（1）准确测量并记录体重：化疗时应根据体重正确计算和调整药量。

（2）正确使用药物：包括遵医嘱"三查八对"、正确溶解和稀释药物、现配现用、按序用药、避光等。

（3）合理使用静脉血管并注意保护：从远端开始，有计划的穿刺，用药前先注入少量生理盐水，确认针头在血管内再注入化疗药物。化疗结束前应用生理盐水冲管，降低穿刺部位拔针后的残余浓度。腹腔化疗者应嘱其经常变动卧位。

四、病情观察

观察体温，判断是否感染；观察有无牙龈出血、鼻出血、皮下淤血等倾向；观察有无上腹疼痛、恶心、腹泻等肝脏损害症状和体征；观察有无尿频、尿急、血尿等膀胱炎症状；观察有无皮肤反应；观察有无神经系统副作用。上述观察如有异常，应立即报告医生。

五、药物毒副反应护理

（1）口腔护理：保持口腔清洁，预防口腔炎症；鼓励患者进食，促进咽部活动。

（2）止吐护理：用各种方法减少恶心、呕吐的发生，可于化疗前后给予镇吐药物；提供给患者清淡饮食、少食多餐，创造良好的进餐环境；严重者，应补充液体。

（3）造血功能抑制的护理：遵医嘱测白细胞计数，如低于 $3.0 \times 10^9/L$ 应通知医生考虑停药；对于白细胞计数低于正常人的患者应严格无菌操作，同时采取措施预防感染，遵医嘱给予抗菌药、输入新鲜血或白细胞浓缩液、血小板浓缩液等。

第八章　计划生育妇女的护理

◇ 知识框架

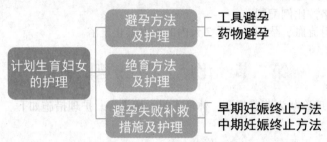

◇ 知识解读

第一节　避孕方法及护理

避孕即通过采用药物、器具以及利用妇女的生殖生理自然规律，使妇女暂时不受孕。常用的有工具避孕和药物避孕。

一、工具避孕

1. 阴茎套

阴茎套为男性的避孕工具，使射出的精液排在阴茎套内，精子不能进入宫腔，达到避孕的目的。阴茎套事后必须检查有无破裂。正确使用者避孕成功率达到 93% ~ 95%。新婚夫妇可选用男用避孕套。

2. 女用避孕套

女用避孕套又称阴道套，既有避孕作用，又有防止艾滋病等性传播疾病的作用。

3. 宫内节育器

宫内节育器是一种安全、有效、简便、经济、可逆，广大妇女易于接受的节育器具，大致分为两类：惰性宫内节育器和活性宫内节育器。

（1）宫内节育器放置时间：月经干净后 3 ~ 7 天无性交；产后 42 天子宫恢复正常大小，恶露已净，会阴切口已愈合；剖宫产术后半年，哺乳期排除早孕；人工流产术后，宫腔深度 < 10cm。

（2）宫内节育器取出时间：月经干净 3 ~ 7 天为宜，出血多者随时可取。

（3）宫内节育器的副反应：①阴道流血，按医嘱给予药物治疗，补充充足铁剂；②腰腹酸胀感，轻者不需处理，重者更换合适节育器。

（4）宫内节育器的并发症：感染、节育器嵌顿或断裂、节育器异位、节育器脱落、带器妊娠等。

（5）护理措施：①术前向受术者介绍宫内节育器放置术的目的和过程，使其理解并主动配合。②术后进行健康指导，包括嘱受术者术后休息 3 天，避免重体力劳动 1 周；术后 2 周内禁止性生活及盆浴，保持外阴清洁；术后 3 个月每次行经或排便时注意是否有节育器脱落；节育器放置后 3、6、12 个月各复查 1 次，以后每年复查 1 次，直至取出；术后如有发热、出血量过多应随时就诊。

二、药物避孕

药物避孕也称激素避孕，是指应用甾体激素达到避孕的效果。主要为人工合成的甾体激素避孕药。常用避孕药包括短效口服避孕药、探亲避孕药、长效口服避孕药、缓释系统避孕药、长效避孕针、避孕贴剂等。

第二节 绝育方法及护理

绝育是指通过药物或手术，达到永久不生育的目的，主要有经腹输卵管结扎术、经腹腔镜输卵管绝育术和经阴道穹隆输卵管绝育术。

（1）绝育术以局部浸润麻醉为主，也可采用硬膜外麻醉。

（2）绝育术时间选择：①非孕妇女在月经干净后 3 ～ 4 d 为宜；②人工流产或分娩后宜在 48 h 内施术；③中期妊娠终止或宫内节育器取出术后可立即施行；④自然流产待月经复潮后；⑤剖宫产同时可做绝育术；⑥哺乳期妇女或闭经妇女排除早孕后。

（3）术后并发症：出血或血肿、感染、脏器损伤、绝育失败等。

（4）护理：①术前做好受术者的思想工作，解除其焦虑与恐惧；详细询问病史，通过体格检查等全面评估受术者的状况；按腹部手术要求备皮。②术后除硬膜外麻醉者，其他静卧数小时后即可下床活动，不需禁食；③术后密切观察生命体征、有无腹痛、出血等；④严格执行医嘱；⑤保持腹部切口敷料干燥、清洁；⑥鼓励患者及早排尿；⑦术后休息 3 ～ 4 周，禁止性生活 2 周。

第三节 避孕失败补救措施及护理

一、早期妊娠终止方法

避孕失败的早期妊娠补救措施包括药物流产和手术流产两种方法，统称为人工流产。

1. 手术流产

手术流产操作时间仅数分钟，一般不需要麻醉。操作方法包括两种：负压吸引术，适用于妊娠 10 周以内自愿要求终止妊娠而无禁忌证者；钳刮术，适用于妊娠 10 ～ 14 周以内自愿要求终止妊娠而无禁忌证者。护理措施如下。

（1）术前详细询问病史，测量生命体征，根据双合诊检查、尿 hCG 检查和 B 型超声检查进一步明确早期宫内妊娠诊断，并通过血常规、出凝血时间以及白带常规等检查评估受术者。协助医生严格掌握手术适应证和禁忌证。

（2）术前告知受术者手术过程及可能出现的情况，缓解其焦虑和不安。

（3）术中陪伴受术者，指导其运用深呼吸减轻不适。

（4）术后受术者应在观察室卧床休息 1 h，护士应注意观察其腹痛和阴道流血情况。

（5）遵医嘱给予药物治疗。

（6）嘱受术者保持外阴清洁，1 个月内禁止性生活及盆浴，预防感染。

（7）吸宫术后休息 2 周，若有腹痛或阴道流血增多，嘱随诊。

（8）指导夫妇双方采取安全可靠的避孕措施，告知其手术流产不宜经常实施。

2. 药物流产

药物流产适用于妊娠 49 天以内者，目前临床常用药物为米非司酮与米索前列醇配伍。药物流产副反应轻，主要为药物流产出血时间较长和出血量较多。用药后应严密随访，观察出血量、出血时间，遵医嘱使用抗感染药物。药物流产前应排除异位妊娠的可能。

二、中期妊娠终止方法

引产用于终止中期妊娠，可以采取依沙吖啶引产和水囊引产。护理措施如下。

（1）术前认真评估孕妇的身心状况，协助医生严格掌握适应证和禁忌证；告知受术者手术过程及可能出现的情况，取得其积极合作；指导受术者术前3天禁止性生活；依沙吖啶引产者术前需行B型超声胎盘定位及穿刺点定位，做好穿刺点备皮。术前每天冲洗阴道1次。

（2）术中观察受术者的生命体征，识别有无呼吸困难、发绀等羊水栓塞症状。

（3）嘱孕妇卧床休息，注意测量生命体征，严密观察并记录宫缩出现时间和强度、胎心及胎动消失的时间及阴道流血等情况。术后仔细观察胎盘、胎膜是否完整，有无软产道损伤，同时注意产后宫缩、阴道流血及排尿情况。指导产妇及时采取回奶措施，保持外阴清洁，预防感染。

（4）产后注意休息，加强营养，采取措施减轻其焦虑和无助感。术后6周禁止性生活和盆浴，为产妇提供避孕指导，并嘱其发现异常情况随时就诊。

●●●●●跟踪训练

一、单项选择题

1.什么是月经初潮（　　）。
A.月经第一天的出血量　　　　　B.月经期的第一天
C.月经第一次来潮　　　　　　　D.第一次月经的时长

2.女性生殖系统包括内、外生殖器及相关组织。下列不属于女性内生殖器的是（　　）。
A.阴道　　　B.前庭球　　　C.子宫　　　D.子宫附件

3.某初孕妇，32岁，妊娠38周，腹部触诊，宫底可触及圆而硬的胎儿部分，腹部右侧凹凸不平，左侧相对平坦，胎心音在脐上左侧听的最清楚，该孕妇胎儿的胎位可能是（　　）。
A.枕左前位　　B.枕右前位　　C.骶左前位　　D.骶右前位

4.下列关于孕妇饮食，说法错误的是（　　）。
A.孕期应适当增加磷的摄入　B.孕期应尽量摄取高蛋白的饮食
C.孕期应坚持低盐饮食　　　　D.孕期应多喝浓茶

5.女，24岁，停经36周，突感有较多液体从阴道流出8h来诊，诊断为胎膜早破收入院治疗。护士立刻指导其采取臀部垫高平卧位，其主要目的是（　　）。
A.预防胎位异常　　　　　　B.预防宫内感染
C.预防脐带脱垂　　　　　　D.减少羊水流出

6.异位妊娠最常见的部位是（　　）。
A.阴道　　　B.子宫颈　　　C.子宫体　　　D.输卵管

二、多项选择题

1.腹部手术后，通常嘱咐患者采用半卧位，主要目的是（　　）。
A.减少渗出液吸收　　　　　B.增加肺活量
C.盆腔吸收体液　　　　　　D.腹肌松弛，减少切口疼痛

2.为葡萄胎患者进行护理评估时，主要评估以下哪些内容（　　）。
A.月经史　　　　　　　　　B.阴道出血情况
C.婚育史　　　　　　　　　D.子女身体状况

参考答案及解析

一、单项选择题

1.C　【解析】女性第一次月经来潮称月经初潮，为青春期的重要标志。月经初潮平均晚于乳房发育2.5年时间。月经来潮提示卵巢产生的雌激素足以使子宫内膜增殖，雌激素达到一定水平且有明显波动时，引起子宫内膜脱落即出现月经。

2. B　【解析】女性生殖器包括外生殖器和内生殖器。①外生殖器（外阴）：是女性生殖器官的外露部分，前为耻骨联合，后为会阴，包括阴阜、大阴唇、小阴唇、阴蒂和阴道前庭。②内生殖器：包括阴道、子宫、输卵管及卵巢，后两者合称为子宫附件。故正确答案为B。

3. C　【解析】胎儿先露部的指示点与母体骨盆的关系称为胎方位。题干中在宫底触及圆而硬的胎儿部分说明是胎头部分，也说明胎儿是臀先露，臀先露的指示点是骶骨。腹部右侧凹凸不平说明是胎儿的肢体，左侧相对平坦说明是胎儿的背部，胎心音在脐上左侧听的最清楚，因此该孕妇胎儿的胎位是骶左前位。

4. D　【解析】母体是胎儿成长的环境，孕妇的营养状况直接或间接地影响自身和胎儿的健康。妊娠期间孕妇必须增加营养的摄入以满足自身及胎儿的双方需要。A项正确，妊娠期应补充足够的矿物质如铁、钙、磷和碘。尤其是妊娠后期，母体必须吸收和保留钙和磷，才能保证胎儿生长发育的需要。B、C项正确，宜重质不重量，即尽量摄取高蛋白质、高维生素、高矿物质、适量脂肪及糖类、低盐饮食。D项错误，选择易消化、无刺激性的食物，避免烟、酒、浓咖啡、浓茶及辛辣食品。

5. C　【解析】胎膜早破且胎先露未衔接的孕妇应绝对卧床，采用左侧卧位，注意抬高臀部，防止脐带脱垂造成胎儿缺氧或宫内窘迫。A项错误，案例中孕妇孕36周，胎位已经确定，与卧位无关。B项错误，臀高卧位与预防宫腔内感染无必要关联。C项正确，胎膜早破产妇应采用左侧臀高卧位，防止脐带脱垂造成胎儿缺氧或宫内窘迫。D项错误，臀高卧位可减少羊水的流出，但不是最主要目的。

6. D　【解析】异位妊娠包括输卵管妊娠、卵巢妊娠、腹腔妊娠、宫颈妊娠及阔韧带妊娠等，在异位妊娠中，输卵管妊娠最为常见，占异位妊娠的95%左右。输卵管妊娠是妇产科常见急腹症之一，当输卵管妊娠流产或破裂时，可引起腹腔内严重出血，如不及时诊断、处理，可危及生命。输卵管妊娠因其发生部位不同又可分为间质部、峡部、壶腹部和伞部妊娠。以壶腹部妊娠多见，约占78%，其次为峡部、伞部，间质部妊娠少见。

二、多项选择题

1. ABD　【解析】腹部手术后，若患者病情稳定，术后次日晨取半卧位，有助于腹部肌肉松弛，降低腹部切口张力，减轻疼痛；也利于深呼吸，增加肺活量，减少肺不张情况的发生。同时，半卧位有利于腹腔引流，减少渗出液对膈肌和脏器的刺激，故A、B、D项正确。C项错误，腹腔、盆腔有炎症的患者采取半坐卧位，可使腹腔渗出液流入盆腔，促使感染局限，便于引流。因为盆腔腹膜抗感染性较强，而吸收较弱，故可防止炎症扩散和毒素吸收，减轻中毒反应。同时采取半坐卧位还可防止感染向上蔓延引起膈下脓肿。

2. ABCD　【解析】①健康史：询问患者的月经史、生育史；本次妊娠早孕反应发生的时间及程度；有无阴道流血等。若有阴道流血，应询问阴道流血的量、质、时间，是否伴有腹痛，并询问是否有水泡状物质排出。询问患者及其家族的既往疾病史，包括滋养细胞史。②身心状况。③辅助检查。A项正确，葡萄胎患者要评估月经史。B项正确，葡萄胎患者若有阴道流血，应询问阴道流血的量、质、时间。C项正确，葡萄胎患者要评估婚育史。D项正确，葡萄胎的发生可能与遗传基因有关，所以要询问子女情况。

第五部分　儿科护理学

第一章　生长发育、儿童保健与营养

◇ 知识框架

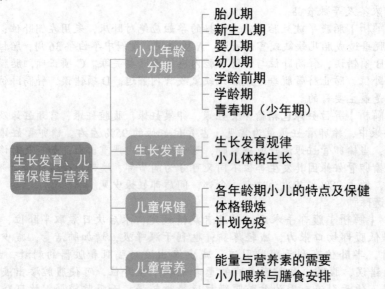

◇ 知识解读

第一节　小儿年龄分期

根据小儿生长发育不同阶段的特点，可将小儿年龄划分为以下七个时期。

一、胎儿期

从卵子和精子结合，新生命开始至胎儿出生统称为胎儿期。这一时期在母体子宫内约经过40周，其周龄称胎龄或妊娠龄。临床上把胎儿期分为3个阶段：妊娠早期（12周）、妊娠中期（13周至28周）和妊娠晚期（29周至40周）。

二、新生儿期

自出生后脐带结扎起至出生后28天止称为新生儿期。胎龄满28周至出生后7足天，称围生期，以往称围产期，这一时期包括了妊娠后期、分娩过程和新生儿早期三个阶段。小儿在此期间生理功能还未完善，较难适应新环境，生命可遭到最大危险，死亡率最高。

三、婴儿期

出生后到满 1 周岁之前为婴儿期。婴儿出生后，需要有计划地接受预防接种，完成基础免疫程序，并应重视卫生习惯的培养和注意消毒隔离。

四、幼儿期

1 周岁后到满 3 周岁之前为幼儿期。这一时期幼儿对危险的识别能力不足，看护人员应注意防止其意外创伤和中毒。幼儿保健以防病为重点。

五、学龄前期

3 周岁后到 6 ~ 7 岁进入小学前为学龄前期。这一时期要加强对小儿的早期教育，培养其良好的道德品质和独立的生活能力，为入学打好基础。学龄前期小儿防病能力有所增强，但因接触面广，仍可发生传染病和各种意外。

六、学龄期

从进入小学起（6 ~ 7 岁）到进入青春期前（一般 11 ~ 12 岁）为学龄期。这个时期小儿感染性疾病的发病率较之前有所降低，但要注意预防近视眼和龋齿，端正坐、立、行姿势，安排有规律的生活、学习和体育锻炼，保证充足的营养和休息，预防精神、情绪和行为等方面的问题。

七、青春期（少年期）

从第二性征出现到生殖功能基本发育成熟、身高停止增长的时期称青春期或少年期。女孩一般为 11 ~ 12 岁至 17 ~ 18 岁，男孩 13 ~ 15 岁至 19 ~ 21 岁。这一时期要保证供给足够营养以满足身体快速生长发育的需求。青少年除加强体格锻炼和注意充分休息外，还应及时接受生理、心理、卫生和性知识的教育，从而树立正确的人生观和养成优良的道德品质，建立健康的生活方式。

第二节　生长发育

一、生长发育规律

（一）生长发育的连续性和阶段性

在整个小儿时期，生长发育呈一连续的过程，不同年龄阶段生长速度不同。例如，体重和身长的增长在生后第 1 年，尤其是前 3 个月最快，这是出生后的第 1 个生长高峰，此后生长缓慢，到青春期时出现第 2 个生长高峰。

（二）各器官发育的不平衡性

人体各系统的发育顺序与其在不同年龄阶段的生理功能有关。例如，神经系统发育较早，而生殖系统发育较晚。同一系统的发育也具有不平衡性。例如，淋巴系统在小儿时期迅速生长，青春期前到达高峰，以后降至成人水平。

（三）生长发育的顺序性和个体差异

生长发育通常遵循由上到下、由近到远、由粗到细、由低级到高级、由简单到复杂的顺序或规律。例如，出生后运动发育的规律是：先抬头，后抬胸，再会坐、立、行（从上到下）。

但在一定范围内由于受遗传、环境的影响而存在着较大的个体差异。

二、小儿体格生长

小儿体格生长常用的指标有体重、身高（长）、坐高（顶臀长）、头围、胸围、上臂围、皮下脂肪厚度等。

（一）体重的增长

体重为各器官、组织及体液的总重量。在体格生长指标中最易波动，是反映小儿体格生长发育和营养状况的最易获得的敏感指标，也是儿科临床计算药量、输液量等的重要依据。评价某一小儿的生长发育状况时，应连续定期监测体重。当无条件测量体重时，为便于计算儿童药量和液体量，可用公式估计儿童的体重。

正常足月儿出生后第一个月体重增长可达 1 ~ 1.7 kg，生后 3 ~ 4 个月时体重约为出生体重的 2 倍。

3 ~ 12 个月：体重（kg）=[年龄（月）+9]/2
1 ~ 6 岁：体重（kg）= 年龄（岁）×2+8
7 ~ 12 岁：体重（kg）=[年龄（岁）×7−5]/2

（二）身高（长）的增长

身高（长）指从头顶到足底的全身长度。3 岁以下小儿应仰卧位测量，称身长；3 岁以后立位测量，称身高。2 岁后身长（高）稳步增长，平均每年增加 5 ~ 7 cm，至青春期出现第 2 个身高增长加速期。

2 ~ 6 岁身长（高）的估算公式为：身高（cm）= 年龄（岁）×7+75
7 ~ 10 岁身高的估算公式为：身高（cm）= 年龄（岁）×6+80

（三）坐高的增长

坐高即头顶至坐骨结节的长度。3 岁以下取仰卧位测量，称顶臀长。坐高的增长代表头颅和脊柱的生长。

（四）头围的增长

头围（HC）指经眉弓上方、枕后结节绕头一周的长度。头围大小与脑、颅骨的发育密切相关。胎儿时期脑发育居各系统的领先地位，故出生时头围相对较大，平均 34 ~ 35 cm。2 岁前的头围测量最有价值。头围较小提示脑发育不良；头围增长过快提示脑积水、脑肿瘤的可能。

（五）胸围的增长

胸围（CC）指平乳头下缘经肩胛骨角下绕胸一周的长度。胸围大小与肺、胸廓的发育密切相关。出生时胸围小于头围，1 岁时胸围、头围约相等，以后胸围逐渐超过头围。

（六）上臂围的增长

上臂围（UAC）指沿肩峰与尺骨鹰嘴连线中点的水平绕上臂一周的长度。上臂围的增长代表上臂骨骼、肌肉、皮下脂肪和皮肤的发育水平。

小儿体格生长的评价包括发育水平、生长速度和匀称程度三方面。其中，生长速度的评价最能真实反映小儿生长状况。

第三节　儿童保健

儿童保健是研究小儿生长发育规律及其影响因素，采取有效措施预防小儿疾病、促进健康的一门学科。它属于预防医学范畴。

一、各年龄期小儿的特点及保健

（一）胎儿保健

（1）产前保健：①胎儿期是致畸敏感期，尤其是前 3 个月，应预防和减少先天畸形的发生。禁止近亲结婚；预防孕期感染等。高危孕母除定期产前检查外，应加强观察。一旦发现异常，及时就诊。②保证充足营养，胎儿生长发育所需要的营养物质完全依赖孕母供给。孕母在妊娠期应注意膳食搭配，保证各种营养物质的摄入。但同时，孕母也要防止营养摄入过多而导致胎儿体重过重，影响分娩及出生后的健康状况。③给予孕母良好的生活环境，预防流产、早产的发生。保持心情愉悦。

（2）产时保健：产房温度保持在 25 ～ 28℃，重点是注意预防产伤及产时感染。可预防性使用抗生素，以预防感染的发生。

（3）产后保健：预防并及时处理新生儿缺氧、窒息、低体温、低血糖、低血钙和颅内出血等情况。

（二）新生儿保健

（1）家庭访视：一般家访至少 2 次，分别是出院后 7 天和生后 28 天。家访主要内容是了解新生儿出生情况、分娩方式、出生体重、母亲孕期情况；新生儿吮奶、哭声、大小便情况以及喂养和护理过程中是否出现新的问题；检查黄疸是否消退，体重是否恢复至出生体重；喂养、护理情况，测量体重和做全面的体格检查。每次访视后，应认真填写新生儿卡，待新生儿满月后转婴儿保健系统管理。在访视中，发现问题严重者应立即就诊。

（2）合理喂养：母乳是新生儿的最佳食品，应鼓励和支持母亲母乳喂养，教授哺乳的方法和技巧，并指导母亲观察乳汁分泌是否充足，新生儿吸吮是否有力。若确实是母乳不足或者无法进行母乳喂养者，应及时使用配方奶喂养。

（3）保暖：新生儿房间应阳光充足，通风良好，温湿度适宜。随气温的变化，调节室内温度，增减衣被、包裹。

（4）日常护理：指导家长观察新生儿的精神状态、面色、呼吸、体温和大小便等情况。讲解五官、皮肤和脐部的正确护理。存放新生儿衣物的衣柜不宜放樟脑丸，以免引起新生儿溶血。

（5）预防疾病和事故：定时开窗通风，保持室内空气清新。减少亲友探视，避免交叉感染。出生两周后应口服维生素 D，以预防佝偻病的发生。注意防止因包被蒙头过严、哺乳姿势不当、乳房堵塞新生儿口鼻等造成新生儿窒息。

（6）早期教养：可通过反复的视觉和听觉训练，建立各种条件反射，培养新生儿对周围环境的定向力以及反应能力。家长在教养中起着重要作用。

（三）婴儿保健

（1）合理喂养：6 个月以内婴儿提倡母乳喂养；6 个月以上婴儿要及时添加辅食；7 ～ 8 个月后学习用杯喝奶和水，以促进咀嚼、吞咽及口腔协调动作的发育；9 ～ 10 个月的婴儿开始有主动进食的要求，可先训练其自己抓取食物的能力。

（2）日常护理：①早晚应给婴儿洗脸、洗脚和臀部，勤换衣。②婴儿衣着应简单、宽松。③充足的睡眠。④4 ～ 10 个月乳牙开始萌出，婴儿会有一些不舒服表现。不宜含奶嘴入睡，以免发生"奶瓶龋病"。⑤家长应每日带婴儿进行户外活动，增强体质和预防佝偻病的发生。

（3）早期教育：①婴儿 3 个月后可以把尿，会坐后可以练习大小便坐盆，每次 3 ～ 5 min。②对 3 个月内的婴儿，可以在婴儿床上悬吊颜色鲜艳、能发声及转动的玩具，逗引婴儿注意。③家长应为婴儿提供运动的空间和机会。④语言的发展是一个连续的有序过程，9 个月注意培养婴儿有意识地模仿发音，然后是感受语言或理解语言，最后才是用语言表达，也就是说话。

（4）防止事故：常见的有异物吸入、窒息、中毒、跌伤、触电、溺水和烫伤等。

（5）预防疾病和促进健康：婴儿对传染性疾病普遍容易感染，必须定期完成基础免疫，并在某一种传染病流行的时候避免婴儿到人群拥挤处。要定期检查和生长检测，早发现问题，及时干预治疗。保健人员要根据健康问题的具体情况给予健康指导。

（四）幼儿保健

（1）合理安排膳食：应注意供给足够的能量和优质蛋白，保证各种营养素充足且均衡。幼儿期 18 个月左右可能出现生理性厌食。幼儿自主性增加，鼓励幼儿自己进食，培养幼儿良好的进食习惯。

（2）日常护理：①幼儿衣着应颜色鲜艳便于识别，穿脱简便，便于自理。②幼儿睡眠时间随年龄增长而减少。③幼儿在父母的指导下自己刷牙，早晚各一次，并饭后漱口。家长每半年或 1 年带幼儿进行一次口腔检查。

（3）早期教育：注意培养幼儿的大小便习惯。注重关注幼儿的视力、听力、语言动作的发展。家长应注意多采用赞赏和鼓励的方式进行教育。

（4）预防疾病和事故：继续加强预防接种和防病工作，指导家长预防事故的发生。

（5）幼儿心理卫生：幼儿常见的心理行为问题包括违抗、发脾气、破坏性行为和生理性口吃等。父母尽量预见性的处理问题，减少幼儿产生消极的行为；用诱导的方法处理幼儿的行为问题，以减少对立的情绪。

（五）学龄前儿童保健

（1）合理营养：食品制作要多样化，并做到食品合理搭配，保证能量和蛋白质的摄入。注意培养儿童健康的饮食习惯和良好的就餐礼仪。

（2）日常护理：①学龄前儿童已有部分自理能力，如进食、洗脸、刷牙、穿衣等。②因学龄前儿童想象力极其丰富，可导致小儿怕黑、做恶梦等，常需要成人陪伴。

（3）早期教育：①培养小儿关心集体、遵守纪律、团结协作、热爱劳动等品质。②学龄前儿童绘画、搭积木、剪帖和做模型的复杂性和技巧性明显增加。

（4）预防疾病和事故：通过参加游戏和体育活动，增强儿童体质。小儿应每年进行 1 ~ 2 次健康检查和体格测量。预防接种也要加强。集体机构的儿童应特别注意传染病的预防。

（5）心理卫生：在团队游戏和日常生活中有意识地培养儿童团结协作行为，自觉、果断和自制的能力，培养多方面的兴趣爱好。促进智力、社会交往能力的发展。像常见的心理行为，咬指甲、遗尿、手淫、破坏性行为等，家长要有针对的采取措施。

（六）学龄儿童保健

（1）合理营养：学龄儿童的膳食要求营养充分而均衡；注重早餐和课间加餐；重视补充强化铁食品，以减少贫血发病率。

（2）体格锻炼：学龄儿童应每天进行户外活动和体格锻炼。体格锻炼时，要循序渐进。

（3）预防疾病：①培养良好的睡眠习惯；②注意口腔卫生；③预防近视：教育小儿写字、读书时书本和眼睛应保持 30 cm 左右的距离，保持正确姿势；④培养正确的坐、立、行等姿势。

（4）防止事故：儿童要认真学习交通规则和事故的防范知识，以及灾难发生时的紧急应对和自救措施，避免伤残的发生。

（5）培养良好习惯：禁止小儿养成吸烟、饮酒及随地吐痰等不良习惯，注意培养其良好的学习习惯和性情，加强素质教育。保护儿童自信心、自尊心。

（七）青春期少年特点及保健

（1）供给充足营养：必须供给充足的能量、蛋白质、维生素及矿物质（如铁、钙、碘等）等营养素。家长、学校、保健人员均有责任指导青少年选择营养适当的食物和保持良好饮食习惯。

（2）健康教育：培养良好的卫生习惯，重点加强少女经期的卫生指导；保证充足睡眠和休息；养成健康的生活方式；进行性教育，家长、学校和保健人员可通过交谈、宣传手册、上卫生课等方式对青少年进行性教育。

（3）预防疾病和事故：应重点防治龋病、肥胖、神经性厌食和脊柱弯曲等疾病，可通过定期健康检查早期发现、早期治疗。创伤和事故是青少年，特别是男孩常见的问题，应继续进行安全教育。

（4）心理卫生：培养自觉性和自制性，青少年思想尚未稳定，容易受外界一些错误的或不健康的因素影响。需要接受系统的法制教育和品德教育。性教育是青春期健康教育的一个重要内容，对青少年的自慰行为应给予正确的引导，避免夸大其对健康的危害，减少恐惧、苦恼和追悔的心理冲突和压力。因多种原因引起的离家出走、自杀及自我形象不满的行为问题，家庭和社会应给予重视并采取积极措施解决。

二、体格锻炼

体格锻炼是促进小儿生长发育、增进健康、增强体质的积极措施。常用的锻炼方法如下。

（一）户外活动

（1）户外活动可增强小儿的体温调节功能以及对外界气温变化的适应能力，同时还可促进小儿生长及预防佝偻病的发生。婴儿出生后即可进行户外活动。

（二）皮肤锻炼

（1）婴儿抚触：抚触有益于促进婴儿生长发育，增强免疫力，促进消化和吸收功能，减少哭闹，改善睡眠。

（2）水浴。

（3）空气浴。

（4）日光浴。

（三）体育运动

（1）体操：达到增强体质、预防疾病的目的。

（2）游泳、田径及球类：采用活动性游戏方式，如赛跑、滚球、丢手绢、立定跳远等。

（四）事故伤害预防

窒息是3个月内的婴儿较常见的事故，多发生于严冬季节。如包裹过严，发生溢奶等。呼吸道异物多见于学龄前儿童。家长要对易发生事故的情况有预见性；婴儿与母亲分床睡，婴儿床上无杂物；在进餐时切勿惊吓、逗乐、责骂儿童；不给婴幼儿圆形坚硬的食物和物品。

三、计划免疫

儿童计划免疫是根据小儿的免疫特点和传染病疫情的监测情况制定的免疫程序，是有计划、有目的地将生物制品接种到婴幼儿体中。预防接种是计划免疫的核心。免疫规划属于常规接种。

（一）免疫方式及常用制剂

（1）主动免疫：是指给易感者接种特异性抗原，刺激机体产生特异性抗体，从而产生相应的免疫能力。

（2）被动免疫：是指未接受主动免疫的易感者在接触传染病后，被给予相应的抗体，立即获得免疫力。

（二）免疫程序

免疫程序是指接种疫苗的先后顺序及要求。

（三）预防接种的准备及注意事项

接种场所光线明亮，空气新鲜，温度适宜。做好解释、宣传工作，消除家长和小儿的紧张、恐惧心理。严格掌握适应证。严格执行免疫程序：掌握接种的剂量、次数、间隔时间和不同疫苗的联合免疫方案。严格执行查对制度及无菌操作原则：接种活疫苗时，只用75%乙醇消毒。接种后剩余活菌苗应烧毁。

（四）预防接种的反应及处理

（1）局部反应：接种后数小时至24 h左右，注射部位会出现红、肿、热、痛，有时还伴有局部淋巴结肿大或淋巴管炎。

（2）全身反应：一般于接种后24 h内出现不同程度的体温升高，多为中、低度发热。

（3）超敏反应：可表现为过敏性休克、过敏性皮疹等。

（4）晕厥：个别小儿在接种时或接种后数分钟突然发生晕厥。

（5）全身感染：严重原发性免疫缺陷或继发性免疫功能遭受破坏者，接种疫苗后可扩散为全身感染。

第四节 儿童营养

一、能量与营养素的需要

（一）能量的需要

三大营养素在体内的产能分别为：蛋白质4 kcal/g（16.8 kJ/g），脂肪9 kcal/g（37.8 kJ/g），

糖类 4 kcal/g（16.8 kJ/g）。小儿所需能量包括以下五个方面。

（1）小儿对基础代谢的能量需要较成人高，依年龄不同而发生变化。

（2）人体摄取食物而引起的机体能量代谢的额外增多，称食物特殊动力作用。

（3）小儿对活动所需的能量与其活动量大小及活动持续时间有关，喜爱活动的小儿与同年龄安静小儿相比，活动所需的能量可多 3 ~ 4 倍。

（4）生长发育消耗的能量为小儿时期所特需。

（5）通过排泄消耗的能量不超过总能量的 10%。

（二）营养素的需要

（1）蛋白质：在构成人体细胞和组织、调节人体生理活动等方面起着重要的作用。

（2）脂类：包括脂肪、胆固醇、磷脂，它们的共同特点是具有脂溶性。

（3）糖类：是食物重要成分之一，同时也是供给人体能量的主要产能物质。

（4）维生素：主要发挥体内新陈代谢的调节作用。

（5）矿物质：①常量元素，每日膳食需要量在 100 mg 以上，又称宏量元素。②微量元素，是体内含量很少、需由食物供给、在体内发挥一定生理功能的元素，如铁、铜、锌、碘、氟等。

（6）水：是机体的重要成分，参加体内所有的新陈代谢及体温调节活动。

（7）膳食纤维：具有生理功能的膳食纤维包括纤维素、半纤维素、木质素等。

二、小儿喂养与膳食安排

（一）婴儿喂养

小儿喂养包括 3 个交叉阶段，即以母乳或其他乳类为主要食品的喂奶阶段、在乳类之外添加特制辅助食品的过渡阶段和成人饮食阶段。

母乳中含有较多的清蛋白和球蛋白，有利于婴儿消化。母乳脂肪颗粒小，易消化、吸收。母乳中主要的糖类为乙型乳糖，可促进双歧杆菌和乳酸杆菌的生长，抑制大肠杆菌繁殖，使婴儿很少发生腹泻。矿物质含量较低，减轻了婴儿的肾脏负担。母乳中含有较多消化酶，有助消化。初乳中含 SIgA，能有效抵抗病原微生物的侵袭。

辅助食品的添加应在小儿身体健康时进行。添加的食品应单独制作。每次添加新食品后，要密切观察小儿的大便有无异常，以掌握其消化情况。添加辅食顺序如下。

4 ~ 6 个月小儿：泥状食物，主要为米汤、米糊、稀粥、蛋黄、菜泥、水果泥等；

7 ~ 9 个月小儿：末状食物，主要为粥、烂面、饼干、蛋、鱼泥、肝泥、肉末等；

10 ~ 12 个月小儿：碎食物，主要为稠粥、软饭、面条、馒头、面包、豆制品、碎肉等。

（二）幼儿膳食安排

幼儿的消化功能逐渐成熟，饮食以肉类、乳类、蔬菜水果、谷类、豆类及其制成品五大基本食物为主，进食相对稳定。家长应经常变换食物的品种和制作方法，创造良好的进食环境，培养幼儿独立进食的能力和良好的进餐习惯。

（三）学龄前小儿膳食安排

学龄前小儿饮食与成人逐渐接近。学龄前小儿的食谱应保证粗细粮交替，荤素食搭配。

（四）学龄儿和青春期少年膳食安排

学龄儿食物种类同成人，应含足够蛋白质尤其是动物蛋白，以增强理解力和记忆力。

青春期少年体格发育进入高峰时期，尤以肌肉、骨骼的增长突出，各种营养如蛋白质、维生素及总能量的需要量增加。

第二章 住院患儿护理及一般护理技术

◇ 知识框架

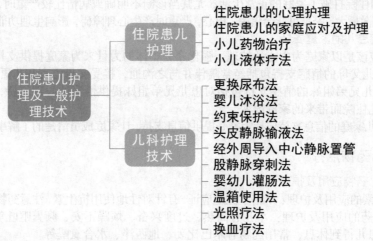

◇ 知识解读

第一节 住院患儿护理

一、住院患儿的心理护理

（一）婴儿对住院的心理护理

婴儿住院的反应：分离性焦虑，即婴儿与其父母或最亲密的人分开所表现出来的行为特征。护理时，应尽量减少患儿与父母的分离，多与患儿接触，呼唤其乳名，使其对护士从逐渐熟悉到产生好感。

（二）幼儿住院的心理护理

幼儿对母亲的依恋变得十分强烈，缺乏安全感，由此产生分离性焦虑。具体表现为3个阶段：反抗；失望；否认。护理时，应鼓励父母陪伴及照顾患儿，尽量固定护士对患儿进行连续的、全面的护理。多与幼儿交谈，发展幼儿语言能力，以达到互相理解。

（三）学龄前小儿住院的心理护理

学龄前小儿住院期间，迫切希望得到父母的照顾和安慰。护理时，应鼓励家长参与治疗和护理计划，关心、爱护、尊重患儿，尽快熟悉患儿。介绍病房环境及其他患儿，帮助其减轻陌生感。

（四）学龄儿住院的心理护理

学龄儿对住院的反应：患儿自尊心较强、独立性增加，心理活动表现得比较隐匿，也许会努力做出若无其事的样子来掩盖内心的恐慌。护理时，应提高学龄儿自我护理的机会，发挥他们的独立能力，引导他们安心、情绪稳定地接受治疗。

（五）青春期少年住院的心理护理

青春期少年对住院的反应：青春期少年的个性基本形成，也易出现日常生活被打乱的问题。

护理时，应运用沟通交流技巧建立良好的护患关系，增加患儿的安全感，同时使患儿充分表达其情绪反应。在实施治疗时，提供给患儿部分选择权，通过强调患儿个人能力，否定不合作或不配合治疗的行为，来强化患儿的自我管理能力。

二、住院患儿的家庭应对及护理

（一）家庭对患儿住院的反应

小儿患病和住院打破了家庭的正常生活，尤其当诊断不明确或病情比较严重时，家庭成员尤其是母亲受的刺激最大。家长可能会焦虑、担心，严重时产生心理障碍，影响生理功能及身体健康。

（二）住院患儿的家庭支持

儿科护理应该是以家庭为中心的护理，强化家庭整体的力量来为家庭提供支持。

（1）对患儿父母的情感支持包括经常陪伴并与之沟通，接受父母语言和非语言信息。

（2）对患儿兄弟姐妹的情感支持包括对患儿兄弟姐妹提供恰当的心理支持，使他们能很好地应对因患儿住院而带来的家庭改变。

（3）对患儿家庭的信息支持包括为家庭提供信息支持，让家庭成员清楚的了解事情将会怎样。

三、小儿药物治疗

（一）小儿药物应用及护理

（1）抗生素的应用及护理：严格掌握适应证，有针对性地使用抗生素，注意药物的毒副作用。

（2）镇静药的应用及护理：小儿有高热、过度兴奋、烦躁不安、频繁呕吐等情况，使用镇静药可以使患儿得到休息，常用药物有苯巴比妥、地西泮、水合氯醛等。

（3）镇咳、化痰、平喘药的应用及护理：小儿呼吸道较窄，发生炎症时黏膜肿胀，分泌物较多，咳嗽反射较弱，容易出现呼吸困难。应用祛痰药或雾化吸入法稀释分泌物，配合体位引流排痰。

（4）泻药和止泻药的应用及护理：小儿便秘应先调整饮食，在十分必要的时候才使用缓泻剂。

（5）退热药的应用及护理：小儿疾病中，多有发热表现，通常使用对乙酰氨基酚退热，但剂量不可过大，用药时间不可过长。

（6）激素的应用及护理：严格掌握使用指征，在诊断未明确时避免滥用，以免掩盖病情。

知识拓展 ●●●●

小儿药物剂量计算

（1）按体重计算：每日（次）剂量=患儿体重（kg）×每日（次）每千克体重所需药量，按体重计算总量方便易行，故在临床广泛应用。

（2）按体表面积计算：每日（次）剂量=患儿体表面积（m²）×每日（次）每平方米体表面积所需药量。

体重 ≤ 30 kg 小儿体表面积（m²）=体重（kg）×0.035+0.1

体重 > 30 kg 小儿体表面积（m²）=［体重（kg）−30］×0.02+1.05

（3）从成人剂量折算：小儿剂量=成人剂量×小儿体重（kg）/50。

（二）小儿给药方法

（1）口服法：是最常用的给药方法，注意不要让婴儿完全平卧或在其哽咽时给药。保证用药效果和安全为原则，减少患儿痛苦。

（2）注射法：起效快，但对小儿刺激大，非病情必需不宜采用。常用的肌注部位有股外侧肌、腹臀肌、背臀肌和上臂三角肌。

（3）外用法：以软膏为多，雾化吸入较常应用，灌肠给药采用不多。

四、小儿液体疗法

在静脉补液的实施过程中需做到三定（定量、定性、定速）、三先（先盐后糖、先浓后淡、先快后慢）及两补（见尿补钾、惊跳补钙）。液体疗法常用溶液有以下几类。

（1）非电解质溶液：常用的 5% 葡萄糖溶液为等渗液，10% 葡萄糖溶液为高渗液。

（2）电解质溶液：① 0.9% 氯化钠溶液（生理盐水）和复方氯化钠溶液，均为等渗液；② 碱性溶液：主要用于纠正酸中毒；③氯化钾溶液：用于纠正低钾血症。

（3）混合溶液：将各种不同渗透压的溶液按不同比例配成混合溶液，目的是减少或避免各自的缺点，而更适合不同情况液体疗法的需要。

（4）口服补液盐溶液（ORS 溶液）：给急性腹泻脱水患儿进行口服补液疗法，经临床应用已取得良好疗效。

护理要点：①了解小儿病情；②熟悉常用溶液的种类、成分及配制方法；③解释治疗目的；④维持静脉输液；⑤密切观察病情变化。

知识拓展 ●●●●

腹泻引起脱水第一天的补液总量，一般轻度脱水为 90 ～ 120 mL/kg，中度脱水为 120 ～ 150 mL/kg，重度脱水为 150 ～ 180 mL/kg。液体种类：低渗性脱水 2/3 张含钠液；等渗性脱水 1/2 张含钠液；高渗性脱水 1/3 ～ 1/5 张含钠液。

第 2 天及以后的补液量需根据病情轻重估计情况来决定，一般只需补充继续损失量和生理需要量，继续补钾，供给热量，于 12 ～ 24 h 内均匀输入，能口服者应尽量口服。

第二节 儿科护理技术

一、更换尿布法

为小儿更换尿布可预防其皮肤破损和尿布性皮炎。准备工作包括：护士操作前洗手、物品准备、环境准备。操作步骤如下。

（1）携用物至床旁，放下床栏，揭开盖被，解开尿布带，露出臀部，以原尿布上端两角洁净处轻拭会阴部及臀部，并以此盖上污湿部分垫臀部下面。

（2）如有大便，用温水洗净，轻轻吸干。

（3）用一手轻轻提起双足，使臀部略抬高，另一手取下污染尿布，再将清洁尿布垫于腰下，放下双足，尿布的底边两角折到腹部，两腿间的一角上拉，系好尿布带，结带松紧适宜，拉平衣服，盖好被子，整理床单位。

（4）打开污尿布，观察大便性质（必要时留取标本送检）后放入尿布桶内。

（5）洗手、记录。

二、婴儿沐浴法

为婴儿沐浴可促进其血液循环。准备工作包括：护士操作前洗手；婴儿尿布及衣服、大毛巾、毛巾被及包布、系带、面巾 1 块、浴巾 2 块，护理盘，浴盆等物品准备；沐浴选在喂奶前或喂奶后 1 h 进行；室温调节在 26 ～ 28℃左右。操作步骤如下。

（1）抱小儿至沐浴处。

（2）脱衣，用大毛巾包裹小儿全身，测体重并记录。

（3）擦洗面部、头部。

（4）左手握住小儿左肩及腋窝处，使其头颈部枕于操作者前臂；右手握住患儿左腿靠近腹股沟处，臀部位于护士手掌，将小儿轻放于水中。

（5）松开右手，用浴巾淋湿小儿全身，从上往下涂抹香皂。

（6）以右手从小儿前方握住小儿左肩及腋窝处，使其头颈部俯于操作者右前臂，左手抹香皂清洗小儿后颈及背部，以水冲净。

（7）洗毕，迅速将患儿依照放入水中的方法抱出。用大毛巾包裹全身并将水分吸干。

（8）为小儿穿衣垫尿布，必要时修剪指甲。

三、约束保护法

约束保护小儿，限制小儿活动，以利诊疗；保护躁动不安小儿以免发生意外。准备工作包括：护士准备和物品准备。操作步骤如下：

（1）方法一

1）折叠大毛巾（或床单）达到能盖住小儿由肩至脚跟部的宽度。

2）放小儿于大毛巾中间，将大毛巾一边紧裹小儿一侧上肢、躯干和下肢，经胸、腹部至对侧腋窝处，再将大毛巾整齐地压于小儿身下。

3）大毛巾另一边紧裹小儿另一侧手臂，经胸压于背下，如小儿活动剧烈，可用布带围绕双臂打活结系好。

（2）方法二

1）折叠大毛巾（或床单）使宽度能盖住小儿由肩至脚跟部。

2）将小儿放在大毛巾中央，将大毛巾一边紧紧包裹小儿手臂并从腋下经后背到达对侧腋下拉出，再包裹对侧手臂，多余部分压至身下。

3）大毛巾另一边包裹小儿，经胸压于背下。

四、头皮静脉输液法

头皮静脉输液可为小儿补充液体、营养，维持体内电解质平衡，使药物快速进入体内。准备工作包括：护士准备、物品准备、患儿准备、环境准备。操作步骤如下。

（1）在治疗室内核对与检查药液、输液器，按医嘱加入药物，并将输液器针头插入输液瓶塞内，关闭调节器。

（2）携用物至患儿床旁，核对患儿信息，再次查对药液，将输液瓶挂于输液架上，排尽空气。

（3）将枕头放在床沿，使患儿横卧于床中央，必要时全身约束法约束患儿。

（4）如两人操作，则一人固定患儿头部，另一人穿刺。穿刺者立于患儿头端，消毒皮肤后，用注射器接头皮针，驱除气体后，一手绷紧血管两端皮肤，另一手持针在距静脉最清晰点向后移 0.3 cm 处，针头与皮肤成 15°～ 30° 刺入皮肤，沿血管徐徐进针，见到回血后再进针少许，固定针头。

（5）取下注射器，将头皮针与输液器相连接，调节滴速，并将输液管弯绕于患儿头上适当位置，胶布固定。

（6）整理用物，记录输液时间、输液量及药物。

五、经外周导入中心静脉置管

经外周导入中心静脉置管可为小儿补充液体、营养，使药物快速进入体内。准备工作包括：护士准备、物品准备、患儿准备、环境准备。操作步骤如下。

（1）使小儿放松，以确保穿刺时血管的最佳状态。

（2）扎止血带，消毒肘前区皮肤，戴无菌手套。

（3）一手绷紧皮肤，一手持穿刺针，穿刺时进针角度约 20°在血管上方直刺血管，见回血降低角度再进少许，压迫导管尖端上方 1 cm 处的血管，退出针芯，送导管至预计长度，退出套管，导管外翼夹住导管紧贴皮肤，用透明贴膜覆盖固定。

（4）连接输液装置或用肝素帽封管。

六、股静脉穿刺法

临床使用股静脉穿刺法采取血标本。准备工作包括：护士准备、物品准备、患儿准备、环境准备。操作步骤如下。

（1）碘伏消毒患儿穿刺部位及护士左手示指。

（2）在患儿腹股沟中内 1/3 交界处，以左手示指触及股动脉搏动处，右手持注射器在股动脉搏动内侧 0.3 ～ 0.5 cm 处垂直穿刺，边退针边抽回血。

（3）见回血后固定针头，抽取所需血量。

（4）拔针，用纱布压迫穿刺点 5 min 左右至血止，胶布固定。

七、婴幼儿灌肠法

婴幼儿灌肠可刺激肠壁，促进肠蠕动，使婴儿排出粪便；同时可起到降温的作用。常用的灌肠液有 0.1% ~ 0.2% 肥皂水、生理盐水，溶液温度为 39 ~ 41℃，用于降低体温时为 28 ~ 32℃。准备工作包括：护士准备、物品准备、患儿准备、环境准备。操作步骤如下。

（1）备齐用物携至床旁，挂灌肠筒于输液架上，液面距肛门 40 ~ 60 cm（小量不保留灌肠用注洗器抽吸灌肠液，若使用小剂量灌肠筒，液面距肛门不超过 30 cm）。

（2）将枕头竖放，使其厚度与便盆高度相等，下端放便盆。

（3）将大油布和治疗巾上端盖于枕头上，下端放于便盆之下防止污染枕头及床单。

（4）用大毛巾包裹约束患儿双臂后使其仰卧于枕头上，臀部放在便盆宽边上。解开尿布。

（5）连接肛管并润滑其前端，排尽管内气体，用血管钳夹紧橡胶管，将肛管轻轻插入直肠，插入深度根据灌肠目的以及儿童年龄而定，（不保留灌肠时，< 1 岁者插入 2.5 cm，1 ~ 4 岁者插入 5 cm，4 ~ 10 岁者插入 7.5 cm，≥ 11 岁者插入 10 cm；保留灌肠时，插入 10 ~ 15 cm），然后固定，再用一块尿布覆盖于会阴部之上，以保持床单的清洁。

（6）松开血管钳，使液体缓缓流入，护士一手始终扶持肛管，同时观察患儿一般状况及灌肠液下降速度。

（7）灌毕夹紧肛管，用卫生纸包裹后轻轻拔出，放入弯盘内，药液保留时间因灌肠目的而定（不保留灌肠时，患儿需保留 5 ~ 10 min 后再排便；保留灌肠时需尽量保留药液 1 h 以上），如果患儿不能配合，可用手夹紧患儿两侧臀部。

（8）协助排便，擦净臀部，取出便盆，为小婴儿系好尿布并包裹，使其舒适。

（9）整理用物、床单位，记录溶液量及排便性质。

八、温箱使用法

温箱可为婴儿创造一个温度和湿度均相适宜的环境，以保持患儿体温的恒定。

准备工作包括：护士准备、物品准备、患儿准备、环境准备。操作步骤如下。

（1）入箱前准备：使用前应将温箱预热，以达到所需的温度和湿度。

（2）入箱后护理：定时测量体温，根据体温调节箱温，并作好记录；一切护理操作应尽量在箱内进行，如喂奶、换尿布，可从边门或袖孔伸入进行。

（3）出箱条件：①患儿体重达 2000 g 或以上，体温正常；②患儿在温箱内生活了 1 个月以上，体重虽不到 2000 g，但一般情况良好；③在室温 22 ~ 24℃情况下，患儿穿衣能保持正常体温。

九、光照疗法

光照疗法是一种通过荧光照射治疗新生儿高胆红素血症的辅助疗法。准备工作包括：护士准备、物品准备、患儿准备、环境准备。操作步骤如下：①光疗前准备；②入箱；③光疗；④监测体温和温箱变化；⑤出箱。

十、换血疗法

换出部分血中游离抗体和致敏红细胞，减轻溶血；换出血中胆红素，防止发生胆红素脑病；纠正溶血导致的贫血，防止缺氧及心功能不全。准备工作包括：掌握换血指征、了解病史、血源选择、药物、用品、患儿准备、环境准备。操作步骤如下。

（1）按常规消毒腹部皮肤（上至剑突，下至耻骨联合，两侧至腋中线），铺治疗巾，将硅胶管插入脐静脉，接上三通管，抽血测定胆红素及进行生化检查，测量静脉压后开始换血。

（2）开始换血时，以每次 10 mL 等量进行交换，如患儿心功能良好，逐渐增加到每次 20 mL，速度控制在每分钟 2 ~ 4 mL/kg，匀速进行，对低体重儿、病情危重者，速度放慢。

（3）每换血 100 mL，测静脉压 1 次，一般保持静脉在 0.588 ~ 0.785 kPa（6 ~ 8 cmH$_2$O）。

（4）换血完毕后拔出脐静脉导管，结扎缝合后消毒，用纱布压迫固定。

第三章　新生儿与新生儿疾病患儿的护理

◇ 知识框架

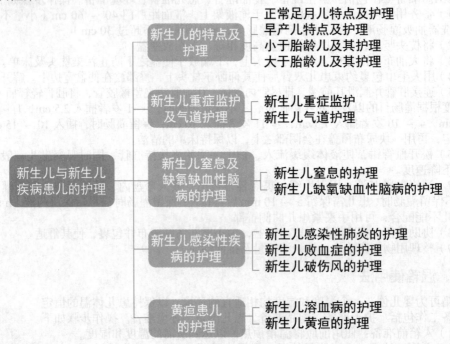

◇ 知识解读

第一节　新生儿的特点及护理

一、正常足月儿特点及护理

正常足月儿是指胎龄满 37～42 周出生，体重在 2500～4000 g，无任何畸形和疾病的活产婴儿。

（一）正常足月儿特点

（1）外观特点：正常新生儿体重在 2500 g 以上（约 3000 g），身长在 47 cm 以上（约 50 cm）。

（2）生理特点：①呼吸系统：呼吸频率快（约 40 次/min），节律呈不规则；②循环系统：胎儿出生后血液循环发生巨大变化；③消化系统：足月儿吞咽功能已经完善，但食管下端括约肌松弛，胃呈水平位，幽门括约肌较发达，易发生溢乳和呕吐，淀粉酶出生后 4 个月才能达到成人水平，新生儿肝葡萄糖醛酰基转移酶的活性低，容易出现药物中毒；④血液系统：新生儿出生时血液中细胞数较高，血红蛋白中胎儿血红蛋白约占 70%，后渐被成人血红蛋白替代，胎儿肝脏维生素 K 储存量少，凝血因子活性低，所以出生后常注射维生素 K_1；⑤泌尿系统：新生儿一般生后 24 h 内排尿；⑥神经系统：新生儿脑相对较大，重 300～400 g，新生儿巴氏征、克氏征、佛斯特征阳性属于正常现象；⑦免疫系统：胎儿可从母体通过胎盘得到免疫球蛋白 IgG，因此，新生儿对一些传染病（如麻疹）有免疫力而不易感染，人乳的初乳中含较高免疫球蛋白 IgA，母乳喂养可提高新生儿的抵抗力；⑧体温调节：新生儿体温调节功能差，皮下脂肪较薄，体表面积相对较大，容易散热，产热主要依靠棕色脂肪的代谢，室温过高引起"脱水热"，体温过低引起硬肿症；⑨营养需要：新生儿患病时易发生酸碱失衡，特别容易发生代谢性酸中毒，需及时纠正。

（3）特殊生理状态：生理性体重下降，生理性黄疸，乳腺肿大，"马牙"和"螳螂嘴"，假月经，粟粒疹。

（二）护理措施

（1）保持呼吸道畅通：保持新生儿舒适体位，专人看护，经常检查鼻孔是否通畅，清除鼻孔内分泌物，避免物品阻挡新生儿口鼻腔或按压其胸部。

（2）维持体温稳定：使新生儿处于"适中温度"；宜将新生儿安置在阳光充足、空气流通的朝南房间。

（3）预防感染：勤洗手，每季度对工作人员做一次咽拭子培养。脐带脱落后应注意脐窝有无分泌物及肉芽，有分泌物者先用 3% 过氧化氢（双氧水）棉签擦拭，再用 0.2% ~ 0.5% 碘伏棉签擦拭，每天沐浴 1 次。

（4）合理喂养：正常足月儿提倡早哺乳，定时、定秤测量。

（5）确保安全：避免让新生儿处于危险环境，照顾者的指甲要短而钝。

（6）健康教育：提倡母婴同室和母乳喂养；宣传有关育儿保健知识；新生儿疾病筛查，早期诊断、早期治疗，避免造成不可逆的损伤。

二、早产儿特点及护理

（一）早产儿特点

（1）外观特点：早产儿体重大多在 2500 g 以下，身长不到 47 cm。

（2）生理特点：①呼吸系统：早产儿常出现呼吸暂停现象，呼吸停止时间在 15 ~ 20 s，或虽不到 15 s，但伴有心率减慢（< 100 次 /min），并出现发绀及四肢肌张力的下降；②循环系统：早产儿心率较快；③消化系统：早产儿吸吮能力差，吞咽反射弱，容易呛乳而发生乳汁吸入呼吸道；④血液系统：早产儿血小板数量较足月儿略低，常见贫血；⑤泌尿系统：早产儿肾浓缩功能较差，肾小管对醛固酮反应低下，排钠分数高，易产生低钠血症；⑥神经系统：神经系统的功能和胎龄有密切关系，胎龄越小，反射越差；⑦免疫系统：早产儿皮肤娇嫩，屏障功能弱；⑧体温调节：早产儿的体温易随环境温度变化而变化，且常因寒冷而导致硬肿症的发生。

（二）护理措施

（1）维持体温恒定：根据早产儿的体重、成熟度及病情，给予不同的保暖措施，加强体温监测。

（2）合理营养：尽早喂奶，以防止低血糖，提倡母乳喂养，无法母乳喂养者以早产儿配方乳为宜。及时补充维生素。

（3）维持有效呼吸：保持呼吸道通畅，避免颈部弯曲、呼吸道梗阻。

（4）密切观察病情：早产儿病情变化快，除应用监护仪监测体温、脉搏、呼吸等生命体征外，还应注意观察患儿的进食情况、精神反应、皮肤颜色等情况。

（5）预防感染：严格执行消毒隔离制度，强化手卫生意识，严格控制医源性感染。

（6）健康教育。

三、小于胎龄儿及其护理

小于胎龄儿又称宫内生长迟缓儿或胎龄小样儿，是指出生体重低于同胎龄儿平均体重的第 10 百分位数，或低于同胎龄儿平均体重的 2 个标准差的新生儿。

（一）临床特点

（1）产前情况：小于胎龄儿在妊娠期间即可以通过观察子宫底高度增长小于预期值而

发现。

（2）出生后表现：小儿全身消瘦，通常显得头很大，身体的其他部分脂肪较少而显得瘦小。

（3）常见并发症：小于胎龄儿在宫内常处于慢性缺氧状态，故易并发围生期窒息。

（二）护理措施

（1）积极复苏，密切观察呼吸情况。

（2）维持体温稳定。必要时放入暖箱中，维持体温在正常范围，减少能量的消耗。

（3）维持血糖稳定，尽早喂奶。治疗过程中，随时监测血糖。

（4）促进亲子关系。促进孩子的体格生长和智能发育。

四、大于胎龄儿及其护理

大于胎龄儿是指出生体重大于同龄儿平均体重的第 90 百分位数，或高于同胎龄儿平均体重的 2 个标准差的新生儿。凡出生体重 > 4000 g 者称为巨大儿。

（一）临床特点

（1）产前情况：孕母的子宫大于同孕周正常子宫的大小，往往提示大于胎龄儿的可能性。

（2）产时情况：由于体格较大，易发生难产而致窒息、颅内出血或各种产伤。

（3）出生后表现：糖尿病母亲的婴儿常表现为肥胖，有时面颊潮红，口唇深红。

（二）护理措施

（1）维持呼吸功能：由于产伤，有些大于胎龄儿在建立呼吸时有一定困难。

（2）喂养：尽早喂奶，及时提供营养，防止低血糖。

（3）健康教育：鼓励父母给孩子精心的、温和的照顾，不要高估了新生儿的耐受能力。

第二节　新生儿重症监护及气道护理

一、新生儿重症监护

新生儿重症监护室是治疗新生儿危重疾病的集中病室，是为了对高危新生儿进行病情的连续监护和及时有效的抢救治疗及护理而建立的，其目的是减少新生儿病死率，促进新生儿的生长发育。

（1）心脏监护：持续监测危重儿的心电活动，发现心率、心律及波形改变，如心率急剧增加或下降、各种心律紊乱等。

（2）呼吸监护：①呼吸运动监护；②通气量和呼吸力量监护；③经皮氧饱和度、心率、呼吸描记仪。

（3）血压监护：包括直接测压法和间接测压法。

（4）体温监护：将新生儿置于已预热的远红外辐射台上或暖箱内，以体温监测仪监测患儿体温。

（5）经皮血气监护：方法是将氧电极紧贴于皮肤上加温，使局部微循环血管扩张，用微型电极直接测出通过半透膜进入电极内的 PO_2 和 PCO_2，当周围循环灌注正常时，经皮氧分压能基本反映血中的 PaO_2 水平。

（6）微量血液生化检测：包括电解质、胆红素、血糖、肌酐等。

（7）影像学检查：条件较好的新生儿重症监护室可配备移动式 X 线机、超声仪，以随时监测患儿的心、胸、腹部情况。

（8）神经系统监护：注意患儿有无窒息、复苏、抽搐等病史。

（9）感染指标监测：新生儿特别是早产儿免疫功能差，容易发生感染。

二、新生儿气道护理

新生儿加强气道护理的目的是改善机体供氧，保证生理需要的通气量，减少交叉感染，促进患儿康复。在进行气道护理时，理想的室内温度为 22 ～ 24℃，相对湿度为 55% ～ 65%；患儿头部应稍后仰。

（一）胸部物理治疗

（1）翻身：适用于有呼吸系统疾病患者，目的是预防或治疗肺内分泌物堆积，促进受压部位的肺扩张。一般要求每 2 h 1 次。

（2）拍击胸背：适用于肺炎、肺膨胀不全、气管插管及拔管后患儿。

（二）气道吸痰

（1）鼻咽部吸引目的：清除口、鼻、咽部分泌物，保持气道通畅；刺激产生反射性咳嗽，使分泌物松动，有利排痰。

操作注意点：①操作前洗手，戴手套，患儿取侧卧位或头转向一侧；②选择合适的吸引器，调节好吸引器的压力；③先吸引口腔，换管后再吸引鼻腔；④吸引时不要将吸引管的端孔或侧孔贴于口腔黏膜或舌面上，不要将吸引管强行插入鼻孔，待吸引管放置在正确位置后方可开始吸引；⑤吸引时应观察患儿有无发生呃逆、喘息、呼吸暂停、心率过缓和发绀等；⑥观察吸引出的分泌物的量、色泽、黏稠度，以及吸引时发生的病情变化。

（2）气管插管内吸引目的：清除气道内的分泌物，保障气道通畅，通气有效的进行。

操作注意点：①以两人协同操作为宜，一人负责吸引，一人负责吸引前后的加压操作及病情观察，以减少呼吸道感染的机会；②选择表面光滑、通过人工气道阻力小、长度足够、柔韧度适度的无菌导管，调节好吸引器的压力，连接好复苏囊；③吸引前先提高患儿的吸氧浓度，以提高肺泡储备；④插入吸痰管至气管插管内，退回 0.5 ～ 1 cm，开始边吸引边螺旋式退出吸痰管，时间不超过 15 s。吸引后再接复苏囊加压供氧 5 ～ 8 个呼吸周期，并根据病情决定是否需要重复吸引；⑤吸引同时进行心电监护；⑥更换吸痰管，吸引口、鼻、咽部分泌物；⑦有条件者可以使用密闭式吸痰系统，吸痰过程中不需中断机械通气，且在操作中不会污染吸痰管，保证整个吸痰系统处于无菌状态，值得在临床推广；⑧在护理记录单上记录分泌物的量、色泽、黏稠度及操作时的病情变化。

第三节　新生儿窒息及缺氧缺血性脑病的护理

一、新生儿窒息的护理

新生儿窒息是胎儿因缺氧发生宫内窘迫或娩出过程中引起的呼吸、循环障碍，以致生后 1 min 内无自主呼吸或未能建立规律性呼吸，而导致低氧血症和混合性酸中毒。

（一）临床表现

（1）胎儿缺氧（宫内窒息）：早期有胎动增加，胎儿心率增快（≥ 160 次 /min）；晚期胎动减少甚至消失，胎心率变慢或不规则，＜ 100 次 /min，羊水被胎粪污染呈黄绿或墨绿色。

（2）Apgar 评分：是一种简易的临床上评价新生儿窒息程度的方法。

（3）各系统受损：①心血管系统；②呼吸系统；③泌尿系统；④中枢神经系统；⑤代谢方面；⑥消化系统。

新生儿窒息治疗要点包括：①预防及积极治疗孕母疾病；②早期预测；③及时复苏；④复苏后处理。

（二）护理措施

（1）复苏程序：严格按照 A → B → C → D 步骤进行，顺序不能颠倒。A 通畅气道（要求在生后 15 ～ 20 s 内完成）；B 建立呼吸；C 恢复循环；D 药物治疗。

（2）复苏后监护：监护主要内容为体温、呼吸、心率、血压、尿量、肤色和窒息所导致的神经系统症状；注意酸碱失衡、电解质紊乱、大小便异常、感染和喂养等问题。

（3）整个治疗护理过程中应注意患儿的保温。维持患儿肛温 36.5 ～ 37.5℃。

（4）家庭支持：耐心细致地解答病情，帮助家长树立信心，促进父母角色的转变。

二、新生儿缺氧缺血性脑病的护理

（一）临床表现

主要表现为意识改变及肌张力变化，严重者可伴有脑干功能障碍。

（1）轻度：主要表现为兴奋、激惹，肢体及下颌可出现颤动，呼吸平稳，前囟平，一般不出现惊厥。

（2）中度：表现为嗜睡、反应迟钝，肌张力减低，肢体自发动作减少，可出现惊厥。

（3）重度：意识不清，常处于昏迷状态，肌张力低下，肢体自发动作消失，惊厥频繁。

（二）治疗要点

（1）支持疗法：①供氧；②纠正酸中毒；③维持血压；④维持血糖在正常高值；⑤补液：每日液量控制在 60 ~ 80 mL/kg。

（2）控制惊厥：首选苯巴比妥钠。地西泮的作用时间短、疗效快，上述药物不明显时可加用。

（3）治疗脑水肿：出现颅内高压症状可先用呋塞米 1 mg/kg，静脉推注；也可用甘露醇，首剂 0.5 ~ 0.75 g/kg 静脉推注。

（4）亚低温治疗：采用人工诱导方法将体温下降 2 ~ 4℃，减少脑组织的基础代谢，保护神经细胞。

（三）护理措施

（1）给氧：及时清除呼吸道分泌物，保持呼吸道通畅。

（2）监护：严密监护患儿的呼吸、血压、心率、血氧饱和度等。

（3）亚低温治疗护理：①降温：亚低温治疗时采用循环水冷却法进行选择性头部降温；②维持：亚低温治疗是使头颅温度维持在 34 ~ 35℃；③复温：亚低温治疗结束后，必须给予复温；④监测：在进行亚低温治疗的过程中，给予持续的动态心电监护、肛温监测、SpO_2 监测、呼吸监测及每小时测量血压。

（4）早期康复干预：对疑有功能障碍者，将其肢体固定于功能位。

第四节　新生儿感染性疾病的护理

一、新生儿感染性肺炎的护理

新生儿感染性肺炎是新生儿常见疾病，是新生儿死亡的重要原因之一。病原体的侵入可发生在出生前、出生时及出生后。

（一）临床表现

出生前感染的新生儿出生时常有窒息史，症状出现较早，多在 12 ~ 24 h 之内出现；产时感染性肺炎要经过一定的潜伏期；产后感染性肺炎则多在生后 5 ~ 7 天内发病。

（二）治疗要点

（1）控制感染：针对病原体选择合适的抗生素。巨细胞病毒肺炎可用更昔洛韦，单纯疱疹病毒性肺炎可选用阿昔洛韦，衣原体肺炎可选用红霉素。

（2）保持呼吸道通畅，注意保暖、合理喂养和氧疗。

（三）护理措施

（1）保持呼吸道通畅：及时有效清除呼吸道分泌物。加强呼吸道管理，定时翻身、拍背、体位引流。

（2）合理用氧：根据病情和血氧监测情况采用鼻导管、面罩、头罩等方法给氧。

（3）体温：体温过高时予降温，体温过低时予保暖。

（4）合理营养：少量多餐，细心喂养，喂奶时防止窒息。

二、新生儿败血症的护理

新生儿败血症指细菌侵入血循环并生长繁殖、产生毒素而造成的全身感染。

（一）临床表现

无特征性表现。出生后 7 天内出现症状者称为早发型败血症；7 天以后出现者称为迟发型败血症。早期表现为精神不佳、食欲不振、哭声弱、体温异常等。

（二）治疗要点

（1）选用合适的抗菌药物：早期、联合、足量、静脉应用抗生素，疗程要足，一般应用 10 ~ 14 天。病原菌已明确者可按药敏试验用药。

（2）对症、支持治疗：保暖、供氧、纠正酸中毒及电解质紊乱；及时处理脐炎、脓疱疮等局部病灶。

（三）护理措施

（1）体温：当体温低或体温不升时，及时给予保暖措施；当体温过高时，予物理降温及多喂开水，一般不予降温药物。

（2）保证抗菌药物有效进入体内，注意药物毒副作用。

（3）及时处理局部病灶，促进皮肤早日愈合，防止感染继续扩散。

（4）保证营养供给，经口喂养和静脉内营养结合应用。

（5）观察病情，加强巡视。

三、新生儿破伤风的护理

新生儿破伤风是因破伤风梭状杆菌经脐部侵入引起的一种急性严重感染，常在生后 7 天左右发病。临床上以全身骨骼肌强直性痉挛和牙关紧闭为特征，故有"脐风""七日风""锁口风"之称。潜伏期大多为 4 ~ 8 天（3 ~ 14 天），发病越早、发作期越短，预后越差。

（一）治疗要点

（1）中和毒素：破伤风抗毒素 1 万单位立即肌注或静滴，中和未与神经组织结合的毒素。

（2）控制痉挛：常需较大剂量药物才能生效。首选地西泮，其次为苯巴比妥、10% 水合氯醛等。各药可以交替、联合使用。

（3）控制感染：选用青霉素、甲硝唑（灭滴灵）等能杀灭破伤风梭菌的抗生素，进行抗感染治疗。

（二）护理措施

（1）遵医嘱注射破伤风抗毒素（用前须做皮试）、镇静剂等。

（2）尽可能应用留置针，避免反复穿刺给患儿造成不良刺激，保证止痉药物顺利进入体内。

（3）患儿应单独安置、专人看护。病室要求避光、隔音。

（4）有缺氧、发绀者间歇用氧，但避免鼻导管给氧，可选用头罩给氧。

（5）用消毒剪刀剪去残留脐带的远端并重新结扎，近端用 3% 过氧化氢（双氧水）或 1：4000 高锰酸钾液清洗后涂以碘酒。

（6）遵医嘱用破伤风抗毒素 3000 单位做脐周封闭，以中和未进入血流的游离毒素。

（7）患儿口唇干裂易破，应及时清除分泌物，做好口腔清洁，涂石蜡油等保护口唇。

（8）由于患儿处于骨骼肌痉挛状态，易发热出汗，因此应适当松包降温、及时擦干汗渍，保持患儿皮肤干燥。

（9）除专人护理外，应加强监护，详细记录病情变化，一旦发现异常，及时组织抢救。

第五节　黄疸患儿的护理

一、新生儿溶血病的护理

新生儿溶血病是指母婴血型不合，母血中血型抗体通过胎盘进入胎儿循环，发生同种免疫反应导致胎儿、新生儿红细胞破坏而引起的溶血。新生儿溶血病以 ABO 血型系统不合最为多见，其次是 Rh 血型系统不合。

（一）临床表现

（1）黄疸：Rh 溶血者大多在 24 h 内出现黄疸并迅速加重；ABO 溶血者大多在出生后 2～3 天出现。

生理性黄疸：①一般情况良好；②足月儿生后 2～3 天出现黄疸，4～5 天达高峰，5～7 天消退，最迟不超过 2 周；早产儿黄疸多于生后 3～5 天出现，5～7 天达高峰，7～9 天消退，最长可延迟到 3～4 周；③每日血清胆红素升高 < 85 μmol/L（5 mg/dL）或每小时 < 0.85 μmol/L（0.5 mg/dL）。

病理性黄疸：①黄疸在出生后 24 h 内出现；②黄疸程度重，血清胆红素 >205.2～256.5 μmol/L（12～15 mg/dL），或每日上升超过 85 μmol/L（5 mg/dL）；③黄疸持续时间长（足月儿 >2 周，早产儿 >4 周）；④黄疸退而复现；⑤血清结合胆红素 >34 μmol/L（2 mg/dL）。

（2）贫血：Rh 溶血者一般贫血出现早且重；ABO 溶血者贫血少，一般到新生儿后期才出现。

（3）肝脾肿大：Rh 溶血病患儿多有不同程度的肝脾肿大，由髓外造血活跃所致；ABO 溶血病患儿则不明显。

（4）核黄疸：当血清胆红素 >342 μmol/L（20 mg/dL）可因脂溶性未结合胆红素通过血－脑脊液屏障，使大脑神经核黄染，变性坏死，引起胆红素脑病，或称核黄疸。患儿出现精神反应差，食欲缺乏，拒乳，以后出现尖叫，凝视，角弓反张甚至抽搐等症状。一般发生在生后 2～7 天，早产儿尤易发生。典型临床表现包括警告期、痉挛期、恢复期及后遗症期。

（二）治疗要点

（1）产前治疗：可采用孕妇血浆置换术、宫内输血。

（2）新生儿治疗：包括换血疗法、光照疗法、纠正贫血（可输血浆、白蛋白），纠正酸中毒、缺氧，加强保暖，避免快速输入高渗性药物等对症治疗。

二、新生儿黄疸的护理

（1）注意皮肤、黏膜、巩膜的色泽。根据患儿皮肤黄染的部位、范围，估计血清胆红素的近似值，评价进展情况。

（2）黄疸期间常表现为吸吮无力、纳差，应耐心喂养；按需调整喂养方式，如少量多次、间歇喂养等。

（3）实施光照疗法和换血疗法，并做好相应护理。

（4）遵医嘱给予白蛋白和酶诱导剂，纠正酸中毒，减少胆红素脑病发生。

（5）合理安排补液计划，根据不同补液内容调节相应的速度，切忌快速输入高渗性药物。

第四章　营养障碍性疾病患儿的护理

◇ 知识框架

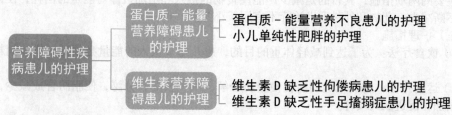

◇ 知识解读

第一节　蛋白质－能量营养障碍患儿的护理

一、蛋白质－能量营养不良患儿的护理

蛋白质－能量营养不良是指因缺乏能量和（或）蛋白质引起的一种营养缺乏症，多见于3岁以下的婴幼儿。

（一）临床表现

营养不良患儿最早出现的症状是体重不增，随后患儿体重下降。皮下脂肪逐渐减少以至消失。皮下脂肪的消耗首先累及腹部，其次为躯干、臀部、四肢，最后为面颊。因皮下脂肪减少首先发生于腹部，故腹部皮下脂肪层厚度是判断营养不良程度的重要指标之一。营养不良患儿易出现各种并发症，最常见的并发症为营养性贫血。营养不良的分型包括：体重低下型、生长迟缓型、消瘦型。

（二）治疗要点

尽早发现，早期治疗，采取综合性治疗措施；祛除病因，治疗原发病；控制继发感染；治疗并发症。

（三）护理措施

（1）饮食管理：蛋白质－能量营养不良患儿因长期摄入过少，消化道只适应低营养的摄入。饮食调整的原则是：由少到多、由稀到稠，循序渐进，逐渐增加饮食，直至恢复正常。

（2）促进消化、改善食欲：遵医嘱给予各种消化酶（胃蛋白酶、胰酶等）和B族维生素口服，以助消化；给予蛋白同化类固醇制剂如苯丙酸诺龙肌注；胰岛素每日一次皮下注射2～3单位，注射前先服葡萄糖20～30 g，每1～2周为一疗程；给予锌制剂，每日口服元素锌 0.5～1.0 mg/kg。

（3）预防感染：保持皮肤清洁、干燥，防止皮肤破损；做好保护性隔离，防止交叉感染。

（4）观察病情：密切观察患儿尤其是重度营养不良患儿的病情变化。

（5）提供舒适的环境，合理安排生活，减少不良刺激，保证患儿精神愉快和有充足的睡眠。

二、小儿单纯性肥胖的护理

（一）临床表现

肥胖可发生于任何年龄，最常见于婴儿期、5～6岁和青春期。患儿食欲旺盛且喜吃甜食、油炸食物和高脂肪食物。肥胖患儿因行动不便而不喜爱运动，运动时动作笨拙。严重肥胖者可因脂肪过度堆积而限制胸廓扩展及膈肌运动，导致肺通气不良，引起低血氧症、红细胞增多、发绀，严重时心脏扩大、心力衰竭甚至死亡，称肥胖－换气不良综合征。

体重指数：体重（kg）/ 身高（长）的平方（m^2），是判断肥胖的另一种指标。

（二）治疗要点

采取控制饮食，加强运动，消除心理障碍，配合药物治疗的综合措施。饮食疗法和运动疗法是最主要的两项措施，其目的是减少产能性食物的摄入和增加机体对能量的消耗，使体内过剩脂肪不断减少。药物和外科手术治疗不宜用于小儿。

（三）护理措施

（1）饮食疗法：为了达到减轻体重的目的，患儿每日摄入的能量必须低于机体消耗的总能量。

（2）运动疗法：适当地运动能促使脂肪分解，减少胰岛素分泌，使脂肪合成减少，蛋白质合成增加，促进肌肉发育。

（3）健康教育：避免患儿家长的过分忧虑。向患儿家长讲述科学喂养知识，建立正常饮食搭配及良好的饮食习惯。

第二节　维生素营养障碍患儿的护理

一、维生素 D 缺乏性佝偻病患儿的护理

维生素 D 缺乏性佝偻病简称佝偻病，是由于维生素 D 缺乏导致钙磷代谢失常，从而使正在生长的骨骺端软骨板不能正常钙化，造成以骨骼病变为特征的一种全身慢性营养性疾病。主要见于 2 岁以下的婴幼儿。

（一）主要病因

（1）日光照射不足。

（2）维生素 D 摄入量不足。

（3）围生期维生素 D 不足。

（4）维生素 D 需要量增多。

（5）疾病、药物的影响。

（二）临床表现

本病好发于 3 个月至 2 岁的小儿，主要表现为生长中的骨骼改变、肌肉松弛和非特异性神经精神症状。临床上分期如下。

（1）初期：多见于 6 个月以内的婴儿，主要表现为非特异性神经精神症状。

（2）激期：初期患儿若未经适当治疗，可发展为激期（活动期），主要表现为骨骼改变、运动功能及智力发育迟缓。

1）骨骼改变：①头部：6 个月以内的患儿可见颅骨软化，重者可出现乒乓球样的感觉。7 ~ 8 个月患儿可有方颅。②胸部：胸廓畸形多见于 1 岁左右患儿。肋骨与肋软骨交界处骨骺端因骨样组织堆积而膨大呈钝圆形隆起，上下排列如串珠状，可触及或看到，称为佝偻病串珠，以两侧第 7 ~ 10 肋最明显；膈肌附着部位的肋骨长期受膈肌牵拉而内陷，形成一条沿肋骨走向的横沟，称为郝氏沟；第 7、8、9 肋骨与胸骨相连处软化内陷，致胸骨柄前突，形成鸡胸。③四肢：6 月以上患儿腕、踝部肥厚的骨骺形成钝圆形环状隆起，称佝偻病"手镯"或"脚镯"。

2）运动功能发育迟缓：患儿肌肉发育不良，肌张力低下，韧带松弛，表现为头颈软弱无力，坐、立、行等运动功能落后。

3）神经、精神发育迟缓：重症患儿脑发育受累，条件反射形成缓慢。

（3）恢复期：经适当治疗后患儿临床症状和体征减轻或接近消失。

（4）后遗症期：多见于2岁以后小儿，临床症状消失，仅遗留不同程度的骨骼畸形，或运动功能障碍。

（三）治疗要点

治疗目的在于控制病情活动，防止骨骼畸形。治疗应以口服维生素D为主。除采用维生素D治疗外，应注意加强营养，及时添加辅食，坚持每日户外活动。严重骨骼畸形者需外科手术矫治。

（四）护理措施

（1）户外活动：指导家长每日带患儿进行一定时间的户外活动，接受阳光照射。

（2）补充维生素D：提倡母乳喂养，按时添加辅食，给予富含维生素D、钙、磷和蛋白质的食物；遵医嘱供给维生素D制剂，注意维生素D过量的中毒表现，如遇过量中毒表现立即停服维生素D。

（3）预防骨骼畸形：避免早坐、久坐，以防脊柱后突畸形；避免早站、久站和早行走，以防下肢弯曲形成"O"型或"X"型腿。

（4）加强锻炼：对已有骨骼畸形者可采取主动或被动运动的方法矫正。

（5）预防感染：保持室内空气清新，温湿度适宜，阳光充足，避免交叉感染。

（6）健康教育。

二、维生素D缺乏性手足搐搦症患儿的护理

维生素D缺乏性手足搐搦症又称佝偻病性手足搐搦症或佝偻病性低钙惊厥，多见于6个月以内的婴儿。

（一）临床表现

典型发作的临床表现为惊厥、手足抽搐、喉痉挛发作，并有程度不同的激期佝偻病的表现。血清离子钙降低是引起惊厥、喉痉挛、手足抽搐的直接原因。

（1）惊厥发作多见于婴儿期。

（2）手足抽搐多见于较大的婴幼儿。

（3）喉痉挛主要见于婴儿。表现为喉部肌肉、声门突发痉挛，出现呼吸困难，吸气时喉鸣。有时可突然发生窒息而猝死。

三种症状中以无热惊厥最为常见。隐匿型可通过刺激神经肌肉引起下列体征：①面神经征：以手指尖或叩诊锤轻击患儿颧弓与口角间的面颊部，引起眼睑和口角抽动者为阳性，新生儿可呈假阳性；②陶瑟征：以血压计袖带包裹上臂，使血压表的压力维持在收缩压与舒张压之间，5 min之内该手出现痉挛状为阳性；③腓反射：以叩诊锤骤击膝下外侧腓神经处，引起足向外侧收缩者为阳性。

（二）治疗要点

（1）急救处理：立即吸氧，保证呼吸道通畅；控制惊厥与喉痉挛，可用10%水合氯醛，每次40 ~ 50 mg/kg，保留灌肠；或地西泮，每次0.1 ~ 0.3 mg/kg，肌内或静脉注射。

（2）钙剂治疗：尽快给予10%葡萄糖酸钙5 ~ 10 mL加入10%葡萄糖液5 ~ 20 mL中，缓慢静脉注射（> 10 min）或滴注。

（3）维生素D治疗：症状控制后按维生素D缺乏性佝偻病补充维生素D。

（三）护理措施

（1）控制惊厥、喉痉挛：遵医嘱立即使用镇静剂、钙剂。

（2）防止窒息：密切观察惊厥、喉痉挛的发作情况，做好气管插管或气管切开的术前准备。

（3）定期户外活动，补充维生素D。

（4）健康教育：指导家长合理喂养，教会家长常见问题的处理方法，保持患儿呼吸道通畅。

第五章　消化系统疾病患儿的护理

◇ 知识框架

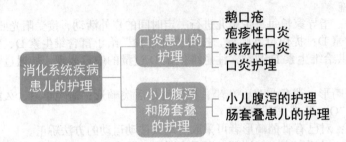

◇ 知识解读

第一节　口炎患儿的护理

一、鹅口疮

鹅口疮又名雪口病，为白色念珠菌感染所致。多见于新生儿、营养不良、腹泻、长期应用广谱抗生素或激素的患儿。使用污染的奶具、哺乳时乳头不洁可致新生儿感染，亦可经产道感染。

（一）临床表现

本病特征是在口腔黏膜表面出现白色或灰白色乳凝块状物，略高于黏膜表面，粗糙无光。最常见于颊黏膜，其次是舌、齿龈、上腭，甚至蔓延到咽部，出现呕吐、吞咽困难、声音嘶哑或呼吸困难。

（二）治疗要点

（1）保持口腔清洁：注意口腔卫生，可在哺乳前后用 2% 碳酸氢钠溶液清洁口腔。

（2）局部用药：局部涂抹 10 万 ~ 20 万 U/mL 制霉菌素鱼肝油混悬溶液，每日 2 ~ 3 次。

二、疱疹性口炎

疱疹性口炎由单纯疱疹病毒 I 型感染引起，无明显季节性，1 ~ 3 岁小儿多见，传染性强。

（一）临床表现

本病起病时表现为发热，体温达 38 ~ 40℃，齿龈红肿（齿龈炎），轻触易出血，在齿龈、舌、唇内和颊黏膜等口腔黏膜上可见单个、一簇或几簇小疱疹，疱疹迅速破裂后形成浅表溃疡，上面覆盖黄白色纤维素分泌物。

（二）治疗要点

（1）重视口腔卫生：保持口腔清洁，多饮水，禁用刺激性药物和食物。

（2）局部处理：局部可涂疱疹净抑制病毒，亦可喷西瓜霜、锡类散等中药；疼痛重者进食前在局部涂 2% 利多卡因。为预防继发感染可涂 2.5% ~ 5% 金霉素鱼肝油。

（3）对症处理：发热者用退热剂，补充足够的营养和液体；使用有效抗生素控制继发感染。

三、溃疡性口炎

溃疡性口炎主要是由链球菌、金黄色葡萄球菌、肺炎链球菌、铜绿假单胞菌或大肠埃希菌等感染引起的口腔炎症,多见于婴幼儿。

（一）临床表现

口腔各部位均可发生,常见于舌、唇内及颊黏膜处,可蔓延到唇及咽喉部。

（二）治疗要点

（1）控制感染,选用对致病菌敏感、有效的抗生素。

（2）做好口腔清洁及局部处理,溃疡面涂 5% 金霉素鱼肝油、锡类散等。

（3）多饮水,注意补充营养。

四、口炎护理

（1）口腔护理:溃疡性口炎用 3% 过氧化氢溶液或 0.1% 利凡诺溶液清洗溃疡面,年长儿可用含漱剂。

（2）正确涂药:涂药前应先将纱布或干棉球放在颊黏膜腮腺管口处或舌系带两侧,以隔断唾液;再用干棉球将病变部黏膜表面吸干净后才能涂药。

（3）饮食护理:于进食前局部涂 2% 利多卡因;不能进食者,给予肠道外营养。

（4）食具专用:患儿使用的食具应煮沸消毒或用压力灭菌消毒。

（5）监测体温:体温超过 38.5℃时,物理降温,必要时给予药物降温。

第二节　小儿腹泻和肠套叠的护理

一、小儿腹泻的护理

（一）临床表现

病程在 2 周以内为急性腹泻,病程 2 周 ～ 2 个月为迁延性腹泻,病程超过 2 个月为慢性腹泻。

（1）轻型腹泻:多由饮食因素或肠道外感染引起。起病可急可缓,以胃肠道症状为主。

（2）重型腹泻:多为肠道内感染所致。起病常较急,以胃肠道症状,水、电解质和酸碱平衡紊乱等为主。

（3）轮状病毒肠炎:秋冬季多见,又称秋季腹泻,呈散发或小流行,经粪－口传播,也可通过气溶胶形式经呼吸道感染而致病,多见于 6 个月 ～ 2 岁的婴幼儿,4 岁以上者少见。

（4）产毒细菌肠炎:多发生在夏季。潜伏期 1 ～ 2 天,起病较急。轻症仅大便次数稍增,性状轻微改变。

（5）侵袭细菌肠炎:全年均可发病,潜伏期长短不等。常引起志贺杆菌性痢疾样病变。

（6）大肠埃希菌肠炎:开始为黄色水样便,后转为血水便,有特殊臭味,伴腹痛,大便镜检有大量红细胞,一般无白细胞。

（7）抗生素肠炎:多继发于使用大量抗生素后,营养不良、免疫功能低下、长期应用肾上腺皮质激素者更易发病。

（8）迁延性腹泻和慢性腹泻:多与营养不良和急性期治疗不彻底有关。

（9）生理性腹泻:多见于出生 6 个月以内的婴儿,小儿虚胖,常伴湿疹,生后不久即出现腹泻,但除大便次数增多外,无其他症状,食欲好,生长发育正常。

（二）治疗要点

（1）调整饮食:强调继续进食,根据患儿病理生理状况、消化吸收功能,调整饮食,补充疾病消耗。

（2）纠正水、电解质紊乱和酸碱失衡。

（3）控制感染:结合大便细菌培养和药敏试验结果选用针对病原菌的抗生素,并随时进行调整。避免用止泻剂。

（4）预防并发症:迁延性、慢性腹泻常伴有营养不良和其他并发症,应注意肠道菌群失调问题及饮食疗法问题。

（三）护理措施

（1）合理饮食：限制饮食过严或禁食过久常造成营养不良，并发酸中毒，造成病情迁延不愈而影响生长发育，故腹泻脱水患儿除严重呕吐者暂禁食 4～6 h（不禁水）外，均应继续进食，以缓解病情，缩短病程，促进恢复。

（2）纠正水、电解质紊乱及酸碱失衡：①口服补液：口服补液盐（ORS）用于腹泻时可预防脱水及纠正轻、中度脱水。轻度脱水需 50～80 mL/kg，中度脱水需 80～100 mL/kg，于 8～12 h 内将累积损失量补足；脱水纠正后，可将 ORS 用等量水稀释按病情需要随时口服。②静脉补液：用于中度、重度脱水或吐泻严重或腹胀的患儿。

（3）控制感染：严格执行消毒隔离措施。

二、肠套叠患儿的护理

肠套叠是指部分肠管及其肠系膜套入邻近肠腔内造成的一种绞窄性肠梗阻。

（一）临床表现

（1）急性肠套叠临床表现为腹痛、呕吐、血便、腹部包块及全身症状等。

（2）慢性肠套叠以阵发性腹痛为主要表现，腹痛时上腹或脐周可触及肿块，缓解期腹部平坦柔软无包块，病程有时长达十余日。呕吐少见，血便也较晚发生。

（二）治疗要点

（1）非手术治疗：灌肠疗法适用于病程在 48 h 以内，全身情况良好，无腹胀、明显脱水及电解质紊乱者。

（2）手术治疗：用于灌肠不能复位的失败病例、肠套叠超过 48～72 h，以及疑有肠坏死的小肠型肠套叠的病例。手术方法包括单纯手法复位、肠切除吻合、肠造瘘等。

（三）护理措施

（1）密切观察病情：健康婴儿突发阵发性腹痛、呕吐、便血和腹部扪及腊肠样肿块可确诊肠套叠。

（2）非手术治疗效果观察：观察患儿腹痛、呕吐、腹部包块情况。

（3）手术护理：术前密切观察生命体征、意识状态，特别注意有无水电解质紊乱、出血及腹膜炎等征象，做好手术前准备。

第六章　呼吸系统疾病患儿的护理

◇ 知识框架

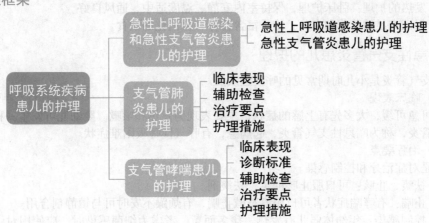

◇ 知识解读

第一节　急性上呼吸道感染和急性支气管炎患儿的护理

一、急性上呼吸道感染患儿的护理

急性上呼吸道感染简称上感，俗称"感冒"，主要是指鼻、鼻咽和咽部的急性感染。流行性感冒主要通过空气飞沫传播。

（一）临床表现

常于受凉后 1 ~ 3 天出现症状。

（1）全身症状：大多数患儿有发热，体温可高可低；婴幼儿多有高热，且伴呕吐、腹泻，甚至高热惊厥。

（2）局部症状和体征：主要是鼻咽部症状，新生儿和婴儿可因鼻塞而出现张口呼吸或拒乳。

> **知识拓展** ●●●●
>
> **两种特殊类型上感**
>
> **疱疹性咽峡炎**：由柯萨奇病毒 A 组引起，好发于夏秋季。
>
> **咽 - 结合膜热**：由腺病毒引起，常发生于春夏季，是一种以发热、咽炎、结合膜炎为特征的急性传染病，可在集体儿童机构中流行。

（二）治疗要点

病毒性上呼吸道感染为自限性疾病，无需特殊治疗。

（1）一般治疗：休息、多饮水，做好呼吸道隔离，预防并发症。

（2）抗感染治疗：病毒感染者可给三氮唑核苷等抗病毒药或用板蓝根冲剂、大青叶等中药治疗。继发细菌感染或发生并发症者，可选用抗菌药物，常用青霉素、头孢菌素类、大环内酯类等。

（3）对症治疗：高热者给予物理降温或药物降温，高热惊厥者给予镇静、止惊处理；咽痛者给予含服咽喉片。

（三）护理措施

（1）一般护理：注意休息，减少活动。保持室内空气新鲜，避免空气对流。

（2）保持室温 18 ~ 22℃，湿度 50% ~ 60%，以减少空气对呼吸道黏膜的刺激。

（3）发热的护理：卧床护理，保持室内安静、温度适中、通风良好。

（4）保证充足的营养和水分：给予富含营养、易消化的饮食。

二、急性支气管炎患儿的护理

急性支气管炎是小儿时期常见的呼吸道疾病。

（一）临床表现

起病可急可缓，大多先有上感的症状，主要表现为发热和咳嗽。婴幼儿可发生一种特殊类型的支气管炎，称为喘息性支气管炎，起病急，有呼气性呼吸困难症状。

（二）治疗要点

主要是对症治疗和控制感染。

（1）祛痰、止咳：可口服止咳糖浆、祛痰剂。

（2）止喘：有哮喘症状者可口服氨茶碱止喘，有烦躁不安时可与镇静剂合用。

（3）控制感染：年幼体弱儿有发热、痰多而黄，考虑为细菌感染时，应使用对致病菌敏感的抗生素，如青霉素类、大环内酯类等。

（三）护理措施

（1）一般护理：①保持室内空气新鲜，多休息，避免剧烈活动；②保证充足的水分及营养；③保持口腔清洁。

（2）发热的护理：体温高于 38.5℃时，采取物理降温或药物降温，防止惊厥。

（3）保持呼吸道通畅。

（4）病情观察：若有呼吸困难、发绀，应给予吸氧。

（5）用药护理：使用抗生素类药物时，注意观察药物的疗效及不良反应。

第二节　支气管肺炎患儿的护理

支气管肺炎为小儿时期最常见的肺炎，以 2 岁以下婴幼儿最多见。

一、临床表现

（1）轻症仅表现为呼吸系统的症状和相应的肺部体征，主要症状为发热、咳嗽、气促。

（2）重症除全身中毒症状及呼吸系统的症状加重外，还可出现循环、神经、消化等系统的功能障碍。循环系统常见心肌炎、心力衰竭。若延误诊断或病原体致病力强时，可引起脓胸、脓气胸及肺大泡等并发症。

二、辅助检查

小儿支气管肺炎典型病例在肺部可听到较固定的中、细湿啰音，以背部两肺下方脊柱旁较多，吸气末更为明显。

（1）血常规：病毒性肺炎白细胞大多正常或降低；细菌性肺炎白细胞总数及嗜中性粒细胞常增高，并有核左移，胞浆中可见中毒颗粒。

（2）病原学检查：取鼻咽拭子或气管分泌物做病原体的分离鉴定。

（3）胸部 X 射线：支气管肺炎早期可见肺纹理增粗，以后出现大小不等的斑片状阴影，可融合成片，以双肺下野、中内带多见。

三、治疗要点

（1）控制感染：明确为细菌感染或病毒感染继发细菌感染者，根据不同病原体选择抗生素。轻症者选用青霉素肌内注射，或选用磺胺类药物口服；重症者宜选用 2 种广谱抗生素联合应用，并做到早期、足量、足疗程、静脉给药。

（2）对症治疗：有缺氧症状时应及时吸氧；发热、咳嗽、咳痰者，给予退烧，祛痰、止咳等。

（3）其他：纠正水、电解质、酸碱平衡紊乱，改善低氧血症。

四、护理措施

（1）环境调整与休息：病室定时通风换气（应避免对流），保持室内空气新鲜；患儿卧床休息，减少活动。

（2）氧疗：气促、发绀患儿应及早给氧，以改善低氧血症。

（3）保持呼吸道通畅：指导患儿进行有效的咳嗽，转换体位，帮助清除呼吸道分泌物。

（4）发热的护理：体温增高者要密切监测体温变化，采取相应的护理措施。

（5）营养及水分的补充：鼓励患儿进食高热量、高蛋白、高维生素、易消化的饮食，以供给足够的营养，利于疾病的恢复。

（6）密切观察病情变化：①当患儿出现烦躁不安、面色苍白、呼吸加快 > 60 次 /min、且心率 > 180 次 /min、心音低钝、奔马律、肝在短时间内急剧增大时，是心力衰竭的表现，应及时报告医师；②密切观察意识、瞳孔及肌张力等变化。

第三节　支气管哮喘患儿的护理

支气管哮喘简称哮喘，是由嗜酸性粒细胞、肥大细胞和 T 淋巴细胞等多种细胞参与的气道慢性炎症，具有气道高反应性特征。

一、临床表现

婴幼儿起病较缓，发病前 1 ~ 2 天常有上呼吸道感染；年长儿大多起病较急，在接触过敏原后发作。哮喘发作前常有刺激性干咳、喷嚏、流泪等症状，并伴有呼气性呼吸困难和喘鸣声。

哮喘发作以夜间和晨起为重，一般可自行或用平喘药物后缓解。

二、诊断标准

凡符合以下条件，并排除其他引起喘息的疾病，即可诊断。

（1）婴幼儿哮喘（3 岁以下）：①哮喘发作 ≥ 3 次；②发作时肺部闻及呼气相哮鸣音，呼气相延长；③具有特异性体质，如过敏性湿疹、过敏性鼻炎等；④父母有哮喘病等过敏史；⑤除外其他引起哮喘的疾病。

具有①、②和⑤条即可诊断。如哮喘发作仅 2 次，但有②、⑤条，诊断为哮喘性支气管炎或疑似哮喘。若具有③和（或）④时，可考虑给予哮喘治疗性诊断。

（2）儿童哮喘（3 岁以上）：①哮喘反复发作；②平喘药有明显疗效；③发作时肺部闻及呼气相为主的哮鸣音，呼气相延长；④除外其他引起哮喘的疾病。

（3）咳嗽变异性哮喘：又称过敏性咳嗽。①咳嗽反复或持续发作1个月以上，常在夜间或清晨发作，痰少，运动后加重；②临床无感染征象，或经长期抗生素治疗无效；③平喘药可使咳嗽发作缓解；④有个人或家族过敏史，或气道呈高反应性，或过敏原试验阳性等可作辅助诊断；⑤除外其他原因引起的慢性咳嗽。

三、辅助检查

（1）肺功能测定：呼气流速峰值及一秒钟用力呼气量降低，残气容量增加。

（2）X射线检查：急性期X射线胸片正常或呈间质性改变，可有肺气肿或肺不张。

（3）外周血检查：嗜酸性粒细胞增高，直接计数在（0.40～0.60）$\times 10^9$/L。

（4）过敏原试验：用可疑的抗原做皮肤试验有助于明确过敏原。

四、治疗要点

治疗要点包括去除病因、控制发作、预防复发。坚持长期、持续、规范、个体化的治疗原则。

（1）去除病因：避免接触过敏原，去除各种诱发因素，积极治疗和清除感染病灶。

（2）控制发作：主要是解痉和抗炎治疗。用药物缓解支气管痉挛，减轻气道黏膜水肿和炎症，减少黏痰分泌。①糖皮质激素是治疗哮喘的首选药。②支气管扩张剂：β_2肾上腺素受体激动剂常用药物有沙丁胺醇（舒喘灵）、特布他林（喘康速）等；茶碱类药物常用氨茶碱、缓释茶碱（舒氟美）等；抗胆碱药物常用异丙托溴铵。③抗生素：疑伴呼吸道细菌感染时，同时选用适当的抗生素。

（3）哮喘持续状态的治疗：给氧、补液、纠正酸中毒。保持安静，必要时用水合氯醛灌肠。

（4）预防复发：应避免接触过敏原，积极治疗和清除感染灶，祛除各种诱发因素。

五、护理措施

（1）环境与休息：保持病室空气清新，温湿度适宜。给患儿提供一个安静、舒适的环境，护理操作集中进行。

（2）维持气道通畅，缓解呼吸困难：①置患儿于坐位或半卧位，以利于呼吸；给予鼻导管或面罩吸氧，定时进行血气分析，及时调整氧流量，保持PaO_2在70～90 mmHg（9.3～12.0 kPa）。②遵医嘱给予支气管扩张剂和糖皮质激素，并评价其效果和副作用。③给予雾化吸入、胸部叩击或震荡，以促进分泌物的排出；对痰液多而无力咳出者，及时吸痰。④保证患儿摄入足够的水分，以降低分泌物的黏稠度，防止痰栓形成。⑤若有感染，遵医嘱给予抗生素。⑥教会并鼓励患儿做深而慢的呼吸运动。

（3）密切观察病情变化，监测生命体征，注意呼吸困难的表现及病情变化。

第七章 循环系统疾病患儿的护理

◇ 知识框架

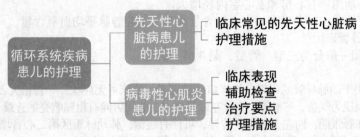

◇ 知识解读

第一节 先天性心脏病患儿的护理

一、临床常见的先天性心脏病

（一）室间隔缺损

室间隔缺损是最常见的先天性心脏病，发病率占小儿先天性心脏病的 25% ~ 40%。

1. 临床表现

临床表现取决于缺损的大小和肺循环的阻力。

（1）小型室间隔缺损：体检时发现杂音。体征为胸骨左缘第 3 ~ 4 肋间响亮粗糙的全收缩期杂音，肺动脉第二心音正常或稍增强。

（2）中、大型室间隔缺损：体检可见心前区隆起，心界扩大，胸骨左缘第 3 ~ 4 肋间可闻及 Ⅲ ~ Ⅴ 级粗糙的全收缩期杂音，向心前区广泛传导，并可在杂音最响处触及收缩期震颤；肺动脉第二心音增强。明显肺动脉高压者，肺动脉第二心音显著亢进而心脏杂音较轻，此时右心室肥大较明显，左向右分流减少，当出现右向左分流时，患儿呈现青紫。

室间隔缺损易并发支气管炎、支气管肺炎、充血性心力衰竭、肺水肿和感染性心内膜炎。

2. 辅助检查

（1）心电图：小型室间隔缺损者心电图基本正常；中型缺损者左心室肥大；大型缺损者有左右心室肥大。

（2）胸部 X 射线检查：小型缺损者无明显改变。中、大型缺损者肺血增多，心影增大，肺动脉段凸出，搏动强烈，肺门阴影扩大，心脏以左心室增大为主，左心房也常增大，晚期可出现右心室增大。

（3）超声心动图：可见左心室、左心房和右心室内径增大，主动脉内径缩小。

（4）心导管检查：检查可发现右心室血氧含量明显高于右心房，右心室和肺动脉压力升高。

（二）房间隔缺损

房间隔缺损根据解剖病变的不同可分为卵圆孔未闭型缺损、第一孔未闭型缺损、第二孔未闭型缺损，以后者常见。房间隔缺损可合并其他心血管畸形，较常见的有肺静脉畸形引流入右心房。

1. 临床表现

房间隔缺损的症状随缺损的大小而不同。缺损小者可无症状，仅在体检时发现胸骨左缘第 2 ~ 3 肋间有收缩期杂音。体检可见体格发育落后、消瘦，心前区隆起，心尖搏动弥散，心浊音界扩大，胸骨左缘 2 ～ 3 肋间可闻及 Ⅱ ～ Ⅲ 级收缩期喷射性杂音。肺动脉瓣区第二心音增强或亢进，并呈固定分裂。

常见的并发症是肺炎，至青中年期可合并心律失常、肺动脉高压和心力衰竭。

2. 辅助检查

（1）心电图：典型心电图表现为电轴右偏和不完全性右束支传导阻滞。

（2）胸部 X 射线检查：可见"肺门舞蹈"征。

（3）超声心动图：右心房和右心室内径增大。

（4）心导管检查：可发现右心房血氧含量高于上下腔静脉平均血氧含量。

（三）动脉导管未闭

动脉导管未闭一般分为三型：管型、漏斗型、窗型。

1. 临床表现

临床症状取决于动脉导管的粗细。导管口径较细者，临床可无症状；导管粗大者分流量大，易合并呼吸道感染表现为气急、咳嗽等。胸骨左缘第 2 ～ 3 肋间可闻有粗糙响亮的连续性机器样杂音，占据整个收缩期和舒张期，向左上和腋下传导，可伴有震颤，肺动脉瓣区第二心音增强或亢进。

常见充血性心力衰竭、感染性心内膜炎、肺血管病变等并发症。

2. 辅助检查

（1）心电图：导管口径细的心电图正常，导管口径粗和分流量大的可有左心室肥大和左心房肥大，合并肺动脉高压时右心室肥大。

（2）胸部 X 射线检查：导管口径较细、分流量小者可无异常发现。导管粗、分流量大者有左心室和左心房增大，肺动脉段突出，肺门血管影增粗，肺野充血。有肺动脉高压时，右心室亦增大，主动脉弓往往有所增大。

（3）超声心动图：左心房和左心室内径增宽，主动脉内径增宽。二维超声心动图有时可显示肺动脉与降主动脉之间有导管的存在，多普勒彩色血流显像可直接见到分流的方向和大小。

（4）心导管检查：典型病例不需心导管检查，如有肺动脉高压或伴发其他畸形者应进行心导管检查。

（四）法洛四联症

法洛四联症由以下四种畸形组成：①肺动脉狭窄：以漏斗部狭窄多见；②室间隔缺损；③主动脉骑跨：主动脉骑跨于室间隔之上；④右心室肥厚：为肺动脉狭窄后右心室负荷增加的结果。其中以肺动脉狭窄最主要，对患儿的病理生理和临床表现有重要影响。

1. 临床表现

（1）青紫为主要表现。

（2）缺氧发作：2 岁以下的患儿多有缺氧发作。

（3）蹲踞症状：婴儿期常喜采用胸膝卧位。

（4）由于长期缺氧，指趾端毛细血管扩张增生，局部软组织和骨组织也增生肥大，随后指（趾）末端膨大如鼓槌状，称杵状指（趾）。

2. 辅助检查

（1）血液检查：周围血红细胞计数增多，血红蛋白和红细胞压积增高。

（2）心电图：心电轴右偏，右心室肥大，也可有右心房肥大。

（3）胸部 X 射线检查：心脏大小正常或稍增大。典型者心影呈靴形，系由右心室肥大使心尖上翘和漏斗部狭窄使心腰凹陷所致。

（4）超声心电图：二维超声心电图可显示主动脉内径增宽并向右移位。右心室内径增大，流出道狭窄。左心室内径缩小。多普勒彩色血流显像可见右心室直接将血液注入骑跨的主动脉。

（5）心导管检查：导管较易从右心室进入主动脉，有时能从右心室进入左心室。

（6）心血管造影：造影剂注入右心室，可见主动脉和肺动脉几乎同时显影。

二、护理措施

（1）建立合理的生活制度：安排好患儿作息时间，保证睡眠、休息，根据病情安排适当活动量，减少心脏负担，病情严重的患儿应绝对卧床休息。

（2）供给充足营养：注意营养搭配，供给充足能量、蛋白质和维生素，保证营养需求，以增强体质，提高对手术的耐受力。

（3）预防感染：注意保护性隔离，避免交叉感染。做各种口腔小手术时给予抗生素预防感染。

（4）注意观察病情，防止并发症发生。

（5）严格控制输液速度和量，防止发生心衰或加重心衰。

第二节 病毒性心肌炎患儿的护理

病毒性心肌炎是病毒侵犯心脏所致的炎性过程，除心肌炎外，部分病例可伴有心包炎和心内膜炎。

一、临床表现

病毒性心肌炎临床表现轻重悬殊，轻症患儿可无自觉症状，重症者则暴发心源性休克、急性心力衰竭，常在数小时或数天内死亡。体检发现心脏扩大、心搏异常，安静时心动过速，第一心音低钝，出现奔马律。

二、辅助检查

（1）实验室检查：①血象及血沉：急性期白细胞总数轻度增高，以中性粒细胞为主；部分病例血沉轻度或中度增快。②血清心肌酶谱测定：病程早期血清肌酸激酶（CK）及其同工酶（CK-MB）、乳酸脱氢酶（LDH）及其同工酶（LDH_1）、血清谷草转氨酶（SGOT）均增高。心肌肌钙蛋白 T（cTnT）升高，具有高度的特异性。恢复期血清中检测相应抗体，多有抗心肌抗体增高。③病毒分离：疾病早期可从咽拭子、粪便、血液、心包液或心肌中分离出病毒，但阳性率低。

（2）X 射线检查：透视下搏动减弱，胸片显示心影正常或增大，合并大量心包积液时心影显著增大。心功能不全时两肺呈淤血表现。

（3）心电图检查：呈持续心动过速，多导联 ST 段偏移和 T 波低平、双向或倒置，QT间期延长，QRS 波群低电压。心律失常以早搏为多见，尚可见到部分性或完全性窦房、房室或室内传导阻滞。

三、治疗要点

（1）休息十分重要，可减轻心脏负担。

（2）保护心肌和清除自由基的药物治疗。

（3）应用肾上腺皮质激素，激素常用泼尼松。对于急症抢救病例可采用静脉滴注，如地塞米松每日 0.2 ~ 0.4 mg/kg，或氢化可的松每日 15 ~ 20 mg/kg。

（4）丙种球蛋白用于重症病例。

（5）控制心衰：强心药常用地高辛或毛花苷 C。

（6）救治休克：静脉大剂量滴注肾上腺皮质激素或静脉推注大剂量维生素 C 常可取得较好的效果。

四、护理措施

（1）休息，减轻心脏负担。

（2）严密观察病情，及时发现和处理并发症。①密切观察和记录患儿精神状态、面色、心率、心律、呼吸、体温和血压变化。②胸闷、气促、心悸时应休息，必要时可给予吸氧。③心源性休克使用血管活性药物和扩张血管药时，要准确控制滴速，最好能使用输液泵，以避免血压过大的波动。

第八章　血液系统疾病患儿的护理

◇ 知识框架

血液系统疾病
患儿的护理
- 小儿贫血的护理
  - 营养性缺铁性贫血患儿的护理
  - 营养性巨幼红细胞贫血患儿的护理
- 出血性疾病患儿的护理
  - 免疫性血小板减少症的护理
  - 血友病患儿的护理

◇ 知识解读

第一节　小儿贫血的护理

一、营养性缺铁性贫血患儿的护理

营养性缺铁性贫血是由于体内铁缺乏导致血红蛋白合成减少而引起的一种贫血。临床上具有小细胞低色素性贫血、血清铁和铁蛋白减少、铁剂治疗有效等特点。

（一）病因

（1）先天储铁不足。

（2）铁摄入不足。

（3）生长发育快。

（4）铁丢失过多。

（5）铁吸收减少障碍。

（二）临床表现

任何年龄均可发病，以6个月~2岁最多。起病缓慢。

（1）一般表现：皮肤、黏膜逐渐苍白，以唇、口腔黏膜和甲床最明显。

（2）髓外造血表现：肝脾可轻度肿大，年龄愈小，病程愈长，贫血愈重，肝脾肿大愈明显。

铁代谢检查：血清铁蛋白（SF）< 12 μg/L，血清铁（SI）< 10.7 μmol/L，总铁结合力（TIBC）> 62.7 μmol/L，红细胞内游离原卟啉（FEP）> 0.9 μmol/L，运铁蛋白饱和度（TS）< 15%。

（三）治疗要点

关键是去除病因和铁剂治疗。

（1）去除病因：合理喂养，及时添加辅食，纠正不良的饮食习惯。

（2）铁剂治疗是治疗缺铁性贫血的特效药。常用的口服制剂有硫酸亚铁（含元素铁20%）、富马酸亚铁（含元素铁33%）、葡萄糖酸亚铁（含元素铁12%）等。口服不能耐受或吸收不良者可采用注射铁剂如右旋糖酐铁。

（3）输血治疗：一般不需输血。重度贫血或合并感染可输注浓缩红细胞或压积红细胞。

（四）护理措施

（1）合理安排休息与活动。

（2）合理安排饮食。

（3）指导患儿正确应用铁剂，观察疗效与副作用。①告知家长小儿每日需铁量；②口服铁剂可致胃肠道反应，如恶心、呕吐、腹泻或便秘、厌食、胃部不适及疼痛等；③铁剂可与维生素C、果汁等同服，以利于吸收；④注射铁剂应深部肌内注射；⑤观察疗效：服用铁剂后12～24 h临床症状好转，36～48 h后骨髓出现红系增生现象。

二、营养性巨幼红细胞贫血患儿的护理

营养性巨幼红细胞贫血是由于缺乏维生素 B_{12} 或（和）叶酸所引起的一种大细胞性贫血，用维生素 B_{12} 或（和）叶酸治疗有效。

（一）临床表现

以6个月～2岁多见，起病缓慢。主要临床特点为贫血、神经精神症状、红细胞数较血红蛋白量减少更明显，红细胞体变大，骨髓中出现巨幼红细胞。

血清维生素 B_{12} <100 ng/L（正常值200～800 ng/L），叶酸<3 μg/L（正常值5～6 μg/L）。

（二）治疗要点

去除诱因，加强营养，防治感染。维生素 B_{12} 肌内注射。重度贫血者可输注红细胞制剂。肌肉震颤者可给予镇静剂。

（三）护理措施

（1）注意休息与活动：根据患儿活动耐受情况安排休息与活动。一般不需卧床休息。

（2）指导喂养，加强营养：改善哺乳母亲营养，及时添加辅食，注意饮食均衡。

（3）监测生长发育：对发育落后者加强训练和教育。

第二节 出血性疾病患儿的护理

一、免疫性血小板减少症的护理

免疫性血小板减少症是指正常血小板被免疫性破坏的自身免疫性疾病，是小儿最常见的出血性疾病，又称特发性血小板减少性紫癜。

（一）临床表现

临床主要特点为皮肤、黏膜自发性出血，血小板减少，出血时间延长，血块收缩不良，束臂试验阳性，骨髓巨核细胞数正常或减少。本病分为急性型和慢性型。

（1）急性型：小儿以急性型多见，本病呈自限性过程，80%～90%患儿在1～6个月内痊愈，10%～20%转变为慢性型。

（2）慢性型：病程超过6个月，多见于学龄期儿童。起病缓慢，出血症状相对较轻，可持续性或反复发作出血。

（二）治疗要点

（1）预防创伤出血。忌用抑制血小板功能的药物如阿司匹林等。

（2）肾上腺皮质激素常用泼尼松，严重出血者可用冲击疗法。

（3）大剂量丙种球蛋白，静脉滴注，可与肾上腺皮质激素合用。

（4）输注血小板和红细胞：尽量少输，因患儿血液中含大量PAIgG，可使血小板被破坏，甚至产生抗血小板抗体。

（三）护理措施

（1）观察病情变化：观察皮肤淤点、淤斑变化，监测血小板数量变化，监测生命体征。

（2）控制出血：口、鼻黏膜出血可用浸有1%麻黄素或0.1%肾上腺素的棉球、纱条局部压迫止血。

（3）避免损伤：①急性期应减少活动；②提供安全的环境；③尽量减少肌内注射或深静

脉穿刺抽血；④禁食坚硬、带刺的食物，防止损伤口腔黏膜及牙龈出血；⑤保持大便通畅，防止用力大便时腹压增高而诱发颅内出血。

二、血友病患儿的护理

血友病是一组遗传性凝血功能障碍的出血性疾病，包括血友病 A、血友病 B 两型。共同特点为终身轻微损伤后发生长时间的出血。

（一）临床表现

本组疾病的主要表现为出血症状，出血症状的轻重及发病的早晚与凝血因子活性水平相关。终生有轻微损伤或小手术后长时间出血的倾向。

（二）治疗要点

目前尚无根治疗法。关键是预防出血、止血和替代疗法。

止血：①尽快输注凝血因子。②止血药物应用：1－脱氧－8－精氨酸加压素（DDAVP）缓慢静注，可提高血浆Ⅷ因子活性，并有抗利尿作用，因能激活纤溶系统，需与6－氨基己酸或氨甲环酸联用；达拉唑和复方炔诺酮，有减少血友病 A 患儿的出血作用。③局部止血：压迫止血、加压包扎等。④物理治疗和康复训练，应在非出血期及有经验的理疗师指导下进行。

（三）护理措施

（1）防治出血：预防出血，遵医嘱尽快输注凝血因子，局部止血。

（2）观察病情：观察生命体征、神志，以及皮肤、黏膜、淤点、淤斑增减及血肿消退情况。

（3）减轻疼痛：疼痛主要发生在出血的关节和肌肉部位。可用冰袋冷敷出血部位，抬高患肢、制动并保持其功能位。

（4）预防致残：关节出血停止，肿痛消失后，应逐渐增加活动，以防畸形。反复关节出血致慢性关节损害者，应进行康复指导与训练。严重关节畸形者可行手术矫正治疗。

第九章　泌尿系统疾病患儿的护理

◇ 知识框架

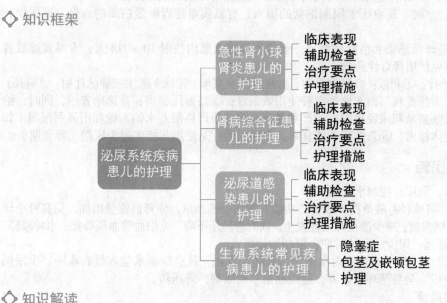

◇ 知识解读

第一节　急性肾小球肾炎患儿的护理

急性肾小球肾炎简称急性肾炎，是一组不同病因所致的感染后免疫反应引起的急性弥漫性肾小球炎性病变。

一、临床表现

主要临床表现为急性起病，多有前驱感染，血尿、水肿、蛋白尿和高血压。急性肾炎临床表现轻重悬殊，轻者于尿检时发生异常；重者在病期 2 周以内可出现循环充血、高血压脑病、急性肾衰竭而危及生命。

（1）前驱感染：急性肾炎发病前多有呼吸道或皮肤链球菌前驱感染史，尤以咽扁桃体炎常见，也可见于猩红热；夏秋则为皮肤感染。

（2）典型表现：①水肿为最常见和最早出现的症状；②少尿：早期均有尿色深，尿量明显减少，严重者可出现无尿；③血尿：起病几乎都有血尿；④高血压：30% ~ 80% 的患儿可有高血压。

（3）并发症：少数患儿在病期 2 周内可出现下列严重症状：严重循环充血、高血压脑病、急性肾衰竭。

二、辅助检查

（1）尿液：尿蛋白（+）~（+++），镜下除见大量红细胞外，可见透明、颗粒或红细胞管型。

（2）血液：①有轻度贫血，血沉增快；②血清抗链球菌抗体升高，提示新近链球菌感染，是诊断链球菌后肾炎的依据；③血清总补体（CH50）及 C3 常在病程早期显著下降，于 6 ~ 8

周恢复正常；④少尿期有轻度氮质血症，尿素氮、肌酐暂时升高。

三、治疗要点

主要是对症处理，清除残留感染灶，加强护理，注意观察和防止急性期合并症，保护肾功能。

（1）急性期应卧床休息至水肿消退、血压降至正常、肉眼血尿消失。

（2）饮食：水肿、高血压者限制钠盐的摄入，有氮质血症者限蛋白质的入量，有尿少、循环充血者限水。

（3）控制链球菌感染和清除病灶：一般应用青霉素肌内注射 10 ~ 14 天；青霉素过敏者改用红霉素，避免使用肾毒性药物。

（4）对症治疗：①利尿：口服效果差，重症者用呋塞米（速尿）肌注或静脉注射；②降压：首选硝苯地平，卡托普利与硝苯地平交替使用效果好；③高血压脑病：首选硝普钠，同时，给予地西泮止痉及呋塞米利尿脱水等；④严重循环充血：应严格限制水钠入量和用强利尿剂（如呋塞米）促进液体排出；⑤急性肾功能衰竭：主要的治疗是使患儿能度过少尿期（肾衰期）。

四、护理措施

（一）休息、利尿、控制水盐摄入

（1）休息：可减轻心脏负担，改善心功能，增加心排血量，使肾血流量增加，提高肾小球滤过率，减少水钠潴留，减少潜在并发症发生；同时静脉压下降，毛细血管血压降低，水肿减轻。

（2）饮食管理：尿少、水肿时期，限制钠盐摄入。

（3）利尿降压：为了减轻体内水钠潴留和循环充血，凡经限制水盐入量后水肿、少尿仍很明显或有高血压、全身循环充血者，遵医嘱给予利尿剂、降压药。

（二）观察病情

（1）观察尿量、尿色，准确记录 24 h 出入水量。

（2）观察血压变化。若出现血压突然升高、剧烈头痛、呕吐、眼花等症状，提示高血压脑病，除降压外需给镇静治疗，脑水肿时给予脱水剂。

（3）密切观察呼吸、心率、脉搏等变化，警惕严重循环充血的发生。如发生循环充血将患儿安置于半卧位、吸氧，遵医嘱给予强心药。

第二节　肾病综合征患儿的护理

肾病综合征简称肾病，是一组多种原因所致肾小球基底膜通透性增高，导致大量血浆蛋白自尿丢失引起的一种临床症候群。临床上有 4 大特征：①大量蛋白尿；②低蛋白血症；③高胆固醇血症；④不同程度的水肿。

一、临床表现

（一）单纯性肾病

发病年龄多为 2 ~ 7 岁，男性发病明显高于女性（2 ~ 4 : 1）。起病缓慢，常无明显诱因，水肿最常见，开始于眼睑、面部，渐及四肢全身，男孩常有阴囊显著水肿，重者可出现腹水、胸水、心包积液。水肿呈可凹性。

（二）肾炎性肾病

发病年龄多在学龄期。水肿一般不严重，除具备肾病 4 大特征外，尚有明显血尿、高血压、血清补体下降和不同程度氮质血症。

（三）并发症

（1）感染是本病最常见的合并症。

（2）常见的电解质紊乱有低钠、低钾、低钙血症。

（3）高凝状态和血栓形成。

（4）急性肾功能衰竭：多数为起病或复发时低血容量所致的肾前性肾功能衰竭。

（5）生长发育障碍：主要见于频繁复发和长期接受大剂量皮质激素治疗的患儿。

二、辅助检查

（1）尿液检查：蛋白定性多为（+++），24 h 尿蛋白定量 ≥ 50 mg/（kg·d），可见透明管型和颗粒管型，肾炎性肾病患儿尿内红细胞可增多。

（2）血液检查：血浆总蛋白及白蛋白明显减少，白、球比例（A/G）倒置；胆固醇明显增多；血沉明显增快；肾炎性肾病者可有血清补体（CH50、C3）降低；有不同程度的氮质血症。

三、治疗要点

（1）一般治疗：①休息，一般无需严格限制活动；②饮食：限制盐的摄入（< 2 g/d）；③防治感染：一旦发生感染应及时治疗；④补充维生素及矿物质。

（2）利尿：激素敏感者用药 7 ~ 10 天可利尿，一般无需给予利尿剂；当水肿较重，尤其有胸腔积液、腹水时可给予利尿剂，如氢氯噻嗪、螺内酯、呋塞米、低分子右旋糖酐等。

（3）激素治疗：肾上腺皮质激素为治疗肾病综合征较有效的首选药物。

（4）免疫抑制剂：环磷酰胺。

四、护理措施

（一）休息

适当的休息和活动，不要过度劳累，以免病情复发。在校儿童肾病活动期应休学。

（二）合理饮食

（1）一般患儿不需要特别限制饮食。

（2）大量蛋白尿期间蛋白摄入量不宜过多。

（3）尿蛋白消失后长期用糖皮质激素治疗期间应多补充蛋白。

（4）重度水肿、高血压、少尿时，限制钠和水的入量，给予无盐或低盐饮食（< 1 g/d），病情缓解后不必长期限盐。

（三）预防感染

（1）首先向患儿及家长解释预防感染的重要性。

（2）做好保护性隔离。

（3）加强皮肤护理。

（4）做好会阴部清洁。

（5）严重水肿者应尽量避免肌内注射。

（6）注意监测体温、血象等，及时发现感染灶，发现感染给予抗生素治疗。

（四）药物治疗

（1）激素治疗期间注意每日尿量、尿蛋白变化及血浆蛋白恢复等情况，注意观察激素的副作用。

（2）应用利尿剂时注意观察尿量，定期查血钾、血钠，尿量过多时应及时与医生联系。

（3）使用免疫抑制剂治疗时，注意白细胞数下降、脱发、胃肠道反应及出血性膀胱炎等副作用。

（4）抗凝和溶栓疗法能改善肾病的临床症状，改变患儿对激素的效应。

第三节　泌尿道感染患儿的护理

泌尿道感染是指病原体直接侵入尿路而引起的炎症。

一、临床表现

（1）急性期：病程 6 个月以内，不同年龄组症状不同。①新生儿：多由血行感染引起；②婴幼儿：仍以全身症状为主，局部症状轻微或缺如；③年长儿：表现与成人相似。

（2）慢性期：病程多在 6 个月以上。轻者可无明显症状，重症者肾实质损害，出现肾功能不全及高血压。

二、辅助检查

（1）尿常规：清洁中段尿离心沉渣镜检白细胞 ≥ 5 个 / 高倍镜视野，或白细胞成堆，或白细胞管型有诊断意义。

（2）尿细菌培养：清洁中段尿细菌培养，菌落计数超过 10^5/mL 便可确诊。

（3）尿涂片找细菌：取一滴混匀新鲜尿置玻片上烘干，革兰氏染色，每油镜视野 ≥ 1 个，有诊断意义。

（4）影像学检查：反复感染或迁延不愈者应进行影像学检查。

三、治疗要点

（1）一般治疗：急性期应卧床休息，鼓励饮水，勤排尿；口服碳酸氢钠，以碱化尿液。有严重膀胱刺激症状者可适当使用苯巴比妥、地西泮等镇静剂。

（2）抗菌治疗：宜及早开始抗菌药物治疗。①轻型和下尿路感染：首选复方磺胺甲唑（复方新诺明）；②上尿路感染：常用的抗菌药物为氨苄西林、头孢噻肟、头孢曲松等；③复发治疗：进行尿细菌培养后，选用 2 种抗菌药物。

四、护理措施

（一）维持正常体温

（1）休息：急性期需卧床休息，鼓励患儿大量饮水，通过增加尿量起到冲洗尿道的作用。

（2）饮食：发热患儿宜给予流质或半流质饮食。

（3）降温：监测体温变化，高热者给予物理降温或药物降温。

（二）减轻排尿异常

（1）保持会阴部清洁。

（2）婴幼儿哭闹、尿道刺激症状明显者，可应用山莨菪碱（654-2）等抗胆碱药。

（3）按医嘱应用抗菌药物，注意药物副作用。

（4）定期复查尿常规和进行尿培养。

第四节　生殖系统常见疾病患儿的护理

一、隐睾症

隐睾症又称睾丸未降，是指睾丸未能按照正常的发育过程从腰部腹膜后经腹股沟管下降达阴囊底部。

（1）临床表现：隐睾可发生于单侧或双侧，以单侧较多见。单侧隐睾的右侧发生率略高于左侧。

（2）辅助检查：①B超、CT检查有助于发现未被触到的睾丸；②放射性同位素免疫学检查可以了解病侧睾丸的内分泌功能；③腹腔镜和睾丸血管造影可以判断患侧有无睾丸和睾丸的位置。

（3）治疗要点：隐睾最佳的治疗年龄在2岁以内。激素治疗的成功率因睾丸的固定位置而不同，对激素治疗失败的患儿睾丸固定术是唯一的选择，且于1~2岁前进行手术为宜。

二、包茎及嵌顿包茎

（一）临床表现

包皮口细小者，排尿时尿流缓慢、歪斜，尿线细，包皮隆起。亦可见呈乳白色的豆腐渣样的包皮垢从细小的包皮口排出。包皮上翻后未能及时复位，形成嵌顿，嵌顿日久可发生坏死、脱落。

（二）治疗要点

（1）婴幼儿时期的大多数先天性包茎不需治疗。

（2）先天性包茎粘连不能剥离及后天性包茎应做包皮环切术。

（3）嵌顿包茎先手法复位，手法复位失败时，应做包皮背侧切开术。

三、护理

（一）术前护理

（1）做好术前准备：术前2天开始阴茎、阴囊及会阴部的皮肤准备，对包皮长者要翻转清洗；术前8h禁食；术前晚、术晨给予清洁灌肠。

（2）心理护理：尊重患儿，增强孩子的自信心。

（二）术后护理

（1）患儿麻醉未醒前，应平卧，头偏向一侧，以防呕吐物误吸。麻醉清醒后可取半卧位。

（2）保持尿管通畅，防止受压、扭曲、滑脱及堵塞，观察并记录尿液的颜色、性状及量。

（3）保持伤口敷料的干燥、清洁，随时清除排泄物，一旦被污染应立即更换敷料。

（4）减轻疼痛，可适当给予镇静止痛剂，并加强心理支持疗法，避免患儿因紧张而加剧疼痛。

（5）保持大便通畅，避免过度用力。鼓励患儿食用含纤维素高的食物。

（6）病情观察：观察阴茎颜色有无异常变化，伤口有无出血，睾丸松解术后有无回缩、萎缩等。

第十章 神经系统疾病患儿的护理

◇ 知识框架

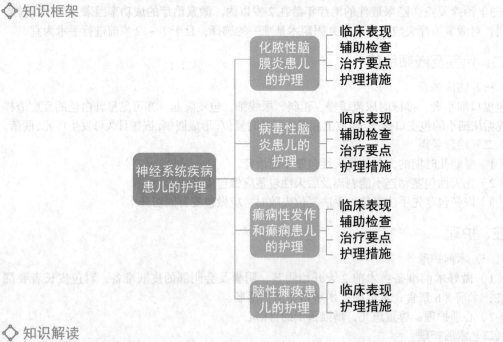

◇ 知识解读

第一节 化脓性脑膜炎患儿的护理

化脓性脑膜炎是由各种化脓性细菌感染引起的脑膜炎症，是小儿时期常见的感染性疾病之一，尤以婴幼儿常见。

一、临床表现

（1）典型表现：全身中毒症状，颅内压增高征，脑膜刺激征。

（2）非典型表现：3个月以下患儿起病隐匿，常因缺乏典型的症状和体征而被忽略。

（3）并发症：硬脑膜下积液、脑室管膜炎、脑积水（由脑膜炎症造成的脑脊液循环障碍所致）。炎症可导致各种神经功能障碍。

二、辅助检查

（1）脑脊液检查为本病确诊的重要依据。化脓性脑膜炎典型的脑脊液改变为压力增高，外观混浊，白细胞数明显增多 ≥ 1000×10^6/L 以上，分类以中性粒细胞为主，蛋白明显升高，糖和氯化物含量显著下降。

（2）血液：①血常规：白细胞数明显增高，分类以中性粒细胞增高为主，占80%以上；②血培养：病程早期做血培养可帮助确定病原菌。

（3）头颅CT：可显示不同层面脑部结构的病理改变。

三、治疗要点

（1）抗生素治疗：采用敏感的、可通过血脑屏障的、毒性低的抗生素，联合用药，注意配伍禁忌，力争及早、足量、足疗程静脉给药，在用药 24 h 内将脑脊液中的致病菌杀灭。对确定诊断而致病菌尚不详者，目前主张选用第三代头孢菌素。

（2）激素治疗：地塞米松 0.2 ～ 0.6 mg/（kg·d），分 4 次静脉给药，连续 2 ～ 3 天。

（3）并发症的治疗：①硬脑膜下积液：采取硬膜下反复穿刺将积液放出的方法（放液量每次每侧 15 mL 以内）；②脑室管膜炎：采取侧脑室穿刺引流的方法缓解症状，同时应用适宜抗生素行脑室内注入；③脑积水：可行正中孔粘连松解、导水管扩张及脑脊液分流手术进行治疗。

（4）对症治疗：密切观察生命体征、意识、瞳孔等的变化，保证能量摄入，维持水、电解质以及酸碱平衡。

四、护理措施

（1）维持正常体温，超过 38.5℃时，给予降温处理。
（2）密切观察患儿生命体征及面色、神志、瞳孔等变化，及早采取应对措施。
（3）防止外伤、意外。
（4）保证足够的营养，满足患儿机体对能量的需求，维持水、电解质平衡。

第二节 病毒性脑炎患儿的护理

病毒性脑炎是指由多种病毒引起的颅内脑实质炎症。

一、临床表现

（1）病毒性脑膜炎：病前多有呼吸道或消化道感染史；年长儿主诉头痛、颈背疼痛，检查脑膜刺激征为阳性。

（2）病毒性脑炎：主要表现为发热、惊厥、意识障碍以及颅内压增高症状。①前驱症状为一般急性全身感染症状，如发热、头痛、呕吐、腹泻等。②中枢神经系统症状表现为：惊厥、意识障碍、颅内压增高、运动功能障碍、精神障碍。③病程一般为 2 ～ 3 周。

二、辅助检查

（1）脑脊液检查：病程早期分类以中性粒细胞为主，后期以淋巴细胞为主。
（2）病毒学检查：部分患儿取脑脊液进行病毒分离及特异性抗体测试均为阳性。
（3）脑电图：病程早期脑电图即出现弥漫性或局限性异常慢波背景活动。

三、治疗要点

（1）支持治疗与对症治疗：卧床休息，合理营养，控制病情。
（2）抗病毒治疗：一般采取静脉滴注的方法，如无环鸟苷，为高效广谱抗病毒药，可阻止病毒 DNA 的合成。

四、护理措施

（1）降温处理：保持病室安静，定时通风。如体温在 38.5℃以上，可应用物理和药物降温，降低大脑耗氧量。

（2）功能恢复：①恢复脑功能；②恢复肢体功能。

（3）观察病情：①观察瞳孔及呼吸变化；②观察意识变化。

第三节　癫痫性发作和癫痫患儿的护理

一、临床表现

（一）癫痫性发作

（1）局灶性发作：单纯局灶性发作，复杂局灶性发作。

（2）全面性发作：强直－阵挛发作，失神发作，肌阵挛发作，失张力发作，强直发作、阵挛发作。

（二）癫痫综合征

（1）良性癫痫：2～14岁小儿多见，其中9～10岁为发病高峰。多数患儿于入睡后或睡醒前呈局灶性发作，从口面部开始，很快发展至全身强直－阵挛发作，意识丧失。

（2）失神癫痫：3～13岁小儿多见，6～7岁为发作高峰。每日数次甚至数十次频繁失神发作，每次数秒，意识障碍突然发生、突然恢复，体位改变不明显。

（3）婴儿痉挛：1岁前的婴儿多见，生后4～7个月为发病高峰。表现为屈曲性、伸展性及混合性三种。

（三）癫痫（或惊厥）持续状态

癫痫（或惊厥）一次发作持续30 min以上，或两次发作间歇期意识不能完全恢复者，称为癫痫（或惊厥）持续状态。临床多见强直－阵挛持续状态，颅内外急性疾病均可引起，为儿科急症。

二、辅助检查

（1）脑电图：是确诊癫痫性发作与癫痫最重要的检查手段。

（2）影像学检查：对脑电图提示为局灶性发作或局灶－继发全部性发作的患儿，应进行CT、MRI等颅脑影像学检查。

三、治疗要点

（1）用药：早期合理的药物治疗，能够完全或大部分控制多数患儿的癫痫发作。常用抗癫痫药有丙戊酸钠（VPA）、氯硝西泮（CZP）等。

（2）手术：对经抗癫痫药物治疗无效的难治性癫痫患儿，可实施手术治疗，如颞叶病灶切除等。

四、护理措施

（1）发作处理：发作时应立即使患儿平卧，头偏向一侧，松解衣领，有舌后坠者可用舌钳将舌拉出，防止窒息。

（2）安全防护：癫痫发作时要注意患儿的安全，移开患儿周围可能导致其受伤的物品。

（3）病情观察：观察发作类型；观察呼吸变化；观察循环衰竭的征象。

第四节　脑性瘫痪患儿的护理

脑性瘫痪是一种非进行性脑损伤，在出生前到出生后1个月期间由多种原因引起。临床以中枢性运动障碍和姿势异常为主要特征，为小儿常见的致残疾病之一。

一、临床表现

（1）运动障碍：基本表现包括运动发育落后，肌张力、姿势及神经反射异常。按照运动障碍的性质，分为7型：①痉挛型：临床最为多见；②手足徐动型：病变主要在基底神经节；③肌张力低下型：锥体系与锥体外系可能同时受累；④强直型：较少见；⑤共济失调型：较少见；⑥震颤型：表现为静止性震颤；⑦混合型：同时具有两种或两种以上类型的表现。

（2）伴随症状：伴有智力低下、听力、语言、视力障碍，认知和行为异常以及癫痫等一系列发育异常的症状。

二、护理措施

（1）培养患儿的自理能力：根据患儿年龄训练适当的日常生活动作。
（2）坚持功能训练：训练的重点是教给患儿身体活动的方法，使其掌握正常运动功能。
（3）克服患儿进食困难：①进食姿势；②下颌运动；③咀嚼肌训练；④食物选择。
（4）针对脑性瘫痪患儿治疗与护理任务长期性的特点，健康教育主要以家庭教育为主。

第十一章　其他系统疾病患儿的护理

◇ 知识框架

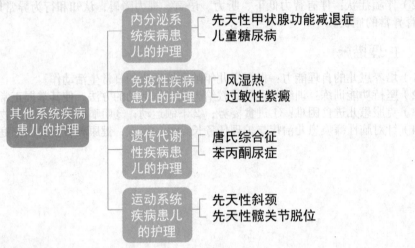

◇ 知识解读

第一节　内分泌系统疾病患儿的护理

一、先天性甲状腺功能减退症

先天性甲状腺功能减退症简称甲减，是由于甲状腺激素合成或分泌不足引起的疾病，又称为呆小病或克汀病，是小儿最常见的先天性内分泌疾病。

（一）临床表现

主要特征为生长发育落后、智能低下、基础代谢率降低。

（1）新生儿甲减：生理性黄疸时间延长达 2 周以上，同时伴有反应迟钝、喂养困难、腹胀、脐疝、前囟较大等。

（2）婴幼儿甲减：多数先天性甲减患儿常在出生半年后出现典型症状。如特殊面容、生长发育落后、生理功能低下、智力低下等。

（3）地方性甲减：①"神经性"综合征以共济失调、痉挛性瘫痪、聋哑和智力低下为特征，但身材正常且甲状腺功能正常或仅轻度减低。②"黏液水肿性"综合征以显著的生长发育和性发育落后、黏液水肿、智能低下为特征，血清中 T_4 降低、TSH 增高。

（二）治疗要点

由于先天性甲减在生命早期对神经系统功能损害重，因此早诊断、早治疗至关重要。目前临床常用药物是左甲状腺素钠。

（三）护理措施

（1）保暖：注意室内温度，适时增减衣服，避免受凉。

（2）保证营养供给：指导喂养方法，供给高蛋白、高维生素、富含钙及铁剂的易消化食物。

（3）保持大便通畅：指导防治便秘的措施。

（4）加强行为训练，提高自理能力：通过各种方法加强智力、行为训练，以促进生长发育，使其掌握基本生活技能。加强患儿日常生活护理，防止意外伤害发生。

（5）指导用药：甲状腺制剂作用缓慢。

（6）宣传新生儿筛查的重要性：早期诊断至关重要，生后 1 ～ 2 月即开始治疗者，可避免严重神经系统损害。

二、儿童糖尿病

糖尿病是由于胰岛素绝对或相对不足引起的糖、脂肪、蛋白质代谢紊乱，致使血糖增高、尿糖增加的一种病症。糖尿病包括 1 型糖尿病、2 型糖尿病及其他类型。以下重点介绍 1 型糖尿病。

（一）临床表现

典型症状为多尿、多饮、多食和体重下降，即"三多一少"。但婴儿多饮、多尿不易察觉，很快可发生脱水和酮症酸中毒；学龄儿遗尿或夜尿增多；年长儿表现为精神不振、疲乏无力、体重逐渐减轻等。

（二）辅助检查

（1）尿液检查：尿糖阳性，其呈色强度可粗略估计血糖水平。

（2）血糖：空腹静脉血糖 ≥ 7.0 mmol/L。一日内任意时刻（非空腹）血糖 ≥ 11.1 mmol/L。

（3）糖耐量试验（OGTT）：仅用于无明显临床症状、尿糖偶尔呈阳性而血糖正常或稍增高的患儿。

（4）糖化血红蛋白（HbAlC）检测：明显高于正常（正常人 < 7%）。

（5）其他：胆固醇、三酰甘油（甘油三酯）及游离脂肪酸均增高，胰岛细胞抗体可呈阳性。

（三）治疗要点

（1）胰岛素治疗：胰岛素是治疗 1 型糖尿病最主要的药物。

（2）控制饮食：根据患儿年龄和饮食习惯制定每日的总能量和食物成分，以维持正常血糖和保持理想体重。

（3）运动治疗：通过运动增加葡萄糖的利用，利于血糖控制。

（4）糖尿病酮症酸中毒的处理：①液体疗法；②胰岛素应用。

（四）护理措施

（1）饮食控制：热量成分的分配为糖类占总热量的 55% ～ 60%、蛋白质占 15% ～ 20%、脂肪占 20% ～ 30%。

（2）指导胰岛素的使用：①胰岛素的注射：每次注射时尽量用同一型号的 1 mL 注射器以保证剂量的绝对准确。②监测：根据血糖、尿糖监测结果，每 2 ～ 3 天调整胰岛素剂量 1 次。③防止胰岛素过量或不足：根据病情发展调整胰岛素剂量。

（3）运动锻炼：糖尿病患儿应每天做适当运动。

（4）防治糖尿病酮症酸中毒。

（5）预防感染：保持良好的卫生习惯，避免皮肤破损，定期检查身体，维持良好的血糖控制。

（6）预防合并症：按时做血糖、尿糖测定。

第二节　免疫性疾病患儿的护理

一、风湿热

风湿热是一种与 A 组乙型溶血性链球菌感染密切相关的免疫炎性疾病。临床表现为发热，多伴有关节炎、心脏炎，较少出现环形红斑和皮下结节或舞蹈病。

（一）病理过程

可分为渗出、增生和硬化 3 期，但各期病变可同时存在。

（1）急性渗出期：风湿热的急性期可见变性、水肿、淋巴细胞和浆细胞浸润等渗出性炎症反应，主要累及心脏、关节滑膜及周围组织、皮肤等结缔组织。本期持续约 1 个月。

（2）增生期：风湿小体或风湿性肉芽肿的形成是其特点，风湿小体广泛分布于肌肉和结缔组织，好发部位为心肌、心内膜、心外膜、关节处皮下组织和腱鞘，是诊断风湿热的病理依据。本期持续 3 ~ 4 个月。

（3）硬化期：炎性细胞减少，风湿小体中央变性和坏死物质被吸收，纤维组织增生和瘢痕形成，造成二尖瓣、主动脉瓣的狭窄和关闭不全。本期持续 2 ~ 3 个月。

（二）临床表现

（1）一般表现：发热，热型不规则，有面色苍白、食欲差、多汗、疲倦、腹痛等症状。

（2）心脏炎：是本病最严重的表现。以心肌炎及心内膜炎多见，亦可发生全心炎。①心肌炎：轻者可无症状；②心内膜炎：主要侵犯二尖瓣，其次为主动脉瓣；③心包炎：表现为心前区疼痛、心动过速、呼吸困难，部分患儿心底部可闻及心包摩擦音。

（3）关节炎：占风湿热患儿的 50% ~ 60%，以游走性和多发性为特点。

（4）舞蹈病：占风湿热患儿的 3% ~ 10%。

（5）皮肤症状：皮下小节；环形红斑。

（三）辅助检查

（1）风湿热活动指标：血沉增快、C - 反应蛋白（CRP）阳性、黏蛋白增高为风湿活动的重要标志，但对诊断本病无特异性。

（2）抗链球菌抗体测定：50% ~ 80% 的患儿抗链球菌溶血素"O"（ASO）滴度升高。

（四）治疗要点

（1）一般治疗：卧床休息，时间取决于心脏受累程度和心功能状态。加强营养，补充维生素。

（2）清除链球菌感染：大剂量青霉素静脉滴注，青霉素过敏者改用红霉素。

（3）抗风湿热治疗：心脏炎早期用糖皮质激素治疗，无心脏炎者可用阿司匹林。

（4）其他治疗：有充血性心力衰竭时加用地高辛，但剂量宜小，并加用卡托普利、呋塞米和螺内酯。舞蹈病时可用苯巴比妥、地西泮等镇静剂。关节肿痛时应予制动。

（五）护理措施

（1）防止发生严重心功能损害：观察病情，限制活动，加强饮食管理，按医嘱抗风湿治疗。

（2）关节疼痛时，可让患儿保持舒适的体位。注意患肢保暖，避免寒冷潮湿。

（3）高热时采用物理降温。

（4）服药期间应注意观察药物的副作用，如阿司匹林可引起胃肠道反应、肝功能损害和出血，应饭后服药以减少对胃的刺激，并按医嘱加用维生素 K 防止出血。

二、过敏性紫癜

过敏性紫癜，又称亨 - 舒综合征，是以小血管炎为主要病变的血管炎综合征。主要见于学龄儿，男孩多于女孩，四季均有发病，但冬春季多见。

（一）临床表现

（1）皮肤紫癜常为首发症状，多见于四肢和臀部，分批出现，可伴有荨麻疹和血管神经性水肿。

（2）消化道症状：约 2/3 患儿可出现消化道症状。常出现脐周或下腹部疼痛，伴恶心、呕吐或便血。

（3）关节症状：约 1/3 患儿出现关节肿痛。

（4）肾脏症状：30% ~ 60% 患儿有肾脏损害的临床表现。

（5）其他：偶因颅内出血导致失语、瘫痪、昏迷、惊厥。部分患儿有牙龈出血、咯血等。

（二）辅助检查

（1）血象：白细胞数正常或轻度增高，中性和嗜酸性粒细胞可增高。

（2）其他：肾脏受损可有血尿、蛋白尿、管型。血清 IgA 浓度往往升高，IgG、IgM 升高或正常。

（三）治疗要点

主要采取支持和对症治疗。有荨麻疹或血管神经性水肿时，用抗组胺药和钙剂；腹痛时用解痉剂；消化道出血时禁食，静脉滴注西咪替丁，必要时输血。

（四）护理措施

（1）恢复皮肤的正常形态和功能：①观察皮疹的形态、颜色、数量、分布，以及有无反复出现等，每日详细记录皮疹变化；②保持皮肤清洁，防止擦伤和小儿抓伤，如有破溃及时处理，防止出血和感染；③患儿衣着应宽松、柔软，保持清洁、干燥。

（2）减轻或消除关节肿痛与腹痛：观察患儿关节肿胀及疼痛情况，保持关节的功能位置。

（3）监测病情：①观察有无腹痛、便血等情况，同时注意腹部体征并及时报告和处理；②观察尿色、尿量，定时做尿常规检查，若有血尿和蛋白尿，提示紫癜性肾炎，应按肾炎护理。

第三节　遗传代谢性疾病患儿的护理

一、唐氏综合征

唐氏综合征（Down 综合征）又称 21- 三体综合征或先天愚型，是人类最早发现的常染色体畸变疾病，也是小儿染色体病中最常见的一种。

（一）临床表现

（1）特殊面容：出生时即有明显的特殊面容，如表情呆滞、眼距宽、眼裂小、双眼外眦上斜、内眦赘皮、鼻梁低平、耳小异形、唇厚舌大、张口伸舌、流涎不止等。

（2）智能低下：抽象思维能力受损最大。

（3）皮纹特点：表现为通贯手。

（4）生长发育迟缓：身材矮小，四肢短，骨龄落后。

（5）伴发畸形：30% ~ 50% 患儿伴有先天性心脏病，其次是消化道畸形。免疫功能低下，易患各种感染性疾病。

（二）发病机制及分型

唐氏综合征为常染色体畸变引起，第 21 号染色体呈三体型。其发生主要由于生殖细胞在减数分裂时或受精卵在有丝分裂时发生不分离，致使细胞内存在一额外的 21 号染色体。根据染色体的异常，可分为 3 种类型：①标准型；②易位型：有 D/G 易位和 G/G 易位两类；③嵌合型。

（三）辅助检查

（1）染色体核型分析：外周血淋巴细胞或羊水细胞染色体核型检查，可以发现本病患者第 21 号染色体比正常人多一条。

（2）分子细胞遗传学检查：用荧光素标记的 21 号染色体的相应片段序列作探针，与外周血中的淋巴细胞或羊水细胞进行荧光原位杂交。本病患者的细胞中呈现 3 个 21 号染色体的荧光信号。

（四）治疗要点

无特殊有效治疗方法。注意预防感染，可试用 γ- 氨基酸、谷氨酸、维生素 B_6、叶酸等，以促进小儿精神活动。如伴有其他畸形，可考虑手术矫治。

（五）护理措施

（1）加强生活护理，培养自理能力。保持患儿皮肤清洁干燥，帮助母亲制订教育、训练方案。

（2）预防感染：保持空气清新，注意个人卫生，避免接触感染者。

（3）家庭支持：及时给予情感支持，提供有关孩子教育、家庭照顾的知识。

（4）遗传咨询及健康教育：35 岁以上妇女妊娠后作羊水细胞检查；注意发现易位染色体携带者；孕期避免接受 X 射线照射，避免滥用药物及病毒感染。

二、苯丙酮尿症

苯丙酮尿症（PKU）是一种常见的氨基酸代谢病，是苯丙氨酸代谢过程中酶缺陷所致苯丙氨酸及其酮酸蓄积，并从尿中大量排出的一类疾病，属常染色体隐性遗传病。

（一）临床表现

（1）神经系统表现：以智能发育落后为主。可有行为异常、肌痉挛或癫痫发作，80% 患儿有脑电图异常。

（2）外观：生后数月因黑色素合成不足毛发变枯黄。皮肤和虹膜色泽变浅，皮肤干燥，常有湿疹。

（3）其他：可有呕吐、喂养困难。尿及汗液有特殊的鼠尿样臭味。

（二）治疗要点

本病为少数可治性遗传代谢病之一，应力求早诊断、早治疗，以免神经系统发生不可逆损伤。主要是饮食疗法。

（1）低苯丙氨酸饮食：主要适用于典型的 PKU，及血苯丙氨酸持续超过 360 μmol/L。

（2）四氢生物蝶呤（BH_4）、5-羟色胺和左旋多巴治疗。

（三）护理措施

（1）饮食控制：低苯丙氨酸饮食，应尽早在 3 个月内开始。原则是使摄入苯丙氨酸的量既能保证生长发育和体内代谢的最低需要，又能使血苯丙氨酸浓度维持在 0.12 ~ 0.6 mmol/L。饮食控制应至少持续至青春期后。

（2）皮肤护理：勤换尿布，保持皮肤干燥、清洁，有湿疹应及时处理。

（3）家庭支持：协助制订饮食治疗方案，提供遗传咨询。

第四节　运动系统疾病患儿的护理

一、先天性斜颈

先天性斜颈可分为两种，即先天性骨性斜颈、先天性肌性斜颈。这里主要介绍后者。

（一）临床表现

婴儿于出生后 7 ~ 14 天内在颈部一侧胸锁乳突肌中下 1/3 处可发现一质硬的椭圆形肿块，头面部向健侧偏斜，肿块可逐渐增大，无压痛。

2 个月后肿块开始缩小，至完全消失。此时患儿头部倾斜更明显，其姿势特点为：头向患侧偏斜，颈部扭转，面部倾斜，下颌偏向健侧。如长期未经任何治疗，一般至 2 岁后，头颅及面部发育变形，呈不对称性，颈椎形态和结构改变。

（二）护理措施

1. 非手术方法矫正斜颈

（1）手法扳正：尽量牵伸患侧的胸锁乳突肌。手法应轻柔，一般于出生后 2 周即开始。应指导家长配合治疗。

（2）按摩和热敷：促进肿块吸收、消退，防止肌性挛缩；应注意热敷温度，按摩时间不限。

（3）体位：患儿卧床或哺乳时应使其健侧靠近墙壁或远离母体，以引导其将颈部转向患侧。

2. 增进术后舒适感

（1）为保证术后头颈胸石膏外固定牢固稳妥，术前应将头发剃去。

（2）术后除一般项目的观察护理外，应注意患儿的呼吸及进食情况等。

（3）注意多关心和照顾患儿，分散其注意力，合理安排其饮食。

（4）患儿皮肤娇嫩，注意防止压疮等并发症发生。注意保暖。

3.心理及健康教育

（1）鼓励年长儿建立信心，坚持自觉接受治疗。

（2）创造机会鼓励患儿参加力所能及的活动。

（3）向患儿家长讲明斜颈早期诊断、早期治疗的重要性。

（4）对于适合用非手术疗法治疗的患儿，应将非手术疗法的具体方法教给患儿家长。

（5）对于手术治疗患儿，应嘱家长在患儿拆除石膏后注意帮助患儿克服头向患侧偏斜的习惯。

二、先天性髋关节脱位

先天性髋关节脱位（DDH），是一种比较常见的畸形。如不及时治疗或处理不当，年长后可造成患髋和腰部疼痛。女孩多见。

（一）临床表现

（1）新生儿和婴儿期：患儿不能站立行走，症状不明显。主要表现为会阴部增宽，患侧肢体缩短，髋关节屈曲外旋。

（2）幼儿期：主要表现为行走时间晚，单侧脱位者跛行步态；双侧脱位者"鸭步"步态。

体征：① Galeazzi 征：适用于单侧脱位患儿，患侧膝关节较健侧低；② Allis 征：适用于单侧脱位患儿，患侧膝平面较健侧低；③弹进弹出征：仅适用于 3 周内新生儿，大、小转子向前、内或后、外推压，有弹响或股骨头滑入感；④屈髋屈膝外展试验（蛙式征）：屈膝和屈髋后，脱位侧散关节外展角度受限，为外展试验阳性。对于大于 2 ～ 3 月龄的患儿，外展受限（< 45°）是最可靠的 DDH 体征。婴儿正常髋关节活动度为外展大于 75°，内收至少越过中线 30°；⑤套叠试验：患侧大腿长轴上下移动；⑥单腿独立试验：对侧骨盆下沉。

（二）治疗要点

（1）6 个月以下婴儿治疗较简单，双下肢外展复位成功后，用 Pavlik 吊带等保持 3 ～ 6 个月，多可治愈。

（2）3 岁以内患儿采用保守疗法，麻醉下行手法整复，用蛙式位石膏或支架固定 2 ～ 3 个月，再换外展位支架石膏或外展支架固定 6 个月或更长时间，疗效较满意。

（3）4 ～ 7 岁患儿一般需手术切开复位。

（三）护理措施

1.做好日常生活护理

（1）注意大小便护理，勤换尿布，保持垫布清洁干燥。每日定时为患儿清洗会阴部，防止会阴部湿疹及大小便污染石膏支具。

（2）注意肢体保暖。

（3）牢固外固定患儿，可抱其在房间或室外玩耍，使其多呼吸新鲜空气，保证必要的晒太阳时间。

2.保持外固定的有效性

复位后，无论何种器具固定，均应保证髋关节屈曲 > 90°，外展外旋位。变换体位时应注意保护髋关节。

3.注意保护皮肤，防止损伤

要注意倾听患儿啼哭及主诉，及时检查是否有皮肤摩擦、卡压等异常现象，一旦发现，应及时通知医生予以纠正。

4.心理护理及健康宣教

（1）做好患儿及家长的心理护理，消除其紧张和焦虑。

（2）加强新生儿出生后的早期体检工作，防止漏诊、误诊。

（3）向家长宣传有关育儿知识，预防和及早治疗先天性髋关节脱位。

（4）详细告知家长固定位置的重要意义。

第十二章　危重症患儿的护理

◇ 知识框架

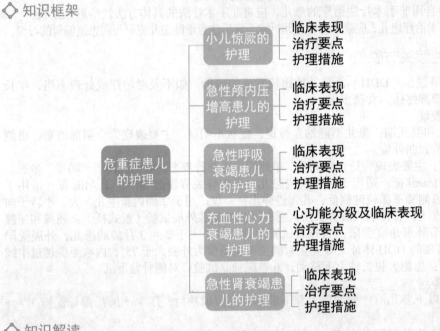

◇ 知识解读

第一节　小儿惊厥的护理

惊厥是指全身或局部骨骼肌群突发的不自主收缩，常伴意识障碍。惊厥是儿科常见急症，以婴幼儿多见，反复发作可引起脑组织缺氧性损害。

一、临床表现

（一）惊厥

（1）典型表现：惊厥发作时，表现为突然意识丧失，头向后仰，面部及四肢肌肉呈强直性或阵挛性收缩，眼球固定、上翻或斜视，口吐白沫，牙关紧闭，面色青紫。

（2）局限性抽搐：多见于新生儿或小婴儿。多为微小发作，如呼吸暂停、两眼凝视、反复眨眼等，一般神态清楚。

（二）惊厥持续状态

惊厥持续状态是指惊厥持续30 min以上，或两次发作间歇期意识不能完全恢复者，为惊厥危重型，多见于癫痫大发作、破伤风、代谢紊乱、脑瘤等，可引起缺氧性脑损害、脑水肿甚至死亡。

（三）高热惊厥

多见于1～3岁小儿，是由单纯发热诱发的惊厥。根据发作特点和预后分为2型。

（1）单纯型高热惊厥：①多呈全身强直-阵挛性发作，持续数秒至10分钟，可伴发作后短暂嗜睡；②发作后，除原发病表现外，一切如常；③在一次热性疾病中，大多只发作一次；

④约有 50% 患儿在以后的热性疾病中再次或多次发作。

（2）复杂型高热惊厥：①惊厥形式呈部分性发作，发作后有暂时性麻痹，惊厥发作持续 15 min 以上；②24 h 内发作 1 次以上；③热性惊厥反复发作 5 次以上；④初次发作年龄可小于 6 个月或大于 6 岁；⑤发作后清醒慢；⑥体温不太高时即出现惊厥；⑦可有高热惊厥家族史。

二、治疗要点

（一）镇静止惊

（1）地西泮：为惊厥首选药，对各型发作均有效，尤其适合于惊厥持续状态，其作用发挥快（大多在 1 ~ 2 min 内），较安全。

（2）苯巴比妥钠：是新生儿惊厥首选药，其抗惊厥作用维持时间长，有呼吸抑制及低血压等副作用。

（3）10% 水合氯醛：每次 0.5 mL/kg（50 mg/kg），稀释至 3% 灌肠。

（4）苯妥英钠：适用于癫痫持续状态（地西泮无效时）。应在心电监护下应用。

（二）对症治疗

高热者给予物理降温或药物降温，脑水肿者静脉应用甘露醇、呋塞米或肾上腺皮质激素。

（三）病因治疗

针对引起惊厥的不同病因，采取相应的治疗措施。

三、护理措施

（1）预防窒息：惊厥发作时应就地抢救，立即让患儿平卧，头偏向一侧，头下放置柔软物品；解开衣领，松解衣服，清除患儿口鼻腔内分泌物、呕吐物等，保证气道通畅；将舌轻轻向外牵拉，防止舌后坠阻塞呼吸道；备好急救用品，按医嘱给予止惊药物，观察并记录患儿用药后反应。

（2）预防外伤：惊厥发作时，将纱布放在患儿手上和腋下，防止皮肤摩擦受损；长牙患儿在上下牙齿之间放置牙垫，防止舌咬伤；牙关紧闭时，避免用力撬牙齿；床边放置床挡及棉垫，防止坠床或碰到栏杆；移开近旁可能损伤患儿的物品；对可能发生惊厥的患儿要有专人守护。

（3）密切观察病情，预防脑水肿的发生：保持患儿安静，密切观察生命体征及意识、瞳孔变化等。高热时及时采取物理降温或药物降温；出现脑水肿早期症状时应及时通知医生，并遵医嘱用脱水剂；紧急情况下可针刺人中、合谷等穴位止惊。惊厥较重或时间较长者给予吸氧。

（4）健康教育：向家长详细交代患儿病情，解释惊厥病因和诱因，指导家长掌握预防惊厥的措施。癫痫患儿应嘱其按时服药，不能随便停药。经常和患儿及家长交流，解除其焦虑和自卑心理。强调定期门诊随访，根据病情及时调整药物。对有神经系统后遗症患儿，应及时给予治疗和康复锻炼。

第二节　急性颅内压增高患儿的护理

急性颅内压增高简称颅内高压，是由多种原因引起的脑实质和（或）颅内液体量增加所致的一系列临床综合征。

颅内压是指颅腔内各种结构产生的压力总和，即脑组织、脑血管系统及脑脊液所产生的压力。在正常情况下，颅内压保持相对恒定（60 ~ 160 mmH$_2$O），当其中一种内容物容积在一定范围内增加时，其余内容物相应减少以维持颅内压相对稳定。当脑脊液压力超过 180 mmH$_2$O（1.76 kPa），即为颅内高压。

一、临床表现

（1）头痛：呈广泛性或局限性疼痛，晨起为甚，咳嗽、用力大便或头部位置改变时疼痛加剧。

（2）呕吐：常为喷射性，与进食无关。呕吐常在剧烈头痛时发生，呕吐后疼痛减轻。

（3）眼征：患儿可产生复视、落日眼、视觉模糊、偏盲甚至失明等。眼底多有双侧乳头水肿。

（4）意识障碍：早期出现表情淡漠、反应迟钝、嗜睡或躁动，以后可发生昏迷。

（5）头部体征：婴儿可见前囟紧张、隆起，失去正常搏动，前囟迟闭、颅缝裂开等。

（6）生命体征改变：多发生在颅内压急剧增高时。一般血压先升高（收缩压升高为主），继而脉搏变慢，呼吸变慢且不规则，若不能及时治疗，可发生脑疝。

（7）惊厥和四肢肌张力增高：颅内压增高刺激大脑皮层运动区可出现惊厥。脑干网状结构受刺激时出现肌张力增高。

（8）脑疝：是颅内压增高最严重后果之一。意识障碍、瞳孔扩大、血压升高伴缓脉称为库欣三联征，为颅内高压危象，常为脑疝的先兆。小脑幕切迹疝表现为四肢肌张力增高，意识障碍加深，同侧瞳孔先缩小后扩大，对光反射减弱或消失，两侧瞳孔不等大。枕骨大孔疝表现为患儿颈项强直，逐渐出现四肢强直性抽搐，突然出现中枢性呼吸衰竭或呼吸暂停，双侧瞳孔先缩小后扩大、眼球固定、昏迷加深。

二、治疗要点

（1）降低颅内压：首选20%甘露醇0.25～1 g/kg快速静脉注入。4～6 h重复一次。重症者可使用利尿剂静注，或给予肾上腺皮质激素。

（2）对症治疗：如抗感染、改善通气、纠正休克与缺氧、消除颅内占位性病变等。对躁动或惊厥者，给予地西泮。为减少脑细胞损害可采用冬眠疗法或头置冰帽。应用脱水剂者应注意补充白蛋白、血浆等。

三、护理措施

（1）避免颅内压增高加重：保持患儿绝对安静，避免躁动、剧烈咳嗽，检查和治疗尽可能集中；护理患儿动作要轻柔；抬高床头30°左右，使头部处于正中位以利颅内血液回流。

（2）气道管理：根据病情选择不同形式的供氧，保持呼吸道通畅，及时清除呼吸道分泌物。备好呼吸机，必要时人工辅助通气。

（3）用药管理：遵医嘱调整输液速度，按时应用脱水药、利尿剂等减轻脑水肿。注意观察药物疗效及不良反应。

（4）病情观察：严密观察病情变化，定时监测生命体征及瞳孔、肌张力等。

（5）健康教育：向家长介绍患儿的病情和预后，安慰、鼓励他们树立信心；解释保持安静和抬高头肩的意义，取得家长的配合；做好相应保健指导。

第三节　急性呼吸衰竭患儿的护理

急性呼吸衰竭简称呼衰，是指累及呼吸中枢和（或）呼吸器官的各种疾病导致呼吸功能障碍，出现低氧血症，或低氧血症与高碳酸血症并存，并由此引起一系列生理功能和代谢紊乱的临床综合征。

一、临床表现

（一）呼吸系统症状

（1）中枢性呼吸衰竭：主要表现为呼吸节律和频率的改变，呼吸快慢深浅不匀。

（2）周围性呼吸衰竭：主要表现为呼吸困难，辅助呼吸机参与呼吸运动。

（二）低氧血症表现

（1）发绀：是缺氧的典型表现，以唇、口周、甲床等处为明显。

（2）神经系统：早期可有睡眠不安、烦躁、易激惹，继而出现神志模糊、嗜睡、意识障碍。严重时出现颅内压增高、惊厥及脑疝表现。

（3）循环系统：早期可有血压升高、心率增快、心排血量增加；严重者心音低钝、心律不齐、心排血量减少，可引起休克。

（4）肾功能障碍：出现少尿或无尿，尿中可有蛋白、红细胞、白细胞、管型；严重者发生肾功能衰竭。

（5）消化系统：可有食欲减退、恶心等胃肠道表现，严重时可出现消化道出血。

（三）高碳酸血症表现

$PaCO_2$ 轻度增高时，患儿出现多汗、摇头、不安，并可出现四肢温暖、皮肤潮红、瞳孔缩小、脉速、血压升高、口唇暗红；$PaCO_2$ 进一步升高，表现为昏睡、肢体颤动、心率增快、球结膜充血，甚至出现惊厥、昏迷、视乳头水肿等。

二、治疗要点

（1）在抢救同时对其原发病和诱因进行有效治疗。

（2）吸氧，翻身、拍背促进排痰，必要时给予雾化吸入、吸痰，使用支气管扩张剂和地塞米松等以保持呼吸道通畅。

（3）呼衰伴严重心力衰竭时，应给予强心剂，如毒毛花苷 K，缓慢小量给予；或使用血管活性药，如酚妥拉明、东莨菪碱等。有脑水肿者，常用 20% 甘露醇 1 g/kg 快速静脉滴注，也可加用呋塞米、乙酰唑胺等利尿剂。肾上腺皮质激素可减少炎症渗出，缓解支气管痉挛，改善通气，并减轻脑水肿。

（4）纠正水、电解质和酸碱平衡紊乱。

（5）机械通气。

三、护理措施

（一）保持呼吸道通畅

（1）协助排痰：鼓励清醒患儿用力咳痰；经常轻拍患儿胸背部。

（2）吸痰：吸痰前充分给氧。吸痰时取仰卧位，注意无菌操作。

（3）湿化和雾化吸入：可用加温湿化器，也可用超声雾化器湿化呼吸道。湿化时可加用解痉、化痰和抗炎药物。

（4）遵医嘱使用支气管扩张剂和地塞米松等缓解支气管痉挛和气道黏膜水肿。

（二）合理给氧

给氧的目的是提高血氧分压和氧饱和度，解除严重缺氧对机体的威胁。常选用鼻导管、面罩和头罩等方法吸氧。

（三）应用人工呼吸机

（1）护士应明确使用机械通气的指征，对患儿及家长做好解释工作。

（2）专人监护。

（3）防止继发感染。

知识拓展 ●●●●

当出现以下指征时,可考虑撤离呼吸机：①患儿病情改善,呼吸循环系统功能稳定;②能够维持自主呼吸 2 ~ 3 h 以上无异常改变；③吸入 50% 氧时，$PaO_2 > 50$ mmHg（6.7 kPa）；$PaCO_2 < 50$ mmHg；④在间歇指令通气等辅助通气条件下，能以较低的通气条件维持血气正常。

（四）病情观察

监测生命体征和意识变化，发现异常及时报告医师。另外，还需观察患儿的一般状况等。

（五）合理营养

可通过鼻饲法供给营养，选择高热量、高蛋白、易消化和富含维生素饮食。

（六）药物治疗护理

按医嘱用洋地黄类药、血管活性药、脱水药、利尿药等，密切观察药物的疗效及副作用。

第四节　充血性心力衰竭患儿的护理

充血性心力衰竭简称心衰，是指在静脉回流正常的前提下，心肌收缩力下降，使心排血量不能满足机体代谢的需要，组织器官灌注不足，同时出现肺循环和（或）体循环淤血的一种临床综合征。

一、心功能分级及临床表现

（一）儿童心功能分级

Ⅰ级：仅有心脏病体征，无症状，活动不受限。

Ⅱ级：活动量较大时出现症状，活动轻度受限，亦称心衰Ⅰ度。

Ⅲ级：活动稍多即出现症状，活动明显受限，亦称心衰Ⅱ度。

Ⅳ级：安静休息时也有症状，活动完全受限，亦称心衰Ⅲ度。

（二）心力衰竭的临床诊断指征

①安静时心率增快，婴儿 > 180 次 /min，幼儿 > 160 次 /min，不能用发热或缺氧解释者；②呼吸困难，青紫突然加重，安静时呼吸 > 60 次 /min；③肝在短时间内较前肿大，而不能以膈肌下移等原因解释者，或肝肿大，超过肋缘下 3 cm 以上；④心音明显低钝或出现奔马律；⑤突然烦躁不安，面色苍白或发灰，不能用原有疾病解释者；⑥尿少和下肢浮肿，除外其他原因造成者。

上述前 4 项为主要临床诊断依据，也可根据其他表现和 1 ~ 2 项辅助检查综合分析。

二、治疗要点

去除病因，改善心功能，消除水钠潴留，降低氧耗量和纠正代谢紊乱。

（1）一般治疗：包括卧床休息，减轻心脏负荷；适当给予镇静剂；限制水钠摄入；及时吸氧等。

（2）利尿剂：能促进水钠排出，减轻心脏负荷，改善心功能。使用洋地黄类药心衰仍未完全控制或有显著水肿者，可选用呋塞米等快速强力利尿剂。慢性心衰一般联合应用噻嗪类或保钾利尿剂，并注意间歇用药。

（3）血管扩张剂：常用卡托普利、硝普钠等。可扩张小动脉和小静脉，降低心脏前后负荷。

（4）洋地黄类药物：增强心肌收缩力、减慢心率，从而增加心搏出量，有效改善心功能。地高辛为小儿最常用的洋地黄制剂，可口服或静脉注射。

三、护理措施

（1）休息：保持病室安静舒适，体位宜选择半坐卧位。

（2）保持大便通畅：鼓励患儿多吃蔬菜、水果，必要时使用开塞露通便或睡前服少量食物油。

（3）合理营养：轻者低盐饮食，重者无盐饮食。应少食多餐，防止过饱。尽量减少静脉输液或输血，输液速度宜慢。

（4）给氧：呼吸困难和有发绀者应给予氧气吸入。急性肺水肿者，可吸入酒精湿化的氧气。

（5）密切观察病情：密切观察生命体征变化，详细记录出入量，定时测量体重。

（6）用药护理：①应用洋地黄制剂：要注意给药方法、剂量，密切观察有无洋地黄中毒症状。②应用利尿剂：尽量在早晨或上午给予，观察水肿变化，定时测体重及记录尿量。用药期间应鼓励患儿进食含钾食物。③应用血管扩张剂：密切观察心率和血压变化，避免药液外渗，使用或保存时注意避光，现配现用等。

（7）健康教育：向患儿及家长介绍心力衰竭的病因、诱因和防治措施，指导家长及患儿根据病情适当休息；注意营养，防止受凉感冒；教会年长儿自测脉搏；教会家长掌握出院后的一般用药和家庭护理方法。

第五节　急性肾衰竭患儿的护理

急性肾衰竭（ARF）简称急性肾衰，是指由于各种原因引起的短期内肾功能急剧进行性减退的一种临床综合征。临床主要表现为氮质血症，水、电解质和酸碱平衡紊乱。

> **知识拓展 ●●●●**
>
> 急性肾衰竭的发病机制因病因和病期不同而不同。新生儿期以围产期缺氧、败血症、严重溶血或出血引起者较常见；婴儿期以严重腹泻脱水、重症感染及先天畸形引起者多见；年长儿则多因肾炎、休克引起。

一、临床表现

按尿量多少常分为少尿性肾衰及非少尿性肾衰，临床上以前者多见。

（一）少尿性肾衰

（1）少尿期：尿量急剧减少，甚至无尿，一般持续10天。如不采取透析治疗，多数患儿死于此期。主要表现为水潴留、电解质紊乱、代谢性酸中毒、氮质血症、高血压，常易合并感染。

（2）多尿期：此期肾小管上皮细胞功能已有一定程度好转，肾小球滤过功能有一定改善，此期出现进行性尿量增多，一般持续1~2周。此期血尿素氮和肌酐仍可上升。由于大量排尿，可发生低钾血症、低钠血症及脱水。此外，易发生感染、心血管并发症和上消化道出血。

（3）恢复期：肾功能逐渐恢复，血尿素氮及肌酐逐渐恢复正常，而肾浓缩功能需数月才能恢复正常。此期患儿体质仍较弱，多有消瘦、营养不良、贫血和免疫功能低下等。

（二）非少尿性肾衰

无少尿或无尿，但肾功能受损，使尿内溶质排出受限，形成进行性氮质血症。此型肾衰并发症少，病死率低。

二、治疗要点

（一）少尿期治疗

重点是调节水、电解质和酸碱平衡紊乱，控制氮质血症，供给足够营养，治疗原发病。

（1）严格控制液体入量：每日液体量＝尿量＋不显性失水＋异常损失－内生水。

（2）饮食和营养：选择高糖、低蛋白、富含维生素的食物，尽可能提供足够的能量。

（3）高钾血症的处理：血钾＞6.5 mmol/L，心电图表现异常时，应积极处理。①给5%碳酸氢钠每次2 mL/kg静滴。②10%葡萄糖酸钙10 mL稀释后静脉注射。③50%葡萄糖和胰岛素静滴。每3~4 g葡萄糖加1U胰岛素，每次用1.5 g/kg葡萄糖可降低血钾1~2 mmol/L。④透析：以上方法无效时，给予透析。血液透析及腹膜透析均有效，血透能在1~2 h内使血钾从7.5~8 mmol/L降到正常，腹透需4~6 h降至正常。

（4）低钠血症的处理：可给予3%氯化钠静滴。

（5）代谢性酸中毒的处理：可给予碱性药物。

（6）高血压、心力衰竭及肺水肿的治疗：严格限制液体入量、限制钠盐摄入、利尿及采取降压措施，必要时透析。

（二）多尿期治疗

注意监测尿量、电解质和血压变化，及时纠正水、电解质紊乱及酸碱失衡。低钾者给予补钾。并应注意补充水分，但如尿量过多，应适当限制静脉补液，缩短多尿期。

（三）控制感染

继发感染者选择敏感抗生素积极控制，但应注意避免使用肾毒性药物。

（四）透析治疗

早期透析可降低死亡率，应根据具体情况选择血液透析或腹膜透析。

三、护理措施

（1）密切观察病情：注意生命体征的变化，血压、尿量、尿常规、肾功能等的变化；及早发现急性肾衰并发症的早期表现，并随时与医生联系。

（2）维持体液平衡：准确记录 24 h 出入量，根据病情控制液体入量，定时测体重。

（3）保证患儿休息：应卧床休息，卧床时间依病情而定。

（4）保证营养供给：少尿期限制水、盐、钾、磷和蛋白质的摄入量，供给足够的能量。

（5）预防感染：应采取切实措施，防止感染发生。尽量将患者安置在单人病室，做好病室的清洁和空气净化；严格无菌操作，加强皮肤和口腔护理；定时翻身、拍背，保持呼吸道通畅。

（6）心理支持：应做好心理护理，给予患儿和家长精神支持。

（7）健康教育：教育患儿和家长积极配合治疗，并告诉患儿家长肾衰竭各期的护理要点、早期透析的重要性，以取得理解和配合；指导家长在恢复期给患儿加强营养，增强体质，注意个人卫生，注意保暖；慎用肾毒性药物。

●●●●●跟踪训练

一、单项选择题

1. 一小孩只会说短句，能跑，会折纸，能与小朋友做交往游戏，其最可能的年龄是（ ）。

A. 4 岁   B. 6 岁

C. 7 岁   D. 1 岁

E. 2 岁

2. 患儿，男，生后 3 天。在生后 16 h 即出现黄疸，总胆红素 102 μmol/L，第 2、3 天血清胆红素分别为 204 μmol/L 和 306 μmol/L。为明确诊断，首选检查是（ ）。

A. 红细胞 G－6－PD 活性测定

B. 血培养及白细胞分类计数

C. 血清甲胎蛋白含量测定

D. 肝功能检查

E. 血型及血型抗体检查

3. 患儿男，孕 34 周分娩出生，出生体重 1300 g，生后 1 天吸吮欠佳。睾丸未降，皮肤毳毛多。诊断为（ ）。

A. 足月儿   B. 早产儿

C. 超低体重儿   D. 足月小样儿

E. 正常体重儿

4. 婴儿对蛋白质需要量比成人相对高的原因是（ ）。

A. 生长发育快

B. 氨基酸在体内并非完全吸收

C. 婴儿以乳类食品为主要食品

D. 婴儿利用蛋白质的能力差

E. 婴儿对蛋白质消化吸收功能差

5. 引起小儿秋季腹泻常见的病原体是（　　）。

A. 空肠弯曲菌　　　　　　　　　　B. 大肠埃希菌

C. 埃可病毒　　　　　　　　　　　D. 轮状病毒

E. 柯萨奇病毒

6. 鹅口疮的临床表现是（　　）。

A. 口腔黏膜弥漫性充血

B. 溃疡表面黄白色渗出物

C. 发热等中毒症状

D. 拒乳和流涎

E. 口腔黏膜乳凝块样物

7. 患儿，3 岁。自 1 岁时出现活动后气促、乏力，常喜下蹲位，发绀，胸骨左缘 2～4 肋间闻及Ⅲ级收缩期杂音，可见杵状指，首先考虑（　　）。

A. 房间隔缺损　　　　　　　　　　B. 动脉导管未闭

C. 法洛四联症　　　　　　　　　　D. 室间隔缺损

E. 右位心

8. 小儿惊厥发作时，应首先做哪项护理工作？（　　）

A. 立即送入抢救室

B. 立即松解衣领，平卧，头侧位

C. 将舌轻轻向外牵拉

D. 手心和腋下放入纱布

E. 置牙垫于上下磨牙之间

9. 用铁剂治疗贫血时，可同时服用（　　）。

A. 牛乳　　　　　　B. 茶水　　　　　　C. 咖啡　　　　　　D. 钙剂

E. 维生素 C

10. 患儿，男，10 岁。因头痛、呕吐、发热、颈强直入院，现发现全身抽搐，意识丧失，初步诊断为化脓性脑膜炎。该患儿首要的护理诊断是（　　）。

A. 体温升高　　　　　　　　　　　B. 疼痛

C. 有体液不足的危险　　　　　　　D. 急性意识障碍

E. 调节颅内压能力下降

11. 婴儿的呼吸类型是（　　）。

A. 胸式呼吸　　　　　　　　　　　B. 腹式呼吸

C. 胸腹式呼吸　　　　　　　　　　D. 胸式与腹式交替

E. 男婴胸式呼吸，女婴腹式呼吸

12. 患儿男，1 岁，因腹泻引起脱水需静脉补液，250 mL 葡萄糖溶液中加 10% 氯化钾溶液，最多不得超过的量是（　　）。

A. 6 mL　　　　　　B. 6.5 mL　　　　　　C. 7 mL　　　　　　D. 7.5 mL

E. 8 mL

参考答案及解析

一、单项选择题

1. E　【解析】根据小儿神经精神发育的进程，小儿在 2 岁的时候，会说 2～3 个字构成的句子，手的动作更准确，会折纸，会跑、跳，且 2 岁时不再认生，能与父母分开，这时能与小朋友做交往游戏。所以，该小儿最可能的年龄为 2 岁。

2. E 【解析】根据题意，患儿，生后24 h内出现黄疸，血清胆红素每日上升超过85 μmol/L，属病理性黄疸，首先考虑是新生儿溶血病，首选血型及血型抗体检查。

3. B 【解析】孕34周分娩出生，胎龄≥28周至<37足周，诊断为早产儿。睾丸未降，皮肤毳毛多，符合早产儿的特点。足月儿是指胎龄≥37周至<42足周的新生儿。超低体重儿或微小儿是指出生体重不足1000 g者。足月小样儿是指出生体重低于同胎龄儿平均体重第10百分位数，或低于平均体重2个标准差的一组新生儿。正常体重儿是指出生体重为2500～4000 g的新生儿。

4. A 【解析】蛋白质不仅是构成人体细胞和组织的基本成分，也是保证各种生理功能的物质基础，婴儿与成人相比，生长发育迅速，生长所需的能量消耗为其所特有，所以对于各营养素（尤其是蛋白质）的需要量相对较高。

5. D 【解析】小儿病毒性肠炎的主要病原体是引起秋季腹泻的轮状病毒，其次有诺沃克病毒、腺病毒等。

6. E 【解析】鹅口疮特征是口腔黏膜表面出现白色乳凝块样物，初呈点状或小片状，可逐渐融合成大片，不宜擦去，强行擦拭剥离后局部黏膜潮红，可有渗血。

7. C 【解析】患儿活动后气促、乏力，常喜下蹲位，发绀，胸骨左缘2～4肋间闻及Ⅲ级收缩期杂音，杵状指，提示为右向左分流型（青紫型）先天性心脏病的典型症状，故首先考虑诊断为法洛四联症。

8. B 【解析】小儿惊厥发作时，首要工作是维持呼吸道通畅：应立即置患儿于仰卧位，头偏向一侧，使口腔分泌物易于流出；松解衣扣，以防衣服对颈、胸部的束缚影响呼吸。

9. E 【解析】营养性缺铁性贫血的患儿口服铁剂的同时服用维生素C，可增加铁的吸收；牛奶、茶、咖啡及抗酸药等与铁剂同服均可影响铁的吸收。

10. E 【解析】该化脓性脑膜炎患儿头痛、呕吐、发热、颈强直，并且全身抽搐，意识丧失，这些临床表现提示颅内压增高。故该患儿首先的护理诊断是调节颅内压能力下降。

11. B 【解析】婴儿由于胸腔较小，肋间肌肉较弱，胸廓运动较浅，主要靠膈肌运动，以腹式呼吸为主，可按腹部起伏计数，而1岁以上的儿童则以胸部起伏计数。

12. D 【解析】患儿需要补钾，补钾时液体中钾的浓度不超过0.3%，切忌静脉推注。按照最大浓度，250 mL葡萄糖溶液中可加入钾的含量为0.75 mL，所以10%氯化钾溶液最多不超过7.5 mL。